灵兰书院·中医经典三家注系列

黄帝内经素问三家注

运气分册

王　冰　杨上善　张介宾（注）

主　编　王玉兴

副主编　于　越　杨锦惠　阚湘苓

编　委　（按姓氏笔画排列）

于　越　王玉兴　王志鹏

王思颖　王洪武　李述萍

李晓东　李德杏　杨　坤

杨琳琳　杨锦惠　张迎春

常　柏　矫正强　阚湘苓

中国中医药出版社
·北京·

图书在版编目(CIP)数据

黄帝内经素问三家注·运气分册 / 王玉兴主编. —北京：中国中医药出版社，2013.10（2024.10重印）

（灵兰书院·中医经典三家注系列）

ISBN 978-7-5132-1601-2

Ⅰ. ①黄⋯ Ⅱ. ①王⋯ Ⅲ. ①《素问》—注释
Ⅳ. ①R221.1

中国版本图书馆 CIP 数据核字(2013)第 196494 号

中 国 中 医 药 出 版 社 出 版
北京经济技术开发区科创十三街 31号院二区 8 号楼
邮政编码　100176
传真　010 64405721
北京盛通印刷股份有限公司印刷
各地新华书店经销

*

开本 880×1230　1/32　印张 14.5　字数 428 千字
2013 年 10 月第 1 版　2024 年 10 月第 6 次印刷
书　号 ISBN 978-7-5132-1601-2

*

定价 48.00 元
网址 www.cptcm.com

序

西汉·刘向、刘歆父子著录《黄帝内经》（以下简称《内经》）至今已有两千余年，大凡成就卓著的医学大家无一不对其奉若神明而仰慕之、精研之、遵循之、践行之。历代《内经》研究成果迭起，尤其近30年来更是异峰凸显，可谓《内经》研究的黄金时期，无论成果数量还是质量都是前无古人的。近日欣喜而用心地习读了津门内经学研究专家王玉兴教授所纂《黄帝内经素问三家注》，颇受教益和启迪。他以独特的视角和发人深省的方法投入研究，使人似曾相识却又耳目一新。

据我所知，玉兴教授所供职的天津中医药大学之于《内经》研究基础坚实、学风朴实、工作扎实。他早年师从于著名医史文献学专家郭霭春教授和内经学专家王士福教授，且尽得所传，故于文、史、哲、医功底深厚，治学严谨，学贯古今，堪称《内经》传承之碣石和砥柱。当今中医队伍鱼龙混杂，不但学风浮躁、急功近利者有之，更有些许不懂《内经》、不懂中医、不懂中华民族优秀传统文化，却对《内经》乃至中医学术指手画脚、妄述妄贬者，对此他深感忧虑与不安，惴惴于瑰宝之失泽，惶惶于真言之不彰。于是恪守孔夫子"述而不作"的古训，借鉴宋人纂《史记三家注》而集裴骃、司马贞和张守节三家名注；借鉴清医郭汝聪纂《本草三家合注》集张隐庵、叶天士和陈修园三家之注；还借鉴王冰、马莳、张隐庵三家对《素问》注释纂集（见《古今图书集成·医部全录·医经》）的先例，在仔细勘校的基础上，沿袭通行本《素问》篇目顺序，将《素问》研究史上地位显赫的王冰、杨上善、张介宾的研究成果，依次纂集于相应经文之下。这一体例避免了研读时费力费时的翻检。尤其是杨上善、张介宾两位大家，尽管匠心独具地将

《素问》原文按其内容拆割别类使之系统，但却给速检或通读原文及注释者带来不便，《黄帝内经素问三家注》的编纂恰好解决了长期羁绊和困扰读者的这一难题。

《素问》自其成书以降代有研究，其中文献研究方法最为常见。无论是杨上善、王冰的研究，或者是如今《黄帝内经素问三家注》的纂集，均属传统文献研究。因其成书久远，"文义高古渊微"（张介宾《类经·序》)，加之传抄刊刻造成的讹、脱、衍、倒等问题的确不少，历代医家和学者遂将文献学方法列为《素问》研究之首选。他们以古典校雠学方法、经验及成就，发掘搜集、整理研究《素问》，去伪存真，阙疑补漏，辨章学术，考镜源流，力求保持、恢复（或接近）其原貌，使之为各个学科、各个层次的专业工作者所了解、掌握和利用。

由于《素问》的专业特征和时代特征十分浓郁，不注不释，后人难以读懂，不懂不通则无从谈及研究及应用，所以在其成书不久，西晋·皇甫谧在其所著《黄帝三部针灸甲乙经》中即首开分类研究之先河，此后的梁·全元起，唐·杨上善和王冰，北宋·林亿，明·马莳、吴崑、张介宾，清·张隐庵、高世栻、姚止庵等，都对《内经》作了各具特色的注释。

梁·全元起所作训解是《素问》早期注本。据载，全氏训解时，《素问》仅存八卷，卷七已佚，计注释六十八篇，宋时尚存，此后亡佚，在《新校正》中其篇目得以保留，而且此书对杨上善《太素》注和王冰《素问》注，都曾产生过明显影响。全氏之注不仅保存了王冰次注之前的《素问》面貌，而且他善于在讲清医理的同时把对词义的解释融合于串讲之中。《黄帝内经素问三家注》将全元起的高深见解与《新校正》的真知灼见毫无遗漏地收载其中，为深入考查《素问》提供了完整的资料。

唐初杨上善奉敕撰注的《太素》是分类注释《内经》的早期作品，其将《素问》和《九卷》（即今《灵枢》）原文分为十九大类，每类分若干篇目并加以注释。书中涉及《素问》的部分保存了王冰改动之前的原貌，具有很高的文献学价值。与此同时，杨氏注文颇具汉儒治经之遗风，熔雠校诂训、发明医理于一炉，实为研习《素问》之所必读。借助《黄帝内经素问三家注》，将杨注与王冰和张介宾注对比参详，是不难发现杨氏诸多贡献和治经特点的。

中唐·王冰在重新编次《素问》的同时，对经文作了系统而详尽的诠释。他"精勤博访"、"敷畅玄言"，对经旨多有发挥。王氏注语竟达4479条之众，所引文献有40种之多。他所采用的校勘、注音、释词、解句、明理诸法为后世研究整理医籍所效法。尤其是将其渊博的医学知识和丰富的临床经验用于注疏之中，使诸多博奥难识的经文得以焕然冰释。经过王冰次注，使《素问》宏旨大义得到了进一步的阐扬和拓展，并且成为后人注释《素问》的基础和规范。北宋·林亿等在对王冰《素问》进行校勘的同时，又增注文1340余条，其于王注既补未注之文，又正疏解之误，更达未尽之义。在《新校正》中，林亿等除引全元起、杨上善、孙思邈、秦越人、吕广等人之说外，又多申己意，对进一步阐发经义做出了应有的贡献。《黄帝内经素问三家注》对王冰和林亿等校注的珍贵文献，无一遗漏地尽收其中，对今后研读《素问》助益良多。

明·张介宾既是一位具有丰富临床经验的理论家和评论家，又是一位具有高深理论造诣的临床家和实践家。他远绍其业，所著《类经》可谓《内经》分类研究最有成就、最为完整的著作。书中将原文分为十二类，分别摘引《内经》原文，"以类相从"，详加注解，不仅征引、解释并评论了前人的说法，还提出了自己的见解。该书纲目清楚，条分缕析，多从易理、五运六气、脏腑阴阳气血理论等角度阐发经文蕴义，颇能启迪后学。特别是对于诸如"命门"、"寸口诊脉"、"元气"、"三焦"等重大命题均有独到见解和发挥，确有义理周详、畅晓明白、见便得趣、悉具本原等优点。凡此种种，皆在《黄帝内经素问三家注》中体现无遗，同时也克服了通读和检阅《类经》不便的先天缺陷。

纂集《黄帝内经素问三家注》是一件极为枯燥而艰辛的事情，若非对《内经》事业之钟爱，不是对中医药事业未来发展的历史使命感和责任感，绝不会付出令孜孜于功名利禄者难以想见的艰苦，我等深知其中的辛酸苦辣。无论从全书对原文的校对和析拆，抑或对三家注释的汇集和加工，包括段落的厘定分合、文字的繁简转换、经注的标点使用，凡此种种无一不需严谨审慎。此书玉成充分体现了玉兴教授严谨的治学态度和深厚的学识功底。可以断言，行将付梓的《黄帝内经素问三家注》将是一部大益学术和惠及后学的难得之作。

陕西中医学院　张登本
2013 年 6 月谨识于古都咸阳

凡 例

一、本书以王冰次注、林亿新校正的《重广补注黄帝内经素问》为基础，附以杨上善奉敕撰注、萧延平校正的《黄帝内经太素》和张介宾所著《类经》。

二、《重广补注黄帝内经素问》（称"王冰"）以明·嘉靖二十九年庚戌（1550）武陵顾从德翻刻宋本为底本，参考1963年人民卫生出版社铅印本。《黄帝内经太素》（称"杨上善"）以1924年兰陵堂萧延平校本和1979年中医研究院据日本盛文堂汉方医书颁布会本排印的《缺卷覆刻〈黄帝内经太素〉》为底本，参考人民卫生出版社1965年铅印本和1981年日本オリエント出版社《仁和寺本〈黄帝内经太素〉》影印本。《类经》（称"张介宾"）以明·金阊童涌泉刻本为底本，参考1965年人民卫生出版社铅印本。

三、《太素》萧延平校语（即"平按"）和《类经》张介宾注中涉及原文指向，即见《素问》或《灵枢》某卷某篇者概予删除。《类经》张注中涉及引导阅读《类经》书内某类某项以及《类经图翼》《类经附翼》者，在不妨碍理解的前提下概予删除。

四、书中根据主题对经注进行了分段。如段末出现"下文曰"等语句未完结的情况，不以句号结尾。有关方位名词，凡因竖排改横排而受到影响者，概予径改，如"右"改为"上"，"左"改为"下"等。凡无害文义、医理以及注释的繁体字均径予简化，否则不予擅改；异体字改为通行规范字，但对于个别具有特定含义的文字则予以保留，如"痠"不改为"酸"。避讳字、穴位别名原则上不改动；古代通用字原则上不改动，以保持底本原貌。对书中医理不做注释。凡书名、人名、地名，一般不作注释。

五、因卷帙所限，各书序跋均不转录，意欲深究者可寻原著阅读。

六、为方便阅读，将本书分为基础、临床、运气三个分册，独立成书。

目　录

说明：从"卷第一·上古天真论篇第一"到"卷第八·阳明脉解篇第三十"的内容见《黄帝内经素问三家注·基础分册》；从"卷第九·热论篇第三十一"到"卷第十八·标本病传论篇第六十五"的内容见《黄帝内经素问三家注·临床分册》。

卷第十九

天元纪大论篇第六十六

黄帝问曰：天有五行，御五位，以生寒暑燥湿风；人有五脏，化五气，以生喜怒思忧恐[1]。论言五运相袭而皆治之，终期之日，周而复始，余已知之矣。愿闻其与三阴三阳之候，奈何合之[2]？

〔1〕【王冰】御，谓临御。化，谓生化也。天真之气，无所不周，器象虽殊，参应一也。新校正云：按《阴阳应象大论》云："喜怒悲忧恐。"二论不同者，思者，脾也，四脏皆受成焉。悲者，胜怒也，二论所以互相成也。

【张介宾】御，临御也。位，方位也。化，生化也。天有五行以临五位，故东方生风，木也；南方生暑，火也；中央生湿，土也；西方生燥，金也；北方生寒，水也。人有五脏，以化五气，故心化火，其志喜；肝化木，其志怒；脾化土，其志思；肺化金，其志忧；肾化水，其志恐，而天人相应也。《阴阳应象大论》"思"作"悲"。

〔2〕【王冰】论，谓《六节藏象论》也。运，谓五行应天之五运。各周三百六十五日而为纪者也。故曰终期之日，周而复始也。以六合五，数未参同，故问之也。

【张介宾】论，即前《六节藏象论》也。终期之日，周而复始，谓期年一周而复始也。三阴三阳，六气也。言气有五运，复有六气，五六不侔，其将何以合之？

鬼臾区稽首再拜对曰：昭乎哉问也。夫五运阴阳者，天地之道也，万物之纲纪，变化之父母，生杀之本始，神明之府也，可不通乎[1]？故物生谓之化[2]，物极谓之变[3]，阴阳不测谓之神[4]，神用无方谓之圣[5]。夫变化之为用也[6]，在天为玄[7]，在人为道[8]，在

1

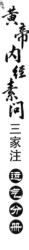

地为化[9]，化生五味[10]，道生智[11]，玄生神[12]。神在天为风[13]，在地为木[14]；在天为热[15]，在地为火[16]；在天为湿[17]，在地为土[18]；在天为燥[19]，在地为金[20]；在天为寒[21]，在地为水[22]。故在天为气，在地成形[23]，形气相感，而化生万物矣[24]。

然天地者，万物之上下也[25]；左右者，阴阳之道路也[26]；水火者，阴阳之征兆也[27]；金木者，生成之终始也[28]。气有多少，形有盛衰，上下相召，而损益彰矣[29]。

〔1〕【王冰】道，谓化生之道。纲纪，谓生长化成收藏之纲纪也。父母，谓万物形之先也。本始，谓生杀皆因而有之也。夫有形禀气而不为五运阴阳之所摄者，未之有也。所以造化不极，能为万物生化之元始者，何哉？以其是神明之府故也。然合散不测，生化无穷，非神明运为无能尔也。新校正云：详"阴阳者"至"神明之府也"与《阴阳应象大论》同，而两论之注颇异。

【张介宾】此数句与《阴阳应象大论》同，但此多"五运"二字。

〔2〕【张介宾】万物之生，皆阴阳之气化也。

〔3〕【张介宾】盛极必衰，衰极复盛，故物极者必变。《六微旨大论》曰：物之生从乎化，物之极由乎变，变化之相薄，成败之所由也。《五常政大论》曰：气始而生化，气散而有形，气布而蕃育，气终而象变。

〔4〕【张介宾】莫之为而为者，谓之不测，故曰神。此以天道言也。

〔5〕【王冰】所谓化变圣神之道也。化，施化也。变，散易也。神，无期也。圣，无思也。气之施化，故曰生，气之散易故曰极，无期禀候故曰神，无思测量故曰圣。由化与变，故万物无能逃五运阴阳，由圣与神，故众妙无能出幽玄之理。深乎妙用，不可得而称之。新校正云：按《六微旨大论》云：物之生从于化，物之极由乎变，变化之相薄，成败之所由也。又《五常政大论》云：气始而生化，气散而有形，气布而蕃育，气终而象变。其致一也。

【张介宾】神之为用，变化不测，故曰无方。无方者，大而化之之称。《南华·天运篇》曰：无方之传，应物而不穷者也。故谓之圣。此以人道言也。

〔6〕【王冰】应万化之用也。

【张介宾】用，功用也。天地阴阳之道，有体有用。阴阳者，变化之体；变化者，阴阳之用。此下乃承上文而发明神用之道也。

〔7〕【王冰】玄，远也。天道玄远，变化无穷。《传》曰：天道远，人道迩。

【张介宾】玄，深远也。天道无穷，故在天为玄。

〔8〕【王冰】道，谓妙用之道也。经术政化，非道不成。

【张介宾】道，众妙之称。惟人能用之，故在人为道。

〔9〕【王冰】化，谓生化也。生万物者地，非土气孕育，则形质不成。

【张介宾】化，化生也。物之生息出乎地，故在地为化。

〔10〕【王冰】金石草木，根叶华实，酸苦甘淡辛咸，皆化气所生，随时而有。

【张介宾】由化以生物，有物则有味，故化生五味，出乎地也。

〔11〕【王冰】智通妙用，唯道所生。

【张介宾】有道则有为，有为则有智，故道生智，存乎人也。

〔12〕【王冰】玄远幽深，故生神也。神之为用，触遇玄通，契物化成，无不应也。

【张介宾】玄远则不测，不测则神存，故玄生神，本乎天也。

〔13〕【王冰】风者，教之始，天之使也，天之号令也。

〔14〕【王冰】东方之化。

【张介宾】此以下皆言神化之为用也。神以气言，故在天之无形者为风，则在地之成形者为木，风与木同气，东方之化也。余仿此。

〔15〕【王冰】应火为用。

〔16〕【王冰】南方之化。

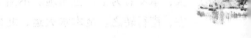

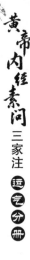

【张介宾】热与火同气，南方之化也。

〔17〕【王冰】应土为用。

〔18〕【王冰】中央之化。

【张介宾】湿与土同气，中央之化也。

〔19〕【王冰】应金为用。

〔20〕【王冰】西方之化。

【张介宾】燥与金同气，西方之化也。

〔21〕【王冰】应水为用。

〔22〕【王冰】北方之化。神之为用，如上五化。木为风所生，火为热所炽，金为燥所发，水为寒所资，土为湿所全，盖初因而成立也。虽初因之以化成，卒因之以败散尔。而岂五行之独有是哉。凡因所因而成立者，悉因所因而散落尔。新校正云：详"在天为玄"至此，则与《阴阳应象大论》及《五运行大论》文重，注颇异。

【张介宾】寒与水同气，北方之化也。自"在天为玄"至此，与《五运行大论》同。

〔23〕【王冰】气，谓风热湿燥寒。形，谓木火土金水。

【张介宾】气，即上文之风热湿燥寒。形，即上文之木火土金水，此举五行之大者言，以见万物之生，亦莫不质具于地而气行乎天也。

〔24〕【王冰】此造化生成之大纪。

【张介宾】形，阴也。气，阳也。形气相感，阴阳合也，合则化生万物矣。故《宝命全形论》曰：天地合气，命之曰人。正此义也。

〔25〕【王冰】天覆地载，上下相邻，万物化生，无遗略也。由是故万物自生、自长，自化、自成，自盈、自虚，自复、自变也。夫变者何？谓生之气极本而更始化也。孔子曰：曲成万物而不遗。

【张介宾】天覆之，故在上。地载之，故在下。若以司天在泉言，则亦为上下也。

〔26〕【王冰】天有六气御下，地有五行奉上。当岁者为上，主司天；承岁者为下，主司地。不当岁者，二气居右，北行转之，二气居左，南行转之。金木水火运，北面正之，常左为右，右为左，则左者

4

南行，右者北行而反也。新校正云：详"上下"、"左右"之说，义具《五运行大论》中。

【张介宾】左为阳主升，故阳道南行。右为阴主降，故阴道北行。是为阴阳之道路。如司天在泉之左右四问，亦其义也。

〔27〕**【王冰】**征，信也，验也。兆，先也，以水火之寒热，彰信阴阳之先兆也。

【张介宾】征，证也。兆，见也。阴阳之征，见于水火；水火之用，见于寒暑。所以阴阳之往复，寒暑彰其兆。即此谓也。上数句，与《阴阳应象大论》稍同。

〔28〕**【王冰】**木主发生，应春。春为生化之始，金主收敛，应秋。秋为成实之终。终始不息，其化常行，故万物生长化成收藏自久。新校正云：按《阴阳应象大论》曰：天地者，万物之上下也；阴阳者，血气之男女也；左右者，阴阳之道路也；水火者，阴阳之征兆也；阴阳者，万物之能始也。与此论相出入也。

【张介宾】金主秋，其气收敛而成万物；木主春，其气发扬而生万物；故为生成之终始。按：上文水火金木，乃五行之四，各有其用，独不言土何也？盖土德居中，凡此四者，一无土之不可，故兼四气之用而寄王于四季，是以不可列言也。

〔29〕**【王冰】**气有多少，谓天之阴阳三等，多少不同秩也。形有盛衰，谓五运之气，有太过不及也。由是少多衰盛，天地相召，而阴阳损益昭然彰著可见也。新校正云：详"阴阳三等"之义，具下文注中。

【张介宾】在天之气有多少，故阴阳有三等之分。在地之形有盛衰，故五行有太少之异。上下相召，即形气相感之谓。盖天气下降，气流于地，地气上升，气腾于天，升降相因，则气运太过、不及、胜复、微甚之变而损益彰矣。本类诸篇所言者，皆发明损益之义，当详察也。

帝曰：愿闻五运之主时也，何如[1]？鬼臾区曰：五气运行，各终期日，非独主时也[2]。帝曰：请闻其所谓。鬼臾区曰：臣积考《太始天元册》文曰[3]：太虚廖廓，肇基化元[4]，万物资始，五运

5

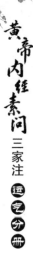

终天[5]，布气真灵，揔统坤元[6]，九星悬朗，七曜周旋[7]，曰阴曰阳，曰柔曰刚[8]，幽显既位，寒暑弛张[9]，生生化化，品物咸章[10]，臣斯十世，此之谓也[11]。帝曰：善。

〔1〕【王冰】时，四时也。

【张介宾】主四时之令也。

〔2〕【王冰】一运之日，终三百六十五日四分度之一，乃易之，非主一时，当其王相囚死而为绝法也。气交之内迥然而别有之也。

【张介宾】各终期日，谓五运各主期年，以终其日，如甲乙之岁、土运统之之类是也，非独主四时而已。

〔3〕【王冰】《天元册》，所以记天真元气运行之纪也，自神农之世，鬼臾区十世祖始，诵而行之，此太古占候灵文。泊乎伏羲之时，已镌诸玉版，命曰《册文》太古灵文，故名曰《太始天元册》也。新校正云：详今世有《天元玉册》，或者以谓即此《太始天元册》文，非是。

〔4〕【王冰】太虚，谓空玄之境，真气之所充，神明之宫府也。真气精微，无远不至，故能为生化之本始，运气之真元矣。肇，始也。基，本也。

【张介宾】《太始天元册》文，盖太古之文，所以纪天元者也。太虚，即周子所谓无极，张子所谓由太虚有天之名也。廖廓，空而无际之谓。肇，始也。基，立也。化元，造化之本原也。廓，苦郭切。肇音赵。

〔5〕【王冰】五运，谓木火土金水运也。终天，谓岁三百六十五日四分度之一也。终始更代，周而复始也。言五运更统于太虚，四时随部而返复，六气分居而异主，万物因之以化生，非曰自然，其谁能始，故曰万物资始。《易》曰：大哉乾元，万物资始，乃统天。云行雨施，品物流形。孔子曰：天何言哉？四时行焉，百物生焉。此其义也。

【张介宾】资始者，万物借化元而始生。终天者，五行终天运而无已也。

〔6〕【王冰】太虚真气，无所不至也。气齐生有，故禀气含灵者，抱真气以生焉。揔统坤元，言天元气常司地气化生之道也。《易》曰：

至哉坤元，万物资生，乃顺承天也。

【张介宾】布者，布天元之气，无所不至也。气有真气，化几是也。物有灵明，良知是也。虽万物形气禀乎天地，然地亦天中之物，故《易》曰：大哉乾元，万物资始，乃统天。至哉坤元，万物资生，乃顺承天。又曰：成象之谓乾，效法之为坤。然则坤之元，不外乎乾之元也，故曰总统坤元。

〔7〕**【王冰】**九星，上古之时也，上古世质人淳，归真反朴，九星悬朗，五运齐宣。中古道德稍衰，标星藏曜，故计星之见者七焉，九星谓天蓬、天内、天冲、天辅、天禽、天心、天任、天柱、天英，此盖从标而为始，遁甲式法，今犹用焉。七曜，谓日月五星，今外蕃具，以此历为举动，吉凶之信也。周，谓周天之度。旋，谓左循天度而行。五星之行，犹各有进退、高下、小大矣。

【张介宾】九星者，天蓬一，天芮二，天冲三，天辅四，天禽五，天心六，天任七，天柱八，天英九也。见《补遗·本病论》，及详《九宫星野图》，今奇门阴阳家皆用之。七曜，日、月、五星也，《舜典》谓之七政。七者如纬，运行于天，有迟有速，有顺有逆，故曰周旋。

〔8〕**【王冰】**阴阳，天道也。柔刚，地道也。天以阳生阴长，地以柔化刚成也。《易》曰：立天之道，曰阴与阳；立地之道，曰柔与刚。此之谓也。

【张介宾】阴阳者，天道也。柔刚者，地道也。《易·系》曰：立天之道，曰阴与阳；立地之道，曰柔与刚。邵子曰：天之大，阴阳尽之；地之大，刚柔尽之。故天道资始，阴阳而已；地道资生，刚柔而已。然刚即阳之道，柔即阴之道，故又曰：动静有常，刚柔断矣。此又以阴阳刚柔，合天地而总言之也。

〔9〕**【王冰】**幽显既位，言人神各得其序；寒暑弛张，言阴阳不失其宜也。人神各守所居，无相干犯。阴阳不失其序，物得其宜。天地之道且然，人神之理亦犹也。新校正云：按《至真要大论》云：幽明何如？岐伯曰：两阴交尽，故曰幽。两阳合明，故曰明。幽明之配，寒暑之异也。

【张介宾】阳主昼，阴主夜，一日之幽显也。自晦而朔，自

7

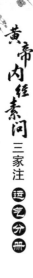

弦而望，一月之幽显也。春夏主阳而生长，秋冬主阴而收藏，一岁之幽显也。幽显既定其位，寒暑从而弛张矣。弛张，往来也。

〔10〕【王冰】上生，谓生之有情、有识之类也；下生，谓生之无情、无识之类也。上化，谓形容彰显者也；下化，谓蔽匿形容者也。有情、有识、彰显、形容，天气主之。无情、无识，蔽匿、形质，地气主之。禀元灵气之所化育尔。《易》曰：天地氤氲，万物化醇。斯之谓欤。

【张介宾】《易》曰：云行雨施，品物流行。又曰：天地氤氲，万物化醇。此所以生生不息，化化无穷，而品物咸章矣。章，昭著也。

〔11〕【王冰】传习斯文，至鬼臾区，十世于兹，不敢失坠。

【张介宾】言传习之久，凡十世于兹者，此道之谓也。

何谓气有多少，形有盛衰？鬼臾区曰：阴阳之气各有多少，故曰三阴三阳也[1]。形有盛衰，谓五行之治，各有太过不及也[2]，故其始也。有余而往，不足随之，不足而往，有余从之，知迎知随，气可与期[3]，应天为天符，承岁为岁直，三合为治[4]。

〔1〕【王冰】由气有多少，故随其升降，分为三别也。新校正云：按《至真要大论》云："阴阳之三也，何谓？岐伯曰：气有多少异用。"王冰云："太阴为正阴，太阳为正阳，次少者为少阴，次少者为少阳，又次为阳明，又次为厥阴。"

【张介宾】此以下皆明形气之盛衰也。阴阳之气各有多少，故厥阴为一阴，少阴为二阴，太阴为三阴，少阳为一阳，阳明为二阳，太阳为三阳也。形有盛衰，如木有太少角，火有太少徵，土有太少宫，金有太少商，水有太少羽。此五行之治，各有太过、不及也。

〔2〕【王冰】太过，有余也。不及，不足也。气至不足，太过迎之；气至太过，不足随之。天地之气亏盈如此，故云形有盛衰也。

【张介宾】此气运迭为消长也。始，先也。随，后也。以六十年之常而言，如甲往则乙来，甲为太宫，乙为少商，此有余而往，不足随之也。乙往则丙来，乙为少商，丙为太羽，此不足而往，有余从之也。岁候皆然。以盈虚之胜负言，如火炎者水必涸，水盛者火必灭，阴衰者阳凑之，阳衰者阴凑之，皆先往后随之义也。盖气运之消长，有盛必有衰，有胜必有复，往来相因，强弱相加，而变由作矣。

〔3〕【王冰】言亏盈无常，互有胜负尔。始，谓甲子岁也。《六微旨大论》曰：天气始于甲，地气始于子，子甲相合，命曰岁立。此之谓也。则始甲子之岁，三百六十五日，所禀之气，当不足也，次而推之，终六甲也，故有余已则不足，不足已则有余，亦有岁运，非有余非不足者，盖以同天地之化也。若余已复余，少已复少，则天地之道变常，而灾害作，苛疾生矣。新校正云：按《六微旨大论》云：木运临卯，火运临午，土运临四季，金运临酉，水运临子，所谓岁会，气之平也。又按《五常政大论》云：委和之纪，上角与正角同，上商与正商同，上宫与正宫同。伏明之纪，上商与正商同。卑监之纪，上宫与正宫同，上角与正角同。从革之纪，上商与正商同，上角与正角同。涸流之纪，上宫与正宫同。赫曦之纪，上羽与正徵同。坚成之纪，上徵与正商同。又《六元正纪大论》云：不及而加同岁会已前诸岁，并为正岁，气之平也。今王注以同天之化为非有余不足者，非也。

【张介宾】迎者，迎其至也。随者，随其去也。如时令有盛衰，则候至有迟速，至与不至，必先知之，是知迎也。气运有胜复，胜微者复微，胜甚者复甚，其微其甚，必先知之，是知随也。知迎知随，则岁气可期，而天和可自保矣。

〔4〕【王冰】应天，谓木运之岁，上见厥阴。火运之岁，上见少阳、少阴。土运之岁，上见太阴。金运之岁，上见阳明。水运之岁，上见太阳。此五者，天气下降，如合符运，故曰应天为天符也。承岁，谓木运之岁，岁当于卯。火运之岁，岁当于午。土运之岁，岁当辰戌、丑未。金运之岁，岁当于酉。水运之岁，岁当于子。此五者，岁之所直，故曰承岁，为岁直也。三合，谓火运之岁，上见少阴，年辰临午。土运之岁，上见太阴，年辰临丑。金运之岁，上见阳明，年辰临酉。此三者，天气、运气与年辰俱会，故云三合为治也。岁直亦曰岁位，三合亦为天符。《六微旨大论》曰：天符岁会曰太一天符，谓天运、与岁俱会也。新校正云：按天符岁会之详，具《六微旨大论》中，又详火运，上少阴，年辰临午，即戊午岁也。土运，上太阴，年辰临丑

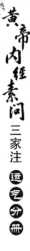

未，即己丑、巳未岁也。金运，上阳明，年辰临酉，即乙酉岁也。

【张介宾】符，合也。承，下奉上也。直，会也。应天为天符，如丁巳、丁亥，木气合也；戊寅、戊申、戊子、戊午，火气合也；己丑、己未，土气合也；乙卯、乙酉，金气合也；丙辰、丙戌，水气合也。此十二年者，中运与司天同气，故曰天符。承岁，为岁直，如丁卯之岁，木承木也；戊午之岁，火承火也；乙酉之岁，金承金也；丙子之岁，水承水也；甲辰甲戌己丑己未之岁，土承土也。此以年支与岁，同气相承，故曰岁直，即岁会也。然不分阳年阴年，但取四正之年为四直承岁，如子午卯酉是也，惟土无定位，寄王于四季之末，各一十八日有奇，则通论承岁，如辰戌丑未是也，共计八年。三合为治，言天气运气年辰也，凡天符岁会之类，皆不外此三者。若上中下三气俱合，乃为太一天符，如乙酉岁金气三合，戊午岁火气三合，己丑己未岁土气三合者是也，共四年。

帝曰：上下相召，奈何[1]？鬼臾区曰：寒暑燥湿风火，天之阴阳也。三阴三阳，上奉之[2]。木火土金水火，地之阴阳也，生长化收藏，下应之[3]。天以阳生阴长，地以阳杀阴藏[4]。天有阴阳，地亦有阴阳[5]。故阳中有阴，阴中有阳[6]，所以欲知天地之阴阳者，应天之气，动而不息，故五岁而右迁，应地之气，静而守位，故六期而环会[7]，动静相召，上下相临，阴阳相错，而变由生也[8]。

〔1〕【张介宾】此以下皆明上下相召也。

〔2〕【王冰】太阳为寒，少阳为暑，阳明为燥，太阴为湿，厥阴为风，少阴为火，皆其元在天，故曰天之阴阳也。

【张介宾】寒暑燥湿风火，六气化于天者也，故为天之阴阳。三阴三阳上奉之，谓厥阴奉风气，少阴奉火气，太阴奉湿气，此三阴也。少阳奉暑气，阳明奉燥气，太阳奉寒气，此三阳也。

〔3〕【王冰】木，初气也，火，二气也，相火，三气也，土，四气也，金，五气也，水，终气也。以其在地应天，故云下应。气在地，故曰地之阴阳也。新校正云：按《六微旨大论》曰：地理之应六节气位何如？岐伯曰：显明之右，君火之位，退行一步，相火治之，复行一步，

土气治之，复行一步，金气治之，复行一步，水气治之，复行一步，木气治之。此即木火土金水火，地之阴阳之义也。

【张介宾】木火土金水火，五行成于地者也，故为地之阴阳。生长化收藏下应之，谓木应生，火应长，土应化，金应收，水应藏也。按：上文"神在天为风"等十句，其在天者，止言风热湿燥寒；在地者，止言木火土金水。而此二节乃言寒暑燥湿风火，木火土金水火。盖以在天之热，分为暑火，而为六；在地之火，分为君相，而为六。此因五行以化六气，而所以有三阴三阳之分也。二火义，如下文。

〔4〕【王冰】生长者，天之道。藏杀者，地之道。天阳主生，故以阳生阴长，地阴主杀，故以阳杀阴藏。天地虽高下不同，而各有阴阳之运用也。新校正云：详此经与《阴阳应象大论》文重，注颇异。

【张介宾】天为阳，阳主升，升则向生，故天以阳生阴长，阳中有阴也。地为阴，阴主降，降则向死，故地以阳杀阴藏，阴中有阳也。以藏气纪之，其征可见。如上半年为阳，阳升于上，天气治之，故春生夏长；下半年为阴，阴降于下，地气治之，故秋收冬藏也。

〔5〕【王冰】天有阴，故能下降；地有阳，故能上腾。是以各有阴阳。阴阳交泰，故化变由之成也。

〔6〕【王冰】阴阳之气，极则过亢，故各兼之。《阴阳应象大论》曰：寒极生热，热极生寒。又曰：重阳必阴，重阴必阳。言气极则变也。故阳中兼阴，阴中兼阳，《易》之卦，离中虚，坎中实。此其义象也。

【张介宾】天，本阳也，然阳中有阴；地，本阴也，然阴中有阳。此阴阳互藏之道，如坎中有奇、离中有偶、水之内明、火之内暗皆是也。惟阳中有阴，故天气得以下降。阴中有阳，故地气得以上升。此即上下相召之本。地亦有阴阳下，原有"木火土金水火，地之阴阳也，生长化收藏"，共十六字，衍文也，今去之。

〔7〕【王冰】天有六气，地有五位，天以六气临地，地以五位承天，盖以天气不加君火故也。以六加五，则五岁而余一气，故迁一位。若以五承六，则常六岁，乃仅尽天元之气，故六年而环会，所谓周而复始。地气左行，往而不返。天气东转，常自火运数五岁巳，其次气正当君火气之上，法不加临，则右迁君火气上，以临相火之上，故

11

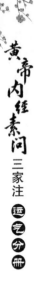

曰五岁而右迁也。由思动静，上下相临，而天地万物之情，变化之机可见矣。

【张介宾】应天之气，五行之应天干也。动而不息，以天加地而六甲周旋也。五岁而右迁，天干之应也，即下文甲己之岁、土运统之之类是也。盖甲乙丙丁戊，竟五运之一周，己庚辛壬癸，又五运之一周，甲右迁而已来，己在迁而甲来，故五岁而右迁也。应地之气，六气之应地支也。静而守位，以地承天而地支不动。六期而环会，地支之周也，即下文子午之岁、上见少阴之类是也。盖子丑寅卯辰巳，终六气之一备，午未申酉戌亥，又六气之一备，终而复始，故六期而环会。

〔8〕【王冰】天地之道，变化之微，其由是矣。孔子曰：天地设位，而易行乎其中。此之谓也。新校正云：按《五运行大论》云：上下相近，寒暑相邻，气相得则和，不相得则病。又云：上者右行，下者左行，左右周天，余而复会。

【张介宾】动以应天，静以应地，故曰动静，曰上下，无非言天地之合气，皆所以结上文相召之义。

帝曰：上下周纪，其有数乎？鬼臾区曰：天以六为节，地以五为制[1]。周天气者，六期为一备；终地纪者，五岁为一周[2]。君火以明，相火以位[3]，五六相合，而七百二十气为一纪，凡三十岁[4]；千四百四十气，凡六十岁而为一周，不及太过，斯皆见矣[5]。

〔1〕【张介宾】天数五，而五阴五阳，故为十干。地数六，而六阴六阳，故为十二支。然天干之五，必得地支之六以为节；地支之六，必得天干之五以为制。而后六甲成，岁气备。又如子午之上为君火，丑未之上为湿土，寅申之上为相火，卯酉之上为燥金，辰戌之上为寒水，巳亥之上为风木，是六气之在天，而以地支之六为节也。甲己为土运，乙庚为金运，丙辛为水运，丁壬为木运，戊癸为火运，是五行之在地，而以天干之五为制也。此以地支而应天之六气，以天干而合地之五行，正其上下相召，以合五六之数也。

12

〔2〕**【王冰】**六节，谓六气之分。五制，谓五位之分。位应一岁，气统一年，故五岁为一周，六年为一备。备，谓备历天气。周，谓周行地位。所以地位六而言五者，天气不临君火故也。

【张介宾】天之六气，各治一岁，故六期为一备。地之五行，亦各治一岁，故五岁为一周。一曰：当以周天气者六为句，终地纪者五为句，亦通。谓一岁六气，各主一步，步各六十日，六六三百六十日，是周天气者六也，故期为一备。一岁五行，各主一运，运七十二日，五七三百五十，二五一十，亦三百六十日，是终地纪者五也，故岁为一周。此以一岁之五六为言，以合下文一纪一周之数，尤见亲切。

〔3〕**【王冰】**君火在相火之右，但立名于君位，不立岁气，故天之六气，不偶其气以行，君火之政，守位而奉天之命，以宣行火令尔。以名奉天，故曰君火以名；守位禀命，故云相火以位。

【张介宾】此明天之六气惟火有二之义也。君者上也；相者下也。阳在上者，即君火也。阳在下者，即相火也。上者应离，阳在外也，故君火以明。下者应坎，阳在内也，故相火以位。火一也，而上下幽显，其象不同，此其所以有辨也。愚按：王氏注此曰：君火在相火之右，但立名于君位不立岁气。又曰：以名奉天，故曰君火以名。守位禀命，故曰相火以位。详此说，是将明字改为名字，则殊为不然。此盖因《至真要大论》言少阴不司气化，故引其意而云君火不立岁气。殊不知彼言不司气化者，言君火不主五运之化，非言六气也。如子午之岁，上见少阴，则六气分主天地，各有所司，何谓不立岁气？且君为大主，又岂寄空名于上者乎？以致后学宗之，皆谓君火以名，竟将明字灭去，大失先圣至要之旨。夫天人之用，神明而已，惟神则明，惟明乃神。天得之而明照万方，人得之而明见万里，借此明字之用，诚天地万物不可须臾离者。故《气交变大论》曰：天地之动静，神明为之纪。《生气通天论》曰：阳气者，若天与日，失其所则折寿而不彰，故天运当以日光明。此皆君火以明之义也。又如《周易·说卦传》曰：离也者，明也，万物皆相见，南方之卦也。圣人南面而听天下，向明而治，盖取诸此也。由此言之，则天时人事，无不赖此明字为之主宰，而后人泯去之，其失为何如哉？不得不正。又按：君火以明，相火以位，虽注义如前；然以凡火观之，则其气质上下，亦自

天元纪大论篇第六十六

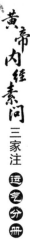

有君相明位之辨。盖明者光也，火之气也。位者形也，火之质也。如一寸之灯，光被满室，此气之为然也。盈炉之炭，有热无焰，此质之为然也。夫焰之与炭，皆火也，然焰明而质暗，焰虚而质实，焰动而质静，焰上而质下。以此证之，则其气之与质，固自有上下之分，亦岂非君相之辨乎？是以君火居上，为日之明，以昭天道，故于人也属心，而神明出焉。相火居下，为原泉之温，以生养万物，故于人也属肾，而元阳蓄焉。所以六气之序，君火在前，相火在后，前者肇物之生，后者成物之实。而三百六十日中，前后二火所主者，止四五六七月，共一百二十日，以成一岁化育之功，此君相二火之为用也。或曰：六气中五行各一，惟火言二何也？曰：天地之道，阴阳而已，阳主生，阴主杀，使阳气不充，则生意终于不广，故阳道实，阴道虚，阳气刚，阴气柔，此天地阴阳当然之道。且六气之分，属阴者三，湿、燥、寒是也；属阳者二，风、热而已。使火无君相之化，则阴胜于阳而杀甚于生矣，此二火之所以必不可无也。若因惟火有二，便谓阳常有余而专意抑之，则伐天之和，伐生之本，莫此为甚。此等大义，学者最宜详察。《至真要大论》云：少阴不司气化。《生气通天论》云：天运当以日光明。俱当参阅。

〔4〕【张介宾】天以六期为备，地以五岁为周，周余一气，终而复会。如五个六，三十岁也；六个五，亦三十岁也。故五六相合，而七百二十气为一纪，凡三十岁也。然此以大数言之耳，若详求之，则三十年之数，正与一岁之度相合。盖一岁之数，凡三百六十日，六分分之为六气，各得六十日也；五分分之为五运，各得七十二日也；七十二分分之为七十二候，各得五日也。三十年之数，凡三百六十月，六分分之，各得六十月；五分分之，各得七十二月；七百二十分分之，各得十五日，是为一气，又曰一节。此五六之大会，而元会运世之数皆自此起，故谓之一纪，又谓之一世。

〔5〕【王冰】历法一气十五日，因而乘之，积七百二十气，即三十年，积千四百四十气，即六十年也。经云：有余而往，不足随之，不足而往，有余从之，故六十年中，不及太过，斯皆见矣。新校正云：按《六节藏象论》云：五日谓之候，三候谓之气，六气谓之时，四时谓之岁，而各从其主治焉。五运相袭，而皆治之，终其之日，周而复

14

始，时立气布，如环无端，候亦同法。故曰不知年之所加，气之盛衰、虚实之所起，不可为士矣。

【张介宾】以三十年而倍之，则得此数，是为六十年花甲一周也。其间运五气六，上下相临之数，尽具于此。故凡太过不及、逆顺胜复之气，皆于此而可见矣。

帝曰：夫子之言，上终天气，下毕地纪，可谓悉矣。余愿闻而藏之，上以治民，下以治身，使百姓昭著，上下和亲，德泽下流，子孙无忧，传之后世，无有终时，可得闻乎[1]？鬼臾区曰：至数之机，迫迮以微，其来可见，其往可追，敬之者昌，慢之者亡，无道行私，必得天殃[2]，谨奉天道，请言真要[3]。

帝曰：善言始者，必会于终；善言近者，必知其远[4]，是则至数极而道不惑，所谓明矣。愿夫子推而次之。令有条理，简而不匮，久而不绝，易用难忘，为之纲纪，至数之要，愿尽闻之[5]。鬼臾区曰：昭乎哉问！明乎哉道！如鼓之应桴，响之应声也[6]。臣闻之：甲己之岁，土运统之；乙庚之岁，金运统之；丙辛之岁，水运统之；丁壬之岁，木运统之；戊癸之岁，火运统之[7]。

〔1〕【王冰】安不忘危，存不忘亡，大圣之至教也。求民之瘼，恤民之隐，大圣之深仁也。

【张介宾】此以下皆明五六之义也。观帝言上以治民，则圣帝重民之意，为可知矣。

〔2〕【王冰】谓传非其人，授于情押，及寄求名利者也。

【张介宾】至数之机，即五六相合之类也。迫迮以微，谓天地之气数，其精微切近，无物不然也。其来可见，其往可追，谓因气可以察至，因至可以求数也。然至数之微，为安危所系，故敬之者昌，慢之者亡。敬者，如摄生类诸章所载，凡合同于道者皆是也。设或无道行私，而逆天妄为，天殃必及之矣，可不慎哉！迮音窄，近也。

〔3〕【王冰】申誓戒于君王，乃明言天道，至真之要旨也。

【张介宾】至真之要道也。

〔4〕【王冰】数术明著，应用不差故，故远近于言，始终无谬。

15

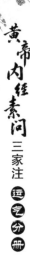

【张介宾】必精明于道也，庶能言始以会终，言近以知远。

〔5〕【王冰】简，省要也。匮，乏也。久，远也。要，枢纽也。

【张介宾】至数之义，本经所见不一。简，要也。匮，乏也。

〔6〕【王冰】桴，鼓椎也。响，应声也。

【张介宾】桴，鼓椎也。发者为声，应者为响。桴音孚。

〔7〕【王冰】太始，天地初分之时，阴阳析位之际。天分五气，地列五行，五行定位，布政于四方，五气分流，散支于十干。当是黄气横于甲己，白气横与乙庚，黑气横于丙辛，青气横于丁壬，赤气横于戊癸。故甲己应土运，乙庚应金运，丙辛应水运，丁壬应木运，戊癸应火运。太古圣人，望气以书天册，贤者，谨奉以纪天元，下论文义备矣。新校正云：详运有太过、不及、平气，甲庚丙壬戊主太过，乙辛丁癸己主不及。大法如此，取乎气之法，其说不一，具如诸篇。

【张介宾】此即五行之应天干也，是为五运。

帝曰：其于三阴三阳，合之奈何？鬼臾区曰：子午之岁，上见少阴；丑未之岁，上见太阴；寅申之岁，上见少阳；卯酉之岁，上见阳明；辰戌之岁，上见太阳；巳亥之岁，上见厥阴[1]。少阴所谓标也，厥阴所谓终也[2]。厥阴之上，风气主之；少阴之上，热气主之；太阴之上，湿气主之；少阳之上，相火主之；阳明之上，燥气主之；太阳之上，寒气主之。所谓本也，是谓六元[3]。帝曰：光乎哉道！明乎哉论！请著之玉版，藏之金匮，署曰《天元纪》[4]。

〔1〕【张介宾】此即三阴三阳之应地支也，是为六气。上者言司天，如子午之岁，上见少阴司天是也。十二年皆然。

〔2〕【王冰】标，谓上首也；终，谓当三甲六甲之终。新校正云：详午、未、寅、酉、戌、亥之岁为正化，正司化令之实。子、丑、申、卯、辰、巳之岁为对化，对司化令之虚，此其大法也。

【张介宾】标，首也。终，尽也。六十年阴阳之序，始于子午，故少阴谓标，尽于巳亥，故厥阴谓终。

〔3〕【王冰】三阴三阳为标，寒、暑、燥、湿、风、火为本，故

16

云所谓本也。天真元气，分为六化，以统坤元生成之用，征其应用，则六化不同，本其所生，则正是真元之一气，故曰六元也。新校正云：按别本"六元"作"天元"也。

【张介宾】三阴三阳者，由六气之化为之主，而风化厥阴，热化少阴，湿化太阴，火化少阳，燥化阳明，寒化太阳，故六气谓本，三阴三阳谓标也。然此六者，皆天元一气之所化，一分为六，故曰六元。本篇曰《天元纪》者，义本诸此。

〔4〕【张介宾】著之玉版，垂永久也。藏之金匮，示珍重也。署，表识也。

五运行大论篇第六十七

黄帝坐明堂，始正天纲，临观八极，考建五常[1]，请天师而问之曰：论言天地之动静，神明为之纪，阴阳之升降，寒暑彰其兆[2]。余闻五运之数于夫子，夫子之所言，正五气之各主岁尔，首甲定运，余因论之。鬼臾区曰：土主甲己，金主乙庚，水主丙辛，木主丁壬，火主戊癸[3]。子午之上，少阴主之；丑未之上，太阴主之；寅申之上，少阳主之；卯酉之上，阳明主之；辰戌之上，太阳主之；巳亥之上，厥阴主之。不合阴阳，其故何也[4]？岐伯曰：是明道也，此天地之阴阳也[5]。夫数之可数者，人中之阴阳也，然所合，数之可得者也。夫阴阳者，数之可十，推之可百，数之可千，推之可万。天地阴阳者，不以数推，以象之谓也[6]。

〔1〕【王冰】明堂，布政宫也。八极，八方目极之所也。考，谓考校。建，谓建立也。五常，谓五气，行天地之中者也。端居正气，以候天和。

【张介宾】明堂，王者朝会之堂也。正天纲者，天之大纲在于斗，正斗纲之建，以占天也。八极，八方之与极也。观八极之理，以志地也。考，察也。建，立也。五常，五行气运之常也。考建五常，以测阴阳之变化也。

17

〔2〕新校正云：详论谓《阴阳应象大论》及《气交变大论》文，彼云：阴阳之往复，寒暑彰其兆。

【张介宾】论《气交变大论》也。但彼以"升降"二字作"往复"。

〔3〕【张介宾】此五运也。首甲定运，谓六十年以甲子始，而定其运也。

〔4〕【王冰】首甲，谓六甲之初，则甲子年也。

【张介宾】此三阴三阳之所主也，主者司天也。不合阴阳，如五行之甲乙，东方木也；而甲化土运，乙化金运。六气之亥子，北方水也；而亥年之上，风水主之，子年之上，君火主之。又如君火司气，火本阳也，而反属少阴；寒水司气，水本阴也，而反属太阳之类，似皆不合于阴阳者也。

〔5〕【王冰】上古圣人，仰观天象，以正阴阳。夫阴阳之道，非不昭然，而人昧宗源，述其本始，则百端疑议，从是而生。黄帝恐至理真宗，便因诬废，愍念黎庶，故启问之天师，知道出从真，必非谬述，故对上曰：是明道也，此天地之阴阳也。《阴阳法》曰：甲己合，乙庚合，丙辛合，丁壬合，戊癸合。盖取圣人仰观天象之义，不然则十干之位各在一方，征其离合，事亦寥阔。呜乎，远哉！百姓日用而不知尔，故太上立言曰：吾言甚易知，甚易行，天下莫能知，莫能行。此其类也。新校正云：详金主乙庚者，乙者，庚之柔，庚者，乙之刚。大而言之阴与阳，小而言之夫与妇，是刚柔之事也。余并如此。

【张介宾】言鬼臾区之言，是明显之道也。其所云运五气六不合阴阳者，正所以明天地之阴阳也。

〔6〕【王冰】言智识偏浅，不见原由，虽所指弥远，其知弥近，得其元始，桴鼓非遥。

【张介宾】人中之阴阳，言其浅近可数，而人所易知者也。然阴阳之道，或本阳而标阴，或内阳而外阴，或此阳而彼阴，或先阳而后阴，故小之而十百，大之而千万，无非阴阳之变化，此天地之阴阳无穷，诚有不可以限数推言者，故当因象求之，则无不有理存焉。

帝曰：愿闻其所始也。岐伯曰：昭乎哉问也！臣览《太始天元

册》文，丹天之气，经于牛女戊分，黅天之气，经于心尾己分，苍天之气，经于危室柳鬼，素天之气，经于亢氐昂毕，玄天之气，经于张翼娄胃[1]。所谓戊己分者，奎壁角轸，则天地之门户也[2]。夫候之所始，道之所生，不可不通也[3]。帝曰：善。

〔1〕【张介宾】此所以辨五运也。始，谓天运初分之始。《太始天元册》文，太古占天文也。丹，赤色，火气也。黅，黄色，土气也。苍，青色，木气也。素，白色，金气也。玄，黑色，水气也。此天地初分之时，赤气经于牛女戊分，牛女癸之次，戊当乾之次，故火主戊癸也。黄气经于心尾己分，心尾甲之次，已当巽之次，故土主甲己也。青气经于危室柳鬼，危室壬之次，柳鬼丁之次，故木主丁壬也。白色经于亢氐昂毕，亢氐乙之次，昂毕庚之次，故金主乙庚也。黑气经于张翼娄胃，张翼丙之次，娄胃辛之次，故水主丙辛也。此五运之所以化也。黅音今。

〔2〕【王冰】戊土属乾己，土属巽。《遁甲经》曰：六戊为天门，六己为地户，晨暮占雨，以西北、东南。义取此。雨为土用，湿气生之，故此占焉。

【张介宾】奎壁临乾，戊分也。角轸临巽，己分也。戊在西北，己在东南。《遁甲经》曰：六戊为天门，六己为地户。故曰天地之门户。

〔3〕【张介宾】此五天五运，即气候之所始，天道之所生也。

论言：天地者，万物之上下，左右者，阴阳之道路，未知其所谓也[1]。岐伯曰：所谓上下者，岁上下，见阴阳之所在也[2]。左右者，诸上见厥阴，左少阴右太阳；见少阴，左太阴右厥阴；见太阴，左少阳右少阴；见少阳，左阳明右太阴；见阳明，左太阳右少阳；见太阳，左厥阴右阳明。所谓面北而命其位，言其见也[3]。

帝曰：何谓下？岐伯曰：厥阴在上则少阳在下，左阳明右太阴；少阴在上则阳明在下，左太阳右少阳；太阴在上则太阳在下，左厥阴右阳明；少阳在上则厥阴在下，左少阴右太阳；阳明在上则少阴在下，左太阴右厥阴；太阳在上则太阴在下，左少阳右少阴。

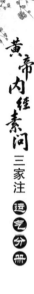

所谓面南而命其位，言其见也^[4]。上下相遘，寒暑相临，气相得则和，不相得则病^[5]。帝曰：气相得而病者，何也？岐伯曰：以下临上，不当位也^[6]。

〔1〕【王冰】论，谓《天元纪》及《阴阳应象论》也。

【张介宾】此所以辨六气也。论，即《天元纪大论》，见前章及《阴阳应象大论》。

〔2〕【张介宾】上，司天也。下，在泉也。岁之上下，即三阴三阳迭见之所在也。

〔3〕【王冰】面向北而言之也。上，南也。下，北也。左，西也。右，东也。

【张介宾】司天在泉，俱有左右。诸上见者，即言司天。故厥阴司天，则左见少阴，右见太阳，是为司天之左右间也。余义仿此。司天在上，故位南面北而命其左右之见。左，西也。右，东也。

〔4〕【王冰】主岁者位在南，故面北而言其左右；在下者位在北，故面南而言其左右也。上，天位也。下，地位也。面南，左东也。右西也，上下异而左右殊也。

【张介宾】下者，即言在泉。故位北面南而命其左右之见，是为在泉之左右间也。左，东也。右，西也。司天在泉，上下异而左右殊也。按：右二节，阴阳六气，迭为迁转。如巳亥年厥阴司天，明年子午，则左间少阴来司天矣。又如初气厥阴用事，则二气少阴来相代矣。六气循环无已，此所以上下左右、阴阳逆顺有异，而见气候之变迁也。

〔5〕【王冰】木火相临，金水相临，水木相临，火土相临，土金相临，为相得也。土木相临，土水相临，水火相临，火金相临，金木相临，为不相得也。上临下为顺，下临上为逆，逆亦郁抑而病生。土临相火君火之类者也。

【张介宾】此明上下之相遘也。遘，交也。临，遇也。司天在上，五运在中，在泉在下，三气之交，是上下相遘而寒暑相临也。所遇之气彼此相生者，为相得而安。彼此相克者，为不相得而病矣。遘音姤。

〔6〕【王冰】六位相邻，假令土临火，火临木，木临水，水临金，金临土皆为以下临上，不当位也。父子之义，子为下，父为上，以子临父，不亦逆乎。

【张介宾】气同类者，本为相得，而亦不免于病者，以下临上也。如《六微旨大论》曰：君位臣则顺，臣位君则逆。此指君相二火而言也。

帝曰：动静何如[1]？岐伯曰：上者右行，下者左行，左右周天，余而复会也[2]。帝曰：余闻鬼臾区曰：应地者静，今夫子乃言下者左行，不知其所谓也，愿闻何以生之乎[3]？岐伯曰：天地动静，五行迁复，虽鬼臾区其上候而已，犹不能遍明[4]。夫变化之用，天垂象，地成形，七曜纬虚，五行丽地。地者，所以载生成之形类也。虚者，所以列应天之精气也。形精之动，犹根本之与枝叶也，仰观其象，虽远可知也[5]。

〔1〕【王冰】言天地之行左右也。

【张介宾】此言迁转之动静也。

〔2〕【王冰】上，天也；下，地也。周天，谓天周地五行之位也。天垂六气，地布五行，天顺地而左回，地承天而东转，木运之后，天气常余，余气不加于君火，却退一步加临相火之上，是以每五岁已，退一位而右迁，故曰左右周天，余而复会。会，遇也，合也。言天地之道，常五岁毕，则以余气迁加，复与五行座位再相会合，而为岁法也。周天，谓天周地位，非周天之六气也。

【张介宾】上者右行，言天气右旋，自东而西以降于地。下者左行，言地气左转，自西而东以升于天。故司天在上，必历巳午未申而西降；在泉在下，必历亥子丑寅而东升也。余而复会，即前篇五六相合、积气余而复会其始之义。

〔3〕【王冰】诘异也。新校正云：按：鬼臾区言应地者静，见《天元纪大论》中。

【张介宾】应地者静，见前《天元纪》篇。

〔4〕【王冰】不能遍明，无求备也。

21

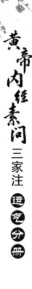

【张介宾】上候而已，天运之候也。不能遍明，犹未详言左右也。

〔5〕【王冰】观五星之东转，则地体左行之理，昭然可知也。丽，著也。有形之物，未有不依据物而得全者也。

【张介宾】天地之体虽殊，变化之用则一，所以在天则垂象，在地则成形。故七曜纬于虚，即五行应天之精气也。五行丽于地，即七曜生成之形类也。是以形精之动，亦犹根本之与枝叶耳。故凡物之在地者，必悬象于天，第仰观其象，则无有不应。故上之右行、下之左行者，周流不息，而变化乃无穷也。

帝曰：地之为下，否乎[1]？岐伯曰：地为人之下，太虚之中者也[2]。帝曰：冯乎[3]？岐伯曰：大气举之也[4]。燥以干之，暑以蒸之，风以动之，湿以润之，寒以坚之，火以温之[5]。故风寒在下，燥热在上，湿气在中，火游行其间，寒暑六入，故令虚而化生也[6]。故燥胜则地干，暑胜则地热，风胜则地动，湿胜则地泥，寒胜则地裂，火胜则地固矣[7]。

〔1〕【王冰】言转不居，为下乎？为否乎？

【张介宾】此欲详明上下之义也。

〔2〕【王冰】言人之所居，可谓下矣，征其至理，则是太虚之中一物尔。《易》曰：坤厚载物，德合无疆。此之谓也。

【张介宾】人在地之上，天在人之上。以人之所见言，则上为天，下为地。以天地之全体言，则天包地之外，地居天之中，故曰太虚之中者也。由此观之，则地非天之卜矣。然则司天者，主地之上。在泉者，主地之下。五行之丽地者，是为五运，而运行于上下之中者也。此特举地为辨者，盖以明上中下之大象耳。

〔3〕【王冰】言太虚无碍，地体何冯而止住？

【张介宾】冯，凭同。言地在太虚之中而不坠者，果亦有所依凭否也？

〔4〕【王冰】大气，谓造化之气，任持太虚者也。所以太虚不屈，地久天长者，盖由造化之气任持之也。气化而变，不任持之，则太虚

之器亦败坏矣。夫落叶飞空，不疾而下，为其乘气，故势不得速焉。凡之有形，处地之上者，皆有生化之气任持之也。然器有大小不同，环有迟速之异，及至气不任持，则大小之环一也。

【张介宾】大气者，太虚之元气也。乾坤万物，无不赖之以立。故地在太虚之中，亦惟元气任持之耳。

〔5〕【张介宾】此即大气之所化，是为六气而运用于天地之间者也。曰燥、曰暑、曰风、曰湿、曰寒、曰火，六者各一其性，而功用亦异。

〔6〕【王冰】地体之中，凡有六入：一曰燥、二曰暑、三曰风、四曰湿、五曰寒、六曰火。受燥故干性生焉，受暑故蒸性生焉，受风故动性生焉，受湿故润性生焉，受寒故坚性生焉，受火故温性生焉，此谓天之六气也。

【张介宾】寒居北，风居东，自北而东，故曰风寒在下，下者左行也。热居南，燥居西，自南而西，故曰燥热在上，上者右行也。地者土也，土之化湿，故曰湿气在中也。惟火有二，君火居湿之上，相火居湿之下，故曰火游行其间也。凡寒暑再更而气入者六，非虚无以寓气，非气无以化生，故曰令虚而化生也。

〔7〕【王冰】六气之用也。

【张介宾】凡此六者，皆言地气本乎天也。自上文地之为下至此，正所以发明此义。《天元纪大论》曰：太虚廖廓，肇基化元，万物资始，五运终天，布气真灵，总统坤元。亦此之谓。

帝曰：天地之气，何以候之[1]？岐伯曰：天地之气，胜复之作，不形于诊也[2]。《脉法》曰：天地之变，无以脉诊。此之谓也[3]。帝曰：间气何如[4]？岐伯曰：随气所在，期于左右[5]。帝曰：期之奈何？岐伯曰：从其气则和，违其气则病[6]，不当其位者病[7]，迭移其位者病[8]，失守其位者危[9]，尺寸反者死[10]，阴阳交者死[11]，先立其年，以知其气，左右应见，然后乃可以言死生之逆顺[12]。

〔1〕【张介宾】此欲因脉候以察天地之气也。

23

〔2〕【王冰】言平气及胜复，皆以形证观察，不以诊知也。

〔3〕【王冰】天地以气不以位，故不当以脉知之。

【张介宾】天地之气，有常有变。其常气之形于诊者，如春弦、夏洪、秋毛、冬石，及厥阴之至其脉弦，少阴之至其脉钩，太阴之至其脉沉，少阳之至大而浮，阳明之至短而涩，太阳之至大而长者，皆是也。若其胜复之气，卒然初至，安得遽变其脉而形于诊乎？故天地之变，有不可以脉诊，而当先以形证求之者。如《气交变大论》曰：应常不应卒，亦此之谓。

〔4〕【张介宾】间气，谓司天在泉左右之间气，而脉亦当有应之也。夫此间气者，谓之为常则气有变迁，谓之为变则岁有定位。盖帝因上文云天地之变，无以脉诊，故复举此常中之变，以求夫脉之应也。

〔5〕【王冰】于左右尺寸四部，分位承之，以知应与不应，过与不过。

【张介宾】气在左则左应，气在右则右应。左右者左右寸尺也。详如下文。

〔6〕【王冰】谓当沉不沉，当浮不浮，当涩不涩，当钩不钩，当弦不弦，当大不大之类也。新校正云：按《至真要大论》云："厥阴之至，其脉弦；少阴之至，其脉钩；太阴之至，其脉沉；少阳之至，大而浮；阳明之至，短而涩；太阴之至，太而长。至而和则平，至而甚则病，至而反则病，至而不至者病，未至而至者病，阴阳易者危。"

【张介宾】气至脉亦至，从其气也，故曰和。气至脉不至，气未至而脉至，违其气也，故为病。《至真要大论》曰：至而和则平，至而甚则病，至而反则病，至而不至者病，未至而至者病，阴阳易者危。

〔7〕【王冰】见于他位也。

【张介宾】应左而右，应右而左，应上而下，应下而上也。

〔8〕【王冰】谓左见右脉，右见左脉，气差错故尔。

【张介宾】迭，更也。应见不见而移易于他位也。

〔9〕【王冰】已见于他乡，本官见贼杀之气，故病危。

【张介宾】克贼之脉见，而本位失守也。

〔10〕【王冰】子午卯酉四岁有之。反，谓岁当阴在寸脉而反见于

尺，岁当阳在尺而脉反见于寸，尺寸俱乃谓反也。若尺独然或寸独然，是不应气，非反也。

〔11〕【王冰】寅申、巳亥、丑未、辰戌，八年有之。交，谓岁当阴在右脉反见左岁，当阳在左脉反见右，左右交见是谓交。若左独然，或右独然，是不应气非交也。

【张介宾】此二句之义，一以尺寸言，一以左右言，皆以少阴为之主也。如阴当在尺，则阳当在寸，阴当在寸，则阳当在尺，左右亦然。若阴之所在，脉宜不应而反应，阳之所在，脉宜应而反不应，其在尺寸则谓之反，其在左右则谓之交，皆当死也。尺寸反者，惟子、午、卯、酉四年有之。阴阳交者，惟寅、申、巳、亥、辰、戌、丑、未八年有之。若尺寸独然，或左右独然，是为气不应，非反非交也。

〔12〕【王冰】经言岁气备矣。新校正云：详此备《六元正纪大论》中。

【张介宾】先立其年之南北政，及司天在泉左右间应见之气，则知少阴君主之所在，脉当不应，而逆顺乃可见矣。

帝曰：寒暑燥湿风火，在人合之奈何？其于万物，何以生化[1]？岐伯曰：东方生风[2]，风生木[3]，木生酸[4]，酸生肝[5]，肝生筋[6]，筋生心[7]。其在天为玄[8]，在人为道[9]，在地为化[10]。化生五味[11]，道生智[12]，玄生神[13]，化生气[14]。神在天为风[15]，在地为木[16]，在体为筋[17]，在气为柔[18]，在脏为肝[19]，其性为暄[20]，其德为和[21]，其用为动[22]，其色为苍[23]，其化为荣[24]，其虫毛[25]，其政为散[26]，其令宣发[27]，其变摧拉[28]，其眚为陨[29]，其味为酸[30]，其志为怒[31]。怒伤肝[32]，悲胜怒[33]；风伤肝[34]，燥胜风[35]；酸伤筋[36]，辛胜酸[37]。

〔1〕【王冰】合，谓中外相应。生，谓承化而生。化，谓成立众象也。

【张介宾】此明人身之表里，万物之化生，皆合乎天地之气也。

〔2〕【王冰】东者日之初。风者，教之始，天之使也。所以发号

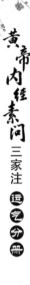

施令，故生自东方也。景霁山昏，苍埃际合。崖谷若一，岩岫之风也。盖白昏埃，晚空如堵，独见天垂，川泽之风也。加以黄黑白埃承下山泽之猛风也。

〔3〕【王冰】阳升风鼓，草木敷荣，故曰风生木也。此和气之生化也，若风气施化，则飘扬敷折，其为变极则木拔草除也。运乘丁卯、丁丑、丁亥、丁酉、丁未、丁巳之岁，则风化不足。若乘壬申、壬午、壬辰、壬寅、壬子、壬戌之岁，则风化有余于万物也。新校正云：详王注以丁壬分运之有余不足，或者以丁卯、丁亥、丁巳、壬申、壬寅五岁为天符，同天符正岁会，非有余不足为平木，运以王注为非，是不知大统也。必欲细分，虽除此五岁，亦未为尽。下文火土金水运等，并同此。

〔4〕【王冰】万物味酸者，皆始自木气之生化也。

〔5〕【王冰】酸味入胃，生养于肝脏。

〔6〕【王冰】酸味入肝，自肝脏布化，生成于筋膜也。

〔7〕【王冰】酸气荣养筋膜毕已，自筋流化，乃入于心。

【张介宾】此东方之生化也。明此者，可以治肝补心。

〔8〕【王冰】玄，谓玄冥也。丑之终，东方白。寅之初，天色反黑，太虚皆暗，在天为玄象可见。新校正云：详"在天为玄"至"化生气"七句，通言六气五行生化之大法，非东方独有之也。而王注"玄"谓尹之终，寅之初，天色黑，则专言在东方，不兼诸方，此注未通。

〔9〕【王冰】正理之道，生养之政化也。

〔10〕【王冰】化，生化也。有生化而后有万物，万物无非化气以生成者也。

〔11〕【王冰】金玉土石，草木菜果，根茎枝叶，花壳实核，无识之类，皆地化生也。

〔12〕【王冰】智，正知也，虑远也，知正则不疑于事，虑远则不涉于危，以道处之，理符于智。《灵枢经》曰：因虑而处物谓之智。

〔13〕【王冰】神用无方，深微莫测，迹见形隐，物鲜能期。由是则玄冥之中，神明拮据隐而不见，玄生神明也。

〔14〕【王冰】飞走蚑行，鳞介毛倮羽，五类变化，内属神机，虽

为五味所该，然其生禀则异，故又曰化生气也。此上七句，通言六气五行生化之大法，非东方独有之也。新校正云：按《阴阳应象大论》及《天元纪大论》无"化生气"一句。

【张介宾】气由化生，物因气化也。此下二节，与《天元纪大论》同。

〔15〕【王冰】鸣紊启坼，风之化也。振拉摧拔，风之用也。岁属厥阴在上，则风化于天；厥阴在下，则风行于地。

〔16〕【王冰】长短曲直，木之体也。干举机发，木之用也。

【张介宾】凡此篇文义与前篇《阴阳应象大论》相同者，注皆见前。后准此。

〔17〕【王冰】维结束络，筋之体也。缯纵卷舒，筋之用也。

〔18〕【王冰】木化宣发，风化所行，则物体柔软。

【张介宾】得木化者，其气柔软，筋之类也。

〔19〕【王冰】肝有二布叶，一小叶，如木甲拆之象也。各有支给，脉游中，以宣发阳和之气，魂之宫也。为将军之官，谋虑出焉。乘丁岁，则肝脏及经络先受邪而为病也。胆腑同。

〔20〕【王冰】喧，温也，肝木之性也。

【张介宾】喧，温暖也。肝为阴中之阳，应春之气，故其性喧。喧音萱。

〔21〕【王冰】敷布和气于万物，木之德也。新校正云：按《气交变大论》云：其德敷和。

【张介宾】春阳布和，木之德也。

〔22〕【王冰】风摇而动，无风则万类皆静。新校正云：按木之用为动，火太过之政亦为动，盖火木之主暴速，故俱为动。

【张介宾】春风动摇，木之用也。

〔23〕【王冰】有形之类，乘木之化，则外色皆见薄青之色。今东方之地，草木之上，色皆苍。遇丁岁，则苍物皆白及黄，色不纯也。

【张介宾】浅青色也。

〔24〕【王冰】荣，美色也。四时之中，物见华容，颜色鲜丽者，皆木化之所生也。新校正云：按《气交变大论》云：其化生荣。

【张介宾】物色荣美，木之化也。

27

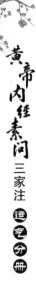

〔25〕【王冰】万物发生，如毛在皮，

【张介宾】毛虫丛植，得木气也。

〔26〕【王冰】发散生气于万物。新校正云：按《气交变大论》云：其政舒启。详木之政散，平木之政发散，木太过之政散，土不及之气散，金之用散落，木之灾散落，所以为散之异有六，而散之义惟二。一谓发散之散，是木之气也，二谓散落之散，是金之气所为也。

【张介宾】阳散于物，木之政也。按：散义有二：一曰升散，木气之升也；一曰散落，金气之杀也。

〔27〕【王冰】阳和之气，舒而散也。

【张介宾】宣扬升发，春木令也。

〔28〕【王冰】摧，拔成者也。新校正云：按《气交变大论》云：其变振发。

【张介宾】摧拉，损折败坏也。风气刚强，木之变也。摧，坐陪切。拉音腊。

〔29〕【王冰】陨，坠也。大风暴起，草泯木坠。新校正云：按《气交变大论》云：其灾散落。

【张介宾】眚，灾也。陨，坠落也。木兼金化，陨为灾也。眚，诗梗切。陨音允。

〔30〕【王冰】夫物之化之变而有酸味者，皆木气之所成败也。今东方之野，生味多酸。

〔31〕【王冰】怒，直声也。怒所以威物。

〔32〕【王冰】凡物之用极皆自伤也。怒发于肝，而反伤肝脏。

〔33〕【王冰】悲发而怒止，胜之信也。新校正云：详五志"悲"当为"忧"，盖忧伤意悲伤魂，故云悲胜怒也。

〔34〕【王冰】亦犹风之折木也。风生于木而反折之，用极而舒。新校正云：按《阴阳应象大论》云：风伤筋。

【张介宾】前篇曰风伤筋者，其义同。

〔35〕【王冰】风自木生，燥为金化，风余则制之以燥，肝盛则治之以凉，凉清所行，金之气也。

〔36〕【王冰】酸泻肝气，泻甚则伤其气。《灵枢经》曰：酸走筋，筋病无多食酸。以此尔。走筋，谓宣行其气速疾也。气血肉骨同，新

校正云：详注云《灵枢经》云，乃是《素问·宣明五气》篇文。按《甲乙经》以此为《素问》。王云《灵枢经》者，误也。

〔37〕【王冰】辛，金味，故胜木之酸，酸余则胜之以辛也。

【张介宾】此东方之性用德化政令，皆本乎木，而内合人之肝气者也，故肝主于左。

南方生热[1]，热生火[2]，火生苦[3]，苦生心[4]，心生血[5]，血生脾[6]。其在天为热[7]，在地为火[8]，在体为脉[9]，在气为息[10]，在脏为心[11]，其性为暑[12]，其德为显[13]，其用为躁[14]，其色为赤[15]，其化为茂[16]，其虫羽[17]，其政为明[18]，其令郁蒸[19]，其变炎烁[20]，其眚燔焫[21]，其味为苦[22]，其志为喜[23]。喜伤心[24]，恐胜喜[25]；热伤气[26]，寒胜热[27]；苦伤气[28]，咸胜苦[29]。

〔1〕【王冰】阳盛所生，相火、君火之政也。太虚昏翳，其若轻尘，山川悉然，热之气也。大明不彰，其色如丹，郁热之气也。若行云暴升，炎然叶积，乍盈乍缩，崖谷之热也。

〔2〕【王冰】热甚之气，火运盛明，故曰：热生火，火者，盛阳之生化也。热气施化则炎暑郁燠，其为变极则燔灼销融，运乘癸酉、癸未、癸巳、癸卯、癸丑、癸亥岁，则热化不足。若乘戊辰、戊寅、戊子、戊戌、戊申、戊午岁，则热化有余。火有君火、相火，故曰：热生火，又云火也。

〔3〕【王冰】物之味苦者，皆始自火之生化也。甘物遇火，体焦则苦，苦从火化，其可征也。

〔4〕【王冰】苦物入胃，化入于心，故诸癸岁则苦化少，诸戊岁则苦化多。

〔5〕【王冰】苦味自心化已，则布化生血脉。

〔6〕【王冰】苦味营血已，自血流化，生养脾也。

【张介宾】此南方之生化也。明此者，可以治心补脾。

〔7〕【王冰】亦神化气也。暄暑郁蒸，热之化也。炎赫沸腾，热之用也。岁属少阴少阳，在上则热化于天，在下则热行于地。

29

〔8〕【王冰】光顾炳明，火之体也。燔燎焦然，火之用也。

〔9〕【王冰】流行血气，脉之体也。壅泄虚实，脉之用也。络脉同。

〔10〕【王冰】息，长也。

【张介宾】经络流行，脉之体也。血气和平，息之调也。心主血脉，故皆属火。

〔11〕【王冰】心形如未敷莲花，中有九空，以导引天真之气，神之宇也。为君主之官，神明出焉。乘癸岁，则心与经络受邪而为病，小肠腑亦然。

〔12〕【王冰】暑，热也，心之气性也。

【张介宾】南方暑热，火之性也。心为火脏，其气应之。

〔13〕【王冰】明显见象，定而可取，火之德也。新校正云：按《气交变大论》云：其德彰显。

【张介宾】阳象明显，火之德也。

〔14〕【王冰】火性躁动，不专定也。

【张介宾】阳用躁动，火之性也。

〔15〕【王冰】生化之物，乘火化者，悉表备赭丹之色。今南方之地，草木之上，皆兼赤色。乘癸岁，则赤色之物，兼黑及白也。

〔16〕【王冰】茂蕃盛也。新校正云：按《气交变大论》云：其化蕃茂。

【张介宾】万物茂盛，火之化也。

〔17〕【王冰】参差长短，象火之形。

【张介宾】羽虫飞扬，得火气也。

〔18〕【王冰】明曜彰见无所蔽匿，火之政也。新校正云：按《气交变大论》云：其政明曜。又按：火之政明，水之气明，水火异而明同者，火之明明于外，水之明明于内，明虽同而实异也。

【张介宾】阳明普照，火之政也。

〔19〕【王冰】郁，盛也，蒸，热也。言盛热气如蒸也。新校正云：详注谓郁为盛，其意未安。按王冰注《五常政大论》云：郁，谓郁燠不舒畅也。当如此解。

【张介宾】暑热郁蒸，夏火令也。

〔20〕【王冰】热其炎赫烁石流金，火之极变也。新校正云：按《气交变大论》云：其变销烁。

【张介宾】炎烁焦枯，火之变也。烁，收勺切。

〔21〕【王冰】燔焫山川，旋及屋宇，火之灾也。新校正云：按《气交变大论》云：其灾燔焫。

【张介宾】燔焫，焚烧，火之灾也。燔音烦。焫，如岁切。

〔22〕【王冰】物之化之变而有苦味者，皆火气之所合散也。今南方之野，生物多苦。

〔23〕【王冰】喜，悦乐也。悦以和志。

〔24〕【王冰】言其过也，喜发于心而反伤心，亦由风之折木也，过则气竭，故见伤也。

〔25〕【王冰】恐至则喜乐皆泯，胜喜之理，目击道存。恐则木水之气也。

〔26〕【王冰】天热则气伏不见，人热则气促喘急，热之伤气，理亦可征。此皆谓大热也，小热之气，犹生诸气也。《阴阳应象大论》曰：壮火散气，少火生气。此其义也。

〔27〕【王冰】寒胜则热退，阴盛则阳衰，制热以寒，是求胜也。

〔28〕【王冰】大凡如此尔。苦之伤气，以其燥也。苦加以热，则伤尤甚也。何以明之？饮酒气促，多则喘急，此其信也。苦寒之物，偏服岁久，益火滋甚，亦伤气也。暂以方治，乃同少火，反生气也。新校正云：详此论所伤之旨有三：东方曰：风伤肝，酸伤筋。中央曰：湿伤肉，甘伤脾。西方曰：辛伤皮毛，是自伤者也。南方曰：热伤气，苦伤气。北方曰：寒伤血，盐伤血。是伤己所胜也。西方曰：热伤皮毛，是被胜伤己也。凡此五方所伤之例有三，若《太素》则俱云自伤焉。

〔29〕【王冰】酒得咸而解，物理昭然，火苦之胜，制以水咸。

【张介宾】此南方之性用德化政令，皆本乎火，而内合人之心气者也，故心主于前。

中央生湿[1]，湿生土[2]，土生甘[3]，甘生脾[4]，脾生肉[5]，肉生肺[6]。其在天为湿[7]，在地为土[8]，在体为肉[9]，在气为充[10]，在脏为脾[11]。其性静兼[12]，其德为濡[13]，其用为化[14]，其色为黄[15]，其化为盈[16]，其虫倮[17]，其政为谧[18]，其令云雨[19]，其变动注[20]，其眚淫溃[21]，其味为甘[22]，其志为思[23]。思伤脾[24]，怒胜思[25]；湿伤肉[26]，风胜湿[27]；甘伤脾[28]，酸胜甘[29]。

〔1〕【王冰】中央，土也，高山土湿，泉出地中，水源山隈，云生岩谷，则其象也。夫性内蕴，动而为用，则雨降云腾，中央生湿，不远信矣。故历候记土润溽暑于六月，谓是也。

〔2〕【王冰】湿气内蕴，土体乃全，湿则土生，干则土死，死则庶类凋丧，生则万物滋荣，此湿气之化尔。湿气施化则土宅而云腾雨降，其为变极则骤注土崩也。运乘己巳、己卯、己丑、己亥、己酉、己未之岁，则湿化不足。乘甲子、甲戌、甲申、甲午、甲辰、甲寅之岁。则湿化有余也。

〔3〕【王冰】物之味甘者，皆始自土之生化也。

〔4〕【王冰】甘物入胃，先入于脾。故诸己岁则甘少化，诸甲岁甘多化。

〔5〕【王冰】甘味入脾，自脾脏布化，长生脂肉。

〔6〕【王冰】甘气营肉已，自肉流化，乃生养肺脏也。

【张介宾】此中央之生化也。明此者，可以治脾补肺。

〔7〕【王冰】言神化也。柔润重泽，湿之化也。埃郁云雨，湿之用也。岁属太阴在上，则湿化于天；太阴在下，则湿化于地。

〔8〕【王冰】敦静安镇，聚散复形，群品以生，土之体也。含垢匿秽，静而下民，为变化母，土之德也。新校正云：详注云：静而下民，为土之德。下民之义，恐字误也。

〔9〕【王冰】覆裹筋骨，气发其间，肉之用也。疏密不时，中外否闭，肉之动也。

〔10〕【王冰】土气施化，则万象盈。

【张介宾】土之施化，其气充盈，故曰充气。脾健则肉丰，此其征也。

〔11〕【王冰】形象马蹄，内包胃脘，象土形也。经络之气，交归

于中，以营运真灵之气，意之舍也。为仓廪之官，化物出焉。乘己岁，则脾及经络受邪而为病。新校正云：详肝心肺肾四脏，注各言腑同。独此注不言胃腑同者，阙文也。

〔12〕【王冰】兼，谓兼寒热暄凉之气也。《白虎通》曰：脾之为言并也。谓四气并之也。

【张介宾】脾属至阴，故其性静。土养万物，故其性兼。

〔13〕【王冰】津湿润泽，土之德也。新校正云：按《气交变大论》云：其德溽蒸。

【张介宾】濡润泽物，土之德也。

〔14〕【王冰】化，谓兼诸四化，并己为五化，所谓风化、热化、燥化、寒化，周万物而为生长化成收藏也。

【张介宾】万化所归，土之用也。

〔15〕【王冰】物乘土化，则表见黔黄之色。今中央之地，草木之上，皆兼黄色，乘己岁则黄色之物，兼苍及黑。

〔16〕【王冰】盈，满也。土化所及，则万物盈满。新校正云：按《气交变大论》云：其化丰备。

【张介宾】万物充盈，土之化也。

〔17〕【王冰】倮露皮革，无毛介也。

【张介宾】赤体曰倮，土应肉也。倮，即果切。

〔18〕【王冰】谧，静也。土性安静。新校正云：按《气交变大论》云：其政安静。详土之政谧，水太过其政谧者。盖水太过，而土下承之，故其政亦谧。

【张介宾】谧，静也。安静宁谧，土之政也。谧音密。

〔19〕【王冰】湿气布化之所成。

【张介宾】云雨湿蒸，土之令也。

〔20〕【王冰】动，反静也。地之动则土失性，风摇不安，注雨久下也。久则垣岸复为土矣。新校正云：按《气交变大论》云：其变骤注。

【张介宾】风雨动注，土之变也。

〔21〕【王冰】淫，又雨也。溃，土崩溃也。新校正云：按《气交变大论》云：其灾霖溃。

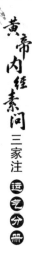
【张介宾】霖淫崩溃，土之灾也。

〔22〕【王冰】物之化之变而有甘味者，皆土化之所终始也。今中原之地，物味多甘淡。

〔23〕【王冰】思以成务。新校正云：按《灵枢经》曰：因志而存变谓之思。

〔24〕【王冰】思劳于智，过则伤脾。

〔25〕【王冰】怒则不思，忿而忘祸，则胜可知矣。思甚不解，以怒制之，调性之道也。

〔26〕【王冰】湿甚为水，水盈则肿，水下去已，形肉已消，伤肉之验，近可知矣。

〔27〕【王冰】风，木气，故胜土湿，湿甚则制之以风。

〔28〕【王冰】过节也。新校正云：按《阴阳应象大论》云：甘伤肉。

〔29〕【王冰】甘余则制之以酸，所以救脾气也。

【张介宾】此中央之性用德化政令，皆本乎土，而内合人之脾气者也，故脾主乎中。

西方生燥[1]，燥生金[2]，金生辛[3]，辛生肺[4]，肺生皮毛[5]，皮毛生肾[6]。其在天为燥[7]，在地为金[8]，在体为皮毛[9]，在气为成[10]，在脏为肺[11]。其性为凉[12]，其德为清[13]，其用为固[14]，其色为白[15]，其化为敛[16]，其虫介[17]，其政为劲[18]，其令雾露[19]，其变肃杀[20]，其眚苍落[21]，其味为辛[22]，其志为忧[23]。忧伤肺[24]，喜胜忧[25]；热伤皮毛[26]，寒胜热[27]；辛伤皮毛[28]，苦胜辛[29]。

〔1〕【王冰】阳气已降，阴气复升，气爽风劲，故生燥也。夫岩谷青埃，川源苍翠，烟浮草木，远望氤氲，此金气所生，燥之化也。夜起白朦，轻如微雾，退迩一色，星月皎如，此万物阴成，亦金气所生，白露之气也。太虚埃昏，气郁黄黑，视不见远，无风自行，从阴之阳，如云如雾，此杀气也。亦金气所生，霜之气也。山谷川泽，浊昏如雾，气郁蓬勃，惨然戚然，咫尺不分，此杀气将用，亦金气所生，

34

运之气也。天雨大霖，和气西起，云卷阳曜，太虚廓清，燥生西方，义可征也。若西风大起，木偃云腾，是为燥与湿争，气不胜也，故当覆雨。然西方雨晴，天之常气，假有东风雨止，必有西风覆雨，因雨而乃自晴，观是之为，则气有往复，动有燥湿，变化之象，不同其用矣。由此则天地之气，以和为胜，暴发奔骤，气所不胜，则多为复也。

〔2〕**【王冰】**气劲风切，金鸣声远，燥生之信，视听可知，此则燥化，能令万物坚定也。燥之施化于物如是，其为变极则天地凄惨，肃杀气行，人悉畏之，草木凋落。运乘乙丑、乙卯、乙巳、乙未、乙酉、乙亥之岁。则燥化不足，乘庚子、庚寅、庚辰、庚午、庚申、庚戌之岁，则燥化有余，岁气不同，生化异也。

〔3〕**【王冰】**物之有辛味者，皆始自金化之所成也。

〔4〕**【王冰】**辛物入胃，先入于肺，故诸乙岁则辛少化，诸庚岁则辛多化。

〔5〕**【王冰】**辛物入肺，自肺脏布化，生养皮毛也。

〔6〕**【王冰】**辛气自入皮毛，乃流化生气，入肾脏也。

【张介宾】此西方之生化也。明此者可以治肺补肾。

〔7〕**【王冰】**神化也。雾露清劲，燥之化也。肃杀凋零，燥之用也。岁属阳明在上，则燥化于天；阳明在下，则燥化于地者也。

〔8〕**【王冰】**从革坚刚，金之体也。锋刃铦束，金之用也。新校正云：按别本"铦"作"括"。

〔9〕**【王冰】**柔韧包裹，皮毛之体也；渗泄津液，皮毛之用也。

〔10〕**【王冰】**物乘金化则坚成。

【张介宾】《庚桑子》曰：春气发而百草生，正得秋而万宝成。盖物得金气而后坚，故金曰坚成。

〔11〕**【王冰】**肺之形似人肩，二布叶，数小叶，中有二千四空，行列以分布诸脏清浊之气，主藏魄也，为相傅之官，治节出焉。乘乙岁，则肺与经络受邪而为病也，大肠腑亦然。

〔12〕**【王冰】**凉，清也，肺之性也。

【张介宾】西方凉爽，金之气也。肺为金脏，故应之。

〔13〕**【王冰】**金以清凉为德化。新校正云：按《气交变大论》云：其德清洁。

【张介宾】秋气清肃，金之德也。

〔14〕【王冰】固，坚定也。

【张介宾】坚而能固，金之用也。

〔15〕【王冰】物乘金化，则衣彰缟素之色，今西方之野，草木之上，色皆兼白，乘乙岁，则白色之物，兼赤及苍也。

〔16〕【王冰】敛，收也。金化流行，则物体坚敛。新校正云：按《气交变大论》云：其化紧敛。详金之化为敛，而本不及之气亦敛者，盖木不及而金胜之，故为敛也。

【张介宾】万物收敛，金之化也。

〔17〕【王冰】介，甲也，外被介甲，金坚之象也。

【张介宾】皮甲坚固，得金气也。

〔18〕【王冰】劲，前锐也。新校正云：按《气交变大论》云：其政劲切。

【张介宾】风气刚劲，金之政也。

〔19〕【王冰】凉气化生。

【张介宾】凉生雾露，秋金令也。

〔20〕【王冰】天地凄惨，人所不喜，则其气也。

【张介宾】凋残肃杀，金之变也。

〔21〕【王冰】青干而凋落。

【张介宾】青苍毁败，金之灾也。

〔22〕【王冰】夫物之化之变而有辛味者，皆金气之所离合也。今西方之野，草木多辛。

〔23〕【王冰】忧，虑也，思也。新校正云：详王注以"忧"为"思"，有害于义。按本论思为脾之志，忧为肺之志，是忧非思明矣。又《灵枢经》曰：忧愁则闭塞而不行。又云：愁忧而不解，则伤意。若是，则忧者，愁也，非思也。

〔24〕【王冰】愁郁则气闭塞而不行。肺藏气，故忧伤肺。

〔25〕【王冰】神悦则喜，故喜胜忧。

〔26〕【王冰】火有二别，故此再举热伤之形证也，火气薄烁则物焦干，故热气盛则皮毛伤也。

〔27〕【王冰】以阴消阳，故寒胜热。新校正云：按《太素》作

36

"燥伤皮毛，热胜燥"。

〔28〕【王冰】过节也。辛热又甚焉。

〔29〕【王冰】苦，火味，故胜金之辛。

【张介宾】此西方之性用德化政令，皆本乎金，而内合人之肺气也，故肺主乎右。

北方生寒[1]，寒生水[2]，水生咸[3]，咸生肾[4]，肾生骨髓[5]，髓生肝[6]。其在天为寒[7]，在地为水[8]，在体为骨[9]，在气为坚[10]，在脏为肾[11]，其性为凛[12]，其德为寒[13]，其用为藏[14]，其色为黑[15]，其化为肃[16]，其虫鳞[17]。其政为静[18]，其令霰雪①[19]，其变凝冽[20]，其眚冰雹[21]，其味为咸[22]，其志为恐[23]。恐伤肾[24]，思胜恐[25]；寒伤血[26]，燥胜寒[27]；咸伤血[28]，甘胜咸[29]。五气更立，各有所先[30]，非其位则邪，当其位则正[31]。

①霰雪：《类经》作"闭塞"。

〔1〕【王冰】阳气伏，阴气升，政布而大行，故寒生也。太虚澄净，黑气浮空，天色黯然，高空之寒气也。若气似散麻，本末皆黑，微见川泽之寒气也。太虚清白，空犹雪映，遐迩一色，山谷之寒气也。太虚白昏，火明不翳，如雾雨气，遐迩肃然，北望色玄，凝雾夜落，此水气所生，寒之化也。太虚凝阴，白埃昏翳，天地一色，远视不分，此寒湿凝结，雪之将至也。地裂水冰，河渠干涸，枯泽浮咸，木敛土坚，是土胜水，水不得自清，水所生，寒之用也。

〔2〕【王冰】寒资阴化，水所由生，此寒气之生化尔。寒气施化，则水冰雪雾，其为变极则水涸冰坚。运乘丙寅、丙子、丙戌、丙甲、丙午、丙辰之岁则寒化大行，乘辛未、辛巳、辛卯、辛丑、辛亥、辛酉之岁，则寒化少。

〔3〕【王冰】物之有咸味者，皆始自水化之所成结也。水泽枯涸，卤咸乃蕃，沧海味咸，盐从水化，则盐因水产，其事炳然，煎水味咸，近而可见。

〔4〕【王冰】咸物入胃，先归于肾，故诸丙岁咸物多化，诸辛岁咸物少化。

〔5〕【王冰】咸味入肾，自肾脏布化，生养骨髓也。

〔6〕【王冰】咸气自生骨髓，乃流化生气，入肝脏也。

【张介宾】此北方之生化也。明此者，可以治肾补肝。

〔7〕【王冰】神化也。凝惨冰雪，寒之化也，凛冽霜雹，寒之用也。岁属太阳在上，则寒化于天；太阳在下，则寒行于地。

〔8〕【王冰】阴气布化，流于地中，则为水泉，澄澈流衍，水之体也。漂荡没溺，水之用也。

〔9〕【王冰】强干坚劲，骨之体也；包裹髓脑，骨之用也。在气为坚，柔软之物，遇寒则坚，寒之化也。

〔10〕【张介宾】物之热者，遇寒则坚，此其征也。

〔11〕【王冰】肾脏有二，形如豇豆相并，而附于脊筋，外有脂裹，裹白表黑，主藏精也，为作强之官，伎巧出焉。乘辛岁，则肾脏及经络受邪而为病。膀胱腑同。

〔12〕【王冰】凛，寒也。肾之性也。

【张介宾】凛烈战栗，水之性也。

〔13〕【王冰】水以寒为德化。新校正云：按《气交变大论》：其德凄沧。

【张介宾】冬气寒冷，水之德也。

〔14〕【王冰】本关。

【张介宾】"藏"字原阙，脱简也，今补之。闭藏生气，水之用也。

〔15〕【王冰】物禀水成，则表被玄黑之色，今比方之野，草木之上，色皆兼黑。乘辛岁，则黑色之物，兼黄及赤也。

〔16〕【王冰】肃，静也。新校正云：按《气交变大论》云："其化清谧。"详水之化为肃，而金之政太过者为肃，平金之政劲肃，金之变肃杀者何也？盖水之化肃者，肃静。金之政肃者，肃杀也。文虽同而事异者也。

【张介宾】肃然静定，水之化矣。

〔17〕【王冰】鳞，谓鱼蛇之族类。

【张介宾】鳞潜就下，得水气也。

〔18〕【王冰】水性澄澈而清静。新校正云：按《气交变大论》

云："其政凝肃。"详水之政为静，而平土之政安静，土太过之政亦为静，土不及之政亦为静定。水土异而静同者，非同也。水之静，清净也。土之静，安静也。

　　【张介宾】清静澄彻，水之政也。

　〔19〕**【王冰】**本关。

　　【张介宾】"闭塞"二字原阙，今补足之。天地闭塞，冬水令也。

　〔20〕**【王冰】**寒甚故致是。新校正云：按《气交变大论》云："其变凛冽。"

　　【张介宾】寒凝严冽，水之变也。

　〔21〕**【王冰】**非时而有及暴过也。新校正云：按《气交变大论》云："其灾冰雪霜雹。"

　　【张介宾】非时冰雹，水之灾也。雹音泊。

　〔22〕**【王冰】**夫物之化之变而有咸味者，皆水化之所凝散也。今北方川泽，地多盐碱。

　〔23〕**【王冰】**恐以远祸。

　〔24〕**【王冰】**恐甚动中则伤肾。《灵枢经》曰："恐惧而不解则伤精。"肾藏精，故精伤而伤及于肾也。

　〔25〕**【王冰】**思见祸机，故无忧恐。思，一作忧，非也。

　〔26〕**【王冰】**明胜心也。寒甚血凝，故伤血也。

　〔27〕**【王冰】**寒化则水积，燥用则物坚，燥与寒兼，故相胜也。天地之化，物理之常也。

　〔28〕**【王冰】**味过于咸，则咽干引饮。伤血之义，断可知矣。

　〔29〕**【王冰】**渴饮甘泉，咽干自已。甘为土味，故胜水咸。新校正云：详自上"岐伯曰"至此，与《阴阳应象大论》同，小有增损，而注颇异。

　　【张介宾】此北方之性用德化政令，皆本乎水，而内合人之肾气者也，故肾主于下。

　〔30〕**【王冰】**当其岁时，气乃先也，

　　【张介宾】五行之气，化有不同。天干所临，是为五运；地支所司，是为六气。五运六气，皆有主客之分。故岁时变迁，五气更

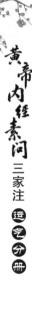

立，各有所先，以主岁气也。

〔31〕【王冰】先立运，然后知非位与当位者也。

【张介宾】运气既立，则位之当与不当，气之或邪或正，可得而察矣。此与《六微旨大论》同。

帝曰：病生之变何如？岐伯曰：气相得则微，不相得则甚[1]。帝曰：主岁何如？岐伯曰：气有余，则制己所胜而侮所不胜；其不及，则己所不胜侮而乘之，己所胜轻而侮之[2]。侮反受邪[3]，侮而受邪，寡于畏也[4]。帝曰：善。

〔1〕【王冰】木居火位，火居土位，土居金位，金居水位，水居木位，木居君位，如是者为相得。又木居水位，水居金位，金居土位，土居火位，火居木位，如是者虽为相得，终以子僭居父母之位，下陵其上，犹为小逆也。木居金土位，火居金水位，土居水木位，金居火木位，水居火土位，如是者为不相得，故病甚也。皆先立运气及司天之气，则气之所在相得与不相得可知矣。

【张介宾】主客相遇，上下相临，气有相得不相得，则病变由而生矣。相得者，如彼此相生，则气和而病微；不相得者，如彼此相克，则气乖而病甚也。

〔2〕【王冰】木余，则制土，轻忽于金，以金气不争，故木恃其余而欺侮。又木少金胜，土反侮木，以木不及，故土妄凌之也。四气卒同。侮，谓侮慢而凌忽之也。

【张介宾】主岁，谓五运六气各有所主之岁也。己所胜，我胜彼也。所不胜，彼胜我也。假令木气有余，则制己所胜而土受其克，湿化乃衰；侮所不胜，则金反受木之侮，而风化大行也。木气不足，则己所不胜者，乘虚来侮，而金令大行；己所胜者，因弱相轻，而土邪反甚。《六节藏象论》曰：未至而至，此谓太过，则薄所不胜而乘所胜也，命曰气淫。至而不至，此谓不及，则所胜妄行，而所生受病，所不胜薄之也，命曰气迫。运气相同，举此可类推矣。

〔3〕【王冰】或以己强盛，或遇彼衰微，不度卑弱，妄行凌忽，虽侮而求胜，故终必受邪。

【张介宾】若恃己之强，肆行暴侮，有胜必复，反受其邪。《五常政大论》曰：乘危而行，不速而至，暴虐无德，灾反及之。正此谓也。

〔4〕【王冰】受邪，各谓受己不胜之邪也。然舍己宫观，适他乡邦，外强中干，邪盛真弱，寡于敬畏，由是纳邪，故曰寡于畏也。新校正云：按《六节藏象论》曰：未至而至，此谓太过。则薄所不胜而乘所胜，命曰气淫。至而不至，此谓不及，则所胜妄行，而所生受病，所不胜而薄之，命曰气迫。即此之义也。

【张介宾】五行之气，各有相制，畏其所制，乃能守位，寡于畏则肆无忌惮，而势极必衰，所以反受其邪，此天道之盈虚，自毫发无容爽者。

六微旨大论篇第六十八

黄帝问曰：呜呼远哉！天之道也，如迎浮云，若视深渊，视深渊尚可测，迎浮云莫知其极[1]。夫子数言谨奉天道，余闻而藏之，心私异之，不知其所谓也。愿夫子溢志尽言其事，令终不灭，久而不绝，天之道可得闻乎[2]？岐伯稽首再拜对曰：明乎哉问，天之道也！此因天之序，盛衰之时也[3]。帝曰：愿闻天道六六之节盛衰，何也[4]？岐伯曰：上下有位，左右有纪[5]。故少阳之右，阳明治之；阳明之右，太阳治之；太阳之右，厥阴治之；厥阴之右，少阴治之；少阴之右，太阴治之；太阴之右，少阳治之。此所谓气之标，盖南面而待也[6]。故曰：因天之序，盛衰之时，移光定位，正立而待之。此之谓也[7]。

〔1〕【王冰】深渊静滢而澄澈，故视之可测其深浅；浮云飘泊而合散，故迎之莫诣其边涯。言苍天之象，如渊可视乎鳞介；运化之道，犹云莫测其去留。六气深微，其于运化，当知是喻矣。新校正云：详此文与《疏五过论》文重。

【张介宾】此甚言天道之难穷也。《疏五过论》亦有此数句。

41

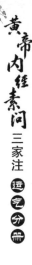

但彼言医道，此言天道也。

〔2〕【王冰】运化生成之道也。

〔3〕【张介宾】因天道之序更，所以成盛衰之时变也。

〔4〕【王冰】六六之节，经已答问。天师夫敷其旨，故重问之。

【张介宾】六六之义，已见前第一章，此复求其盛衰之详。

〔5〕【王冰】上下，谓司天地之气二也。余左右四气，在岁之左右也。

【张介宾】此言六位之序，以明客气之盛衰也。

〔6〕【王冰】标，末也。圣人南面而立，以阅气之至也。

【张介宾】此即天道六六之节也。三阴三阳以六气为本，六气以三阴三阳为标。然此右字，皆自南面而观以待之，所以少阳之右为阳明也。

〔7〕【王冰】移光，谓日移光。定位，谓面南观气，正立观岁，数气之至，则气可待之也。

【张介宾】光，日光也。位，位次也。凡此六气之次，即因天之序也。天既有序，则气之王者为盛，气之退者为衰。然此盛衰之时，由于日光之移，日光移而后位次定。圣人之察之者，但南面正立而待之，则其时更气易，皆于日光而见之矣。故《生气通天论》曰：天运当以日光明。正此移光定位之义。此数句与《八正神明论》同。

少阳之上，火气治之，中见厥阴[1]；阳明之上，燥气治之，中见太阴[2]；太阳之上，寒气治之，中见少阴[3]；厥阴之上，风气治之，中见少阳[4]；少阴之上，热气治之，中见太阳[5]；太阴之上，湿气治之，中见阳明[6]。所谓本也，本之下，中之见也，见之下，气之标也[7]，本标不同，气应异象[8]。

〔1〕【王冰】少阳南方火，故上见火气治之。与厥阴合，故中见厥阴也。

【张介宾】此以下言三阴三阳，各有表里，其气相通，故各有互根之中气也。少阳之本火，故火气在上。与厥阴为表里，故中见厥阴，是以相火而兼风木之化也。

〔2〕【王冰】阳明，西方金，故上燥气治之。与太阴合，故气燥之下中见太阴也。

【张介宾】阳明之本燥，故燥气在上。与太阴为表里，故中见太阴，是以燥金而兼湿土之化也。

〔3〕【王冰】太阳北方水，故上寒气治之。与少阴合，故寒气之下，中见少阴也。新校正云：按《六元正纪大论》云：太阳所至为寒生，中为温。与此义同。

【张介宾】太阳之本寒，故寒气在上。与少阴为表里，故中见少阴，是以寒水而兼君火之化也。

〔4〕【王冰】厥阴东方木，故上风气治之。与少阳合，故风气之下，中见少阳也。

【张介宾】厥阴之本风，故风气在上。与少阳为表里，故中见少阳，是以风木而兼相火之化也。

〔5〕【王冰】少阴东南方君火，故上热气治之，与太阳合，故热气之下，中见太阳也。新校正云：按《六元正纪大论》云：少阴所至为热生，中为寒。与此义同。

【张介宾】少阴之本热，故热气在上。与太阳为表里，故中见太阳，是以君火而兼寒水之化也。

〔6〕【王冰】太阴，西南方土。故上湿气治之，与阳明合，故湿气之下，中见阳明也。

【张介宾】太阴之本湿，故湿气在上。与阳明为表里，故中见阳明，是以湿土而兼燥金之化也。

〔7〕【王冰】本，谓元气也。气则为主，则文言著矣。新校正云：详注云："文言著矣"，疑误。

【张介宾】所谓本也一句，与前《天元纪》章所云者同义。盖上之六气，为三阴三阳之本；下之三阴三阳，为六气之标；而兼见于标本之间者，是阴阳表里之相合，而互为中见之气也。其于人之应之者亦然。故足太阳、少阴二经为一合，而膀胱与肾之脉互相络也；足少阳、厥阴为二合，而胆与肝脉互相络也；足阳明、太阴为三合，而胃与脾脉互相络也；手太阳、少阴为四合，而小肠与心脉互相络也；手少阳、厥阴为五合，而三焦与心包络之脉互相络也；手阳明、太阴

43

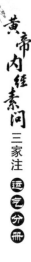

为六合，而大肠与肺脉互相络也。此即一表一里而阳中有阴、阴中有阳之义。

〔8〕【王冰】本者应之元，标者病之始，病生形用求之标，方施其用求之本，标本不同，求之中，见法万全。新校正云：按《至真要大论》云：六气标本不同，气有从本者，有标本者，有不从标本者，少阳太阴从本，少阴太阳从本从标，阳明厥阴不从标本，从乎中。故从本者，化生于本。从标本者，有标本之化。从中者，以中气为化。

【张介宾】本标不同者，若以三阴三阳言之，如太阳本寒而标阳，少阴本热而标阴也。以中见之气言之，如少阳所至为火生，而中为风；阳明所至为燥生，而中为湿；太阳所至为寒生，而中为热；厥阴所至为风生，而中为火；少阴所至为热生，而中为寒；太阴所至为湿生，而中为燥也。故岁气有寒热之非常者，诊法有脉从而病反者，病有生于本、生于标、生于中气者，治有取本而得、取标而得、取中气而得者，此皆标本之不同而气应之异象，即下文所谓物生其应、脉气其应者是也。故如瓜甜蒂苦、葱白叶青、参补芦写、麻黄发汗、根节止汗之类，皆本标不同之象。

帝曰：其有至而至，有至而不至，有至而太过，何也[1]？岐伯曰：至而至者和；至而不至，来气不及也；未至而至，来气有余也[2]。帝曰：至而不至，未至而至如何[3]？岐伯曰：应则顺，否则逆，逆则变生，变则病[4]。帝曰：善。请言其应。岐伯曰：物生其应也，气脉其应也[5]。

〔1〕【王冰】此皆谓天之六气也。初之气，起于立春前十五日。余二三四五终气次至，而分治六十日余八十七刻半。

【张介宾】此下正以明气候之盛衰也。六气治岁各有其时，气至有迟早，而盛衰见矣。

〔2〕【王冰】时至而气至，和平之应，此则为平岁也，假令甲子，岁气有余，于癸亥岁未当至之期，先时而至也，乙丑岁气不足，于甲子岁当至之期，后时而至也。故曰来气不及，来气有余也。言初气之至期；如此，岁气有余，六气之至皆先时；岁气不足，六气之至皆后

44

时。先时后至，后时先至，各差十三日而应也。新校正云：按《金匮要略》云：有未至而至，有至而不至，有至而不去，有至而太过。冬至之后得甲子夜半少阳起，少阴之时阳始生，天得温和，以未得甲子，天因温和，此为未至而至也。以得甲子而天未温和，此为至而不至。以得甲子而天寒不解，此为至而不去。以得甲子而天温如盛夏时，此为至而太过。此亦论气应之一端也。

【张介宾】时至气亦至，和平之应也，此为平岁。若时至而气不至，来气不及也。时未至而气先至，来气有余也。

〔3〕【王冰】言太过不及岁，当至晚至早之时应也。

〔4〕【王冰】当期为应，衍时为否，天地之气生化不息，无止碍也。不应有而有，应有而不有，是造化之气失常，失常则气变，变常则气血纷扰而为病也。天地变而失常，则万物皆病。

【张介宾】当期为应，愆期为否，应则顺而生化之气正，否则逆而胜复之变生，天地变生则万物亦病矣。

〔5〕【王冰】物之生荣有常时，脉之至有常期，有余岁早，不及岁晚，皆依期至也。

【张介宾】物生其应，如《五常政大论》之五谷、五果、五虫、五畜之类是也。气脉其应，如《至真要大论》之南北政，及厥阴之至其脉弦之类是也。至不至之义，又见《六元正纪大论》。

帝曰：善。愿闻地理之应六节气位，何如[1]？岐伯曰：显明之右，君火之位也[2]；君火之右，退行一步，相火治之[3]；复行一步，土气治之[4]；复行一步，金气治之[5]；复行一步，水气治之[6]；复行一步，木气治之[7]；复行一步，君火治之[8]。

〔1〕【张介宾】此下言地理之应六节，即主气之静而守位者也，故曰六位，亦曰六步，乃六气所主之位也。

〔2〕【张介宾】显明者，日出之所，卯正之中，天地平分之处也。显明之右，谓自斗建卯中，以至巳中，步居东南，为天之右间，主二之气，乃春分后六十日有奇，君火治令之位也。若客气以相火加于此，是谓以下临上，臣位君则逆矣。

45

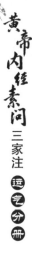

〔3〕【王冰】日出，谓之显明，则卯地气分春也。自春分后六十日有奇，斗建卯正至于巳正，君火位也。自斗建巳正至未之中，三之气分，相火治之，所谓少阳也。君火之位，所谓少阴，热之分也，天度至此，暄淑大行，居热之分，不行炎暑，君之德也。少阳居之为僭逆，大热早行，疫疠乃生，阳明居之为温凉不时。太阳居之为寒雨间热。厥阴居之为风湿，雨生羽虫。少阴居之为天下疵疫，以其得位，君令宣行故也。太阴居之为时雨。火有二位，故以君火为六气之始也。相火，则夏至日前后各三十日也，少阳之分，火之位也，天度至此，炎热大行。少阳居之，为热暴至，草萎河干，炎亢，湿化晚布。阳明居之为凉气间发。太阳居之为寒气间至，热争冰雹，厥阴居之为风热大行，雨生羽虫。少阴居之为大暑炎亢，太阴居之为云雨雷电。退，谓南面视之，在位之右也。一步凡六十日又八十七刻半。余气同法。

【张介宾】退行一步，谓退于君火之右一步也。此自斗建巳中以至未中，步居正南，位直司天，主三之气，乃小满后六十日有奇，相火之治令也。

〔4〕【王冰】雨之分也，即秋分前六十日而有奇，斗建未正至酉之中，四之气也，天度至此，云雨大行，湿蒸乃作。少阳居之为炎热沸腾，云雨雷雹。阳明居之为清雨雾露。太阳居之为寒雨害物。厥阴居之为暴风雨摧拉，雨生倮虫。少阴居之为寒热气反用，山泽浮云，暴雨溽蒸。太阴居之为霖霆。

【张介宾】复行一步，谓于相火之右，又行一步也。此自未中以至酉中，步居西南，为天之左间，主四之气，乃大暑后六十日有奇，湿土治令之位也。

〔5〕【王冰】燥之分也，即秋分后六十日而有奇，自斗建酉正之亥之中，五之气也，天度至此，万物皆燥。少阳居之为温清更正，万物乃荣。阳明居之为大凉燥疾，太阳居之为早寒。厥阴居之为凉风大行，雨生介虫。少阴居之为秋湿，热病时行。太阴居之为时雨沉阴。

【张介宾】此于土气之右，又行一步，自酉中以至亥中，步居西北，为地之右间，主五之气，乃秋分后六十日有奇，燥金治令之位也。

〔6〕【王冰】寒之分也，即冬至日前后各三十日。自斗建亥至丑

之中六之气也，天度至此，寒气大行，少阳居之为冬温蛰虫不藏，流水不冰。阳明居之为燥寒劲切。太阳居之为大寒凝冽。厥阴居之为寒风飘扬，雨生鳞虫。少阴居之为蛰虫出见，流水不冰。太阴居之为凝阴寒雪，地气湿也。

【张介宾】此于金气之右，又行一步，自亥中以至丑中，步居正北，位当在泉，主终之气，乃小雪后六十日有奇，寒水之治令也。

〔7〕【王冰】风之分也，即春分前六十日而有奇也，自斗建丑正至卯之中，初之气也，天度至此，风气乃行，天地神明号令之始也，天之使也，少阳居之为温疫至，阳明居之为清风，雾露朦昧。太阳居之为寒风切冽，霜雪水冰。厥阴居之为大风发荣，雨生毛虫。少阴居之为热风伤人，时气流行。太阴居之为风雨，凝阴不散。

【张介宾】此于水气之右，又行一步，自丑中以至卯中，步居东北，为地之左间，主初之气、乃大寒后六十日有奇，风木治令之位也。

〔8〕【王冰】热之分也，复春分始也，自斗建卯正至巳之中，二之气也。凡此六位，终纪一年。六六三百六十日，六八四百八十刻，六七四十二刻，其余半刻积而为三，约终三百六十五度也，余奇细分率之可也。

【张介宾】此自木气之末，复行于显明之右，君火之位，是为主气六步之一周。

相火之下，水气承之[1]；水位之下，土气承之[2]；土位之下，风气承之[3]；风位之下，金气承之[4]；金位之下，火气承之[5]；君火之下，阴精承之[6]。帝曰：何也？岐伯曰：亢则害，承乃制[7]。制生则化，外列盛衰[8]；害则败乱，生化大病[9]。

〔1〕【王冰】热盛水承，条蔓柔弱，凑润衍溢，水象可见。新校正云：按《六元正纪大论》云：少阳所至为火生，终为蒸溽。则水承之义可见。又云：少阳所至，为摽风燔燎霜凝。亦下承之水气也。

〔2〕【王冰】寒甚物坚，水冰流涸，土象斯见，承下明矣。新校正云：按《六元正纪大论》云：太阳所至为寒雪冰雹白埃。则土气承

47

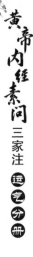

之之义也。

〔3〕【王冰】疾风之后，时雨乃零，是则湿为风吹，化而为雨。新校正云：按《六元正纪大论》云：太阴所至为湿生，终为注雨。则土位之下，风气承之而为雨也。又云：太阴所至为雷霆骤注列风。则风承之义也。

〔4〕【王冰】风动气清，万物皆燥，金承木下，其象昭然。新校正云：按《六元正纪大论》云：厥阴所至为风生，终为肃。则金承之义可见。又云：厥阴所至飘怒大凉。亦金承之义也。

〔5〕【王冰】锻金生热，则火流金，乘火之上，理无妄也。新校正云：按《六元正纪大论》云：阳明所至为散落温。则火乘之义也。

〔6〕【王冰】君火之位，大热不行，盖为阴精制承其下也。诸以所胜之气乘于下者，皆折其摽盛，此天地造化之大体尔。新校正云：按《六元正纪大论》云：少阴所至为热生，中为寒。则阴承之义可知。又云：少阴所至为大暄寒。亦其义也。又按《六元正纪》云：水发而雹雪，土发则飘骤，木发而毁折，金发而清明，火发而曛昧，何气使然？曰：气有多少，发有微甚，微者当其气，甚者兼其下，征其下气而见可知也。所谓征其下者，即此六承气也。

【张介宾】此言六位之下，各有所承。承者，前之退而后之进也。承之为义有二：一曰常，一曰变。常者如六气各专一令，一极则一生，循环相承，无所间断。故于六位盛极之下，各有相制之气，随之以生，由生而化，由微而著，更相承袭，时序乃成。所谓阳盛之极，则阴生承之；阴盛之极，则阳生承之。亦犹阴阳家五行胎生之义，此岁气不易之令，故谓之常。常者，四时之序也。变者，如《六元正纪大论》所谓：少阳所至为火生，终为蒸溽。水承相火之象也。水发而雹雪，土气承水之象也。土发而飘骤，风木承土之象也。木发而毁折，金气承木之象也。金发而清明，火气承金之象也。火发而曛昧，阴精承君火之象也。此则因亢而制，因胜而复，承制不常，故谓之变。变者，非时之邪也。然曰常曰变，虽若相殊；总之防其太过，而成乎造化之用，理则一耳。

〔7〕【张介宾】亢者，盛之极也。制者，因其极而抑之也。盖阴阳五行之道，亢极则乖，而强弱相残矣。故凡有偏盛，则必有偏衰，

使强无所制，则强者愈强，弱者愈弱，而乖乱日甚。所以亢而过甚，则害乎所胜，而承其下者，必从而制之。此天地自然之妙，真有莫之使然而不得不然者。天下无常胜之理，亦无常屈之理。《易》之《乾·象》曰：亢之为言也，知进而不知退，知存而不知亡，知得而不知丧。《复》之《象》曰：复其见天地之心乎！即此亢承之义。

〔8〕【张介宾】制生则化，当作制则生化，传写之误也。夫盛极有制则无亢害，无亢害则生化出乎自然，当盛者盛，当衰者衰，循序当位，是为外列盛衰。外列者，言发育之多也。

〔9〕【王冰】亢，过极也，物恶其极。

【张介宾】亢而无制，则为害矣。害则败乱失常，不生化正气而为邪气，故为大病也。按：王安道曰：予读《内经》，至亢则害，承乃制，喟然叹曰：至矣哉！其造化之枢纽乎！王太仆发之于前，刘河间阐之于后，圣人之蕴，殆靡遗矣；然学者尚不能释然，得不犹有未悉之旨欤？请推而陈之。夫自显明之右至君火治之十五句，言六节所治之位也。自相火之下至阴精承之十二句，言地理之应岁气也。亢则害、承乃制二句，言抑其过也。制则生化至生化大病四句，言有制之常与无制之变也。承，犹随也。然不言随而言承者，以下言之，则有上奉之象，故曰承。虽谓之承，而有防之之义存焉。亢者，过极也。害者，害物也。制者，克胜也。然所承者，其不亢则随之而已，故虽承而不见；既亢则克胜以平之，承斯见矣。然而迎之不知其所来，迹之不知其所止，固若有不可必者；然可必者，常存乎杳冥恍惚之中，而莫之或欺也。河间曰：己亢过极，则反似胜己之化。似也者，其可以形质求哉？故后篇云厥阴所至为风生，终为肃，少阴所至为热生，终为寒之类。其为风生、为热生者，亢也。其为肃、为寒者，制也。又水发而雹雪，土发而飘骤之类。其水发、土发者，亢也。其雹雪、飘骤者，制也。若然者，盖造化之常，不能以无亢，亦不能以无制焉耳。又虞天民曰：制者，制其气之太过也。害者，害承者之元气也。所谓元气者，总而言之，谓之一元，如天一生水，水生木，木生火，火生土，土生金，金复生水，循环无端，生生不息也。分而言之，谓之六元，如水为木之化元，木为火之化元，火为土之化元，土为金之化元，金为水之化元，亦运化而无穷也。假如火不亢，则所承之水，

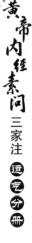

随之而已；一有亢极，则其水起以平之，盖恐害吾金元之气，子来救母之意也。六气皆然。此五行胜复之理，不期然而然者矣。由此观之，则天地万物，固无往而非五行，而亢害承制，又安往而不然哉？故求之于人，则五脏更相平也，五志更相胜也，五气更相移也，五病更相变也。故火极则寒生，寒极则湿生，湿极则风生，风极则燥生，燥极则热生，皆其化也。第承制之在天地者，出乎气化之自然；而在人为亦有之，则在挽回运用之得失耳。使能知其微，得其道，则把握在我，何害之有？设承制之盛衰不明，似是之真假不辨，则败乱可立而待也，惟知者乃能慎之。

帝曰：盛衰何如[1]？岐伯曰：非其位则邪，当其位则正；邪则变甚，正则微[2]。帝曰：何谓当位？岐伯曰：木运临卯[3]，火运临午[4]，土运临四季[5]，金运临酉[6]，水运临子[7]，所谓岁会，气之平也[8]。帝曰：非位何如？岐伯曰：岁不与会也[9]。

〔1〕【张介宾】此连前章，乃承上文而详求盛衰之义也。

〔2〕【张介宾】气不相和者为非位，气相得者为当位，故有邪正微甚之分。上二句，又出《五运行大论》。

〔3〕【张介宾】此下言岁会也。以木运而临卯位，丁卯岁也。

〔4〕【张介宾】以火运临午位，戊午岁也。

〔5〕【张介宾】土运临四季，甲辰、甲戌，己丑、己未岁也。

〔6〕【张介宾】金运临酉，乙酉岁也。

〔7〕【张介宾】水运临子，丙子岁也。

〔8〕【王冰】非太过，非不及，是谓平运主岁也。平岁之气，物生脉应，皆必合期，无先后也。新校正云：详木运临卯，丁卯岁也。火运临午，戊午岁也。土运临四季，甲辰、甲戌、己丑、己未岁也。金运临酉，乙酉岁也。水运临子，丙子岁也，内戊午、己丑、己未、乙酉又为太一天符。

【张介宾】此岁运与年支同气，故曰岁会，其气平也。共八年。

〔9〕【王冰】不与本辰相逢会也。

【张介宾】岁运不与地支会，则气有不平者矣。

　　帝曰：土运之岁，上见太阴[1]；火运之岁，上见少阳、少阴[2]；金运之岁，上见阳明[3]；木运之岁，上见厥阴[4]；水运之岁，上见太阳，奈何[5]？岐伯曰：天之与会也[6]，故《天元册》曰天符[7]。天符岁会何如[8]？岐伯曰：太一天符之会也[9]。

　　〔1〕【张介宾】此下言天符也。上谓司天，土运上见太阴，己丑、己未岁也。
　　〔2〕【王冰】少阴、少阳皆火气。
　　　　【张介宾】火运上见少阳，戊寅，戊申岁也。上见少阴，戊子、戊午岁也。
　　〔3〕【张介宾】金运上见阳明，乙卯、乙酉岁也。
　　〔4〕【张介宾】木运上见厥阴，丁巳、丁亥岁也。
　　〔5〕【张介宾】水运上见太阳，丙辰、丙戌岁也。奈何，谓此十二年，以岁运与司天同气者，又何以然也。
　　〔6〕【王冰】天气与运气相逢会也。新校正云：详土运之岁，上见太阴，己丑、己未也。火运之岁，上见少阳，戊寅、戊申也。上见少阴，戊子、戊午也。金运之岁，上见阳明，乙卯、乙酉也。木运之岁，上见厥阴，丁岁、丁亥也。水运之岁，上见太阳，丙辰、丙戌也。内己丑、己未、戊午、乙酉，又为太一天符。按《六元正纪大论》云：太过而同天化者三，不及而同天化者亦三，戊子、戊午太徵上临少阴，戊寅、戊申太徵上临少阳，丙辰、丙戌太羽上临太阳，如是者三。丁巳、丁亥少角上临厥阴，乙卯、乙酉少商上临阳明，己丑、己未少宫上临太阴，如是者三。临者太过不及，皆曰天符。
　　〔7〕【张介宾】天与运会也。
　　〔8〕【张介宾】此帝问太一天符也。
　　〔9〕【王冰】是谓三合，一者天会，二者岁会，三者运会也。《天元纪大论》曰：三合为治。此之谓也。新校正云：按太一天符之详，具《天元纪大论》注中。
　　　　【张介宾】既为天符，又为岁会，是为太一天符之会，如上

51

之己丑、己未、戊午、乙酉，四岁是也。太一者，至尊无二之称。

帝曰：其贵贱何如？岐伯曰：天符为执法，岁位为行令，太一天符为贵人[1]。帝曰：邪之中也奈何[2]？岐伯曰：中执法者，其病速而危[3]；中行令者，其病徐而持[4]，中贵人者，其病暴而死[5]。帝曰：位之易也何如？岐伯曰：君位臣则顺，臣位君则逆。逆则其病近，其害速；顺则其病远，其害微，所谓二火也[6]。帝曰：善。

〔1〕【王冰】执法犹相辅，行令犹方伯，贵人犹君主。

【张介宾】执法者位于上，犹执政也。行令者位乎下，犹诸司也。贵人者，统乎上下，犹君主也。

〔2〕【张介宾】言以非常之邪，不时相加而中伤者也。

〔3〕【王冰】执法官人之绳准，自为邪僻，故病速而危。

【张介宾】中执法者，犯司天之气也。天者生之本，故其病速而危。

〔4〕【王冰】方伯无执法之权，故无速害，病但执持而已。

【张介宾】中行令者，犯地支之气也。害稍次之，故其病徐而持。持者，邪正相持而吉凶相半也。

〔5〕【王冰】义无凌犯，故病则暴而死。

【张介宾】中贵人者，天地之气皆犯矣，故暴而死。按此三者，地以天为主，故中天符者甚于岁会；而太一天符者，乃三气合一，其盛可知，故不犯则已，犯则无能解也，人而受之，不能免矣。

〔6〕【王冰】相火居君火，是臣位居君位，故逆也。君火居相火，是君居臣位，君临臣位，故顺也。远，谓里远；近，谓里近也。

【张介宾】君者，君火也。臣者，相火也。君位臣者，如以少阴之客，而加于少阳之主，是君在上而臣在下，故为顺，顺则病期远而害亦微。臣位君者，如以少阳之客，而加于少阴之主，是臣在上而君在下，故为逆，逆则病期近而害亦速，此以二火为言也。盖五行各一，而其胜复逆顺之相加，各有所辨，惟此二火者，虽曰同气，然亦有君相上下之分，故特举而辨之。

帝曰：愿闻其步，何如[1]？岐伯曰：所谓步者，六十度而有奇[2]，故二十四步积盈百刻而成日也[3]。帝曰：六气应五行之变，何如？岐伯曰：位有终始，气有初中，上下不同，求之亦异也[4]。帝曰：求之奈何？岐伯曰：天气始于甲，地气始于子，子甲相合，命曰岁立，谨候其时，气可与期[5]。

〔1〕【张介宾】此连前章，而详求其六步之数。六步，即六气之位数也。

〔2〕【王冰】奇，谓八十七刻又十分刻之五也。

【张介宾】一日一度，度即日也。周岁共三百六十五日二十五刻，以六步分之，则每步得六十日又八十七刻半，故曰有奇也。

〔3〕【王冰】此言天度之余也。夫言周天之度者，三百六十五度四分度之一也。二十四步，正四岁也。四分度之一，二十五刻也。四岁气乘积已盈百刻，故成一日。度，一日也。

【张介宾】二十四步，合四岁之步也。积者，积二十四个八十七刻半，共得二千一百刻，是为二十一日。以四岁全数合之，正得一千四百六十一日。此共以二十四步之余，积盈百刻，合成四岁之全日，而三合会同之气数，于斯见矣。

〔4〕【王冰】位，地位也。气，天气也。气与位互有差移，故气之初，天用事，气之中，地主之。地主则气流于地，天用则气胜于天。初与中皆分天步而率刻尔，初中各三十日余四十三刻四分刻之三也。

【张介宾】此复求上文天道六六之节，地理之应六节气位，及天元纪大论所谓上下相召、五六相合之至数也。位，地位也。气，天气也。位有上下左右之终始，气有前后升降之初中，以天之气而加于地之位，则上下相错，互有差移，故曰上下不同，求之亦异也。

〔5〕【王冰】子甲相合，命曰岁立，则甲子岁也。谨候水刻早晏，则六气悉可与期尔。

【张介宾】天气有十干而始于甲，地气有十二支而始于子，子甲相合，即甲子也。干支合而六十年之岁气立，岁气立则有时可候，有气可期矣。

帝曰：愿闻其岁，六气始终，早晏何如？岐伯曰：明乎哉问也！甲子之岁，初之气，天数始于水下一刻[1]，终于八十七刻半[2]；二之气，始于八十七刻六分[3]，终于七十五刻[4]；三之气，始于七十六刻[5]，终于六十二刻半[6]；四之气，始于六十二刻六分[7]，终于五十刻[8]；五之气，始于五十一刻[9]，终于三十七刻半[10]；六之气，始于三十七刻六分[11]，终于二十五刻[12]。所谓初六，天之数也[13]。

〔1〕【王冰】常起于平明寅初一刻，艮中之南也。新校正云：按戊辰、壬申、丙子、庚辰、甲申、戊子、壬辰、丙申、庚子、甲辰、戊申、壬子、丙辰、庚申岁同此。所谓辰申子岁气会同，《阴阳法》以是为三合。

〔2〕【王冰】子正之中，夜之半也。外十二刻半，入二气之初，诸余刻同入也。

【张介宾】甲子岁，六十年之首也。初之气，六气之首，地之左间也。始于水下一刻，漏水百刻之首，寅初刻也。终于八十七刻半，谓每步之数，各得六十日又八十七刻半也。故甲子岁初之气，始于首日寅时初初刻，终于六十日后子时初四刻，至子之正初刻，则属春分节而交于二之气矣。凡后之申子辰年皆同。

〔3〕【王冰】子中之左也。

〔4〕【王冰】戌之后四刻也。外二十五刻，入次三气之出率。

【张介宾】此继初气而始于八十七刻六分，直子之正初刻也。又加二气之六十日余八十七刻半，则此当终于七十五刻，直戌之正四刻也。后义仿此。

〔5〕【王冰】亥初之一刻。

〔6〕【王冰】酉正之中也。外三十七刻半差入后。

【张介宾】始于七十六刻，亥初初刻也。终于六十二刻半，酉初四刻也。

〔7〕【王冰】酉中之北。

〔8〕【王冰】未后之四刻也。外五十刻差入后。

【张介宾】始于六十二刻六分，酉正初刻也。终于五十刻，未正四刻也。

〔9〕【王冰】申初之一刻。

〔10〕【王冰】午正之中，书之半也。外六十二刻半差入后。

【张介宾】始于五十一刻，申初初刻也。终于三十七刻半，午初四刻也。

〔11〕【王冰】午中之西。

〔12〕【王冰】辰正之后四刻，外七十五刻差入后。

【张介宾】始于三十七刻六分，午正初刻也。终于二十五刻，辰正四刻也。此二十五刻者，即岁余法四分日之一也。

〔13〕【王冰】天地之数，二十四气乃大会而同，故命此曰初六天数也。

【张介宾】初六者，子年为首之六气也。此以天之气数，而加于地之步位，故曰天之数也。后仿此。

乙丑岁，初之气，天数始于二十六刻[1]，终于一十二刻半[2]；二之气，始于一十二刻六分[3]，终于水下百刻[4]；三之气，始于一刻[5]，终于八十七刻半[6]；四之气，始于八十七刻六分[7]，终于七十五刻[8]；五之气，始于七十六刻[9]，终于六十二刻半[10]；六之气，始于六十二刻六分[11]，终于五十刻[12]。所谓六二，天之数也[13]。

〔1〕【王冰】巳初之一刻。新校正云：按己巳、癸酉、丁丑、辛巳、乙酉、己丑、癸巳、丁酉、辛丑、乙巳、己酉、癸丑、丁巳、辛酉岁同，所谓巳酉丑岁气会同也。

〔2〕【王冰】卯正之中。

【张介宾】始于二十六刻，巳初初刻也。终于一十二刻半，卯初四刻也。凡后之巳酉丑年皆同。

〔3〕【王冰】卯中之南。

〔4〕【王冰】丑后之四刻。

【张介宾】始于一十二刻六分，卯正初刻也。终于水下百刻，丑正四刻也。

〔5〕【王冰】又寅初之一刻。

〔6〕【王冰】子正之中。

【张介宾】始于一刻，寅初初刻也。终于八十七刻半，子初四刻也。

〔7〕【王冰】子中正东。

〔8〕【王冰】戌后之四刻。

【张介宾】始于八十七刻六分，子正初刻也。终于七十五刻，戌正四刻也。

〔9〕【王冰】亥初之一刻。

〔10〕【王冰】酉正之中。

【张介宾】始于七十六刻，亥初初刻也。终于六十二刻半，酉初四刻也。

〔11〕【王冰】酉中之北。

〔12〕【王冰】未后之四刻。

【张介宾】始于酉正初刻，终于未正四刻。此五十刻者，四分日之二也。

〔13〕【王冰】一六为初六，二六为六二，名次也。

【张介宾】丑次于子，故曰六二。

丙寅岁，初之气，天数始于五十一刻[1]，终于三十七刻半[2]；二之气，始于三十七刻六分[3]，终于二十五刻[4]；三之气，始于二十六刻[5]，终于一十二刻半[6]；四之气，始于一十二刻六分[7]，终于水下百刻[8]；五之气，始于一刻[9]，终于八十七刻半[10]；六之气，始于八十七刻六分[11]，终于七十五刻[12]。所谓六三，天之数也[13]。

〔1〕【王冰】申初之一刻。新校正云：按庚午、甲戌、戊寅、壬午、丙戌、庚寅、甲午、戊戌、壬寅、丙午、庚戌、甲寅、戊午、壬戌，岁同此。所谓寅午戌岁气会同。

〔2〕【王冰】午正之中。

【张介宾】始于申初初刻，终于午初四刻。凡后寅午戌年

56

皆同。

〔3〕【王冰】午中之西。

〔4〕【王冰】辰后之四刻。

　　【张介宾】始于午正初刻，终于辰正四刻。

〔5〕【王冰】巳初之一刻。

〔6〕【王冰】卯正之中。

　　【张介宾】始于巳初初刻，终于卯初四刻。

〔7〕【王冰】卯中之南。

〔8〕【王冰】丑后之四刻。

　　【张介宾】始于卯正初刻，终于丑正四刻。

〔9〕【王冰】寅初之一刻。

〔10〕【王冰】子正之中。

　　【张介宾】始于寅初初刻，终于子初四刻。

〔11〕【王冰】子中之左。

〔12〕【王冰】戌后之四刻。

　　【张介宾】始于子正初刻，终于戌正四刻。此七十五刻者，四分日之三也。

〔13〕【张介宾】寅次于丑，故曰六三。

　　丁卯岁，初之气，天数始于七十六刻[1]，终于六十二刻半[2]；二之气，始于六十二刻六分[3]，终于五十刻[4]；三之气，始于五十一刻[5]，终于三十七刻半[6]；四之气，始于三十七刻六分[7]，终于二十五刻[8]；五之气，始于二十六刻[9]，终于一十二刻半[10]；六之气，始于一十二刻六分[11]，终于水下百刻[12]。所谓六四，天之数也[13]。次戊辰岁，初之气，复始于一刻，常如是无已，周而复始[14]。

〔1〕【王冰】亥初之一刻。新校正云：按辛未、乙亥、己卯、癸未、丁亥、癸卯、丁未、辛亥、乙卯、己未、癸亥岁同。此所谓卯未亥岁气会同。

〔2〕【王冰】酉正之中。

57

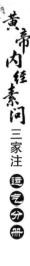

【张介宾】始于亥初初刻，终于酉初四刻。凡后之亥卯未年皆同。

〔3〕【王冰】酉中之北。

〔4〕【王冰】未后之四刻。

　　【张介宾】始于酉正初刻，终于未正四刻。

〔5〕【王冰】申初之一刻。

〔6〕【王冰】午正之中。

　　【张介宾】始于申初初刻，终于午初四刻。

〔7〕【王冰】午中之西。

〔8〕【王冰】辰后之四刻。

　　【张介宾】始于午正初刻，终于辰正四刻。

〔9〕【王冰】巳初之一刻。

〔10〕【王冰】卯正之中。

　　【张介宾】始于巳初初刻，终于卯初四刻。

〔11〕【王冰】卯中之南。

〔12〕【王冰】丑后之四刻。

　　【张介宾】始于卯正初刻，终于丑正四刻。此水下百刻者，即上文所谓二十四步、积盈百刻而成日也。

〔13〕【张介宾】卯次于寅，故曰六四。此一纪之全数也。

〔14〕【王冰】始自甲子年，终于癸亥岁，常以四岁为一小周，一十五周为一大周，以辰命岁，则气可与期。

　　【张介宾】以上丁卯年六之气，终于水下百刻，是子丑寅卯四年气数至此已尽，所谓一纪。故戊辰年，则气复始于一刻，而辰巳午未四年又为一纪。辰巳午未之后，则申酉戌亥四年又为一纪。此所以常如是无已，周而复始也。

　　帝曰：愿闻其岁候何如？岐伯曰：悉乎哉问也！日行一周，天气始于一刻[1]，日行再周，天气始于二十六刻[2]，日行三周，天气始于五十一刻[3]，日行四周，天气始于七十六刻[4]，日行五周，天气复始于一刻[5]，所谓一纪也[6]。是故寅午戌岁气会同，卯未亥岁气会同，辰申子岁气会同，巳酉丑岁气会同，终而复始[7]。

58

〔1〕【王冰】甲子岁也。

【张介宾】岁候者，通岁之大候。此承上文而复总其气数之始也。一周者，一周于天，谓甲子一年为岁之首也。

〔2〕【王冰】乙丑岁也。

【张介宾】乙丑岁也。

〔3〕【王冰】丙寅岁也。

【张介宾】丙寅岁也。

〔4〕【王冰】丁卯岁也。

【张介宾】丁卯岁也。

〔5〕【王冰】戊辰岁也。余五十五岁循环，周而复始矣。

【张介宾】戊辰岁也。

〔6〕【王冰】法以四年为一纪，循环不已。余三岁一会同，故有三合也。

【张介宾】如前四年是也，一纪尽而复始于一刻矣。纪者，如《天元纪大论》所谓终地纪者，即此纪字之义。

〔7〕【王冰】《阴阳法》以是为三合者，缘其气会同也。不尔，则各在一方，义无由合。

【张介宾】六十年气数周流，皆如前之四年，故四年之后，气复如初。所以寅午戌为会同，卯未亥为会同，辰申子为会同，巳酉丑为会同。今阴阳家但知此为三合类局，而不知由于气数之会同如此。

帝曰：愿闻其用也[1]。岐伯曰：言天者求之本，言地者求之位，言人者求之气交[2]。帝曰：何谓气交？岐伯曰：上下之位，气交之中，人之居也[3]。故曰：天枢之上，天气主之；天枢之下，地气主之；气交之分，人气从之，万物由之。此之谓也[4]。帝曰：何谓初中[5]？岐伯曰：初凡三十度而有奇，中气同法[6]。帝曰：初中何也？岐伯曰：所以分天地也[7]。帝曰：愿卒闻之。岐伯曰：初者地气也，中者天气也[8]。

〔1〕【张介宾】此连前章，而详求其上下升降之用也。

〔2〕【王冰】本，谓天六气，寒暑燥湿风火也。三阴三阳由是生

化。故云本。所谓六元者也。位，谓金木火土水。君，火也。天地之气，上下相交，人之所处者也。

【张介宾】本者，天之六气，风寒暑湿火燥是也。位者，地之六步，木火土金水火是也。言天者求之本，谓求六气之盛衰，而上可知也。言地者求之位，谓求六步之终始，而下可知也。人在天地之中，故求之于气交，则安危亦可知矣。

〔3〕【王冰】自天之下地之上，则二气交合之分也。人居地上，故气交合之中，人之居也。是以化生变易，皆在气交之中也。

【张介宾】上者谓天，天气下降。下者谓地，地气上升。一升一降，则气交于中也，而人居之，而生化变易，则无非气交之使然。

〔4〕【王冰】天枢，当齐之两傍也，所谓身半矣，伸臂指天，则天枢正当身之半也。三分折之，上分应天，下分应地，中分应气交。天地之气交合之际，所遇寒暑燥湿风火胜复之变之化，故人气从之，万物生化，悉由而合散也。

【张介宾】枢，枢机也。居阴阳升降之中，是为天枢，故天枢之义，当以中字为解。中之上，天气主之。中之下，地气主之。气交之分，即中之位也。而形气之相感，上下之相临，皆中宫应之而为之市。故人气从之，万物由之，变化于兹乎见矣。愚按：王太仆曰：天枢，当齐之两傍也，所谓身半矣。伸臂指天，则天枢正当身之半。三分折之，则上分应天，下分应地，中分应气交。此单以人身之天枢穴为言，盖因《至真要大论》曰：身半以上，天之分也，天气主之。身半以下，地之分也，地气主之。半，所谓天枢也。故王氏之注如此。然在彼篇，本以人身为言；而此节云人气从之、万物由之二句，又岂止以人身为言哉？是其言虽同，而所指有不同也。夫所谓枢者，开阖之机也。开则从阳而主上，阖则从阴而主下，枢则司升降而主乎中者也。故其在人，则天枢穴居身之中，是固然矣。其在于天地，则卯酉居上下之中，为阴阳之开阖，为辰宿之出入，非所谓天枢乎？盖子午为左右之轴，卯酉为上下之枢，无所疑也。第以卯酉一线之平，而谓为气交，殊不足以尽之。夫枢者，言分界也。交者，言参合也。此则有取于王氏三折之说，然必以卦象求之，庶得其义。凡卦有六爻，上卦象天，下卦象地，中象天枢之界。此以两分言之，则中惟一线之谓也。若以三分言之，则二三四爻成一卦，此自内卦而一爻升，地交于天也；五四三爻成一卦，此自外卦而一爻降，天交于地也。然则上二爻主乎天，下二爻主乎地，皆不易者也。惟中二爻，则可以天、亦可以地，斯真气交之象。《易·系》曰：六爻之动，三极之道也。其斯之谓。由此观之，则司天在泉之义亦然。如《至真要大论》曰：初气终三气，天气主之；四气尽终气，地气主之。此即上下卦之义，然则三气四气，则一岁之气交也。故自四月中以至八月中，总计四个月、一百二十日之间，而岁之旱潦丰俭，物之生长成收，皆系乎此，故曰气交之分，人气从之，万物由之也。如后篇《六元正纪大论》，诸云持于气交者，其义即此。

〔5〕【张介宾】前章言气有初中，此复求其详也。

〔6〕【王冰】奇，谓三十日余四十三刻又四十分刻之三十也。初中相合，则六十日余八十七刻半也。以各余四十分刻之三十，故云：中气同法也。

【张介宾】度，即日也。一步之数，凡六十日八十七刻半，而两分之，则前半步始于初，是为初气，凡三十度而有奇。奇，谓四十三刻又四分刻之三也。后半步始于中，是为中气，其数如初，故曰同法。

〔7〕【王冰】以是知气高下，生人病主之也。

〔8〕【王冰】气之初，天用事。天用事，则地气上腾于太虚之内。气之中，地气主之。地气主则天气下降于有质之中。

【张介宾】初中者，所以分阴阳也。凡一气之度必有前后，有前后则前阳而后阴。阳主进，自下而上，故初者地气也。阴主退，自上而下，故中者天气也。愚按：初中者，初言其始，气自始而渐盛也。中言其盛，气自盛而渐衰也。但本篇所谓初中者，以一步之气为言，故曰初凡三十度而有奇，中气同法。然阴阳之气，无往不在，故初中之数，亦无往不然。如以一岁言之，则冬至气始于北，夏至气中于南，北者盛之始，南者衰之始，此岁气之初中也。以昼夜言之，夜则阳生于坎，昼则日中于离，坎者升之始，离者降之始，此日度之初中也。不惟是也，即一月一节、一时一刻，靡不皆然。所以月有朔而有望，气有节而有中，时有子而有午，刻有初而有正，皆所以分初中

六微旨大论篇第六十八

也。故明初中者则知阴阳，明阴阳则知上下，明上下则知升降，明升降则知孰为天气，孰为地气，孰为气交，而天地人盈虚消长死生之数，不外乎是矣。

帝曰：其升降何如？岐伯曰：气之升降，天地之更用也[1]。帝曰：愿闻其用何如？岐伯曰：升已而降，降者谓天；降已而升，升者谓地[2]。天气下降，气流于地；地气上升，气腾于天。故高下相召，升降相因，而变作矣[3]。帝曰：善。寒湿相遘，燥热相临，风火相值，其有间乎[4]？岐伯曰：气有胜复，胜复之作，有德有化，有用有变，变则邪气居之[5]。

〔1〕【王冰】升，谓上升。降，谓下降。升极则降，降极则升，升降不已，故彰天地之更用也。

【张介宾】天无地之升，则不能降；地无天之降，则不能升，故天地更相为用。

〔2〕【王冰】气之初，地气升；气之中，天气降。升已而降以下，彰天气之下流；降已而升以上，表地气之上应。天气下降，地气上腾，天地交合，泰之象也。《易》曰：天地交泰，是以天地之气升降，常以三十日半上下。上下不已，故万物生化，无有休息，而各得其所也。

【张介宾】升出于地，升无所升，则升已而降，此地以天为用也，故降者谓天。降出于天，降无所降，则降已而升，此天以地为用也，故升者谓地。

〔3〕【王冰】气有胜复，故变生也。新校正云：按《六元正纪大论》云：天地之气，盈虚何如？曰：天气不足，地气随之，地气不足，天气从之，运居其中，而常先也。恶所不胜，归所和同，随运归从而生其病也。故上胜则天气降而下，下胜则地气迁而上，多少而差其分，微者小差，甚者大差，甚则位易气交，易则大变生而病作矣。

【张介宾】召，犹招也。上者必降，下者必升，此天运循环之道也。阳必召阴，阴必召阳，此阴阳配合之理也。故高下相召则有升降，有升降则强弱相因而变作矣。《六元正纪大论》曰：天气不足，地气随之，地气不足，天气从之，运居其中而常先也。恶所不胜，归所同和，随运归从而生其病也。故上胜则天气降而下，下胜则地气迁而上，胜多少而差其分，微者小差，甚者大差，甚则位易气交，易则大变生而病作矣。

〔4〕【张介宾】间，异也。惟其有间，故或邪或正而变由生也。

〔5〕【王冰】夫抚掌成声，沃火生沸，物之交合，象出其间，万类交合，亦由是矣。天地交合，则八风鼓拆，六气交驰于其间，故气不能正者，反成邪气。

【张介宾】六气皆有胜复，而胜复之作，正则为循环当位之胜复，故有德有化有用。邪则为亢害承制之胜复，故有灾有变。

帝曰：何谓邪乎[1]？岐伯曰：夫物之生从于化，物之极由乎变，变化之相薄，成败之所由也[2]。故气有往复，用有迟速，四者之有，而化而变，风之来也[3]。帝曰：迟速往复，风所由生，而化而变，故因盛衰之变耳。成败倚伏游乎中何也[4]？岐伯曰：成败倚伏生乎动，动而不已，则变作矣[5]。

〔1〕【王冰】邪者，不正之目也。天地胜复，则寒暑燥湿风火六气互为邪也。

【张介宾】凡六气之不当位者，皆互相为邪也。

〔2〕【王冰】夫气之有生化也，不见其形，不知其情，莫测其所起，莫究其所止，而万物自生自化，近成无极，是谓天和。见其象，彰其动，震烈刚暴，飘泊骤卒，拉坚摧残，折拆鼓栗，是谓邪气。故物之生也静而化成，其毁也躁而变革，是以生从于化，极由乎变，变化不息，则成败之由常在，生有涯分者，言有终始尔。新校正云：按《天元纪大论》云：物生谓之化，物极谓之变也。

【张介宾】物之生，从于化，由化而生也。物之极，由乎变，由极而变也。《天元纪大论》曰：物生谓之化，物极谓之变。《五常政大论》曰：气始而生化，气终而象变。诸家之释此者，有曰阴阳运行则为化，春生秋落则为变。有曰万物生息则为化，寒暑相易则为变。有曰离形而易谓之化，因形而易谓之变。有曰自无而有、自有而无则为化，自少而壮、自壮而老则为变。是皆变化之谓。故变化之薄于物

63

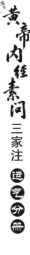

者，生由化而成，其气进也；败由变而致，其气退也，故曰变化之相薄，成败之所由也。薄，侵迫也。

〔3〕【王冰】天地易位，寒暑移方，水火易处，当动用时，气之迟速往复，故不常在。虽不可究识意端，然微甚之用，而为化为变，风所由来也。人气不胜，因而感之，故病生焉。风匪求胜于人也。

【张介宾】气有往复，进退也。用有迟速，盛衰也。凡此四者之有，而为化为变矣。但从乎化，则为正风之来，从乎变，则为邪风之来，而人之受之者，安危系之矣。

〔4〕【王冰】夫倚伏者，祸福之萌也。有祸者，福之所倚也；有福者，祸之有伏也。由是故祸福互为倚伏，物盛则衰，乐极则哀，是福之极，故为祸所倚。否极之泰，未济之济，是祸之极，故为福所伏。然吉凶成败，目击道存，不可以终，自然之理，故无尤也。

【张介宾】倚伏者，祸福之萌也。夫物盛则衰，乐极则哀，是福之极而祸之倚也。未济而济，否极而泰，是祸之极而福所伏也。故当其成，败实倚之，当其败也，成实伏之，此成败倚伏游行于变化之中者也。本节特以为言者，盖示人以处变处常之道耳。《易》曰：知进退存亡，而不失其正者，其惟圣人乎？

〔5〕【王冰】动静之理，气有常运，其微也为物之化，其甚也为物之变，化流于物，故物得之以生，变行于物，故物得之以死。由是成败倚伏，生于动之微甚迟速尔，岂雄气独有是哉？人在气中，养生之道，进退之用，当皆然也。新校正云：按《至真要大论》云：阴阳之气，清静则化生治，动则苛疾起。此之谓也。

【张介宾】动静者，阴阳之用也。所谓动者，即形气相感也，即上下相召也，即往复迟速也，即升降出入也，由是而成败倚伏，尤非由动而生也。故《易》曰：吉凶悔吝者，生乎动者也。然而天下之动，其变无穷，但动而正则吉，不正则凶，动而不已，则灾变由之而作矣。

帝曰：有期乎？岐伯曰：不生不化，静之期也[1]。帝曰：不生化乎[2]？岐伯曰：出入废则神机化灭，升降息则气立孤危[3]。故非出入，则无以生长壮老已；非升降，则无以生长化收藏[4]。是以升降出入，无器不有[5]。故器者，生化之宇，器散则分之，生化息矣[6]。故无不出入，无不升降[7]。化有小大，期有近远[8]。四者之有，而贵常守[9]，反常则灾害至矣[10]。故曰：无形无患。此之谓也[11]。帝曰：善。有不生不化乎[12]？岐伯曰：悉乎哉问也！与道合同，惟真人也[13]。帝曰：善[14]。

〔1〕【王冰】人之期可见者，二也。天地之期，不可见也。夫二可见者，一曰生之终也；其二曰变易，与上同体。然后舍小生化，归于大化，以死后犹化变未已。故可见者二也。天地终极，人寿有分，长短不相及，故人见之者鲜矣。

【张介宾】阳动阴静，相为对待，一消一长，各有其期。上文言成败倚伏生乎动，即动之期也。动极必变，而至于不生不化，即静之期也。然则天地以春夏为动，秋冬为静；人以生为动，死为静也。

〔2〕【王冰】言亦有不生不化者乎？

【张介宾】帝疑天地之道，岂真有不生化者乎？

〔3〕【王冰】出入，谓喘息也。升降，谓化气也。夫毛羽倮鳞介，及飞走蚑行，皆生气根于身中，以神为动静之主，故曰神机也。然金玉土石，镕埏草木，皆生气根于外。假气以成立主特，故曰气立也。《五常政大论》曰：根于中者，命曰神机。神去则机息。根于外者，命曰气立。气止则化绝。此之谓也。故无是四者，则神机与气立者，生死皆绝。新校正云：按《易》云：本乎天者亲上；本乎地者亲下。《周礼·大宗伯》有天产、地产；《大司徒》云：动物、植物。即此神机、气立之谓也。

【张介宾】此言天地非不生化，但物之动静，各有所由耳。凡物之动者，血气之属也，皆生气根于身之中，以神为生死之主，故曰神机。然神之存亡，由于饮食呼吸之出入，出入废则神机化灭而动者息矣。物之植者，草木金石之属也，皆生气根于形之外，以气为荣枯之主，故曰气立。然气之盛衰，由于阴阳之升降，升降息则气立孤危而植者败矣。此其物之修短，固各有数；但禀赋者出乎天，自作者由乎我，孰非所谓静之期？亦各有其因耳。《五常政大论》曰：根于中者，命曰神机，神去则机息；根于外者，命曰气立，气止则化绝。

六微旨大论篇第六十八

65

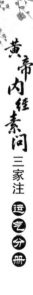

〔4〕【王冰】夫自东、自西、自南、自北者，假出入息以为化主。因物以全质者，阴阳升降之气以作生源，若非此道，则无能致是十者也。

【张介宾】生长壮老已，动物之始终也，故必赖呼吸之出入。生长化收藏，植物之盛衰也，故必赖阴阳之升降。

〔5〕【王冰】包藏生气者，皆谓生化之器，触物然矣。夫窍横者，皆有出入去来之气。窍竖者，皆有阴阳升降之气往复于中。何以明之？则壁窗户牖两面伺之，皆承来气冲击于人，是则出入气也。夫阳升则井寒，阴升则水暖。以物投井，及叶坠空中，翩翩不疾，皆生气所碍也。虚管溉满，捻上悬之，水固不泄，为无升气而不能降也，空瓶小口，顿溉不入，为气不出而不能入也。由是观之，升无所不降，降无所不升，无出则不入，无入则不出。夫群品之中，皆出入升降不失常守，而云非化者，未之有也。有识无识，有情无情，去出入，已升降，而云存者，未之有也。故曰升降出入，无器不有。

【张介宾】器，即形也。凡万物之成形者，皆神机气立之器也。是以升降出入，无器不有。《易》曰：形乃谓之器。义即此也。王氏曰：包藏生气者，皆谓生化之器，触物然矣。夫窍横者，皆有出入去来之气。窍竖者，皆有阴阳升降之气。何以明之？如壁窗户牖，两面伺之，皆承来气，是出入气也。如阳升则井寒，阴升则水暖，以物投井及叶坠空中，翩翩不疾，皆升气所碍也。虚管溉满，捻其上窍，水固不泄，为无升气而不能降也。空瓶小口，顿溉不入，为气不出而不能入也。由是观之，升无所不降，降无所不升，无出则不入，无入则不出。夫群品之出入升降不失常守，而云非化者，未之有也。有识无识、有情无情，去出入升降而得存者，亦未之有也，故曰出入升降，无器不有。

〔6〕【王冰】器，谓天地及诸身也。宇，谓屋宇也。以其身形，包藏腑脏，受纳神灵，与天地同，故皆名器也。诸身者，小生化之器宇，太虚者，广生化之器宇也。生化之器，自有小大，无不散也。夫小大器，皆生有涯分，散有远近也。

【张介宾】宇者，天地四方曰宇。夫形所以存神，亦所以寓气。凡物之成形者皆曰器，而生化出乎其中，故谓之生化之宇。若形器散敞，则出入升降无所依凭，各相离分而生化息矣，此天地万物合一之道。观邵子《观易吟》曰：一物其来有一身，一身还有一乾坤。能知万物备于我，肯把三才别立根。天向一中分造化，人于心上起经纶。天人焉有二般义，道不虚行只在人。盖其义也。

〔7〕【王冰】真生假立，形器者，无不有此二者。

【张介宾】万物之多，皆不能外此四者。

〔8〕【王冰】近者不见远，谓远者无涯。远者无常，见近而叹有其涯矣。既近远不同期，合散殊时节，即有无交竞。异见常乖。及至分散之时，则近远同归于一变。

【张介宾】物之小者如秋毫之微，大者如天地之广，此化之小大也。夭者如蜉蝣之朝暮，寿者如彭聃之百千，此期之近远也。化之小者其期近，化之大者其期远，万物之气数固有不齐，而同归于化与期，其致则一耳。

〔9〕【王冰】四者，谓出入升降也。有出入升降则为常守。有出无入，有入无出，有升无降，有降无升，则非生之气也。若非胎息道成，居常而生，则未之有屏出入息，泯升降气而能存其生化者，故贵当守。

【张介宾】四者，出入升降也。常守，守其所固有也。出入者守其出入，升降者守其升降，固有弗失，多寿无疑也。今之人，外劳其形，内摇其精，固且不保而妄言人道，匪独欺人而且自欺，惑亦甚矣。

〔10〕【王冰】出入升降，生化之元生，故不可无之。反常之道，则神去其室，生之微绝，非灾害而何哉！

【张介宾】不当出而出，不当入而入，不当升而升，不当降而降，动失其宜，皆反常也。反而无害，未之有也。

〔11〕【王冰】夫喜于遂，悦于色，畏于难，惧于祸，外恶风寒暑湿，内繁饥饱爱欲，皆以形无所隐。故常婴患累于人间也。若便想慕滋曼，嗜欲无厌，外附权门，内丰情伪，则动以牢纲，坐招燔焫，欲思释缚，其可得乎！是以身为患阶尔。《老子》曰：吾所以有大患者，为吾有身。及吾无身，吾有何患？此之谓也。夫身形与太虚释然消散，复未知生化之气，为有而聚耶？为无而灭乎？

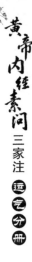

【张介宾】形，即上文之所谓器也。夫物有是形，则有是患，外苦六气所侵，劳伤所累，内惧情欲所系，得失所牵，故君子有终身之忧，皆此形之为患耳。然天地虽大，能役有形而不能役无形，阴阳虽妙，能化有气而不能化无气，使无其形，何患之有？故曰无形无患。然而形者，迹也，动也。动而无迹，则无形矣，无形则无患矣。此承上文而言成败倚伏生乎动，动而不已，则变作矣，是因有形之故也。四者之有，而贵常守。常守者，守天然于无迹无为，是即无形之义也。若谓必无此身，方是无形，则必期寂灭而后可，圣人之道，岂其然哉？如《老子》曰：吾所以有大患者，为吾有身。及吾无身，吾有何患？其义即此。观其所谓吾者，所重在吾，吾岂虚无之谓乎？盖示人以有若无、实若虚耳。故曰圣人处无为之事，行不言之教，万物作焉而不辞，生而不有，为而不恃，功而不居。夫惟不居，是以不去。又曰：为学日益，为道日损，损而又损，以至于无为，无为而无不为矣。皆无形无患之道也。如孔子之毋意、毋必、毋固、毋我，又孰非其道乎？故关尹子曰：人无以无知无为者为无我，虽有知有为，不害其为无我。正此之谓也。

〔12〕【王冰】言人有逃阴阳，免生化而不生不化，无始无终，同太虚自然者乎？

【张介宾】不生不化，即不生不死也。言人有逃阴阳，免生化，而无始无终，同太虚于自然者乎？观《老子》曰：出生入死，生之徒十有三，死之徒十有三，民之生，动之死地，亦十有三。夫何故？以其生生之厚。苏子由释之曰：生死之道，以十言之，三者各居其三矣，岂非生死之道九，而不生不死之道，一而已矣。不生不死，即《易》所谓寂然不动者也。《老子》言其九，不言其一，使人自得之，以寄无思无为之妙也。有生则有死，故生之徒，即死之徒也。人之所赖于生者厚，则死之道常十九。圣人常在不生不死中，生地且无，焉有死地哉？即此不生不化之谓。又昔人云：爱生者可杀也，爱洁者可污也，爱荣者可辱也，爱完者可破也。本无生，孰杀之？本无洁，孰污之？本无荣，孰辱之？本无完，孰破之？知乎此者，可以出入造化，游戏死生。此二家说，俱得不生不死之妙，故并录之。

〔13〕【王冰】真人之身，隐见莫测，出入天地内外，顺道至真以

生，其为小也入于无间，其为大也过虚空界，不与道如一，其孰能尔乎！

〔14〕【张介宾】真人者，体合于道，道无穷则身亦无穷，故能出入生死，寿敝天地，无有终时也。

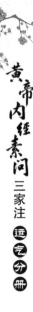

卷第二十

气交变大论篇第六十九

黄帝问曰：五运更治，上应天期，阴阳往复，寒暑迎随，真邪相薄，内外分离，六经波荡，五气倾移，太过不及，专胜兼并，愿言其始，而有常名，可得闻乎[1]？岐伯稽首再拜对曰：昭乎哉问也！是明道也。此上帝所贵，先师传之，臣虽不敏，往闻其旨[2]，帝曰：余闻得其人不教，是谓失道，传非其人，慢泄天宝。余诚菲德，未足以受至道，然而众子哀其不终，愿夫子保于无穷，流于无极，余司其事，则而行之奈何[3]？岐伯曰：请遂言之也。《上经》曰：夫道者，上知天文，下知地理，中知人事，可以长久，此之谓也[4]。帝曰：何谓也？岐伯曰：本气位也。位天者，天文也。位地者，地理也。通于人气之变化者，人事也[5]。故太过者先天，不及者后天，所谓治化而人应之也[6]。

〔1〕【王冰】期，三百六十五日四分日之一也。专胜，谓五运主岁太过也。兼并，谓主岁之不及也。常名，谓布化于太虚，人身参应病之形诊也。新校正云：按《天元纪大论》云：五运相袭，而皆治之，终期之日，周而复始。又云：五气运行，各终期日。《太始天元册文》曰：万物资始，五运终天。即五运更治上应天期之义也。

【张介宾】期，周岁也。五运更治，上应天期，即应天之气，动而不息也。阴阳往复，寒暑迎随，即应地之气，静而守位也。真邪相薄，邪正相干也。内外分离，表里不相保也。六经波荡，五气倾移，皆其变也。因太过，故运有专胜。因不及，故气有兼并。常名者，纪运气之名义也。

〔2〕【王冰】言非己心之生知，备闻先人往古受传之遗旨也。

【张介宾】岐伯之师，僦贷季也。

〔3〕【王冰】至道者，非传之难非知之艰，行之难。圣义愍念苍生，同居永寿，故屈身降志，请受于天师。太上贵德，故后己先人，苟非其人，则道无虚授。黄帝欲仁慈惠远，博爱流行，尊道下身，拯乎黎庶，乃曰余司其事则而行之也。

【张介宾】道者，天地万物之所由，故曰至道。惟圣人知之，故能合于道。今人守之，故可不失道。然古今相传，惟圣人乃知圣人，而道统之传自有其真，故传道非难而得人为难。得而不教，则失其人，非人而教，则失其道，均可惜也。此帝虽借已为言，而实深慨夫绍统者之难耳。

〔4〕【王冰】夫道者，大无不包，细无不入，故天文、地理、人事咸通。新校正云：详"夫道者"一节，与《著至教论》文重。

【张介宾】知此三者，则大无不通，细无不得，合同于道，永保天年，故可以长久。昔人云：能明《内经》之理而不寿者，未之有也。即此之谓。此一节出《著至教论》。

〔5〕【张介宾】三才气位，各有所本。位天者为天文，如阴阳五星、风雨寒暑之类是也。位地者为地理，如方宜水土、草木昆虫之类是也。通于人气之变化者为人事，如表里血气、安危病治之类是也。

〔6〕【王冰】三阴三阳，司天司地，以表定阴阳生化之纪，是谓位天位地也。五运居中，司人气之变化，故曰通于人气也。先天后天，谓生化气之变化所主时也。太过，岁化先时至；不及，岁化后时至。

【张介宾】运太过者，气先天时而至。运不及者，气后天时而至。天之治化运于上，则人之安危应于下。

帝曰：五运之化太过何如[1]？岐伯曰：岁木太过，风气流行，脾土受邪[2]。民病飧泄食减，体重烦冤，肠鸣腹支满[3]。上应岁星[4]。甚则忽忽善怒，眩冒巅疾[5]。化气不政，生气独治，云物飞动，草木不宁，甚而摇落[6]。反胁痛而吐甚，冲阳绝者，死不治[7]，上应太白星[8]。

〔1〕【王冰】太过，谓岁气有余也。新校正云：详太过五化，具《五常政大论》中。

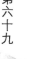

71

【张介宾】此下言五运之太过也。岁运有余为太过，如甲丙戊庚壬，五阳年是也。若过而有制，则为平岁，不在太过之例。

〔2〕【王冰】木余，故土气卑屈。

【张介宾】六壬岁也。木之化风，木胜则克土，故脾脏受邪。

〔3〕【张介宾】水谷不化，故飧泄。脾虚不运，故食减。脾主肌肉，其气衰，故体重。脾脉从胃别上膈注心中，故烦冤。冤，抑郁不舒也。《口问》篇曰：中气不足，肠为之苦鸣。《藏气法时论》曰：脾虚则腹满，肠鸣，飧泄食不化。

〔4〕【王冰】飧泄，谓食不化而下出也。脾虚，故食减，体重烦冤，肠鸣，腹支满也。岁木气太盛，岁星光明逆守，星属分皆灾也。新校正云：按《藏气法时论》云：脾虚则腹满，肠鸣飧泄，食不化。

【张介宾】木星也。木气胜，则岁星明而专其令。

〔5〕【王冰】凌犯太甚，则遇于金，故自病。新校正云：按《玉机真脏论》云：肝脉太过，则令人喜怒忽忽眩冒巅疾，为肝实而然，则此病不独木太过遇金自病，肝实亦自病也。

【张介宾】木胜则肝强，故善怒。厥阴随督脉而会于巅，故眩冒巅疾。

【张介宾】化气，土气也。生气，木气也。木盛则土衰，故化气不能布政于万物，而木之生气独治也。风不务德，则太虚之中云物飞动，草木不宁。木胜不已，金则承之，故甚至草木摇落者，金之气也。

〔7〕【张介宾】肝脉布于胁肋，木强则肝逆，故胁痛也。吐甚者，木邪伤胃也。冲阳者，胃脉也。木亢则胃绝，故死不治。

〔8〕【王冰】诸壬岁也，木余土抑，故不能布政于万物也。生气，木气也。太过，故独治而生化也。风不务德，非分而动，则太虚之中，云物飞动，草木不宁，动而不止，金则胜之，故甚则草木摇落也。胁反痛，木乘土也。冲阳，胃脉也。木气胜而土气乃绝，故死也，金复而太白逆守，属星者危也，其灾之发，害于东方。人之内应，则先害于脾，后伤肝也。《书》曰：满招损。此其类也。新校正云：详此太过五化，言星之例有三，木与土运，先言岁镇，后言胜己之星；火与金运，先言荧惑太白，次言胜己之星，后再言荧惑太白；水运先言辰星，

次言镇星，后再言辰星，兼见已胜之星也。

　　【张介宾】金星也。木胜而金制之，故太白星光芒以应其气。是岁木之为灾，先临宿属，金气之复，后及东方；人之应之，则先伤于脾，后伤于肝。《书》曰：满招损。《六微旨大论》曰：承乃制。此之类也。新校正曰：详此太过五化，言星之例有三：木土二运，先言岁镇，后言胜已之星；火金二运，先言荧惑太白，次言胜已之星，后又言荧惑太白；水运先言辰星，次言镇星，后又言荧惑辰星，兼见已胜之星也。

　　岁火太过，炎暑流行，肺金受邪[1]。民病疟，少气咳喘，血溢血泄注下，嗌燥耳聋，中热肩背热[2]，上应荧惑星[3]。甚者胸中痛，胁支满胁痛，膺肩背肩胛间痛，两臂内痛[4]，身热骨痛而为浸淫[5]。收气不行，长气独明，雨水霜寒[6]，上应辰星[7]。上临少阴少阳，火燔焫，冰泉涸，物焦槁[8]，病反谵妄狂越，咳喘息鸣，下甚血溢泄不已，太渊绝者，死不治，上应荧惑星[9]。

　　〔1〕【王冰】火不以德，则邪害于金，若以德行，则政和平也。
　　【张介宾】六戊岁也。火之化暑，火胜则克金，故肺脏受邪。
　　〔2〕【张介宾】火邪伤阴，寒热交争，故为疟。壮火食气，故少气。火乘肺金，故咳喘。火逼血而妄行，故上溢于口鼻，下泄于二便。火性急速，故水泻注下。嗌燥耳聋中热肩背热，皆火炎上焦也。《藏气法时论》曰：肺病者，喘咳逆气肩背痛，虚则少气不能报息，耳聋嗌干。
　　〔3〕【王冰】少气，谓气少不足以息也。血泄，谓血利便血也。血溢，谓血上出于七窍也。注下，谓水利也。中热，谓胸心之中也。背，谓胸中之府，肩接近之，故胸心中及肩背热也。火气太盛则荧惑光芒逆临，宿属分皆灾也。新校正云：详火盛而克金，寒热交争，故为疟。按《藏气法时论》云：肺病者，咳喘。肺虚者，少气不能报息，耳聋，嗌干。
　　【张介宾】火星也。火气胜，则荧惑星明而当其令。
　　〔4〕新校正云：按《藏气法时论》云：心病者，胸中痛，胁支

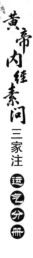

满，胁下痛，膺肩背肩胛间痛，两臂内痛。

【张介宾】此皆心经及手心主所行之处，火盛为邪，故有是病。《藏气法时论》曰：心病者，胸中痛，胁支满，胁下痛，膺背肩甲间痛，两臂内痛。

〔5〕【王冰】火无德令，纵热害金，水为复仇，故火自病。新校正云：按《玉机真脏论》云：心脉太过，则令人身热而肤痛，为浸淫，此云骨痛者，误也。

【张介宾】火盛故身热，水亏故骨痛，热流周身故为浸淫。《玉机真脏论》曰：心脉太过，令人身热而肤痛，为浸淫。

〔6〕【王冰】今详"水"字当作"冰"。

【张介宾】收气，金气也。长气，火气也。火盛则金衰，故收气不行而长气独明也。火不务德，水则承之，故雨水霜寒也。《五常政大论》作"雨水霜雹"。

〔7〕【王冰】金气退避，火气独行，水气折之，故雨零冰雹及偏降霜寒而杀物也。水复于火，天象应之，辰星逆凌，乃寒灾于物也。占辰星者，常在日之前后三十度，其灾发之，当至南方。在人之应，则内先伤肺，后反伤心。新校正云：按《五常政大论》"雨水霜寒"作"雨水霜雹"。

【张介宾】水星也。火亢而水制之，故辰星光芒以应其气。是岁火之为灾，先临宿属，水气之复，并及南方；人之应之，则先伤于肺，后伤于心。

〔8〕新校正云：按《五常政大论》云：赫曦之纪，上徵而收气后。又《六元正纪大论》云：戊子、戊午太徵，上临少阴，戊寅、戊申太徵，上临少阳，临者，太过不及皆曰天符。

【张介宾】凡此戊年，皆太过之火，而又遇子午，则上临少阴君火也。遇寅申，则上临少阳相火也。皆为天符，其热尤甚，故火当燔焫，水泉当涸，物当焦枯也。燔音烦。焫，如瑞切。

〔9〕【王冰】诸戊岁也。戊午、戊子岁，少阴上临，戊寅、戊申岁，少阳上临，是谓天符之岁也。太渊，肺脉也。火胜而金绝故死。火既太过，又火热上临，两火相合，故形斯候。荧惑逆犯，宿属皆危。新校正云：详戊辰、戊戌岁，上见太阳，是谓天刑运，故当盛而不得

74

盛，则火化减半，非太过又非不及也。

【张介宾】火盛天符之岁，其在民病，则上为谵妄狂越，咳喘息鸣，下为血溢血泄不已。太渊，肺脉也。火亢则肺绝，故死不治。其盛其衰，则皆应于荧惑也。

　　岁土太过，雨湿流行，肾水受邪[1]。民病腹痛，清厥，意不乐，体重烦冤[2]，上应镇星[3]。甚则肌肉萎，足痿不收，行善瘈，脚下痛，饮发中满食减，四支不举[4]。变生得位[5]，藏气伏，化气独治之，泉涌河衍，涸泽生鱼，风雨大至，土崩溃，鳞见于陆[6]，病腹满溏泄肠鸣，反下甚而太溪绝者，死不治[7]，上应岁星[8]。

〔1〕【王冰】土无德乃尔。

【张介宾】六甲年也。土之化湿，土胜则克水，故肾脏受邪。

〔2〕【张介宾】清厥，四支厥冷也。此以土邪伤肾，故为是病。《藏气法时论》曰：肾病者身重。肾虚者，大腹小腹痛，清厥，意不乐。

〔3〕【王冰】腹痛，谓大腹小腹痛也。清厥，谓足逆冷也。意不乐，如有隐忧也。土来刑水，象应之，镇星逆犯，宿属则灾。新校正云：按《藏气法时论》云：肾病者，身重。肾虚者，大腹小腹痛，清厥，意不乐。

【张介宾】土星也。土气胜，则镇星明耀主其令。

〔4〕【王冰】脾主肌肉，外应四支，又其脉起于足中指之端，循核骨内侧，斜出络跗。故病如是。新校正云：按《藏气法时论》曰：脾病者，身重，善饥，肉痿，足不收行，善瘈，脚下痛。又《玉机真脏论》云：脾太过，则令人四支不举。

【张介宾】萎，痿同。瘈，抽掣也。甚则土邪有余，脾经自病，脾主肌肉，外应四支，其脉起于足大指而上行，故为病如此。《藏气法时论》曰：脾病者，善肌肉痿，行善瘈，脚下痛。又《玉机真脏论》曰：脾太过，则令人四支不举。瘈，翅、寄、系三者。

〔5〕新校正云：详太过五化，独此言变生得位者，举一而四气可知也。又以土王时月难知，故此详言之也。

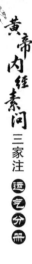

　　【张介宾】详太过五运。独此言变生得位者，盖土无定位，凡在四季中土邪为变，即其得位之时也。

　　〔6〕【张介宾】藏气，水气也。化气，土气也。衍，溢也。土胜则水衰，故藏气伏而化气独治也。土不务德，湿令大行，故泉涌河衍，涸泽生鱼。湿甚不已，风木承之，故为风雨大至。土崩溃，鳞见于陆者，木气之复也。

　　〔7〕【张介宾】此皆土湿自伤，脾不能制，故为是证。《藏气法时论》曰：脾虚则腹满肠鸣，飧泄食不化。太溪，肾脉也。土亢则肾绝，故死不治。

　　〔8〕【王冰】诸甲岁也，得位，谓季月也。藏，水气也。化，土气也。化太过，故藏气伏匿而化气独治，土胜木复，故风雨大至，水泉涌，河渠溢，干泽生鱼。湿既甚矣，风又鼓之，故土崩溃。土崩溃，谓垣颓岸仆，山落地入也，河溢泉涌，枯泽水滋，鳞物丰盛，故见于陆地也。太溪，肾脉也。土胜而水绝，故死。木来折土，天象逆临，加其宿属，正可忧也。新校正云：按《藏气法时论》云：脾虚则腹满肠鸣飧泄，食不化也。

　　【张介宾】木星也。土胜而木承之，故岁星光芒应其气。是岁土盛为灾，先临宿属，木气之复，后及中宫；人之应之，则先伤于肾，后伤于脾。

　　岁金太过，燥气流行，肝木受邪[1]。民病两胁下少腹痛，目赤痛眦疡，耳无所闻[2]。肃杀而甚，则体重烦冤，胸痛引背，两胁满且痛引少腹[3]，上应太白星[4]。甚则喘咳逆气，肩背痛，尻阴股膝髀腨胻足皆病[5]，上应荧惑星[6]。收气峻，生气下，草木敛，苍干凋陨[7]。病反暴痛，胠胁不可反侧[8]，咳逆甚而血溢，太冲绝者死不治，上应太白星[9]。

　　〔1〕【王冰】金暴疟乃尔。
　　【张介宾】六庚年也。金之化燥，金胜则克木，故肝脏受邪。
　　〔2〕【王冰】两胁，谓之两乳之下、胁之下也。少腹，谓齐下两傍，髎骨内也。目赤，谓白睛色赤也。痛，谓渗痛也。眦，谓四际睑

76

睫之本也。

【张介宾】两胁少腹耳目，皆肝胆经气所及，金胜则木脏受伤，故为是病。

〔3〕【张介宾】金气太过则肃杀甚，故伤及肝经而为此病。《藏气法时论》曰：肝病者，两胁下痛引少腹。肝虚则目䀮䀮无所见，耳无所闻。又《玉机真脏论》曰：肝脉不及，则令人胸痛引背，下则两胁胠满。

〔4〕【王冰】金气已过肃杀又甚，木气内畏，感而病生。金盛应天，太白明大，加临宿属，心受灾害。新校正云：按《藏气法时论》云：肝病者，两胁下痛，引少腹，肝虚则目䀮䀮无所见，耳无所闻。又《玉机真脏论》云：肝脉不及，则令人胸痛，引背下，则两胁胠满也。

【张介宾】金星也。金气胜则太白星明而当其令。

〔5〕【张介宾】甚则金邪有余，肺经自病，故喘咳气逆，肩背痛。金病不能生水，以致肾阴亦病，故尻阴股膝以下皆病也。《藏气法时论》曰：肺病者，喘咳逆气肩背痛，尻阴股膝髀腨胻足皆痛。髀，病米切，又音比。腨音篆。胻音杭。

〔6〕【王冰】火气复之，自生病也。天象示应，在荧惑，逆加守宿属，则可忧也。新校正云：按《藏气法时论》云：肺病者，喘咳逆气，肩背痛，汗出，尻阴股膝髀腨胻足皆痛。

【张介宾】火星也。金胜则火复，故荧惑光芒而应其气。是岁金气太过，宿属为灾，火气承之，西方并及；而人之应之，则先伤于肝，后伤于肺。

〔7〕【张介宾】收气，金气也。生气，木气也。陨，坠落也。金胜木衰，则收气峻速，生气下而不伸，故草木多敛而苍干凋陨也。陨音允。

〔8〕新校正云：详此云：反暴痛，不言何所痛者。按《至真要大论》云：心胁暴痛，不可反侧，则此乃心胁暴痛也。

〔9〕【王冰】诸庚岁也。金气峻疟，木气被刑，火未来复，则如是也。敛，谓已生枝叶，敛附其身也。太冲，肝脉也。金胜而木绝，故死。当是之候，太白应之，逆守星属，病皆危也。新校正云：按庚

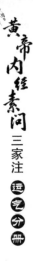

子、庚午、庚寅、庚申，岁上少阴。少阳司天，是谓天刑运，金化减半，故当盛而不得盛，非太过又非不及也。

【张介宾】病反暴痛肤胁不可反侧，金伤于肝也。咳逆甚而血溢，火复于肺也。太冲，肝脉也。金亢则肝绝，故死不治。其胜其复，皆太白星应之。肤，区、去二音。

岁水太过，寒气流行，邪害心火[1]。民病身热烦心躁悸，阴厥上下中寒，谵妄心痛，寒气早至[2]，上应辰星[3]。甚则腹大胫肿，喘咳，寝汗出憎风[4]。大雨至，埃雾朦郁[5]，上应镇星[6]。上临太阳，则雨冰雪霜不时降，湿气变物[7]，病反腹满肠鸣，溏泄，食不化[8]，渴而妄冒，神门绝者，死不治，上应荧惑、辰星[9]。

〔1〕【王冰】水不务德，暴虐乃然。

【张介宾】六丙岁也。水之化寒，水胜则克火，故心脏受邪。

〔2〕【张介宾】悸，心惊跳也。此皆心脏受邪，故为是病，而寒当早至。悸音匮。

〔3〕【王冰】悸，心跳动也。谵，乱语也。妄，妄见闻也。天气水盛，辰星莹明，加其宿，属灾乃至。新校正云：按阴厥在后，金不及复，则阴厥有注。

【张介宾】水星也。水气胜，则辰星明而主其令。

〔4〕新校正云：按《藏气法时论》云：肾病者，腹大、胫肿、喘咳、身重、寝汗出、憎风。再详太过五化，木言化气不政，生气独治；火言收气不行，长气独明；土言藏气伏，长气独治；金言收气峻，生气下。水当言藏气乃盛，长气失政。今独亡者，阙文也。

【张介宾】甚则水邪有余，肾脏自病。《藏气法时论》曰：肾病者，腹大胫肿，喘咳身重，寝汗出，憎风。按此下当云：藏气行，长气失政，今独亡者，阙文也。憎音曾。

〔5〕【张介宾】水盛不已，土则复之，故见斯候，土之气也。朦音蒙。

〔6〕【王冰】水盛不已，为土所乘，故彰斯候，埃雾朦郁，土之气。肾之脉，从足下上行入腹，从肾上贯肝膈，入肺中，循喉咙，故

生是病。肾为阴，故寝则汗出而憎风也。卧寝汗出，即其病也。夫土气胜，折水之强，故镇星明盛，昭其应也。

【张介宾】 土星也。水胜则土复，故镇星光芒而应其气。是岁水气太过，宿属应灾，土气承之，并及于北；而人之应之，则先伤于心，后伤于肾。

〔7〕新校正云：按《五常政大论》云：流衍之纪，上羽而长气不化。又《六元正纪大论》云：丙辰、丙戌太羽上临太阳。临者太过不及，皆曰天符。

【张介宾】 此以水运而遇太阳司天，乃丙辰、丙戌岁也，是为天符，其寒尤甚，故雨冰霜雪不时降，湿气变物也。

〔8〕新校正云：按《藏气法时论》云：脾虚则腹满，肠鸣飧泄，食不化。

〔9〕**【王冰】** 诸丙岁也，丙辰、丙戌岁，太阳上临，是谓天符之岁也。寒气太甚，故雨化为冰雪，雨冰，则雹也。霜不时降，彰其寒也。土复其水，则大雨霖霆。湿气内深，故物皆湿变。神门，心脉也。水胜而火绝，故死。水盛太甚，则荧惑减曜，辰星明莹加以逆守宿，属则危亡也。新校正云：详太过五，独记火水之上临者，火临火，水临水，为天符故也。火临水为逆，水临木为顺，火临土为顺，水临土为运胜天，火临金为天刑运，水临金为逆，更不详出也。又此独言上应荧惑、辰星，举此一例，余从而可知也。

【张介宾】 水盛天符之岁，阳气大衰，反克脾土，故为腹满等病。《藏气法时论》曰：脾虚则腹满肠鸣，飧泄食不化。若水邪侮火，心失其职，则为渴而妄冒。神门，心脉也。水亢则心绝，故死不治。上应荧惑、辰星，胜者明而衰者暗也。按：太过五运，独水火言上临者，盖特举阴阳之大纲也。且又惟水运言荧惑、辰星者，谓水盛火衰，则辰星明朗，荧惑减耀，五运皆然，举此二端，余可从而推矣。

帝曰：善。其不及，何如[1]？岐伯曰：悉乎哉问也！岁木不及，燥乃大行[2]，生气失应，草木晚荣[3]，肃杀而甚，则刚木辟著，柔萎苍干，上应太白星[4]，民病中清，胠胁痛，少腹痛，肠鸣溏泄，凉雨时至，上应太白星[5]，其谷苍[6]。上临阳明，生气失

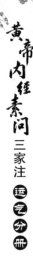

政，草木再荣，化气乃急，上应太白、镇星，其主苍早[7]，复则炎暑流火，湿性燥，柔脆草木焦槁，下体再生，华实齐化，病寒热疮疡痱胗痈痤，上应荧惑、太白，其谷白坚[8]。白露早降，收杀气行，寒雨害物，虫食甘黄，脾土受邪，赤气后化，心气晚治。上胜肺金，白气乃屈，其谷不成，咳而鼽，上应荧惑，太白星[9]。

〔1〕【王冰】谓政化少也。新校正云：详不及五化，具《五常政大论》中。

【张介宾】此以下言五运不及之化，如乙丁己辛癸，五阴年是也。若不及有助，则为平岁，不在不及之例。

〔2〕【王冰】清冷时至，加之薄寒，是谓燥气。燥，金气也。

【张介宾】六丁岁也。木不及而金乘之，故燥气大行。

〔3〕【王冰】后时之谓失应也。

【张介宾】失应者，不能应时，所以晚荣。

〔4〕【王冰】天地凄沧，日见朦昧，谓雨非雨，谓晴非晴。人意惨然，气象凝敛，是为肃杀甚也。刚，劲硬也。辟著，谓辟著枝茎，干而不落也。柔，奂也。苍，青也。柔木之叶，青色不变而干卷也。木气不及，金气乘之，太白之明，光芒而照其空也。

【张介宾】肃杀而甚，金气胜也。故刚木辟著，谓碎裂如劈著也。柔木萎而苍干，谓色青黑而凋枯也。其上应于星，则太白光芒而主其气。萎音威，又上、去二音。

〔5〕新校正云：按不及五化，民病证中，上应之星，皆言运星失色，畏星加临宿属为灾，此独言畏星，不言运星者，经文阙也。当云上应太白星、岁星。

【张介宾】中清胠胁，少腹痛者，金气乘木，肝之病也。肠鸣溏泄者，木不生火，脾之寒也。金气清肃，故凉雨时至，亦皆应于太白星之明也。新校正曰：按不及五化民病证中，上应之星，皆言运星失色，畏星加临宿属为灾；此独言畏星，不言运星者，经文阙也，当云上应太白星、岁星。

〔6〕【王冰】金气乘木，肝之病也。乘此气者，肠中自鸣而溏泄者，即无胠胁少腹之痛疾也。微者，善之。甚者，止之。遇夏之气，

亦自止也。遇秋之气，而复有之。凉雨时至，谓应时而至也，金土齐化，故凉雨俱行，火气来复，则夏雨少。金气胜木，太白临之，加其宿属分皆灾也。金胜毕岁，火气不复，则苍色之谷不成实也。新校正云：详中清，胠胁痛，少腹痛，为金乘木，肝病之状。肠鸣溏泄，乃脾病之证。盖以木少，脾土无畏，侮反受邪之故也。

【张介宾】谷之苍者属木，麻之类也。金胜而火不复，则苍谷不成。

〔7〕【王冰】诸丁岁也。丁卯、丁酉岁阳明上临，是谓天刑之岁也。金气承天，下胜于木，故生气失政，草木再荣。生气失政，故木华晚启。金气抑木，故秋夏始荣，结实成熟，以化气急速，故晚结成就也。金气胜木，天应同之，故太白之见，光芒明盛。木气既少，土气无制，故化气生长急速。木少金胜，天气应之，故镇星、太白，润而明也。苍色之物，又早凋落，木少金乘故也。新校正云：按不及五化，独纪木上临阳明，土上临厥阴，水上临太阴，不纪木上临厥阴，土上临太阴，金上临阳明者，经之旨各记其甚者也。故于太过运中，只言火临火，水临水。此不及运中，只言木临金，土临木，水临土，故不言厥阴临木，太阴临土，阳明临金也。

【张介宾】上临阳明，丁卯、丁酉岁也。金气亢甚，故生气失政。草木再荣者，以木气既衰，得火土王时，土无所制，化气乃急，故夏秋再荣也。其上应于星，则金土明耀。其下主于物，则苍者早凋。新校正云：按不及五化，独纪木上临阳明，土上临厥阴，水上临太阴；不纪木上临厥阴，土上临太阴，金上定阳明者，经之旨各纪其甚者也。故于太过运中，只言火临火，水临水；此不及运中，只言水临金，土临木，水临土；不言厥阴临木，太阴临土，阳明临金也。

〔8〕【王冰】火气复金，夏生大热，故万物湿性，时变为燥。流火烁物，故柔脆草木及蔓延之类皆上干死，而下体再生。若辛热之草，死不再生也。小热者，死少；大热者，死多。火大复已，土气间至则凉雨降，其酸苦甘咸性寒之物，乃再发生，新开之与先结者，齐承化而成熟。火复其金，太白减曜，荧惑上应，则益光芒，加其宿属，则皆灾也。以火反复，故曰白坚之谷，秀而不实。

【张介宾】复者，子为其母而报复也。木衰金亢，火则复之，

81

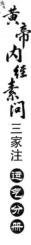

故为炎暑流火而湿性之物皆燥，柔脆草木皆枝叶焦枯，下体复生。其生既迟，则旋花旋实，是谓齐化。火气反甚，故其为病如此。其应于星，则荧惑光芒，太白减耀，而宿属为灾。其应于谷，则白坚属金，秀而不实也。按：太过不及之年皆有胜复，所当互考。脆音翠。痱音肺。胗，疹同。痤，才何切。

〔9〕【王冰】阳明上临，金自用事，故白露早降。寒凉大至，则收杀气行。以太阳居土湿之位，寒湿相合，故寒雨害物，少于成实。金行伐木，假途于土，子居母内，虫之象也。故甘物黄物，虫蠹食之。清气先胜，热气后复，复已乃胜，故火赤之气后生化也。赤后化，谓草木赤华及赤实者，皆后时而再荣秀也。其五脏则心气晚王，胜于肺，心胜于肺，则金之白气乃屈退也。金谷，稻也。鼽，鼻中水出也。金为火胜，天象应同，故太白芒减，荧惑益明。

【张介宾】阳明上临，金气清肃，故为白露早降，收杀气行，寒雨害物。然金胜者火必衰，火衰者土必弱，故虫食味甘色黄之物，以甘黄皆属土，而阴气蚀之，故虫生焉。观晒能除蛀，则虫为阴物可知。故其在人，又当脾土受邪也。若金胜不已而火复之，则赤气之物后时而化，而人之心火晚盛，上克肺金，凡白色属金之物，其气乃屈也。金谷，稻也。鼽，鼻塞也。其上应于星，则当荧惑明，太白暗，而灾有所属也。王氏曰：金行伐木，假途于土，子居母内，虫之象也，故甘物黄物，虫蠹食之。鼽音求。

岁火不及，寒乃大行，长政不用，物荣而下，凝惨而甚，则阳气不化，乃折荣美，上应辰星[1]，民病胸中痛，胁支满，两胁痛，膺背肩胛间及两臂内痛[2]。郁冒朦昧，心痛暴喑，胸腹大，胁下与腰背相引而痛[3]。甚则屈不能伸，髋髀如别，上应荧惑、辰星，其谷丹[4]。复则埃郁，大雨且至，黑气乃辱，病鹜溏腹满，食饮不下，寒中肠鸣，泄注腹痛，暴挛痿痹，足不任身，上应镇星、辰星，玄谷不成[5]。

〔1〕【王冰】火少水胜，故寒乃大行，长政不用，则物容卑下。火气既少，水气洪盛，天象出见，辰星益明。

【张介宾】六癸岁也。火不及而水乘之，故寒乃大行。长政不用，则物不能茂盛于上，而但荣于下。凝惨阳衰，则荣美乃折。其上应天象，辰星当明。

〔2〕新校正云：详此证与火太过，甚则反病之状同，傍见《藏气法时论》。

〔3〕新校正云：按《藏气法时论》云：心虚则胸腹大，胁下与腰背相引而痛。

【张介宾】冒，若有所蔽也，一曰目无所见也。火不足则阴邪盛而心气伤，故为此诸病，皆手心主及心经所行之处。二经虽不行背，然心在膈上，为背之阳脏，故痛连腰背也。《藏气法时论》曰：心虚则胸腹大，胁下与腰相引而痛。

〔4〕【王冰】诸癸岁也。患，以其脉行于是也。火气不行，寒气禁固，髋髀如别，屈不得伸。水行乘火，故荧惑芒减，丹谷不成，辰星临其宿属之分，则皆灾也。

【张介宾】甚至阴寒凝滞，阳气不行，故为是病。髋髀，臀股之间也。如别，若有所别而不为用也。水行乘火，则荧惑无光，辰星增曜，宿属为灾；丹色之谷，应其气而不成也。

〔5〕【王冰】埃郁云雨，土之用也。复寒之气必以湿，湿气内淫则生腹疾身重，故如是也。黑气，水气也。辱，屈辱也。鹜，鸭也。土复于水，故镇星明润，临犯宿属，则民受病灾矣。

【张介宾】火衰水亢，土则复之，土之化湿，反侵水脏，故为腹满食不下、肠鸣泄注、痿痹足不任身等疾。黑气，水气也。辱，屈也。鹜，鸭也。言如鸭粪清稀，寒湿所致也。土复于水，故镇星明润，辰星减光，玄色之谷不成也。鹜，木、务二音。

岁土不及，风乃大行，化气不令，草木茂荣，飘扬而甚，秀而不实，上应岁星[1]。民病飧泄霍乱，体重腹痛，筋骨繇复，肌肉瞤酸，善怒，脏气举事，蛰虫早附，咸病寒中，上应岁星、镇星，其谷黅[2]。复则收政严峻，名木苍凋，胸胁暴痛，下引少腹，善大息，虫食甘黄，气客于脾，黅谷乃减，民食少失味，苍谷乃损[3]，上应太白、岁星[4]。上临厥阴，流水不冰，蛰虫来见，脏气不用，白乃不复，上应岁星，民乃康[5]。

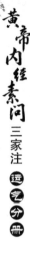

〔1〕【王冰】木无德也，木气专行，故化气不令。生气独擅，故草木茂荣。飘扬而甚，是木不以德。土气薄少，故物实不成，不实谓秕恶也。土不及，木乘之，故岁星之见，润而明也。

【张介宾】六已岁也。土不及而木乘之，故风气行，化气失令。木专其政，则草木茂荣。然发生在木而成实在土，土气不充，故虽秀不实。木气上应，则岁星当明也。

〔2〕【王冰】诸己岁也。风客于胃，故病如是。土气不及水与齐化，故脏气举事，蛰虫早附于阳气之所，人皆病中寒之疾也。瘈，摇也。筋骨摇动，已复常则已瘈复也。土抑不伸，若岁星临宿属，则皆灾也。新校正云：详此文云：筋骨瘈复，王氏虽注，义不可解。按《至真要大论》云：筋骨繇并。疑此"复"字，"并"字之误也。

【张介宾】瘈复，摇动反复也。《根结》篇曰：所谓骨繇者，摇故也。即此繇字。瞤，跳动也。酸，酸疼也。凡此飱泄等病，皆脾弱肝强所致。土气不及，则寒水无畏，故脏气举事。蛰虫蚤附，应藏气也。咸病寒中，火土衰也。上应岁星、镇星者，岁星明而镇星暗也。谷之黄者属土，不能成实矣。瞤，如云切。黔音今，黄也。

〔3〕【王冰】金气复木，故名木苍凋。金入于土，母怀子也。故甘物黄物，虫食其中。金入土中，故气客于脾。金气大来，与土仇复，故黔减实，苍谷不成也。

〔4〕【王冰】太白芒盛，岁减明也。一经少此六字，缺文耳。

【张介宾】土衰木亢，金乃复之，故收气峻而名木凋也。其为胸胁暴痛、下引少腹者，肝胆病也。虫食甘黄、气客于脾、黔谷乃减者，火土衰也。土衰者脾必弱，故民食少、滋味失。金胜者木必衰，故苍谷损。其上应于星，当太白增明而岁星失色也。

〔5〕【王冰】己亥、己巳岁，厥阴上临，其岁少阳在泉，火司于地，故蛰虫来见，流水不冰也。金不得复，故岁星之象如常，民康不病。新校正云：详木不及，上临阳明，水不及，上临太阴，俱后言复。此先言复而后举，上临之候者，盖白乃不复，嫌于此年有复也。

【张介宾】己巳、己亥岁也。上临厥阴则少阳相火在泉，故

84

流水不冰，蛰虫来见。火司于地，故水之脏气不能用，金之白气不得复，岁星得专其令，民亦康而无病。

岁金不及，炎火乃行，生气乃用，长气专胜，庶物以茂，燥烁以行，上应荧惑星[1]。民病肩背瞀重，鼽嚏血便注下，收气乃后，上应太白星，其谷坚芒[2]。复则寒雨暴至，乃零冰雹霜雪杀物，阴厥且格，阳反上行，头脑户痛，延及囟顶发热，上应辰星[3]，丹谷不成，民病口疮，甚则心痛[4]。

〔1〕【王冰】火不务德，而袭金危，炎火既流，则夏生大热。生气举用，故庶物蕃茂。燥烁气至，物不胜之，烁胜之烁石流金，涸泉焦草，山泽燔烁，雨乃不降。炎火大盛，天象应之，荧惑之见而大明也。

【张介宾】六乙岁也。金不及而火乘之，故炎火乃行。金不胜木，故生气用而庶物茂。火气独王，故长气胜而燥烁行。其应于星，则荧惑光芒也。烁，式灼切。

〔2〕【王冰】诸乙岁也。瞀，谓闷也。受热邪，故生是病。收，金气也。火先胜，故收气后。火气胜金，金不能盛，若荧惑逆守，宿属之分皆受病。新校正云：详其谷坚芒，白色可见，故不云其谷白也。经云：上应太白，以前后例相照，经曰荧惑二字，及详王注言荧惑逆守之事，益知经中之阙也。

【张介宾】瞀，闷也。鼽，鼻塞流涕也。金受火邪，故为此诸病。收气后，太白无光，坚芒之谷不成，皆金气不足之应。瞀，茂、务、莫三音。嚏音帝。

〔3〕新校正云：详不及之运，克我者行胜我者之子来复，当来复之后，胜星减曜，复星明大。此只言上应辰星，而不言荧惑者，阙文也。当云：上应辰星、荧惑。

〔4〕【王冰】寒气折火，则见冰雹霜雪，冰雹先伤而霜雪后损，皆寒气之常也。其灾害乃伤于赤化也。诸不及而为胜所犯，子气复之者，皆归其方也。阴厥，谓寒逆也。格，至也，亦拒也。水行折火，以救困金，天象应之。辰星明荧。赤色之谷，为霜雹损之。

85

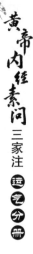

【张介宾】金衰火亢，水来复之，故寒雨暴至，继以冰雹霜雪，灾伤万物，寒之变也。厥，逆也。格，拒也。寒胜于下，则阴厥格阳而反上行，是谓无根之火，故为头顶口心等病。其应于天者，辰星当明；应于地者，丹色之谷不成。按：此水复火衰，当云上应荧惑、辰星；此不言荧惑者，阙文也。雹音薄。

岁水不及，湿乃大行，长气反用，其化乃速。暑雨数至，上应镇星[1]。民病腹满身重，濡泄寒疡流水，腰股痛发，腘腨股膝不便，烦冤，足痿，清厥，脚下痛，甚则胕肿，脏气不政，肾气不衡，上应辰星，其谷秬[2]。上临太阴，则大寒数举，蛰虫早藏，地积坚冰，阳光不治，民病寒疾于下，甚则腹满浮肿，上应镇星[3]，其主黅谷[4]。复则大风暴发，草偃木零，生长不鲜，面色时变，筋骨并辟，肉𥆧瘈，目视𥇀𥇀，物疏璺，肌肉胗发，气并鬲中，痛于心腹，黄气乃损，其谷不登，上应岁星[5]。

〔1〕【王冰】湿大行，谓数雨也。化速，谓物早成也。火湿齐化，故暑雨数至，乘水不及，而土胜之。镇星之象，增益光明，逆凌留犯其又甚矣。

【张介宾】六辛岁也，水不及而土乘之，故湿乃大行。水衰则火土同化，故长气反用，其化乃速，上应镇星光明也。

〔2〕【王冰】脏气不能申其政令，故肾气不能内致和平。衡，平也。辰星之应，当减其明，获遇镇星临属宿者乃灾。新校正云：详《经》云：上应辰星，注言镇星，以前后例相校，此经阙"镇星"二字。

【张介宾】土湿太过，伤及肾阴，故为此诸病。寒疡流水，阴蚀阴疽之类也。烦冤，烦闷抑郁也。清厥，寒厥也。胕肿，浮肿也。脏气，水气也。衡，平也。不政不衡，水气衰也。上应辰星不明，下应秬谷不成。秬，黑黍也。

〔3〕新校正云：详木不及，上临阳明，上应太白、镇星，此独言镇星，而不言荧惑者，文阙也。盖水不及而又上临太阴，则镇星明盛以应土气专盛，水既益弱，则荧惑无畏而明大。

86

〔4〕**【王冰】**诸辛岁也。辛丑、辛未岁上临太阴，太阳在泉，故大寒数举也。土气专盛，故镇星益明，今黅谷应天岁成也。

【张介宾】辛丑，辛未岁也。太阴湿土司天，则太阳寒水在泉，故大寒举而阳光不治也。甚则腹满浮肿，湿土胜而肾气伤也。其上应者，当镇星增曜。下应者，当黅谷有成。

〔5〕**【王冰】**木复其土，故黄气反损，而黅谷不登也，谓实不成无以登祭器也。木气暴复，岁星下临宿属分者灾。新校正云：详此当云上应岁星、镇星尔。

【张介宾】水衰土亢，木后复之，故大风暴发，草仆木落，而生长失时，皆不鲜明也。面色时变，肝气动也。并，拘挛也。辟，偏歌也。瞤瘈，动掣也。眩眩，目不明也。蠹，物因风而破裂也。肝气在外则肌肉风疹，肝气在中则痛于心腹，皆木胜之所致，故黄气损而属土之谷不登。其上应于天，则惟岁星当明也。愚按：五运之有太过不及，而胜复所以生也。太过者其气胜，胜而无制，则伤害甚矣。不及者其气衰，衰而无复，则败乱极矣。此胜复循环之道，出乎天地之自然，而亦不得不然者也。故其在天则有五星运气之应，在地则有万物盛衰之应，在人则有脏腑疾病之应。如木强胜土，则岁星明而镇星暗，土母受侮，子必复之，故金行伐木，以救困土，则太白增光，岁星反晦也。凡气见于上，则灾应于下，宿属受伤，逆犯尤甚，五运互为胜复，其气皆然。至其为病，如木胜肝强，必伤脾土，肝胜不已，燥必复之，而肝亦病矣。燥胜不已，火必复之，而肺亦病矣。此五脏互为盛衰，其气亦皆然也。夫天运之有太过不及者，即人身之有虚实也，惟其有虚而后强者胜之，有胜而后承者复之，无衰则无胜矣，无胜则无复矣。无胜无复，其气和平，焉得有病？恃强肆暴，元气泄尽，焉得无虚？故曰有胜则复，无胜则否。胜微则复微，胜甚则复甚。可见胜复之微甚，由变化之盛衰，本无其常也。如本经《六元正纪》等论所载天时地化人事等义，至详至备，盖以明其理之常者如此也。即如《周易》之六十四卦，三百八十四爻，乃开明易道之微妙，而教人因易以求理，因象以知变。故孔子曰：书不尽言，言不尽意。此其大义，正与本经相同。夫天道玄微，本不易测，及其至也，虽圣人亦有所不知焉。故凡读《易》者，当知《易》道有此变，不当曰变止于此

气交变大论篇第六十九

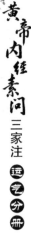

也。读运气者，当知天道有是理，不当曰理必如是也。然变化虽难必，而《易》尽其几矣；天道虽难测，而运气尽其妙矣。自余有知以来，常以五六之义，逐气推测，则彼此盈虚，十应七八；即有少不相符者，正属井蛙之见，而见有未至耳，岂天道果不足凭耶？今有昧者，初不知常变之道，盛衰之理，孰者为方，孰者为月，孰者为相胜反胜主客承制之位，故每凿执经文，以害经意，徒欲以有限之年辰，概无穷之天道，隐微幽显，诚非易见，管测求全，陋亦甚矣。此外，复有不明气化，如马宗素之流者，假仲景之名，而为《伤寒钤法》等书，用气运之更迁，拟主病之方治，拘滞不通，诚然谬矣。然又有一等偏执己见不信运气者，每谓运气之学，何益于医？且云疾病相加，岂可依运气以施治乎？非切要也。余喻之曰：若所云者，似真运气之不必求，而运气之道岂易言哉？凡岁气之流行，即安危之关系。或疫气遍行，而一方皆病风温；或清寒伤脏，则一时皆犯泻痢；或痘疹盛行，而多凶多吉，期各不同；或疔毒遍生，而是阴是阳，每从其类；或气急咳嗽，一乡并与；或筋骨疼痛，人皆道苦；或时下多有中风，或前此盛行痰火。诸如此者，以众人而患同病，谓非运气之使然欤？观东垣于元时太和二年，制普济消毒饮以救时行疫疠，所活甚众，非此何何？第运气之显而明者，时或盛行，犹为易见；至其精微，则人多阴受，而识者为谁？夫人殊禀赋，令易寒暄，利害不侔，气交使然。故凡以太阳之人，而遇流衍之气；以太阴之人，而逢赫曦之纪。强者有制，弱者遇扶，气得其平，何病之有？或以强阳遇火，则炎烈生矣；阴寒遇水，则冰霜及矣。天有天符，岁有岁会，人得无人和乎？能先觉预防者，上智也；能因几办理者，明医也；既不能知而且云乌有者，下愚也。然则运气之要与不要，固不必辨，独慨夫知运气者之难其人耳。由此言之，则凿执者本非智士，而不谕者又岂良材，二者病则一般。彼达人之见，自所不然，故善察运气者，必当顺天以察运，因变以求气。如杜预之言历曰：治历者，当顺天以求合，非为合以验天。知乎此，则可以言历矣。而运气之道亦然。既得其义，则胜复盛衰，理可窥也。随其几而应其用，其有不合于道者，未之有也。戴人曰：病如不是当年气，看与何年运气同。便向某年求活法，方知都在至真中。此言虽未尽善，其亦庶几乎得运气之意矣。眴，如云切。瘛音炽。眦音荒。璺音问。

帝曰：善。愿闻其时也[1]。岐伯曰：悉哉问也！木不及，春有鸣条律畅之化，则秋有雾露清凉之政，春有惨凄残贼之胜，则夏有炎暑燔烁之复，其眚东[2]，其脏肝，其病内舍胠胁，外在关节[3]。火不及，夏有炳明，光显之化，则冬有严肃霜寒之政，夏有惨凄凝冽之胜，则不时有埃昏大雨之复，其眚南[4]，其脏心，其病内舍膺胁，外在经络[5]。土不及，四维有埃云润泽之化，则春有鸣条鼓拆之政，四维发振拉飘腾之变，则秋有肃杀霖霆之复，其眚四维[6]，其脏脾，其病内舍心腹，外在肌肉四支[7]。金不及，夏有光显郁蒸之令，则冬有严凝整肃之应，夏有炎烁燔燎之变，则秋有冰雹霜雪之复，其眚西，其脏肺，其病内舍膺胁肩背，外在皮毛[8]。水不及，四维有湍润埃云之化，则不时有和风生发之应，四维发埃昏骤注之变，则不时有飘荡振拉之复，其眚北[9]，其脏肾，其病内舍腰脊骨髓，外在溪谷踹膝[10]。

〔1〕【张介宾】此下言不及之岁，其政化胜复各有时也。本篇凡太过之年不言胜复，故不及之。

〔2〕【王冰】化，和气也。胜，金气也。复，火气也。火复于金，悉因其木，故灾眚之作皆在东方，余眚同。新校正云：按木火不及，先言春夏之化，秋冬之政者，先言木火之政化，次言胜复之变也。

〔3〕【王冰】东方用之主也。

【张介宾】和则为化为政，运之常也。不和则为胜为复，气之变也。如岁木不及，金当克之。使金不来胜，而木气无伤，则春有鸣条律畅之化，至秋之时，则金亦无复。而有雾露清凉之政，此气之和也。若春见金气而有惨凄残贼之胜，则木生火，火来克金，而夏有炎暑燔烁之复矣，此气之变也。然此之胜复皆因于木，故灾眚当见于东方。在人之脏，应于肝，肝之部分，内在胠胁，外在关节，故其为病如此。下节之义，大约俱同。燔音烦。烁，式灼切。眚音省。

〔4〕【王冰】化，火德也。胜，水虐也。复，土变也。南方，火也。

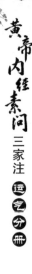

〔5〕【王冰】南方心之主也。

【张介宾】火不及者，水当乘之。若水不侮火而夏有此化，则水亦无复而冬有此政。若水不务德而夏有此胜，则火生土，土来克水，而不时有此复矣。其眚南，其脏心，皆火之应。

〔6〕【王冰】东南、东北、西南、西北方也。维，隅也。谓日在四隅月也。新校正云：详土不及，亦先言政化，次言胜复。

〔7〕【王冰】四维，中央脾之主也。

【张介宾】四维，辰戌丑未方月也。岁土不及，木当胜之。若木不侮土而四季有此化，则木亦无复而春有此政。若木胜土而四季有此变，则土生金，金来克木，而秋有此复矣。其眚四维，其脏脾，皆土之应。拉音腊。霪音淫。

〔8〕【王冰】西方，肺之主也。

【张介宾】岁金不及，火当胜之。若火得其正而夏有此令，则水亦无复而冬有此应。若火气侮金而夏有此变，则金之子水，水来克火，而秋有此复矣。其眚西，其脏肺，皆金之应。按：此下二节，不先言金水之本化，而先言火土之制化，与上三节不同者，不过文体之变耳，文虽变而义则无异也。

〔9〕【王冰】飘荡振拉，大风所作。新校正云：详金水不及，先言火土之化，令与应，故不当秋冬而言也，次言者，火土胜复之变也。与木火土之例不同者，互文也。

〔10〕【王冰】肉之大会为谷，肉之小会为溪。谷分之间，溪谷之会，以行荣卫，以会大气。

【张介宾】岁水不及，土当胜之。若土不为虐而四季有此正化，则木亦无复而不时有此正应。若土肆其胜而有四维之变，则水之子木，木来克土，而不时有此复矣。其眚北，其脏肾，皆水之应。湍，通官切。踹，腨同。

夫五运之政犹权衡也，高者抑之，下者举之，化者应之，变者复之，此生长化成收藏之理，气之常也。失常则天地四塞矣[1]。故曰：天地之动静，神明为之纪，阴阳之往复，寒暑彰其兆，此之谓也[2]。

90

〔1〕【王冰】失常之理，则天地四时之气闭塞，而无所运行，故动必有静，胜必有复，乃天地阴阳之道。

【张介宾】夫天地阴阳之道，亦犹权衡之平，而不能少有损益也。故高而亢者，必有所抑，因太过也。卑而下者，必有所举，因不及也。正而为化，则有以应之，不相悖也。邪而为变，则有以复之，承乃制也。此所以生长化成收藏，皆不失其物理之常，失常则高下不相保，而天地闭塞矣。如《玉版论要》曰：回则不转，乃失其机。即此之谓。

〔2〕新校正云：按"故曰"已下，与《五运行大论》同，上两句又与《阴阳应象大论》文重。彼云阴阳之升降，寒暑彰其兆也。

【张介宾】应天之气，动而不息；应地之气，静而守位。神明为之纪，则九星悬朗，七曜周旋也。阴阳寒暑，即动静神明之用也。此承上文而总言盛衰胜复，即天地之动静；生长化成收藏，即阴阳之往复。动静不可见，有神有明，则有纪可察矣。阴阳不可测，有寒有暑，则有兆可知矣。天地之道，此之谓也。

帝曰：夫子之言五气之变，四时之应，可谓悉矣。夫气之动乱，触遇而作，发无常会，卒然灾合，何以期之[1]？岐伯曰：夫气之动变，固不常在，而德化政令灾变，不同其候也。帝曰：何谓也？岐伯曰：东方生风，风生木，其德敷和，其化生荣，其政舒启，其令风，其变振发，其灾散落[2]。南方生热，热生火，其德彰显，其化蕃茂。其政明曜，其令热。其变销烁，其灾燔焫[3]。中央生湿，湿生土，其德溽蒸，其化丰备，其政安静，其令湿。其变骤注，其灾霖溃[4]。西方生燥，燥生金，其德清洁，其化紧敛。其政劲切，其令燥。其变肃杀，其灾苍陨[5]。北方生寒，寒生水，其德凄沧，其化清谧，其政凝肃，其令寒。其变凓冽，其灾冰雪霜雹[6]。是以察其动也，有德有化，有政有令，有变有灾，而物由之，而人应之也[7]。

〔1〕【张介宾】此下言气动之乱，皆随遇而变，故其德化政令灾

91

变之候，各有所不同也。

〔2〕【王冰】敷，布也。和，和气也。荣，滋荣也。舒，展也。启，开也。振，怒也。发，出也。散，谓物飘零而散落也。新校正云：按《五运行大论》云：其德为和，其化为荣，其政为散，其令宣发，其变摧拉。其眚为陨，义与此通。

【张介宾】敷，布也。和，柔和也。荣，滋荣也。舒，展也。启，开也。振，奋动也。发，飞扬也。散落，飘零散落也。《五运行大论》曰：其德为和，其化为荣，其政为散，其令宣发，其变摧拉，其眚为陨。义当参阅。

〔3〕新校正云：详《五运行大论》云：其为德为显，其化为茂，其政为明，其令郁蒸，其变炎烁，其眚燔炳。

【张介宾】彰，昭著也。蕃，盛也。燔炳，焚灼也，销烁缓而燔炳甚也。《五运行大论》曰：其德为显，其化为茂，其政为明，其令郁蒸，其变炎烁，其眚燔炳。蕃、燔俱音烦。炳，如瑞切。

〔4〕【王冰】溽，湿也。蒸热也。骤注，急雨也。霖，久雨也。溃，烂泥也。新校正云：按《五运行大论》云：其德为濡，其化为盈，其政为谧，其令云雨，其变动注，其眚淫溃。

【张介宾】溽蒸，湿热也。丰备，充盈也。骤注，急雨也。霖，久雨也。溃，崩决也。《五运行大论》曰：其德为濡，其化为盈，其政为谧，其令云雨，其变动注，其眚淫溃。溽音辱。溃音会。

〔5〕【王冰】紧，缩也；敛，收也；劲，锐也；切，急也；燥，干也。肃杀，谓风动草树声若干也。杀气太甚，则木青干而落也。新校正云：按《五运行大论》云：其德为清，其化为敛，其政为劲，其令雾露，其变肃杀，其眚苍落。

【张介宾】紧敛，收缩也。劲切，锐急也。肃杀，气寒肃而杀令行也。苍陨，草木苍枯而凋落也。《五运行大论》曰：其德为清，其化为敛，其政为劲，其令雾露，其变肃杀，其眚苍落。陨音允。

〔6〕【王冰】凄沧，薄寒也。谧，静也。肃，中列严整也。溧冽，甚寒也。冰雪霜雹寒气凝结所成，水复火则非时而有也。新校正云：按《五运行大论》云：其德为寒，其化为肃，其政为静，其变为凝冽，其眚冰雹。

【张介宾】凄沧，寒气也。谧，静也。凝肃，坚敛也。溧冽，寒甚也。冰霜雪雹，阴气所凝，或太阳用事，或以水复火，则非时而见。《五运行大论》曰：其德为寒，其化为肃，其政为静，其变凝冽，其眚冰雹。沧音仓。谧音密。

〔7〕【王冰】夫德化政令，和气也。其动静胜复，施于万物，皆悉生成。变与灾，杀气也，其出暴速，其动骤急，其行损伤，与虽皆为天地自为动静之用，然物有不胜其动者，且损且病且死焉。

【张介宾】德化政令，和气也。为灾为变，乖气也。施化出乎天地，而人物应之，得其和则生为成，遇其乖则为灾为害。

帝曰：夫子之言岁候，不及其太过，而上应五星。今夫德化政令，灾眚变易，非常而有也，卒然而动，其亦为之变乎[1]？岐伯曰：承天而行之，故无妄动，无不应也。卒然而动者，气之交变也，其不应焉。故曰应常不应卒，此之谓也[2]。帝曰：其应奈何？岐伯曰：各从其气化也[3]。

〔1〕【张介宾】此承前章而详求五星之应。谓凡德化政令，灾眚变易，其有卒然而动者，星亦应之否也。

〔2〕【王冰】德化政令气之常也。灾眚变易，气卒交会而有胜负者也。常，谓岁四时之气不差晷刻者。不常，不久也。

【张介宾】承天而行，谓岁候承乎天运，故气无妄动，而五星之见，则动无不应。但其卒然而动者，非关天运，随遇为变，则五星未必应焉。以应常不应卒也。常，谓盛衰之常，其来有自，故必无不应。卒者，一时之会，非有大变，则亦有不应者矣。

〔3〕【王冰】岁星之化，以风应之。荧惑之化，以热应之。镇星之化，以湿应之。太白之化，以燥应之。辰星之化，以寒应之。气变则应，故各从其气化也。上文言负胜皆上应之。今经言应常不应卒，所谓大变易而不应，然宜胜复，当色有枯燥润泽之异，无见小大以应之。

【张介宾】各从其气化者，岁星之化其应风，荧惑之化其应火，镇星之化其应湿，太白之化其应燥，辰星之化其应寒也。

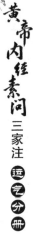

帝曰：其行之徐疾逆顺何如？岐伯曰：以道留久，逆守而小，是谓省下[1]。以道而去，去而速来，曲而过之，是谓省遗过也[2]；久留而环，或离或附，是谓议灾与其德也[3]。应近则小，应远则大[4]。芒而大倍常之一，其化甚；大常之二，其眚即发也[5]。小常之一，其化减；小常之二，是谓临视，省下之过与其德也[6]。德者福之，过者伐之[7]。是以象之见也，高而远则小，下而近则大[8]。故大则喜怒迩，小则祸福远[9]。岁运太过，则运星北越[10]，运气相得，则各行以道[11]。故岁运太过，畏星失色而兼其母[12]；不及则色兼其所不胜[13]。肖者瞿瞿，莫知其妙，闵闵之当，孰者为良[14]？妄行无征，示畏侯王[15]。

〔1〕【王冰】以道，谓顺行。留久，谓过应留之数日也。省下，谓察天下人君之有德有过者也。

【张介宾】道，五星所行之道也。留久，稽留延久也。逆守，逆行不进而守其度也。小，无芒而光不露也。省下，谓察其分野君民之有德有过者也。

〔2〕【王冰】顺行已去，已去辄逆行而速，委曲而经过，是谓遗其过而辄省察之也。行急行缓，往多往少，盖谓罪之有大有小，按其遗而断之。

【张介宾】谓既去而复速来，委曲逡巡而过其度也。省遗过，谓省察有未尽，而复省其所遗过失也。

〔3〕【王冰】环，谓如环之绕，盘回而不去也。火议罪，金议杀，土木水议德也。

【张介宾】环，回环旋绕也。或离或附，欲去不去也。议灾与德，若有所议而为灾为德也。

〔4〕【王冰】近，谓犯星常在；远，谓犯星去久。大小，谓喜庆及罚罪事。

【张介宾】应，谓灾德之应也。所应者近而微，其星则小。所应者远而甚，其星则大。

〔5〕【王冰】甚，谓政令大行也。发，谓起也。即，至也。金火有之。

94

【张介宾】芒，光芒也。甚，气化之盛也。即，灾眚即至也。

〔6〕【王冰】省，谓省察万国人吏侯王有德有过者也。故侯王人吏，安可不深思诚慎邪？

〔7〕【王冰】有德则天降福以应之，有过者天降祸以淫之，则知祸福无门，惟人所召尔。

【张介宾】减，气化之衰也。若小于常之二倍，则不及甚矣，其灾眚亦所必至。临视，犹言观察也。省下之过与其德，谓省察其宿属分野之下，有德者赐之以福，有过者伐之以灾也。

〔8〕【王冰】见物之理也。

〔9〕【王冰】象见高而小。既未即祸，亦未即福。象见下而大，福既不远，祸亦未遥，但当修德省过，以候厥终。苟未能慎祸，而务求福佑，岂有是者哉？

【张介宾】凡高而远者，其象则小。下而近者，其象必大。大则近而喜怒之应亦近，小则远而祸福之应亦远。观五星有迟留伏逆之变，则其或高或下又可知矣。按上文云：应近则小，应远则大。此云：大则喜怒迩，小则祸福远。似乎相反。但上文之近远，近言其微，远言其甚，故应微而近则象小，应甚而远则象大。此言迩远者，迩言其急，远言其缓，故象大则喜怒之应近而急，象小则祸福之应远而缓。盖上文以体象言，此以远近辨，二者词若不同，而理则无二也。

〔10〕【王冰】火运星，木运星之类也。北越，谓北而行也。

【张介宾】运星，主岁之星也。北越，越出应行之度而近于北也。盖北为紫微太一所居之位，运星不守其度，而北越近之，其恃强骄肆之气可见。

〔11〕【王冰】无克伐之嫌，故守常而各行于中道。

【张介宾】无强弱胜负之气，故各守其当行之道。

〔12〕【王冰】木失色而兼玄，火失色而兼苍，土失色而兼赤，金失色而兼黄，水失色而兼白，是谓兼其母也。

【张介宾】畏星，即所制之星。如木运太过，则镇为畏星也。失色而兼其母者，木失色而兼玄，火失色而兼苍，土失色而兼赤，金失色而兼黄，水失色而兼白也。其所以然者，如木气有余则土星失色而兼赤，赤为木之子，而又为土之母，子母气必相应，故兼见也，

95

此正其循环相承之妙。

〔13〕【王冰】木兼白色，火兼玄色，土兼苍色，金兼赤色，水兼黄色，是谓兼不胜也。

【张介宾】木不及则兼白，火不及则兼玄，土不及则兼苍，金不及则兼赤，水不及则兼黄，兼其所相制也。

〔14〕新校正云：详"肖者"至"为良"，与《灵兰秘典论》重，彼有注。

【张介宾】肖，取法也。瞿瞿，却顾貌。闵闵，多忧也。夫天道难穷，谭非容易，虽欲取法者瞿瞿多顾，然皆莫得知其妙，故于闵闵之才，能当忧世之任者，果孰为良哉？盖甚言难其人也。《灵兰秘典论》曰：消者瞿瞿，孰知其要？文义与此稍异。

〔15〕【王冰】不识天意，心私度之，妄言灾咎，卒无征验，适足以是畏之兆于侯王，荧惑于庶民矣。

【张介宾】知天道者，既难其人，故每有妄行之徒，用无征之说，以示畏侯王，言而不应，反惑其敬畏修德之心。若此辈者，不惟无补于事，而适足为误事之罪人也。

帝曰：其灾应何如？岐伯曰：亦各从其化也，故时至有盛衰，凌犯有逆顺，留守有多少，形见有善恶，宿属有胜负，征应有吉凶矣[1]。帝曰：其善恶何谓也？岐伯曰：有喜有怒，有忧有丧，有泽有燥，此象之常也，必谨察之[2]。帝曰：六者高下异乎？岐伯曰：象见高下，其应一也，故人亦应之[3]。帝曰：善。

〔1〕【王冰】五星之至，相王为用盛，囚死为衰。东行凌犯为顺，灾轻。西行凌犯为逆，灾重。留守日多则灾深，留守日少则灾浅。星喜润则为见善，星怒燥忧丧则为见恶。宿属，谓所生月之属二十八宿，及十二辰相，分所属之位也。命胜星不灾不害，不胜星为灾小重，命与星相得虽灾无害。灾者，狱讼疾病之谓也。虽五星凌犯之事，时遇星之囚死时月，虽灾不成。然火犯留守逆临，则有诬赞狱讼之忧。金犯，则有刑杀、气郁之忧。木犯，则有震惊、风鼓之忧。土犯，则有中满、下利、跗肿之忧。水犯，则有寒气冲畜之忧。故曰：征应有吉

96

凶也。

【张介宾】时至，岁时之更至也。五星之运，当其时则盛，非其时则衰。退而东行凌犯者，星迟于天，故为顺，灾轻。进而西行凌犯者，星速于天，故为逆，灾重。留守日多则灾深，留守日少则灾浅。形见有喜润之色为善，形见有怒燥忧丧之色为恶。宿属，谓二十八宿及十二辰位，各有五行所属之异。凡五星所临，太过逢王，不及逢衰，其灾更甚。太过有制，不及得助，其灾必轻。即胜负也。五星之为德为化者吉，为灾为变者凶，皆征应也。王氏曰：火犯留守逆临，则有诬谮讼狱之忧。金犯则有刑杀、气郁之忧，木犯则有震惊、风鼓之忧，土犯则有中满、下利、胕肿之忧，水犯则有寒气冲穑之忧，故曰征应有吉凶也。

〔2〕【王冰】夫五星之见也，从夜深见之。人见之喜，星之喜也。见之畏，星之怒也。光色微曜，乍明乍暗，星之忧也。光色迥然，不彰不莹，不与众同，星之丧也。光色圆明，不盈不缩，怡然莹然，星之喜也。光色勃然临人，芒彩满溢，其象懔然，星之怒也。泽，洪润也。燥，干枯也。

【张介宾】王氏曰：五星之见也，从夜深见之。人见之喜，星之喜也。见之畏，星之怒也。光色微曜，乍明乍暗，星之忧也。光色迥然，不彰不莹，不与众同，星之丧也。光色圆明，不盈不缩，怡然莹然，星之喜也。光色勃然临人，芒彩满溢，其象懔然，星之怒也。泽，明润也。燥，干枯也。班固曰：五行精气，其成形在地，则结为木火土金水。其成象在天，则木合岁星居东，火合荧惑居南，金合太白居西，水合辰星居北，土合镇星居中央。分旺四时，则春木，夏火，秋金，冬水各旺七十二日，土旺四季辰戌丑未之月各十八日。合之为三百六十日。其为色也，则木青、火赤、金白、水黑、土黄。其为分野，各有归度。旺相休废，其色不同，旺则光芒，相则内实，休则光芒无角，不动摇，废则光少色。白圜者丧，赤圜者兵，青圜者夏水，黑圜者疾多死，黄圜吉。白角者哭泣之声，赤角者犯我城，黑角者水行穷兵。太史公曰：五星同色，天下偃兵，百姓安宁，五谷蕃昌，春风秋雨，冬寒夏暑，日不食朔，月不食望，是为有道之国，必有圣人在乎其位也。莹，荣、用二音。

97

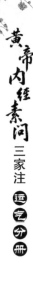

〔3〕【王冰】观象睹色，则中外之应，人天咸一矣。

【张介宾】有此象则有此应，高下虽异，气应则一也。

　　其德化政令之动静损益，皆何如？岐伯曰：夫德化政令灾变，不能相加也[1]。胜复盛衰，不能相多也[2]。往来小大，不能相过也[3]。用之升降，不能相无也[4]。各从其动而复之耳[5]。

〔1〕【王冰】天地动静，阴阳往复，以德报德，以化报化，政令灾眚及动复亦然，故曰不能相加也。

【张介宾】加，增重也，亦相陵也。夫天地动静，阴阳往复，政令灾眚，报施不爽，故不能相加也。

〔2〕【王冰】胜盛复盛，胜微复微，不应以盛报微，以化报变。故曰不能相多也。

【张介宾】胜微则复微，胜甚则复甚，故不能相多也。

〔3〕【王冰】胜复日数，多少皆同，故曰不能相过也。

【张介宾】胜复小大，气数皆同，故不能相过也。

〔4〕【王冰】木之胜，金必报，火土金水皆然，未有胜而无报者，故气不能相使无也。

【张介宾】五行之用，先者退而后者进，迭为升降，升降失则气化息矣，故不能相无也。

〔5〕【王冰】动必有复，察动以言复也。《易》曰：吉凶悔吝者生乎动？此之谓欤。天虽高，不可度，地虽广，不可量。以气动复言之，其犹视其掌矣。

【张介宾】五运之政，犹权衡也，故动有盛衰，则复有微甚，各随其动而应之。《六微旨大论》曰：成败倚伏生乎动，动而不已，则变作矣。《易》曰：吉凶悔吝者，生乎动者也。皆此之谓。然则天地和平之道，有必不可损益于其间者，于此章之义可见矣。

　　帝曰：其病生何如[1]？岐伯曰：德化者气之祥，政令者气之章，变易者复之纪，灾眚者伤之始[2]。气相胜者和，不相胜者病，重感于邪则甚也[3]。帝曰：善。所谓精光之论，大圣之业，宣明大

道，通于无穷，究于无极也。余闻之，善言天者，必应于人；善言古者，必验于今；善言气者，必彰于物；善言应者，同天地之化；善言化言变者，通神明之理，非夫子孰能言至道欤[4]！乃择良兆而藏之灵室，每旦读之，命曰《气交变》，非斋戒不敢发，慎传也[5]。

〔1〕【张介宾】言灾变眚伤之应于病也。

〔2〕【张介宾】祥，瑞应也。章，昭著也。纪者，变易之候。始者，灾伤所由。

〔3〕【王冰】祥，善应也；章，程也、式也。复纪，谓报复之纲纪也。重感，谓年气已不及，天气又见克杀之气，是为重感。重，谓重累也。

【张介宾】相胜，相当也。谓人气与岁气相当，则为比和而无病；不相当，则邪正相干而病生矣。重感于邪，如有余逢王，不足被伤，则盛者愈盛，虚者愈虚，其病必甚也。

〔4〕【王冰】太过不及，岁化无穷，气交迁变，流于无极。然天垂象，圣人则之以知吉凶何者？岁太过而星大或明莹，岁不及而星小或失色。故吉凶可指而见也。吉凶者何？谓物禀五常之气以生成，莫不上参应之，有否有宜，故曰：吉凶斯至矣。故曰：善言天者，必应于人也。言古之道，而今必应之，故曰：善言古者，必验于今也。化气生成，万物皆禀，故言气应者，以物明之，故曰：善言应者，必彰于物也。彰，明也。气化之应，如四时行，万物备，故善言应者，必同天地之造化也。物生谓之化，物极谓之变。言万物化变始终，必契于神明运为，故言化变者，通于神明之理。圣人智周，万物无所不通，故言必有发，动无不应之也。

〔5〕【王冰】灵室，谓灵兰室，黄帝之书府也。新校正云：详此文于《六元正纪大论》末同。

【张介宾】圣人知周万物，故能通于无穷，究于无极，因天以应人，因古以知今，因气应变化，以通神明之理。帝所以极言赞美用示珍藏者，重之甚也。

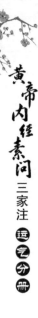

五常政大论篇第七十

黄帝问曰：太虚寥廓，五运回薄，衰盛不同，损益相从，愿闻平气，何如而名？何如而纪也[1]？岐伯对曰：昭乎哉问也！木曰敷和[2]，火曰升明[3]，土曰备化[4]，金曰审平[5]，水曰静顺[6]。

〔1〕【张介宾】寥廓，玄远也。回，循环也。薄，迫切也。此章详明五运盛衰之有不同，而悉其平气、不及、太过，三者之纪也。

〔2〕【王冰】敷布和气，物以生荣。

【张介宾】木得其平，则敷布和气以生万物。

〔3〕【王冰】火气高明。

【张介宾】阳之性升，其德明显。

〔4〕【王冰】广被化气，损于群品。

【张介宾】土含万物，无所不备。土生万物，无所不化。

〔5〕【王冰】金气清，审平而定。

【张介宾】金主杀伐，和则清宁，故曰审平，无妄刑也。

〔6〕【王冰】水体清静，顺于物也。

【张介宾】水体清静，性柔而顺。

帝曰：其不及奈何？岐伯曰：木曰委和[1]，火曰伏明[2]，土曰卑监[3]，金曰从革[4]，水曰涸流[5]，帝曰：太过何谓？岐伯曰：木曰发生[6]，火曰赫曦[7]，土曰敦阜[8]，金曰坚成[9]，水曰流衍[10]。

〔1〕【王冰】阳和之气，委屈而少用也。

【张介宾】阳和委屈，发生少也。

〔2〕【王冰】明曜之气，屈伏不申。

【张介宾】阳德不彰，光明伏也。

〔3〕【王冰】土虽卑少，犹监万物之生化也。

【张介宾】气陷不达，政屈不化也。

〔4〕【王冰】从顺革易，坚成万物。

【张介宾】金性本刚，其不及则从火化而变革也。

〔5〕**【王冰】**水少，故流注干涸。

【张介宾】水气不及，则源流干涸也。

〔6〕**【王冰】**宣发生气，万物以荣。

【张介宾】木气有余，发生盛也。

〔7〕**【王冰】**盛明也。

【张介宾】阳光炎盛也。赫音黑。曦音希。

〔8〕**【王冰】**敦，厚也。阜，高也。土余，故高而厚。

【张介宾】敦，厚也。阜，高也。土本高厚，此言其尤盛也。

〔9〕**【王冰】**气爽风劲，坚成无物。

【张介宾】金性坚刚，用能成物，其气有余，则坚成尤甚也。

〔10〕**【王冰】**衍，泮衍也、溢也。

【张介宾】衍，满而溢也。

帝曰：三气之纪，愿闻其候？岐伯曰：悉乎哉问也[1]**！敷和之纪，木德周行，阳舒阴布，五化宣平**[2]**，其气端**[3]**，其性随**[4]**，其用曲直**[5]**，其化生荣**[6]**，其类草木**[7]**，其政发散**[8]**，其候温和**[9]**，其令风**[10]**，其脏肝**[11]**，肝其畏清**[12]**，其主目**[13]**，其谷麻**[14]**，其果李**[15]**，其实核**[16]**，其应春**[17]**，其虫毛**[18]**，其畜犬**[19]**，其色苍**[20]**，其养筋**[21]**，其病里急支满**[22]**，其味酸**[23]**，其音角**[24]**，其物中坚**[25]**，其数八**[26]**，

〔1〕新校正云：按此论与《五运行大论》及《阴阳应象大论》、《金匮真言论》相通。

〔2〕**【王冰】**自当其位，不与物争，故五气之化，各布政令于四方，无相干犯。新校正云：按王注大过不及，各纪年辰。此平木运，注不纪年辰者，平气之岁，不可以定纪也。或者欲补注云：谓丁巳、丁亥、壬寅、壬申岁者，是未达也。

【张介宾】此下详言平运之纪也。木之平运，是曰敷和。木德周行，则阳气舒而阴气布，故凡生、长、化、收、藏之五化，无不由此而宣行其和平之气也。按：此论与《金匮真言论》、《阴阳应象大

101

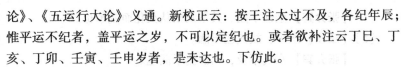

论》、《五运行大论》义通。新校正云：按王注太过不及，各纪年辰；惟平运不纪者，盖平运之岁，不可以定纪也。或者欲补注云丁巳、丁亥、丁卯、壬寅、壬申岁者，是未达也。下仿此。

〔3〕【王冰】端，直也、丽也。

　　【张介宾】正而直也。

〔4〕【王冰】顺于物化。

　　【张介宾】柔和随物也。

〔5〕【王冰】曲直材干，皆应用也。

　　【张介宾】曲直成材也。

〔6〕【王冰】木化宣行，则物生荣而美。

　　【张介宾】生气荣茂也。

〔7〕【王冰】木体坚高，草形卑下，然各有坚脆刚柔，蔓结条屈者。

　　【张介宾】凡长短坚脆，皆木类也。

〔8〕【王冰】春气发散，物禀以生，木之化也。

　　【张介宾】木主春，其气上升，故政主发散。

〔9〕【王冰】和，春之气也。

　　【张介宾】木之候也。

〔10〕【王冰】木之令，行以和风。

　　【张介宾】木之化也。

〔11〕【王冰】五脏之气与肝同。

　　【张介宾】肝属木也。

〔12〕【王冰】清，金令也。木性暄，故畏清。《五运行大论》曰：木，其性暄。又曰：燥胜风。

　　【张介宾】清者，金气也。

〔13〕【王冰】阳升明见，目与同也。

　　【张介宾】肝之窍也。

〔14〕【王冰】色苍也。新校正云：按《金匮真言论》云："其谷麦。"与此不同。

　　　【张介宾】麻之色苍也。《金匮真言论》曰："其谷麦。"无麻。

〔15〕【王冰】味酸也。

【张介宾】味酸也。

〔16〕【王冰】中有坚核者。

【张介宾】诸核皆属木，其质强也。

〔17〕【王冰】四时之中，春化同。

【张介宾】木王之时也。

〔18〕【王冰】木化宣行，则毛虫生。

【张介宾】毛直如木，气类同也。

〔19〕【王冰】如草木之生，无所避也。新校正云：按《金匮真言论》云："其畜鸡。"

【张介宾】味酸也。《金匮真言论》曰："其畜鸡。"无犬。

〔20〕【王冰】木化宣行，则物浮苍翠。

【张介宾】青翠色也。

〔21〕【王冰】酸入筋。

【张介宾】肝主筋也。

〔22〕【王冰】木气所生。新校正云：按《金匮真言论》云："是以知病之在筋也。"

【张介宾】厥阴肝气为病也。

〔23〕【王冰】木化敷和，则物酸味厚。

【张介宾】酸为木化也。

〔24〕【王冰】调而直也。

【张介宾】角音属木，其声在清浊之间。

〔25〕【王冰】象土中之有木也。

【张介宾】象土中有木也。

〔26〕【王冰】成数也。

【张介宾】木之生数三，成数八也。

升明之纪，正阳而治，德施周普，五化均衡[1]。其气高[2]，其性速[3]，其用燔灼[4]，其化蕃茂[5]，其类火[6]，其政明曜[7]，其候炎暑[8]，其令热[9]，其脏心[10]，心其畏寒[11]，其主舌[12]，其谷麦[13]，其果杏[14]，其实络[15]，其应夏[16]，其虫羽[17]，其畜马^[18]，其色赤^[19]，其养血^[20]，其病瞤瘛^[21]，其味苦^[22]，其音
徵^[23]，其物脉^[24]，其数七^[25]。

〔1〕【王冰】均，等也。衡，平也。

　　【张介宾】火之平运，是曰升明。火主南方，故曰正阳。阳
气无所不至，故曰周普。均，等也。衡，平也。

〔2〕【王冰】火炎上。

　　【张介宾】阳主升也。

〔3〕【王冰】火性躁疾。

　　【张介宾】火性急也。

〔4〕【王冰】灼，烧也。燔之与灼，皆火之用。

　　【张介宾】烧灸也。

〔5〕【王冰】长气盛，故物火。

　　【张介宾】长气盛也。

〔6〕【王冰】五行之气，与火类同。

　　【张介宾】诸火皆其类也。

〔7〕【王冰】德合高明，火之政也。

　　【张介宾】阳之光也。

〔8〕【王冰】气之至也，以是候之。

　　【张介宾】火之候也。

〔9〕【王冰】热至乃令行。

　　【张介宾】火之化也。

〔10〕【王冰】心气应之。

　　【张介宾】心属火也。

〔11〕【王冰】寒，水令也。心性暑热，故畏寒。《五运行大论》
曰：心其性暑。又曰：寒胜热。

　　【张介宾】寒为水气也。

〔12〕【王冰】火以烛幽，舌申明也。

　　【张介宾】心之宫也。

〔13〕【王冰】色赤也。新校正云：按《金匮真言论》云：“其谷
黍。”又《藏气法时论》云：“麦也。”

【张介宾】色赤也。《金匮真言论》：火谷曰黍，木谷曰麦。又《藏气法时论》亦言麦苦。

〔14〕【王冰】味苦也。

【张介宾】味苦也。

〔15〕【王冰】中有支络者。

【张介宾】实中之系，脉络之类也。

〔16〕【王冰】四时之气夏气同。

【张介宾】火王之时也。

〔17〕【王冰】羽，火象也。火化宣行，则羽虫生。

【张介宾】羽翔而升，属乎火也。

〔18〕【王冰】健决躁速，火类同。新校正云：按《金匮真言论》云："其畜羊。"

【张介宾】快健躁疾，得火性也。《金匮真言论》："金畜曰马，火畜曰羊。"

〔19〕【王冰】色同又明。

【张介宾】色属火也。

〔20〕【张介宾】心主血也。

〔21〕【王冰】火之性动也。新校正云：按《金匮真言论》云："是以知病之在脉也。"

【张介宾】火性动也。眴，如云切。

〔22〕【王冰】外明气化，则物苦味纯。

【张介宾】苦为火化也。

〔23〕【王冰】和而美。

【张介宾】徵音属火，其声次清。

〔24〕【王冰】中多支脉，火之化也。

【张介宾】脉之所至，即阳气所及也。

〔25〕【王冰】成数也。

【张介宾】火之生数二，成数七。

备化之纪，气协天休，德流四政，五化齐修⁽¹⁾，其气平⁽²⁾，其性顺⁽³⁾，其用高下⁽⁴⁾，其化丰满⁽⁵⁾，其类土⁽⁶⁾。其政安静⁽⁷⁾，其

候溽蒸[8]，其令湿[9]，其脏脾[10]，脾其畏风[11]，其主口[12]，其谷稷[13]，其果枣[14]。其实肉[15]，其应长夏[16]，其虫倮[17]，其畜牛[18]。其色黄[19]，其养肉[20]，其病否[21]，其味甘[22]，其音宫[23]，其物肤[24]，其数五[25]。

〔1〕【王冰】土之德静，分助四方，赞成金木水火之政。土之气厚，应天休和之气，以生长收藏，终而复始，故五化齐修。

【张介宾】土之平运，是曰备化。气协天休，顺承天化而济其美也。德流四政，土德分助四方，以赞成金木水火之政也。故生长化收藏，咸得其政而五者齐修矣。

〔2〕【王冰】土之生也，平而正。

【张介宾】土之气象，平而厚也。

〔3〕【王冰】应顺群品，悉化成也。

【张介宾】顺万物之性，而各成其化也。

〔4〕【王冰】田土高下，皆应用也。

【张介宾】或高或下，皆其用也。

〔5〕【王冰】丰满万物，非土化不可也。

【张介宾】万物成实，必赖乎土，故土曰充气。

〔6〕【王冰】五行之化，土类同。

【张介宾】诸土皆其类也。

〔7〕【王冰】土体厚，土德静，故政化亦然。

【张介宾】土厚而安静。其政亦然。

〔8〕【王冰】溽，湿也。蒸，热也。

【张介宾】溽，湿也。蒸，热也。长夏之候也。

〔9〕【王冰】湿化不绝竭，则土令延长。

【张介宾】土之化也。

〔10〕【王冰】脾气同。

【张介宾】脾属土也。

〔11〕【王冰】风，木令也。脾性虽四气兼并，然其所主，犹畏木也。《五运行大论》云：脾，其性静兼。又曰风胜湿。

【张介宾】风者木气也。

106

〔12〕【王冰】上体包容，口主受纳。

【张介宾】脾之窍也。

〔13〕【王冰】色黄也。新校正云：按《金匮真言论》作"稷"，《藏气法时论》作"粳"。

【张介宾】小米之粳者曰稷，黅谷也。

〔14〕【王冰】味甘也。

【张介宾】味甘也。

〔15〕【王冰】中有肌肉者。

【张介宾】土主肌肉也。

〔16〕【王冰】长夏谓长养之夏。新校正云：按王注《藏气法时论》云：夏为土母，土长于中，以长而治，故云长夏。又注《六节藏象论》云：所谓长夏者，六月也。土生于火，长在夏中，既长而王，故云长夏。

【张介宾】长夏者，六月也。土生于火，长在夏中，既长而王，故云长夏。

〔17〕【王冰】无毛羽鳞甲，土形同。

【张介宾】倮，赤体也。《礼记·月令》亦曰：其虫倮。注曰：人为倮虫之长。倮，郎朵切。

〔18〕【王冰】成彼稼穑，土之用也。牛之应用，其缓而和。

【张介宾】其性和缓，其功稼穑，得土气也。

〔19〕【王冰】土同也。

【张介宾】黄属土也。

〔20〕【王冰】所养者，厚而静。

【张介宾】脾土所主也。

〔21〕【王冰】土性拥碍。新校正云：按《金匮真言论》云：病在舌本，是以知病之在肉也。

【张介宾】脾之病也。

〔22〕【王冰】备化气丰，则物味甘厚。

【张介宾】甘为土化也。

〔23〕【王冰】大而重。

【张介宾】宫音属土，其声下而浊。

〔24〕【王冰】物禀备化之气，则多肌肉。

【张介宾】即肌肉也。

〔25〕【王冰】生数也，正土不虚加故也。

【张介宾】土之生数五，成数十。

审平之纪，收而不争，杀而无犯，五化宣明[1]。其气洁[2]，其性刚[3]，其用散落[4]，其化坚敛[5]，其类金[6]，其政劲肃[7]，其候清切[8]，其令燥[9]，其脏肺[10]，肺其畏热[11]，其主鼻[12]，其谷稻[13]，其果桃[14]，其实壳[15]，其应秋[16]，其虫介[17]，其畜鸡[18]。其色白[19]，其养皮毛[20]，其病咳[21]，其味辛[22]，其音商[23]，其物外坚[24]，其数九[25]。

〔1〕【王冰】犯，谓刑犯于物也。收而不争，杀而无犯，匪审平之德，何以能为是哉！

【张介宾】金之平运，是曰审平。金气平则收而不争，杀而无犯。犯，谓残害于物也。金气清肃，故五化得之，皆以宣明。

〔2〕【王冰】金气以洁白莹明为事。

【张介宾】洁白莹明，金之气也。

〔3〕【王冰】性刚，故摧缺于物。

【张介宾】刚劲锋利，金之性也。

〔4〕【王冰】金用则万物散落。

【张介宾】散落万物，金之用也。

〔5〕【王冰】收敛坚强，金之化也。

【张介宾】收敛坚强，金之化也。

〔6〕【王冰】审平之化，金类同。

【张介宾】诸金皆其类也。

〔7〕【王冰】化急速而整肃也。劲，锐也。

【张介宾】急速而严，金之政也。

〔8〕【王冰】清，大凉也。切，急也、风声也。

【张介宾】秋之候也。

〔9〕【王冰】燥，干也。

108

【张介宾】金之化也。

〔10〕【王冰】肺气之用，同金化也。

　　【张介宾】肺属金也。

〔11〕【王冰】热，火令也。肺性凉，故畏火热。《五运行大论》曰：肺，其性凉。

　　【张介宾】热为火气也。

〔12〕【王冰】肺脏气，鼻通息也。

　　【张介宾】肺之窍也。

〔13〕【王冰】色白也。新校正云：按《金匮真言论》作"稻"，《藏气法时论》作"黄黍"。

　　【张介宾】色白也。

〔14〕【王冰】味辛也。

　　【张介宾】味辛也。

〔15〕【王冰】外有坚壳者。

　　【张介宾】凡物之皮壳皆坚，金刚居外也。

〔16〕【王冰】四时之化，秋气同。

　　【张介宾】金之王也。

〔17〕【王冰】外被坚甲者。

　　【张介宾】甲坚而固，得金气也。

〔18〕【王冰】性善阔伤，象金用也。新校正云：按《金匮真言论》云：其畜马。

　　【张介宾】性好斗，故属金。《金匮真言论》：木畜曰鸡，金畜曰马。

〔19〕【王冰】色同也。

　　【张介宾】白色属金也。

〔20〕【王冰】坚同也。

　　【张介宾】肺金所主也。

〔21〕【王冰】有声之病，金之应也。新校正云：按《金匮真言论》云：病在背，是以知病之在皮毛也。

　　【张介宾】肺金病也。

〔22〕【王冰】审平化治，则物辛味正。

五常政大论篇第七十

109

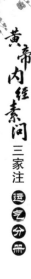

【张介宾】辛为金化也。

〔23〕【王冰】和利而扬。

【张介宾】商音属金，其声次浊。

〔24〕【王冰】金化宣行，则物体外坚。

【张介宾】壳之类也。

〔25〕【王冰】成数也。

【张介宾】金之生数四，成数九。

静顺之纪，藏而勿害，治而善下，五化咸整[1]。其气明[2]，其性下[3]，其用沃衍[4]，其化凝坚[5]，其类水[6]，其政流演[7]，其候凝肃[8]，其令寒[9]，其脏肾[10]，肾其畏湿[11]。其主二阴[12]，其谷豆[13]，其果栗[14]，其实濡[15]，其应冬[16]，其虫鳞[17]，其畜彘[18]，其色黑[19]，其养骨髓[20]，其病厥[21]，其味咸[22]，其音羽[23]，其物濡[24]，其数六[25]。故生而勿杀，长而勿罚，化而勿制，收而勿害，藏而勿抑，是谓平气[26]。

〔1〕【王冰】治，化也。水之性下，所以德全。江海所以能为百谷主者，以其善下之也。

【张介宾】水之平运，是曰静顺。水气平则藏而勿害，治而善下矣。江海之所以为百谷王者，以其德全善下也。五化得水而后齐，故曰咸整。

〔2〕【王冰】清净明昭，水气所主。

【张介宾】水为天一之气，故外暗而内明。

〔3〕【王冰】归流于下。

【张介宾】流湿就卑，水之性也。

〔4〕【王冰】用非净事，故沫生而流溢。沃，沫也。衍，溢也。

【张介宾】沃，灌溉也。衍，溢满也。沃音屋。

〔5〕【王冰】藏气布化，则水物凝坚。

【张介宾】藏气布化，则万物凝坚也。

〔6〕【王冰】净顺之化，水同类。

【张介宾】诸水皆其类也。

〔7〕【王冰】井泉不竭，河流不息，则流演之义也。

【张介宾】演长流貌。井泉不竭，川流不息，皆流演之义。演，衍同。

〔8〕【王冰】凝，寒也。肃，静也。寒来之气候。

【张介宾】冬之候也。

〔9〕【王冰】水令宣行，则寒司物化。

【张介宾】水之化也。

〔10〕【王冰】肾脏之用，同水化也。

【张介宾】肾属水也。

〔11〕【王冰】湿，土气也。肾性凛，故畏土湿。《五运行大论》曰：肾其性凛。

【张介宾】湿为土气也。

〔12〕【王冰】流注应同。新校正云：按：《金匮真言论》曰：北方黑色，入通于肾，开窍于二阴。

【张介宾】肾之窍也。

〔13〕【王冰】色黑也。新校正云：按：《金匮真言论》及《藏气法时论》同。

【张介宾】菽也。谷色纯黑，惟豆有之。

〔14〕【王冰】味咸也。

【张介宾】味咸也。

〔15〕【王冰】中有津液也。

【张介宾】实中津液也。

〔16〕【王冰】四时之化，冬气同。

【张介宾】水之王也。

〔17〕【王冰】鳞，水化生。

【张介宾】生于水也。

〔18〕【王冰】善下也。彘，豕也。

【张介宾】豕也。其色多黑，其性善下。彘音治。

〔19〕【王冰】色同也。

【张介宾】黑色属水也。

〔20〕【王冰】气入也。

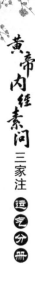

【张介宾】其气深，肾水所主也。

〔21〕【王冰】厥，气逆也，凌上也，倒行不顺也。新校正云：按《金匮真言论》云：病在溪，是以知病之在骨也。

【张介宾】阴气之逆也。

〔22〕【王冰】味同也。

〔23〕【王冰】深而和也。

【张介宾】咸为水化也。其音羽，羽音属水，其声高而清。

〔24〕【王冰】水化丰洽，庶物濡润。

【张介宾】濡，湿润也。濡音如。

〔25〕【王冰】成数也。

【张介宾】水之生数一，成数六。

〔26〕【王冰】生气主岁，收气不能纵其杀；长气主岁，藏气不能纵其罚；化气主岁，生气不能纵其制；收气主岁，长气不能人纵其害；藏气主岁，化气不能纵其抑。夫如是者，皆天气平，地气正，五化之气不以胜克为用，故谓曰平和气也。

【张介宾】此总结上文平气之五化也。故木之生气治令，则收气不能纵其杀。火之长气治令，则藏气不能纵其罚。土之化气治令，则生气不能纵其制。金之收气治令，则长气不能纵其害。水之藏气治令，则化气不能纵其抑。此皆以天气平，地气正，五化之气不相胜克，故皆曰平气。

委和之纪，是谓胜生[1]，生气不政，化气乃扬[2]，长气自平，收令乃早[3]，凉雨时降，风云并兴[4]，草木晚荣，苍干凋落[5]，物秀而实，肤肉内充[6]，其气敛[7]，其用聚[8]，其动软戾拘缓[9]，其发惊骇[10]，其脏肝[11]，其果枣李[12]，其实核谷①[13]，其谷稷稻[14]，其味酸辛[15]，其色白苍[16]，其畜犬鸡[17]，其虫毛介[18]，其主雾露凄沧[19]，其声角商[20]，其病摇动注恐[21]，从金化也[22]，少角与判商同[23]，上角与正角同[24]，上商与正商同[25]，其病支废痈肿疮疡[26]，其甘虫[27]，邪伤肝也[28]，上宫与正宫同[29]，萧瑟肃杀，则炎赫沸腾[30]，眚于三[31]，所谓复也[32]，其主飞蠹蛆雉[33]，乃为雷霆[34]。

①核谷:《类经》作"核壳"。

〔1〕【王冰】丁卯、丁丑、丁亥、丁酉、丁未、丁巳之岁。

【张介宾】此下详言不及之纪也。木气不及,是谓委和。凡丁壬皆属木运,而丁木阴柔,乃为不及。故于六丁之岁,生气不政,收气胜之,是曰胜生。

〔2〕【王冰】木少,故生气不政。土宽,故化气乃扬。

【张介宾】木气衰,土气无制也。

〔3〕【王冰】火无忤犯,故长气自平。木气既少,故收令乃早。

【张介宾】火无所生,故长气自平,木衰金胜,故收气乃早。

〔4〕【王冰】凉,金化也。雨,湿气也。风,木化也。云,湿气也。

【张介宾】凉为金化,风为木化,云雨皆为湿化,此以木不及,故兼土金之化也。

〔5〕【王冰】金气有余,木不能胜故也。新校正云:详委和之纪,木不及而金气乘之,故苍干凋落。非金气有余木不能胜也,盖木不足而金胜之也。

【张介宾】木不及,故草木晚荣。金胜之,故苍干凋落。

〔6〕【王冰】岁生虽晚,成者满实,土化气速,故如是也。

【张介宾】生气虽晚,化气速成故也。

〔7〕【王冰】收敛兼金气。

〔8〕【王冰】不布散也。

【张介宾】木兼金也,收气胜也。

〔9〕【王冰】软,缩短也。戾,了戾也。拘,拘急也。缓,不收也。

【张介宾】緛,缩短也。戾,斜曲也。拘,拘急也。缓,不收也。皆厥阴不及之病。緛音软。戾音利。

〔10〕【王冰】大屈卒伸,惊骇象也。

【张介宾】风木气衰,肝胆俱病也。

〔11〕【王冰】内应肝。

【张介宾】木之应也。

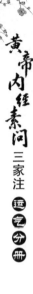

〔12〕【王冰】枣，土。李，木实也。新校正云：详李，木实也。按："火土金水不及之果"，"李"当作"桃"，王注亦非。

　　　　【张介宾】枣，土果也。李，当作桃，金果也。盖木不及，则土金二果盛。下不及五运皆同。

〔13〕【王冰】核，木。谷，金主。

　　　　【张介宾】核应木，壳应金，木衰金盛也。

〔14〕【王冰】金土谷也。

　　　　【张介宾】土之稷，金之稻，木不及则二谷当成也。

〔15〕【王冰】味酸之物，孰兼辛也。

　　　　【张介宾】酸者衰，辛者胜，木兼金化也。

〔16〕【王冰】苍色之物，孰兼白也。

　　　　【张介宾】白，金色。苍，木色。白盛于苍也。

〔17〕【王冰】木从金畜。

　　　　【张介宾】犬，木畜。鸡，金畜。有盛衰也。

〔18〕【王冰】毛从介。

　　　　【张介宾】毛，木虫。介，金虫。盛衰同上。

〔19〕【王冰】金之化也。

　　　　【张介宾】金之胜也。

〔20〕【王冰】角从商。

　　　　【张介宾】木从金也。

〔21〕【王冰】木受邪也。

　　　　【张介宾】摇动者，筋之病。注恐者，肝胆之病。

〔22〕【王冰】木不自攻，故化从金。

　　　　【张介宾】此结上文木不及者，从金之化也。

〔23〕【王冰】少角木不及，故半与商金化同。判，半也。新校正云：按火土金水之文，"判"作"少"，则此当云：少角与少商同，不云少商者，盖少角之运，共有六年，而丁巳、丁亥，上角与正角同。丁卯、丁酉，上商与正商同。丁未、丁尹，上宫与正宫同。是六年者，各有所同，与火土金水之少运不同，故不云同，少商只大约而言，半从商化也。

　　　　【张介宾】此总言六丁年也。角为木音，木不及故曰少角。

114

金乘之，故半与商金同其化。判，半也。新校正云：按火土金水之文，皆以判作少，则此当云少角与少商同，然不云少商者，盖少角之运共有六年，而丁巳、丁亥，上角与正角同；丁卯、丁酉，上商与正商同；丁未、丁丑，上宫与正宫同。是六年者，各有所同，与火土金水之少运不同，故不云同少商，只大约而言，以见半从商化也。

〔24〕【王冰】上见厥阴，与敷和岁化同，谓丁亥、丁巳岁，上之所见者也。

【张介宾】此丁巳、丁亥年也。上见厥阴司天，是为上角。岁运不及而得司天之助，则得其敷和之平，故与正角同也。

〔25〕【王冰】上见阳明，则与平金岁化同，丁卯、丁酉岁，上见阳明。

【张介宾】此丁卯、丁酉年也。木运不及，则半兼金化，若遇阳明司天，金又有助，是以木运之纪，而得审平之化，故上商与正商同也。

〔26〕【王冰】金刑木也。

【张介宾】木被金刑，经筋受病，风淫末疾，故为支废。支废，则溪谷关节多有壅滞，而痈肿疮疡所由生也。

〔27〕【王冰】子在母中。

【张介宾】味甘者易生虫，金胜木而土无制也，此即《气交变大论》言虫食甘黄之义。

〔28〕【王冰】虽化悉与金同，然其所伤，则归于肝木也。

【张介宾】木气不及，则邪伤在肝。

〔29〕【王冰】土盖其木，与未出等也，木未出土，与无木同。土自用事，故与正土运岁化同。上见太阴，是谓上宫。丁丑、丁未岁上见太阴，司天化之也。

【张介宾】此丁丑、丁未年也。上宫者，太阴司天也。岁木不及，则土得自专，又见湿土司天之助，是以木运之纪，而行备化之政，故上宫与正宫同也。

〔30〕【王冰】萧瑟肃杀，金无德也。炎赫沸腾，火之复也。

【张介宾】此总言木运之胜复也。萧飀肃杀，金胜木也。炎赫沸腾，火复金也。飀音瑟。

115

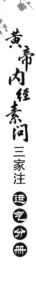

〔31〕【王冰】火为木复，故其眚在东。三，东方也。此言金之物胜也。新校正云：按《六元正纪大论》云：灾三宫也。

【张介宾】胜复皆因于木，故灾眚在三，东方震宫也。

〔32〕【王冰】复，报复也。

【张介宾】此承上文言子为其母而报复也。余仿此。

〔33〕【王冰】飞，羽虫也。蛊内生虫也。蛆，蝇之生者，此则物内自化尔。雉，鸟耗也。

【张介宾】飞而蛊者，阴中之阳虫也。蛆者，蝇之子，蛆入灰中，蜕化为蝇，其性喜暖畏寒，火运之年尤多也。雉，火禽也。凡此皆火复之气所化。

〔34〕【王冰】雷，谓大声，生于太虚，云暝之中也。霆，谓迅雷，卒如火之爆者，即霹雳也。

【张介宾】雷之迅者曰霆。木郁极而火达之，其气则为雷霆，故《易》曰：震为雷。

伏明之纪，是谓胜长[1]，长气不宣，藏气反布[2]，收气自政，化令乃衡[3]，寒清数举，暑令乃薄[4]，承化物生，生而不长[5]，成实而稚，遇化已老[6]，阳气屈伏，蛰虫早藏[7]，其气郁[8]，其用暴[9]，其动彰伏变易[10]，其发痛[11]，其脏心[12]，其果栗桃[13]，其实络濡[14]，其谷豆稻[15]，其味苦咸[16]，其色玄丹[17]，其畜马彘[18]，其虫羽鳞[19]，其主冰雪霜寒[20]，其声徵羽[21]，其病昏惑悲忘[22]，从水化也[23]，少徵与少羽同[24]，上商与正商同[25]，邪伤心也[26]，凝惨溧冽[27]，则暴雨霖霆，眚于九[28]，其主骤注雷霆震惊[29]，沉霒淫雨[30]。

〔1〕【王冰】藏气胜长也，谓癸酉、癸未、癸巳、癸卯、癸丑、癸亥之岁也。

【张介宾】伏明之纪，火不及也。凡戊癸皆属火运，而癸以阴柔，乃为不及。故于六癸之岁，长气不宣，藏气胜之，是谓胜长。

〔2〕【王冰】火之长气，不能施化，故水之藏气，反布于时。

【张介宾】火之长气，不能宣化。水之藏气，反布于时。

〔3〕【王冰】金土之义，与岁气素无干犯，故金自行其政，土自平其气也，

【张介宾】金无所畏，故收气自行其政。土无所生，故化令惟衡平耳。

〔4〕【王冰】火气不用故。

【张介宾】阴盛阳衰也。

〔5〕【王冰】火令不振，故承化生之物，皆不长也。

【张介宾】物承土化而生者，以土无火生，虽生不长也。此即上文化令乃衡之义。

〔6〕【王冰】物实成孰，苗尚稚短，及遇化气，未长极而气已老矣。

【张介宾】长气不宣，故物之成实者惟稚而短，及遇土化之令，而气已老矣。

〔7〕【王冰】阳不用而阴胜也，若上临癸卯、癸酉岁，则蛰反不藏。新校正云：详上临癸巳癸亥之岁，蛰亦不藏。

【张介宾】阳不施于物也。

〔8〕【王冰】郁懊不舒畅。

【张介宾】阳主升，不升则郁矣。

〔9〕【王冰】速也。

【张介宾】火性急，郁而不伸，出必暴矣。

〔10〕【王冰】彰，明也。伏，隐也。变易谓不常其象见也。

【张介宾】彰者火之德，火不足则彰伏不常，而多变易矣。

〔11〕【王冰】痛由心所生。

【张介宾】寒胜之也。

〔12〕【王冰】岁运之气通于心。

【张介宾】火气通于心也。

〔13〕【王冰】栗，水。桃，金果也。

【张介宾】栗，水果。桃，金果。火不及，故二果成也。

〔14〕【王冰】络，支脉也。濡，有汁也。

【张介宾】络应火，濡应水也。

〔15〕【王冰】豆，水。稻，金谷也。

117

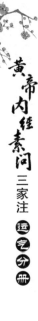

【张介宾】豆，水谷。稻，金谷。二谷成也。

〔16〕【王冰】苦兼咸也。

　　【张介宾】苦衰咸胜也。

〔17〕【王冰】色丹之物，熟兼玄也。

　　【张介宾】玄盛丹衰也。

〔18〕【王冰】火从水畜。

　　【张介宾】马，火畜当衰。彘，水畜当王也。

〔19〕【王冰】羽从鳞。

　　【张介宾】羽属火，鳞属水，有盛衰也。

〔20〕【王冰】水之气也。

　　【张介宾】水反胜也。

〔21〕【王冰】徵从羽。

　　【张介宾】火音从水也。

〔22〕【王冰】火之躁动不拘常律，阴冒阳火，故昏惑不治。心气不足，故喜悲善忘也。

　　【张介宾】火不足而心神溃也。从水化也。此结上文火不及者。

〔23〕【王冰】火弱水强，故伏明之纪半从水之政化。

〔24〕【王冰】火少故，半同水化。新校正云：详少徵运六年内，癸卯、癸酉，同正商。癸巳、癸亥，同岁会外，癸未、癸丑二年少徵与少羽同，故不云判羽也。

　　【张介宾】此总言六癸年也。徵为火音，火不及，故云少徵。水胜之，故与少羽同其化。

〔25〕【王冰】岁上见阳明则与平金岁化同也。癸卯及癸酉，岁上见阳明。新校正云：详此不言上宫上角者，盖宫角于火无大克罚，故经不备云。

　　【张介宾】癸卯、癸酉年也。上见阳明司天，是为上商。岁火不及则金无所畏，又得燥金司天之助，是以火运之纪，而行审平之气，故曰上商与正商同也。按：少徵六年，癸丑、癸未上宫也，癸巳、癸亥上角也。此止言上商而不及宫角者，以火与土木无所克伐，而同归少羽之化矣。邪伤心也。火气不及，故寒邪伤于心。

118

〔26〕【王冰】受病者心。

〔27〕【王冰】凝惨凓冽，水无德也。暴雨霖霆，土之复也。

【张介宾】凝惨凓冽，水胜火也。暴雨霖淫，土复水也。

〔28〕【王冰】九，南方也。新校正云：按《六元正纪大论》云：灾九宫。

【张介宾】胜复皆因于火，故灾眚于九，南方离宫也。

〔29〕【王冰】天地气争，而生是变，气交之内，害及粢盛，及伤鳞类。

【张介宾】骤注，土复之变也。雷霆震惊，火郁之达也。土火相协，故为是变。

〔30〕【王冰】沉阴淫雨湿变所生也。霒音阴。

【张介宾】沉霒，阴云蔽日也。淫，久雨也。此皆湿复之变。霒音阴。

卑监之纪，是谓减化[1]，化气不令，生政独彰[2]，长气整，雨乃愆，收气平[3]，风寒并兴[4]，草木荣美[5]，秀而不实，成而秕也[6]，其气散[7]，其用静定[8]，其动疡涌分溃痈肿[9]，其发濡滞[10]，其脏脾[11]，其果李栗[12]，其实濡核[13]，其谷豆麻[14]，其味酸甘[15]，其色苍黄[16]，其畜牛犬[17]，其虫倮毛[18]，其主飘怒振发[19]，其声宫角[20]，其病留满否塞[21]，从木化也[22]，少宫与少角同[23]。上宫与正宫同[24]，上角与正角同[25]，其病飧泄[26]，邪伤脾也[27]，振拉飘扬，则苍干散落[28]，其眚四维[29]，其主败折虎狼[30]，清气乃用，生政乃辱[31]。

〔1〕【王冰】谓化气减少，己巳、己卯、己丑、己亥、己酉、己未之岁也。

【张介宾】卑监之纪，土气不及也。凡甲己皆属土运，而己以阴柔，乃为不及。故于六己之年，化气不令，是谓减化。

〔2〕【王冰】土少而木专其用。

【张介宾】土气不足，木专其政也。

〔3〕【王冰】不相干犯，则平整。化气减，故雨愆期。

【张介宾】火土无犯，故长气整。土德衰，故雨愆期，金无所生，故收气平也。

〔4〕**【张介宾】**土衰而木肆其暴，水无所畏，故风寒并兴。

〔5〕**【王冰】**风，木也。寒，水也。土少故寒气得行，生气独彰，故草木敷荣而端美。

〔6〕**【王冰】**荣秀而美，气生于木，化气不满，故物实中空，是以秕恶。

【张介宾】生政独彰，故草木荣美。化气不令，故虽秀而不实。秕音比，糠秕也。

〔7〕**【王冰】**气不安静，水且乘之，从木之风，故施散也。

【张介宾】土从风化，飘扬而散也。

〔8〕**【王冰】**虽不能专政于时物，然或举用，则终归土德而静定。

【张介宾】土政本静，其气衰，则化不及物，而过于静定矣。

〔9〕**【王冰】**疡，疮也；涌，呕吐也；分，裂也；溃，烂也；痈肿，脓疮也。

【张介宾】土脏病则为涌呕。肉理病则为疮疡溃烂痈肿。

〔10〕**【王冰】**土性也濡，湿也。

【张介宾】土不制水也。

〔11〕**【王冰】**主脏病。

【张介宾】土气通于脾也。

〔12〕**【王冰】**李，木。栗，水果也。

【张介宾】李，木果。栗，水果。土不及而二果成也。

〔13〕**【王冰】**濡，中有汁者。核，中坚者。新校正云：详前后濡实主水，此"濡"字当作"肉"。王注亦非。

【张介宾】濡应水，核应木也。

〔14〕**【王冰】**豆，水。麻，木谷也。

【张介宾】豆，水谷。麻，木谷。二谷成也。

〔15〕**【王冰】**甘味之物，熟兼酸也。

【张介宾】酸胜甘衰也。

〔16〕**【王冰】**色黄之物，外兼苍也，

【张介宾】苍多黄少也。

〔17〕【王冰】土从本畜。

【张介宾】牛为土畜，当衰。犬为木畜，当盛。

〔18〕【王冰】倮从毛。

【张介宾】倮属土，毛属木，有盛衰也。

〔19〕【王冰】木之气用也。

【张介宾】木之胜也。

〔20〕【王冰】宫从角。

【张介宾】土从水也。

〔21〕【王冰】土气拥碍故。

【张介宾】土不足而脾不运也。

〔22〕【王冰】不胜，故从佗化。

【张介宾】总结上文。

〔23〕【王冰】土少，故半从木化也。新校正云：详少宫之运，六年内，除己丑、己未与正宫同，己巳、己亥与正角同外，有己卯、己酉二年，少宫与少角同，故不云判角也。

【张介宾】此总言六己年也。宫为土音，土之不及，故云少宫。土不足则木乘之，故与少角同其化。

〔24〕【王冰】上见太阴，则与平土运，生化同也。己丑、己未，其岁见也。

【张介宾】上宫者，太阴湿土司天也。岁土不及，而有司天之助，是以少宫之纪，而得备化之气，故与正宫同，己丑、己未年是也。

〔25〕【王冰】上见厥阴，则悉是敷和之纪也。己亥、己巳其岁见也。

【张介宾】上角者，厥阴风木司天也。岁土不及，则半兼木化，若遇厥阴司天，木又有助，是以土运之纪，而行敷和之化，故上角与正角同，己巳、己亥年是也。按：此不言己卯、己酉上商者，以土金无犯，故不纪之。

〔26〕【王冰】风之胜也。

【张介宾】土衰风胜也。

〔27〕【王冰】纵诸气金病，即自伤脾。新校正云：详此不言上商

121

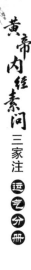

者，土与金无相克罚，故经不纪之也。又注云：纵诸气金病，即自伤脾也。"金"字疑误。

【张介宾】土气不及，故邪伤在脾。

〔28〕【王冰】振拉飘扬，木无德也。苍干散落，金之复也。

【张介宾】振拉飘扬，木胜土也。苍干散落，金复木也。

〔29〕【王冰】东南、西南、东北、西北，土之位也。新校正云：按《六元正纪大论》云：灾五宫。

【张介宾】胜复皆因于土，故灾眚见于四维。四维者，土位中宫而寄王于四隅，辰戌丑未之位是也。

〔30〕【王冰】虎、狼、猴、豺、豹、鹿、马、獐、麂，诸四足之兽，害于粢盛及生命也。

【张介宾】败折者金之变，虎狼多刑伤，皆金复之气所化。

〔31〕【王冰】金气行，则木气屈。

【张介宾】金复之用，木胜之屈也。

　　从革之纪，是谓折收[1]，收气乃后，生气乃扬[2]，长化合德，火政乃宣，庶类以蕃[3]，其气扬[4]，其用躁切[5]，其动铿禁瞀厥[6]，其发咳喘[7]，其脏肺[8]，其果李杏[9]，其实壳络[10]，其谷麻麦[11]，其味苦辛[12]，其色白丹[13]，其畜鸡羊[14]，其虫介羽[15]，其主明曜炎烁[16]，其声商徵[17]，其病嚏咳鼽衄[18]，从火化也[19]，少商与少徵同[20]，上商与正商同[21]，上角与正角同[22]，邪伤肺也[23]。炎光赫烈，则冰雪霜雹[24]，眚于七[25]，其主鳞伏彘鼠[26]，岁气早至，乃生大寒[27]。

〔1〕【王冰】火折金收之气也。谓乙丑、乙亥、乙酉、乙未、乙巳、乙卯之岁也。

【张介宾】从革之纪，金不及也。凡乙庚皆属金运，而乙以阴柔，乃为不及。故于六乙之年，收气减折，是为折收。

〔2〕【王冰】后，不及时也。收气不能以时而行，则生气自应布扬而用之也。

【张介宾】金之收气后时，则木之生气布扬而盛也。

122

〔3〕【王冰】火土之气，同生化也。宜，行也。

【张介宾】金衰则火乘之，火王则土得所助，故长化合德，火政宣行而庶类蕃盛也。

〔4〕【王冰】顺火也。

〔5〕【王冰】少虽后用，用则切急，随火躁也。

【张介宾】火之气用，升扬而躁急也。

〔6〕【王冰】铿，效声也。禁，谓二阴禁止也。瞀，闷也。厥，谓气上逆也。

【张介宾】铿然有声，咳也。禁，声不出也。瞀，闷也。厥，气上逆也。金不足者肺应之，肺主气，故为是病。铿音坑。瞀，茂、莫、务三音。

〔7〕【王冰】咳，金之有声。喘，肺脏气也。

【张介宾】肺病也。

〔8〕【王冰】主脏病。

【张介宾】金气通于肺也。

〔9〕【王冰】李，木。杏，火果也。

【张介宾】李，木果。杏，火果。金不及，故二果成也。

〔10〕【王冰】外有壳，内有支络之实也。

【张介宾】壳属金，络属火，有盛衰也。

〔11〕【王冰】麻，木。麦，火谷也。麦色赤也。

【张介宾】麻，木谷。麦，火谷。二谷成也。

〔12〕【王冰】苦味胜辛，辛兼苦也。

【张介宾】苦盛辛衰也。

〔13〕【王冰】赤加白也。

【张介宾】丹多白少也。

〔14〕【王冰】金从火土之兼化。新校正云：详火畜马，土畜牛。今言羊，故王注云：从火土之兼化为羊也。或者当去注中之"土"字，甚非。

【张介宾】鸡为金畜，当衰。羊为火畜，当盛。《金匮真言论》：火畜曰羊。

〔15〕【王冰】介从羽。

123

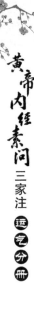

【张介宾】介，金虫。羽，火虫。有盛衰也。

〔16〕【王冰】火之胜也。

　　【张介宾】火气之胜也。

〔17〕【王冰】商从徵。

　　【张介宾】金从火也。

〔18〕【王冰】金之病也。

　　【张介宾】有余而病及肺也。

〔19〕【王冰】火气来胜，故屈己以从之。

　　【张介宾】结上文金气不及之化。

〔20〕【王冰】金少，故半同火化也。新校正云：详少商运六年内，除乙卯、乙酉同正商，乙巳、乙亥同正角外，乙未、乙丑二年为少商同少徵，故不云判徵也。

　　【张介宾】此总言六乙年也。商为金音，金不及，故云少商。金不及则火乘之，故与少徵同其化。

〔21〕【王冰】上见阳明，则与平金运生化同，乙卯、乙酉其岁止见也。

　　【张介宾】上商者，阳明燥金司天也。岁金不及而有司天之助，是以少商之纪，而得审平之气，故与正商同，乙卯、乙酉年是也。

〔22〕【王冰】上见厥阴，则与平木运生化同，乙巳、乙亥其岁上见也。新校正云：详金土无相胜克，故《经》不言上宫与正宫同也。

　　【张介宾】岁金不及而上见厥阴司天，木无所畏，则木齐金化，故与正角之气同，乙巳、乙亥年是也。按：此不言乙丑、乙未上宫者，土金无犯也，故不及之。

〔23〕【王冰】有邪之胜则归肺。

　　【张介宾】金不及，故邪伤于肺。

〔24〕【王冰】炎光赫烈，火无德也。冰雪霜雹，水之复也。水复之作，雹形如半珠。新校正云：详注云：雹形如半珠，“半”字疑误。

　　【张介宾】炎光赫烈，火胜金也。冰雪霜雹，水复火也。

〔25〕【王冰】七，西方也。新校正云：按《六元正纪大论》云：灾七宫。

　　【张介宾】胜复皆因于金，故灾眚在七，西方兑宫也。

124

〔26〕【王冰】突戾潜伏，岁主从之，以伤赤实及羽类也。

【张介宾】水复之化也。

〔27〕【王冰】水之化也。

【张介宾】皆水之复也。

涸流之纪，是谓反阳[1]，藏令不举，化气乃昌[2]，长气宣布，蛰虫不藏[3]，土润水泉减[4]，草木条茂，荣秀满盛[5]。其气滞[6]，其用渗泄[7]，其动坚止[8]，其发燥槁[9]，其脏肾[10]，其果枣杏[11]，其实濡肉[12]，其谷黍稷[13]，其味甘咸[14]，其色黔玄[15]，其畜彘牛[16]，其虫鳞倮[17]，其主埃郁昏翳[18]，其声羽宫[19]，其病痿厥坚下[20]，从土化也[21]。少羽与少宫同[22]，上宫与正宫同[23]，其病癃闷[24]，邪伤肾也[25]，埃昏骤雨，则振拉摧拔[26]，眚于一[27]，其主毛显狐狢，变化不藏[28]，故乘危而行，不速而至，暴虐无德，灾反及之，微者复微，甚者复甚，气之常也[29]。

〔1〕【王冰】阴气不及，反为阳气代之，谓辛未、辛巳、辛卯、辛酉、辛亥、辛丑之岁也。

【张介宾】涸流之纪，水不及也。凡丙辛皆属水运，而辛以阴柔，乃为不及。故于六辛阴水之年，阳反用事，是谓反阳。

〔2〕【王冰】少水而土盛。

【张介宾】水衰，故藏气不令。土胜，故化气乃昌。

〔3〕【王冰】太阳在泉，经文背也。厥阴阳明司天，乃如经谓也。

【张介宾】火无所畏，故长气宣布，蛰虫不藏也。按：此不言收气者，金水无犯，故不及之。

〔4〕【张介宾】土胜水也。

〔5〕【王冰】长化之气，丰而厚也。

【张介宾】长化之气，丰而厚也。

〔6〕【王冰】从土也。

【张介宾】从乎土也。

〔7〕【王冰】不能流也。

【张介宾】水不畜也。

〔8〕【王冰】谓便写也。水少不濡，则干而坚止。藏气不能固，则注下而奔速。

【张介宾】土邪留滞则坚止为瘕。

〔9〕【王冰】阴少而阳盛故尔。

【张介宾】阴气虚也。

〔10〕【王冰】主脏病也。

【张介宾】水气通于肾也。

〔11〕【王冰】枣，土。杏，火果也。

【张介宾】枣，土果。杏，火果。水不及，则二果当成。

〔12〕【王冰】濡，水。肉，土化也。

【张介宾】濡应水者衰，肉应土者盛也。

〔13〕【王冰】黍，火。稷，土谷也。新校正云：按本论上文，麦为火之谷，今言黍者，疑"麦"字误为"黍"也。《金匮真言论》作"然黍"本论作"麦"，当从本篇之文也。

【张介宾】黍，火谷。稷，土谷。二谷当成也。按：《金匮真言论》火谷曰黍，而本论作麦，似乎二字有误。

〔14〕【王冰】甘入于咸，味甘美也。

【张介宾】甘胜咸衰也。

〔15〕【王冰】黄加黑也。

【张介宾】黄多黑少也。黅音今。

〔16〕【王冰】水从土畜。

【张介宾】彘，水畜当衰。牛，土畜当王。

〔17〕【王冰】鳞从倮。

【张介宾】鳞，水虫。倮，土虫。盛衰亦然。

〔18〕【王冰】土之胜也。

【张介宾】土气之胜也。

〔19〕【王冰】羽从宫。

【张介宾】水从土也。

〔20〕【王冰】水土参并，故如是。

【张介宾】阳明实而少阴虚也。

〔21〕【王冰】不胜于土，故从他化。

【张介宾】结上交水不及之化也。

〔22〕【王冰】水土各半化也。新校正云：详少羽之运六年内，除辛丑、辛未与正宫同外，辛卯、辛酉、辛巳、辛亥四岁为同少宫，故不言判宫也。

　　【张介宾】此总言六辛年也。羽为水音，水之不及，故云少羽。水不汲而土乘之，故与少宫同其化。

〔23〕【王冰】上见太阴，则与平土运生化同，辛丑、辛未岁上见之。新校正云：详此不言上角上商者，盖水于金木无相克罚故也。

　　【张介宾】上宫，太阴司天也。水衰土胜之年，若司天遇土，又得其助，是以少羽之纪，而行备化之气，故上宫与正宫同，辛丑、辛未年是也。按：此不言辛巳、辛亥上角者，水木无犯也；辛卯、辛酉上商者，金水无犯也。故皆不及之。

〔24〕【王冰】癃，小便不通；閟，大便干涩不利也。

　　【张介宾】肾气不化也。閟，闭同。

〔25〕【王冰】邪胜则归肾。

　　【张介宾】水不及，故邪伤在肾。

〔26〕【王冰】埃昏骤雨，土之虐也。振拉摧拔，木之复也。

　　【张介宾】埃昏骤雨，土胜水也。振拉摧拔，水复土也。

〔27〕【王冰】一，北方也。诸谓方者，国郡州县境之方也。新校正云：按《六元正纪大论》云：灾一宫。

　　【张介宾】胜复皆因于水，故灾眚在一，北方坎宫也。

〔28〕【王冰】毛显，谓毛虫，麋鹿麝麞猫兔虎狼显见，伤于黄实，兼害倮虫之长也。变化，谓为魅狐狸当之。不藏，谓害粢盛，鼠兔猫狸狢当之，所谓毛显不藏也。

　　【张介宾】木复之气行也。狢，何各切，又音陌。

〔29〕【王冰】通言五行气少，而有胜复之大凡也。乘彼孤危，恃乎强盛，不召而往，专肆威刑，怨祸自招，又谁咎也，假令木弱，金气来乘，暴虐苍卒，是无德也。木被金害，火必雠之，金受火燔，则灾及也。夫如是者，刑甚则复甚，刑微则复微，气动之常，固其宜也，五行之理，咸迭然乎。新校正云：按五运不及之详，具《气交变大论》中。

127

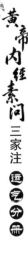

【张介宾】此总结上文不及五运。凡相胜者,乘此孤危,恃彼强盛,不召而至,暴虐无德,至于子来报复,灾反及之。如木被金伤,则火来救母,起而相报,金为火制,乃反受灾。五行迭用,胜复皆然。所以胜之微者报亦微,胜之甚者报亦甚。故《气交变大论》曰:五运之政,犹权衡也。又曰:胜复盛衰,不能相多也。往来小大,不能相过也。正此之义。

发生之纪,是谓启敕[1]。土疏泄,苍气达[2],阳和布化,阴气乃随[3],生气淳化,万物以荣[4]。其化生,其气美[5],其政散[6],其令条舒[7],其动掉眩巅疾[8],其德鸣靡启坼[9],其变振拉摧拔[10],其谷麻稻[11],其畜鸡犬[12],其果李桃[13],其色青黄白[14],其味酸甘辛[15],其象春[16],其经足厥阴少阳[17],其脏肝脾[18],其虫毛介[19],其物中坚外坚[20],其病怒[21],太角与上商同[22]。上徵则其气逆,其病吐利[23]。不务其德,则收气复,秋气劲切,甚则肃杀,清气大至,草木凋零,邪乃伤肝[24]。

〔1〕【王冰】物乘木气以发生,而启陈其容质也,是谓壬申、壬午、壬辰、壬寅、壬子、壬戌之六岁化也。敕,古陈字。

【张介宾】此下详言太过之纪也。木之太过,是谓发生,阳刚之木,六壬是也。启,开也。敕,布也。布散阳和,发生万物之象也。《四气调神论》曰:春三月,此谓发陈。与此义同。敕,古陈字。

〔2〕【王冰】生气上发,故土体疏泄。木之专政,故苍气上达。达,通也、出也、行也。

【张介宾】木气动,生气达,故土体疏泄而通也。苍气,木气也。

〔3〕【王冰】少阳先生,发于万物之表;厥阴次随,营运于万象之中也。

【张介宾】木火相生,则阳和布化。阳气日进,则阴气日退。乃随,犹言乃后也。

〔4〕【王冰】岁木有余,金不来胜,生令布化,故物以舒荣。

【张介宾】木气有余,故能淳化以荣万物。

128

〔5〕【王冰】木化宣行，则物容端美。

　　【张介宾】生，发生。美，芳美也。

〔6〕【王冰】布散生荣，无所不至。

　　【张介宾】布散和气，风之象也。

〔7〕【王冰】条，直也，理也；舒，启也。端直舒启，万物随之，发生之化，无非顺理也。

　　【张介宾】条舒，顺气化而修长畅达也。

〔8〕【王冰】掉，摇动也；眩，旋转也；巅，上首也；疾，病气也。新校正云：详王不解其动之义，按后敦阜之纪，其动濡积并蓄。王注云：动，谓变动，又坚成之纪，其动暴折疡。王注云：动以生病。盖谓其既变因动以生病也，则木火土金水之动义皆同也。又按王注《脉要精微论》云：巅疾，上巅疾也。又注《奇病论》云：巅，谓上巅，则头首也。此注云：巅，上首也。疾，病气也。气字为衍。

　　【张介宾】掉，颤摇也。眩，旋转也。巅，顶巅也。风木太过，故其病为如此。掉，提料切。

〔9〕【王冰】风气所生。新校正云：按《六元正纪大论》云：其化鸣紊启拆。

　　【张介宾】鸣，风木声也。靡，散也，奢美也。启拆，即发陈之义，其德应春也。《六元正纪大论》云：其化鸣紊启拆。

〔10〕【王冰】振，谓振怒。拉，谓中折。摧，谓仆落。拔，谓出本。新校正云：按《六元正纪大论》同。

　　【张介宾】振，谓振怒。拉，谓败折。摧，谓仆落。拔，谓出本。

〔11〕【王冰】木化齐金。

　　【张介宾】麻，木谷。稻，金谷。齐其化也。

〔12〕【王冰】齐鸡孕也。

　　【张介宾】鸡，金畜。犬，木畜。犬齐鸡也。

〔13〕【王冰】李齐桃实也。

　　【张介宾】李，木果。桃，金果。李齐桃也。

〔14〕【王冰】青加于黄白，自正也。

　　【张介宾】木能克土而齐金，故三色见象也。

129

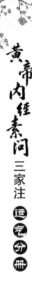

〔15〕【王冰】酸入于甘辛，齐化也。

【张介宾】三味亦木土金也。

〔16〕【王冰】如春之气，布散阳和。

【张介宾】风温，春化同也。

〔17〕【王冰】厥阴，肝脉。少阳，胆脉。

【张介宾】足厥阴肝，足少阳胆，木之应也。

〔18〕【王冰】肝胜脾。

【张介宾】肝胜脾也。

〔19〕【王冰】木余，故毛齐介育。

【张介宾】毛齐介育也。

〔20〕【王冰】中坚有核之物，齐等于皮壳之类也。

【张介宾】木金并化也。

〔21〕【王冰】木余故。

【张介宾】木强也。

〔22〕【王冰】太过之木气与金化齐等。新校正云：按太过五运，独太角言与上商同，余四运并不言者，疑此文为衍。

【张介宾】按：六壬之年无卯酉，是太角本无上商也。故新校正云：太过五运。独太角言与上商同，余四运并不言者，疑此文为衍。或非衍则误耳。

〔23〕【王冰】上见少阴、少阳，则其气逆行。壬子、壬午岁上见少阴。壬寅、壬申岁上见少阳。木余遇火，故气不顺。新校正云：按《五运行大论》云：气相得而病者，以下临上不当位也，不云上羽者，水临木为相得者故也。

【张介宾】上徵者，司天见少阴君火、少阳相火，乃壬子、壬午、壬寅、壬申四年是也。木气有余而上行生火，子居母上，是为气逆，故其为病如此。《五运行大论》曰：气相得而病者，以下临上，不当位者是也。按：此不言壬辰、壬戌上羽者，水木想临为顺，故不及之。

〔24〕【王冰】恃己太过，凌犯于土，土气囷极，金为复雠，金行杀令，故邪伤肝木也。

【张介宾】若木恃太过，不务其德而侮土，则金必复之，故

130

乘秋令而为灾如此。至其为病，则邪反伤肝矣。

赫曦之纪，是谓蕃茂[1]，阴气内化，阳气外荣[2]，炎暑施化，物得以昌[3]。其化长，其气高[4]，其政动[5]，其令鸣显[6]，其动炎灼妄扰[7]，其德暄暑郁蒸[8]，其变炎烈沸腾[9]，其谷麦豆[10]，其畜羊彘[11]，其果杏栗[12]，其色赤白玄[13]，其味苦辛咸[14]，其象夏[15]，其经手少阴、太阳[16]，手厥阴、少阳[17]，其脏心肺[18]，其虫鳞羽[19]，其物脉濡[20]，其病笑，疟、疮疡、血流、狂妄、目赤[21]，上羽与正徵同，其收齐[22]。其病痓[23]，上徵而收气后也[24]，暴烈其政，藏气乃复，时见凝惨，甚则雨水霜雹切寒，邪伤心也[25]。

〔1〕【王冰】物遇太阳，则蕃而茂，是谓戊辰、戊寅、戊子、戊戌、戊申、戊午之岁也。新校正云：按或者云注中"太阳"当作"太徵"。详木土金水之太过。注，俱不言角、宫、羽、商等运。而水太过，注云：阴气大行。此火太过，是物遇太阳也，安得谓之太徵乎？

【张介宾】火之太过，是谓赫曦。六戊之岁，皆阳刚之火也。阳盛则万物俱盛，故曰蕃茂。

〔2〕【王冰】阴阳之气，得其序也。

【张介宾】阴降于下，阳升于上也。

〔3〕【王冰】长气多故尔。

【张介宾】阳气为发生之本也。

〔4〕【王冰】长化行，则物容大。高气达则物色明。

【张介宾】阳主进，故化长。火主升，故气高。

〔5〕【王冰】革易其象不常也。

【张介宾】阳主动也。

〔6〕【王冰】火之用而有声，火之燔而有焰，象无所隐，则其信也。显，露也。

【张介宾】火之声壮，火之光明也。

〔7〕【王冰】妄，谬也。扰，挠也。

【张介宾】大盛之害也。

〔8〕【王冰】热化所生，长于物也。新校正云：《六元正纪大论》云：其化暄嚣郁燠。又作"暄曜"。

【张介宾】热化所行，其德应夏也。

〔9〕【王冰】胜复之有，极于是也。

【张介宾】火气太过，热极之变也。

〔10〕【王冰】火齐水化也。

【张介宾】麦，火谷。豆，水谷。麦齐豆也。

〔11〕【王冰】齐孕育也。新校正云：按本论，上文马为火之畜。今言羊者，疑"马"字误为"羊"。《金匮真言论》及《藏气法时论》俱作"羊"，然本论作"马"，当从本论之文也。

【张介宾】羊，火畜。彘，水畜。其育齐也。

〔12〕【王冰】等实也。

【张介宾】杏，火果。栗，水果。其实同也。

〔13〕【王冰】赤色加白黑，自正也。

【张介宾】火金水三色，盛衰见也。

〔14〕【王冰】辛物兼苦与咸，化齐成也。

【张介宾】亦火金水三味也。

〔15〕【王冰】如夏气之热也。

【张介宾】热曛昏火，夏化同也。

〔16〕【王冰】少阴，心脉。太阳，小肠脉。

〔17〕【王冰】厥阴，心包脉。少阳，三焦脉。

【张介宾】手少阴心，手太阳小肠，手厥阴心包络，手少阳三焦，皆火之应也。

〔18〕【王冰】心胜肺。

【张介宾】心胜肺也。

〔19〕【王冰】火余，故鳞羽齐化。

【张介宾】羽属火，鳞属水，羽齐鳞化也。

〔20〕【王冰】脉，火物。濡，水物。水火齐也。新校正云：详脉，即络也。文虽殊而义同。

【张介宾】脉为火，濡为水，其化亦然。

〔21〕【王冰】火盛故。

【张介宾】皆火盛也。

〔22〕【张介宾】上羽者，太阳寒水司天，戊辰、戊戌年是也。火运太过，得水制之，则与升明正徵同其化。火既务德，则金不受伤，而收令齐备也。

〔23〕【王冰】上见太阳则天气且制，故太过之火，反与平火运生化同也。戊辰、戊戌岁上见之。若平火运同，则五常之气无相凌犯，故金收之气生化同等。

【张介宾】痓者，口噤如痫，肢体拘强也，水火相激而然。痓症有二：无汗恶寒曰刚痓，有汗不恶寒曰柔痓，皆足太阳病。痓音翅。

〔24〕【王冰】上见少阴、少阳，则其生化自政，金气不能与之齐化。戊子、戊午岁上见少阴，戊寅、戊申岁上见少阳。火盛故收气后化。新校正云：按《气交变大论》云：岁火太过上临少阴、少阳，火燔炳，水泉涸，物焦槁。

【张介宾】上徵者，二火司天也。谓戊子、戊午，上见少阴君火，戊寅、戊申，上见少阳相火，火盛则金衰，故收气后也。

〔25〕【王冰】不务其德，轻侮致之也。新校正云：按《气交变大论》云：雨冰霜寒。与此互文也。

【张介宾】若火不务德，暴烈其政，则金气受伤，水必复之，故其为灾如此，而寒邪反伤心也。

敦阜之纪，是谓广化[1]，厚德清静，顺长以盈[2]，至阴内实，物化充成[3]，烟埃朦郁，见于厚土[4]，大雨时行，湿气乃用，燥政乃辟[5]。其化圆，其气丰[6]，其政静[7]，其令周备[8]，其动濡积并蓄[9]，其德柔润重淖[10]，其变震惊飘骤崩溃[11]，其谷稷麻[12]，其畜牛犬[13]，其果枣李[14]，其色黅玄苍[15]，其味甘咸酸[16]，其象长夏[17]，其经足太阴、阳明[18]，其脏脾肾[19]，其虫倮毛[20]，其物肌核[21]，其病腹满，四肢不举[22]，大风迅至，邪伤脾也[23]。

〔1〕【王冰】土余，故化气广被于物也，是谓甲子、甲戌、甲申、甲午、甲辰、甲寅之岁也。

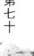

133

【张介宾】土之太过，是谓敦阜，六甲之岁，皆阳刚之土也。土之化气，广被于物，故曰广化。

〔2〕【王冰】土性顺用，无与物争，故德厚而不躁，顺火之长育，使万物化气盈满也。

【张介宾】土德至厚，土性至静，顺火之长气，故化政以盈，土生于火也。

〔3〕【王冰】至阴，土精气也。夫万物所以化成者，皆以至阴灵气，生化于中也。

【张介宾】至厚至静，故曰至阴。万物之化，无不赖土，故物化充成。

〔4〕【王冰】厚土，山也。烟埃，土气也。

【张介宾】土本厚矣，而尤厚者，则在山川。烟埃朦郁，土之气也，故见于此。

〔5〕【王冰】湿气用则燥政辟，自然之理尔。

【张介宾】土之化湿，湿气行则燥气辟。辟，避同。

〔6〕【王冰】化气丰圆，以其清静故也。

【张介宾】圆，周遍也。丰，盈充也。

〔7〕【王冰】静而能久，故政常存。

【张介宾】其德厚重，故其政安静。

〔8〕【王冰】气缓故周备。

【张介宾】土王四时而充万物，故曰周备。

〔9〕【王冰】动，谓变动。

【张介宾】湿则多濡，静则积蓄。蓄，昌六切，聚也。

〔10〕【王冰】静而柔润，故厚德常存。新校正云：按《六元正纪大论》云：其化柔润重泽。

【张介宾】淖，泥湿也，又和也。淖，乃到切。

〔11〕【王冰】震惊，雷霆之作也。飘骤，暴风雨至也。大雨暴注，则山崩土溃，随水流注。

【张介宾】震惊飘骤，雷霆暴风也。崩溃，洪水冲决也。此以土极而兼木复之化。

〔12〕【王冰】土木齐化。

134

【张介宾】稷，土谷。麻，木谷。土齐木化也。

〔13〕【王冰】齐孕育也。

　　　【张介宾】牛，土畜。犬，木畜。其育齐也。

〔14〕【王冰】土齐木化。

　　　【张介宾】枣，土果。李，木果。

〔15〕【王冰】黄色加黑苍，自正也。

　　　【张介宾】土水木三色，土胜水而齐木也。

〔16〕【王冰】甘入于咸酸，齐化也。

　　　【张介宾】义同上。

〔17〕【王冰】六月之气生化同。

　　　【张介宾】凡云雨昏暝埃，皆长夏化同。

〔18〕【王冰】太阴，脾脉。阳明，胃脉。

　　　【张介宾】足太阴脾经，是阳明胃经，土之应也。

〔19〕【王冰】脾胜肾。

　　　【张介宾】脾胜肾。

〔20〕【王冰】土余故毛倮齐化。

　　　【张介宾】土气有余，倮毛齐化。

〔21〕【王冰】肌，土。核，木化也。

　　　【张介宾】亦土木之化也。

〔22〕【王冰】土性静，故病如是。新校正云：详此不云上羽、上徵者，徵羽不能亏盈于土，故无他候也。

　　　【张介宾】土邪有余则濡积壅滞，故其为病如此。按：甲上六年，甲子、甲午、甲寅、甲申，上徵也。甲辰、甲戌，上羽也。此俱不言者，以不能犯于土也，故皆不及之。

〔23〕【王冰】木盛怒，故土脾伤。

　　　【张介宾】土极木复，其变若此，故其为病，邪反伤脾。

　　坚成之纪，是谓收引[1]。天气洁，地气明[2]，阳气随，阴治化[3]，燥行其政，物以司成[4]，收气繁布，化洽不终[5]，其化成[6]，其气削[7]，其政肃[8]，其令锐切[9]，其动暴折疡疰[10]，其德雾露萧瑟[11]，其变肃杀凋零[12]，其谷稻黍[13]，其畜鸡马[14]，

135

其果桃杏[15]，其色白青丹[16]，其味辛酸苦[17]，其象秋[18]，其经手太阴、阳明[19]，其脏肺肝[20]，其虫介羽[21]，其物壳络[22]，其病喘喝胸凭仰息[23]，上徵与正商同，其生齐[24]，其病咳[25]。政暴变则名木不荣，柔脆焦首，长气斯救，大火流，炎烁且至，蔓将槁，邪伤肺也[26]。

〔1〕【王冰】引，敛也。阳气收，阴气用，故万物收敛。谓庚午、庚辰、庚寅、庚子、庚戌、庚申之岁也。

【张介宾】金之太过，是谓坚成，六庚之岁，阳金也。金胜则收气大行，故曰收引。引者，阴盛阳衰，万物相引而退避也。

〔2〕【王冰】秋气高洁，金气同。

【张介宾】金气清也。

〔3〕【王冰】阳顺阴而生化。

【张介宾】随，后也。

〔4〕【王冰】燥气行化万物，专司其成熟，无遗略也。

【张介宾】燥行其政，气化乃坚，故司万物之成也。

〔5〕【王冰】收杀气早，土之化不得终其用也。新校正云：详"繁"字疑误。

【张介宾】金之收气盛而早布，则土之化气而不得终其令也。洽，和也、泽也。

〔6〕【张介宾】收，成也。

〔7〕【王冰】减，削也。

【张介宾】消，削也。

〔8〕【王冰】肃，清也、静也。

【张介宾】严，肃也。

〔9〕【王冰】气用不屈，劲而急。

【张介宾】刚劲也。

〔10〕【王冰】动以病生。

【张介宾】暴折者，金气有余。疡痤者，皮肤之疾。

〔11〕【王冰】燥之化也。萧瑟，风声也。静为雾露，用则风生。新校正云：按《六元正纪大论》"德"作"化"。

【张介宾】清肃之化也。

〔12〕【王冰】陨坠于物。

　　【张介宾】杀令行也。

〔13〕【王冰】金火齐化也。新校正云：按本论上文，麦为火之谷，当言其谷稻黍。

　　【张介宾】稻，金谷。黍，火谷。金齐火化也。

〔14〕【王冰】齐孕育也。

　　【张介宾】金火二畜，孕育齐也。

〔15〕【王冰】金火齐实。

　　【张介宾】金齐火实也。

〔16〕【王冰】白加于青丹，自正也。

　　【张介宾】金有余则克木齐火，故见于三色也。

〔17〕【王冰】辛入于酸苦齐化。

　　【张介宾】亦金木火三味也。

〔18〕【王冰】气爽清洁，如秋之化。

　　【张介宾】凡早清烟露，皆秋化同也。

〔19〕【王冰】太阴，肺脉。阳明，大肠脉。

　　【张介宾】手太阴肺经，手阳明大肠经，皆金之应也。

〔20〕【王冰】肺胜肝。

　　【张介宾】肺胜肝。

〔21〕【王冰】金余，故介羽齐育。

　　【张介宾】介齐羽化也。

〔22〕【王冰】壳，金。络，火化也。

　　【张介宾】亦金火齐化也。

〔23〕【王冰】金气余故。

　　【张介宾】肺金邪实也。

〔24〕【张介宾】上徵者，少阴少阳二火司天，谓庚子、庚午、庚寅、庚申四年也。金气太过，得火制之，则同审平之化，故与正商同。金气和平，木不受伤，故生气得齐其化也。

〔25〕【王冰】上见少阴少阳，则天气见抑，故其生化与平金岁同。庚子、庚午岁上见少阴，庚寅、庚申岁上见少阳。上火制金，故

生气与之齐化。火乘金肺，故病咳。新校正云：详此不言上羽者，水与金非相胜克故也。

【张介宾】火乘肺金，故其病为咳。按：此不言庚辰、庚戌上羽者，以金水无犯也。

〔26〕【王冰】变，谓太甚也，政太甚则生气抑，故木不容，草首焦死。政暴不已，则火气发怒，故火流炎烁至，柔条蔓草脆之类皆干死也，火乘金气，故肺伤也。

【张介宾】金不务德而暴害乎木，火必报复而金反受伤，故其为病则邪害于肺。

流衍之纪，是谓封藏[1]，寒司物化，天地严凝[2]，藏政以布，长令不扬[3]。其化凛，其气坚[4]，其政谧[5]，其令流注[6]，其动漂泄沃涌[7]，其德凝惨寒雾[8]，其变冰雪霜雹[9]，其谷豆稷[10]，其畜彘牛[11]，其果栗枣[12]，其色黑丹黅[13]，其味咸苦甘[14]，其象冬[15]，其经足少阴太阳[16]，其脏肾心[17]，其虫鳞倮[18]，其物濡满[19]，其病胀[20]，上羽而长气不化也[21]。政过则化气大举，而埃昏气交，大雨时降，邪伤肾也[22]。故曰：不恒其德，则所胜来复，政恒其理，则所胜同化，此之谓也[23]。

〔1〕【王冰】阴气大行，则天地封藏之化也，谓丙寅、丙子、丙戌、丙申、丙午、丙辰之岁。

【张介宾】水之太过，是谓流衍，阳水之岁，六丙是也。水盛则阴气大行，天地闭而万物藏，故曰封藏。

〔2〕【王冰】阴之气也。

【张介宾】阴气盛也。

〔3〕【王冰】藏气用则长化止，故令不发扬。

【张介宾】水胜火也。

〔4〕【王冰】寒气及物则坚定。

【张介宾】凛冽坚凝，寒之胜也。

〔5〕【王冰】谧，静也。

【张介宾】谧，安静也，音密。

138

〔6〕【王冰】水之象也。

【张介宾】水之性也。

〔7〕【王冰】沃，沫也。涌，溢也。

【张介宾】漂，浮于上也。泄，写于下也。沃，灌也。涌，溢也。

〔8〕【王冰】寒之化也。新校正云：按《六元正纪大论》作"其化凝惨慄冽"。

【张介宾】寒之化也。寒氛，雨雪貌，氛音分。

〔9〕【王冰】非时而有。

【张介宾】非时而有故曰变。

〔10〕【王冰】水齐土化。

【张介宾】豆，水谷。稷，土谷。水有余则齐土化也。

〔11〕【王冰】齐孕育也。

【张介宾】彘，水畜。牛，土畜。彘齐牛育也。

〔12〕【王冰】水土齐实。

【张介宾】栗齐枣实也。

〔13〕【王冰】黑加于丹黄，自正也。

【张介宾】水胜火而齐土，三色之见有盛衰也。

〔14〕【王冰】咸入于苦甘，化齐焉。

【张介宾】亦水火土三味也。

〔15〕【王冰】气序疑肃，似冬之化。

【张介宾】凡寒气霜雪冰，皆冬化同也。

〔16〕【王冰】少阴肾脉，太阳膀胱脉也。

【张介宾】足少阴肾经，足太阳膀胱经，皆水之应也。

〔17〕【王冰】肾胜心。

【张介宾】肾胜心。

〔18〕【王冰】水余，故鳞保齐育。

【张介宾】水余故鳞齐保育。

〔19〕【王冰】濡，水。满，土化也。新校正云：按土不及作肉，土太过作肌，此作满，互相成也。

【张介宾】濡，水化也。满，当作肉，土化也。

139

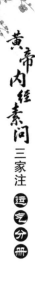

〔20〕【王冰】水余也。

【张介宾】水气盛也。

〔21〕【王冰】上见太阳，则火不能布化以长养也。丙辰、丙戌之岁，上见天符水运也。新校正云：按《气交变大论》云：上见太阳，则雨冰雪霜不时降。湿气变物。不云上徵者，运所胜也。

【张介宾】上羽者，太阳寒水司天，丙辰、丙戌岁也。水气有余，又得其助，则火之长气不能布其化矣。按：此不言丙子、丙午、丙寅、丙申上徵者，运所胜也。

〔22〕【王冰】暴寒数举，是谓政过。火被水凌，土来仇复，故天地昏翳，土水气交，大雨斯降，而邪伤肾也。

【张介宾】水政太过，火受其害，土之化气，起而复之，故为埃昏大雨，而湿邪伤于肾也。

〔23〕【王冰】不恒，谓恃己有余，凌犯不胜。恒，谓守常之化，不肆威刑。如是则克己之气，岁同治化也。新校正云：详五运太过之说，具《气交变大论》中。

【张介宾】恒，常也。此结上文太过五运也，不恒其德，则所胜来复，谓暴虐无德，侮彼不胜，则所胜者必起而报之也。政恒其理，则所胜同化，谓安其常，处其顺，则所胜者，亦同我之气而与之俱化矣，如木与金同化，火与水齐育之类是也。

帝曰：天不足西北，左寒而右凉，地不满东南，右热而左温，其故何也[1]？岐伯曰：阴阳之气，高下之理，太少①之异也[2]。东南方，阳也，阳者其精降于下，故右热而左温[3]。西北方，阴也，阴者其精奉于上，故左寒而右凉[4]。是以地有高下，气有温凉，高者气寒，下者气热[5]。故适寒凉者胀，之温热者疮，下之则胀已，汗之则疮已，此腠理开闭之常，太少之异耳[6]。

①太少：《类经》作"大小"，下同。

〔1〕【王冰】面巽言也。

【张介宾】天不足西北，故西北为天门，地不满东南，故东南为地户，《五常政大论》曰：所谓戊己分者，奎壁角轸，则天地之

140

门户也，义与此通。此节以背乾面巽而言，乾居西北，则左为北，右为西，故左寒右凉，巽居东南，则右为南，左为东，故右热左温，而四季之气应之也。

〔2〕【王冰】高下，谓地形。太少，谓阴阳之气盛衰之异。今中原地形，西北方高，东南方下，西方凉，北方寒，东方温，南方热。气化犹然矣。

【张介宾】此下皆言地理之异也。高下，谓中原地形。西北方高，东南方下也。大小，谓山河疆域，各有大小也，故阴阳之气有不齐，而寒热温凉，亦各随其地而异矣。

〔3〕【王冰】阳精下降，故地气以温而知之于下矣。阳气生于东而盛于南，故东方温南方热，气之多少明矣。

〔4〕【王冰】阴精奉上，故地以寒而和之于上矣。阴气生于西而盛于北，故西方凉而北方寒，君面巽而言，臣面干而对也。新校正云：详天地不足阴阳之说，亦具《阴阳应象大论》中。

【张介宾】阳气自上而降下，东南方下，故东方温而南方热，阳始于东而盛于南也，阴气自下而奉上，西北方高，故西方凉而北方寒，阴始于西而盛于北也。

〔5〕新校正云：按《六元正纪大论》云：至高之地，冬气常在。至下之地，春气常在。

【张介宾】《六元正纪论》曰：至高之地，冬气常在。至下之地，春气常在。正此谓也。

〔6〕【王冰】西北东南，言其大也。夫以气候验之，中原地形所居者，悉以居高则寒，处下则热。尝试观之，高山多雪，平川多雨，高山多寒，平川多热，则高下寒热可征见矣。中华之地，凡有高下之大者，东西南北各三分也。其一者，自汉蜀江南至海也；二者，自汉江北至平遥县也；三者，自平遥北山北至蕃界北海也。故南分大热，中分寒热兼半，北分大寒。南北分外，寒热尤极。大热之分，其寒微，大寒之分，其热微。然其登陟极高山顶，则南面北面，寒热悬殊，荣枯倍异也。又东西高下之别亦三矣，其一者自汧源县西至沙州，二者自开封县西至汧源县，三者自开封县，东至沧海也。故东分大温，中分温凉兼半，西分大凉。大温之分，其寒五分之二；大凉之分，其热

141

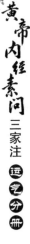

五分之二。温凉分外，温凉尤极，变为大暄大寒也。约其大凡如此。然九分之地，寒极于东北，热极于西南。九分之地，其中有高下不同，地高处则湿，下处则燥，此一方之中小异也。若大而言之，是则高下之有一也。何者？中原地形，西高北高，东下南下。今百川满凑，东之沧海，则东南西北高下可知。一为地形高下，故寒热不同；二则阴阳之气，有少有多，故表温凉之异尔。今以气候验之，乃春气西行，秋气东行，冬气南行，夏气北行，以中分校之，自开封至汧源，气候正与历候同，以东行校之，自开封至沧海，每一百里，秋气至晚一日，春气发早一日。西行校之。自汧源县西至蕃界碛石，其以南向及西北东南者，每四十里，春气发晚一日，秋气至早一日；北向及东北西南者，每一十五里，春气发晚一日，秋气至早一日。南行校之，川形有北向及东北西南者，每五百里。新校正云：按别本作"十五里"。阳气行晚一日，阴气行早一日；南向及东南西北川，每一十五里，热气至早一日，寒气至晚一日；广平之地，则每五十里阳气发早一日，寒气至晚一日。北行校之，川形有南向及东南西北者，每二十五里，阳气行晚一日，阴气行早一日；北向及东北西南川，每一十五里，寒气至早一日，热气至晚一日。广平之地，则每二十里，热气行晚一日，寒气至早一日。大率如此。然高处峻处，冬气常在，平处下处，夏气常在，观其雪零草茂，则可知矣。然地土固有弓形川、蛇形川、月形川，地势不同，生杀荣枯，地同而天异。凡此之类，有离向、丙向、巽向、乙向、震向处，则春气早至，秋气晚至，早晚校十五日，有丁向、坤向、庚向、兑向、辛向、乾向、坎向、艮向处，则秋气早至，春气晚至，早晚亦校二十日。是所谓带山之地也，审观向背，气候可知，寒凉之地，腠理开少而闭多，闭多则阳气不散，故适寒凉，腹必胀也。湿热之地，腠理开多而闭少，开多则阳发散，故往温热，皮必疮也。下之则中气不余，故胀已。汗之则阳气外泄，故疮愈。

【张介宾】之，亦适也。适寒凉之地，则腠理闭密气多不达，故作内胀。之温热之地，则腠理多开，阳邪易入，故为疮疡。胀在里，故下之则已。疮在表，故汗之则已。此其为胀为疮，虽为腠理开闭之常，然寒热甚者病则甚，微者病则微，乃有木小之异耳。王氏曰：西北、东南，言其大也。夫以气候验之，中原地形，所居者悉以居高则寒，处下则热。尝试观以，高山多雪，平川多雨，高山多寒，平川多热，则高下寒热可征见矣，中华之地，凡有高下之大者，东西、南北各三分也。其一者，自汉蜀江，南至海也；二者，自汉江，北至平遥县也；三者，自平遥北山，北至蕃界北海也。故南分大热，中分寒热兼半，北分大寒。南北分外，寒热尤极。本热之分其寒微，大寒之分其热微。然而登陟极高山顶，则南面北面；寒热悬殊，荣枯倍异也。又东西高下之别亦三矣，其一者，自汧源县，西至沙洲；二者，自开封县，西至汧源县；三者，自开封县，东至沧海也。故东分大温，中分温凉兼半，西分大凉。大温之分，其寒五分之二；大凉之分，其热五分之二。温凉分外，温凉尤极，变为大暄大寒也，约其大凡如此。然九分之地，寒极于西北，热极于东南。九分之地，其中有高下不同，地高处则燥，下处则湿，此一方之中小异也。若大而言之，是则高下之有二也。何者？中原地形，西高北高，东下南下。今百川满凑，东之沧海，则东南西北，高下可知。一为地形高下，故寒热不同；二则阴阳之气有少有多，故表温凉之异尔。今以气候验之，乃春气西行，秋气东行，冬气南行，夏气北行。以中分校分之，自开封至汧源，气候正与历候同。以东行校之，自开封至沧海，每一百里，秋气至晚一日，春气发早一日。西行校之，自汧源县西至蕃界碛石，其以南向及西北、东南者，每四十里，春气发晚一日，秋气至早一日；北向及东北西南者，每一十五里，春气发晚一日，秋气至早一日。南行校之，川形有北向及东北西南者，每一十五里，阳气行晚一日，阴气行早一日；南向及东南西北川，每一十五里，热气至早一日，寒气至晚一日；广平之地，则每五十里，阳气发早一日，寒气至晚一日。北行校之，川形有南向及东南、西北者，每二十五里，阳气行晚一日阴气行早一日；北向及东北西南川，每一十五里，寒气至早一日，热气至晚一日；广平之地，则每二十里，热气行晚一日，寒气至早一日。大率如此。然高处峻处，冬气常在，平处下处，夏气常在，观其雪零草茂，则可知矣。然地土固有弓形川、蛇形川、月形川，地势不同，生杀荣枯，地同而天异。凡此之类，有离向、丙向、巽向、乙向、震向处，则春气早至，秋气晚至，早晚校十五日；有丁向、坤向、庚向、兑向、辛向、乾向、坎向、艮向处，则秋气早至，春气晚至，早晚亦校二十日，

五常政大论篇第七十

143

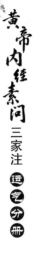

是所谓带山之地也，审观向背，气候可知。寒凉之地，腠理开少而闭多，闭多则阳气不散，故适寒凉，腹必胀也，湿热之地，腠理开多而闭少，开多则阳气发散，故往温热，皮必疮也。下之则中气不余，故胀已。汗之则阳气外泄，故疮已。按王氏此论，以中国之地分为九宫，而九宫之中，复分其东西南北之向，则阴阳寒热，各有其辨，不可不察。详汉蜀江，即长江也。自江至南海，离宫也。自江至平遥县，中宫也。今属山西汾州界自遥北至蕃界北海，坎宫也，此以南北三分为言也。汧源县，即汧阳县今属陕西凤翔府。自汧源西至沙洲，兑宫也。自开封西至汧源，中宫也。自开封东至沧海，震宫也，此以东西三分为言也。五正之宫得其详，则四隅之气可察矣。

帝曰：其于寿夭何如[1]？岐伯曰：阴精所奉，其人寿；阳精所降，其人夭[2]。帝曰：善。其病也，治之奈何？岐伯曰：西北之气散而寒之，东南之气收而温之，所谓同病异治也[3]。故曰：气寒气凉，治以寒凉，行水渍之。气温气热，治以温热，强其内守。必同其气，可使平也，假者反之[4]。

〔1〕【王冰】言土地居人之寿夭。

【张介宾】土地之气既不同，则人之寿夭亦有异也。

〔2〕【王冰】阴精所奉，高之地也；阳精所降，下之地也。阴方之地，阳不妄泄，寒气外持，邪不数中而正气坚守，故寿延。阳方之地，阳气耗散，发泄无度，风湿数中，真气倾竭，故夭折。即事验之，今中原之境，西北方众人寿，东南方众人夭，其中犹各有微甚尔。此寿夭之大异也，方者审之乎！

【张介宾】阴精所奉之地，阳气坚固，故人多寿，谓崇高之处也。阳精所降之地，阳气易泄，故人多夭，谓污下之处也。

〔3〕【王冰】西方北方人皮肤腠理密，人皆食热，故宜散、宜寒。东方、南方人皮肤疏，腠理开，人皆食冷，故宜收、宜温散，谓温浴，使中外条达。收，谓温中不解表也。今土俗皆反之，依而疗之则反甚矣。新校正云：详分方为治，亦具《异法方宜论》中。

【张介宾】西北气寒，气固于外，则热郁于内，故宜散其外

144

寒，清其内热。东南气热，气泄于外，则寒生于中，故宜收其外泄，温其中寒。此其为病则同，而治则有异也。

〔4〕【王冰】寒方以寒，热方以热，温方以温，凉方以凉，是正法也。是同气也，行水渍之，是汤漫渍也。平，谓平调也。若西方、北方有冷病，假热方、温方以除之，东方、南方有热疾，须凉方、寒方以疗者，则反上正法以取之。

【张介宾】西北气寒气凉，人多食热而内火盛，故宜治以寒凉，及行水渍之法，谓用汤液浸渍以散其外寒也，东南气温气热，人多食凉而内寒生，故宜治以温热，又必强其内守，欲令阳气不泄，而固其中也。天气地气有阴阳升降，病治亦有阴阳升降，用合气宜，是同其气而病可平矣。然西北未必无假热，东南未必无假寒，假者当反治，则西北有当热，东南有当寒者矣。然余备历南北，还是热方多热病，寒方多寒病，又不可不知也。

帝曰：善。一州之气，生化寿夭不同，其故何也？岐伯曰：高下之理，地势使然也。崇高则阴气治之，污下则阳气治之，阳胜者先天，阴胜者后天[1]。此地理之常，生化之道也[2]。帝曰：其有寿夭乎？岐伯曰：高者其气寿，下者其气夭，地之小大异也，小者小异，大者大异[3]。故治病者，必明天道地理，阴阳更胜，气之先后，人之寿夭，生化之期，乃可以知人之形气矣[4]。

〔1〕【王冰】先天，谓先天时也。后天，谓后天时也。悉言土地生荣枯落之先后也。物既有之，人亦如然。

〔2〕【张介宾】一州之地，非若天下之广，其中亦有生化寿夭之不同者，以地势有高下耳。高者阴气升而治之，阴性迟，故物之荣枯皆后天而至。后天者，其荣迟，其枯亦迟，故多寿也。下者阳气降而治之，阳性速，故物之成败，皆先天而至。先天者，其成速，其败亦速，故多夭也。观孙真人曰：婴儿三岁以上，十岁以下，观其性气高下，即可知其寿夭。大略儿小时敏悟过人者多夭，则项橐、颜回之流是也。小儿骨法成就，威仪回转迟舒，稍费人精神雕琢者寿，其预知人意，回旋敏速者亦夭，则杨修、孔融之流是也，由此言之，寿夭大

145

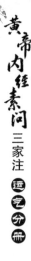

略可知也，亦由梅花蚤发，不睹岁寒，甘菊晚荣，终于年事，是知晚成者，寿之征也。此即先天后天之义。

〔3〕【王冰】大，谓东南西北相远万里许也。小，谓居所高下相近二十里三十里或百里许也。地形高下悬倍不相计者，以近为小，则十里二十里。高下平慢气相接者，以远为小，则三百里二百里。地气不同乃异也。

【张介宾】地有高下，则气有阴阳，寿夭之所由也，然大而天下，则千万里之遥，有所异也；小而一州，则数十里之近，亦有所异也，故小有小之异，大有大之异。

〔4〕【王冰】不明天地之气，又昧阴阳之候，则以寿为夭，以夭为寿，虽尽上圣救生之道，毕经脉药石之妙，犹未免市中之诬斥也。

【张介宾】不明天道，则不知运气之变，不明地理，则不知方土之宜，不明阴阳更胜，则本末俱失。不明气之先后，则缓急倒施，不明寿夭生化之期，则中无确见，而轻率招尤。凡此数者，缺一不可，斯足因形以察人之外，因气以知人之内，而治病之道，庶保万全矣。

帝曰：善。其岁有不病，而脏气不应不用者何也？岐伯曰：天气制之，气有所从也[1]。帝曰：愿卒闻之。岐伯曰：少阳司天，火气下临，肺气上从，白起金用，草木眚，火见燔焫，革金且耗，大暑以行，咳嚏鼽衄，鼻窒疮疡，寒热胕肿[2]。风行于地，尘沙飞扬，心痛胃脘痛，厥逆鬲不通，其主暴速[3]。

〔1〕【王冰】从，谓从事于彼，不及营于私应用之。

【张介宾】岁有不病不应不用者，谓岁运当病而有不病，及脏气当应当用而有不应不用者也。天气制之气有所从者，谓司天制之则从乎天气，故有不应乎岁者矣。制，禁制也。

〔2〕【王冰】寅申之岁候也。临，谓临御于下。从，谓从事于上。起，谓价高于市。用，谓用行刑罚也，临从起用同之革，谓皮革亦谓革易也。金，谓器属也。耗，谓费用也。火气燔灼，故曰生疮。疮，身疮也。疡，头疮也。寒热，谓先寒而后热，则疟疾也。肺为热害，水且救之，水守肺中，故为胕肿。胕肿，谓肿满，按之不起，此天气

之所生也。新校正云：详注云：故曰生疮，疮，身疮也。疡，头疮也。今《经》只言曰"疡"，疑脱"疮"字，别本"曰"字作"口"。

【张介宾】少阳相火司天，寅申岁也。火气下临，金之所畏，故肺气上从。从者，应而动之。金动则白色起而金为火用，故草木受眚。然火见燔焫必革易金性，且至于耗，金曰从革，即此之谓。若其为病则咳嚏鼽衄，鼻塞疮疡，皆火盛伤肺而然。金寒火热，金火相搏，则为寒热。肺主皮毛，邪热凑之，故为胕肿。皆天气之所生也。燔音烦。焫，如瑞切。嚏音帝。鼽音求。衄，女六切。窒音质。

〔3〕【王冰】厥阴在泉，故风行于地。风淫所胜，故是病生焉，少阳厥阴，其化急速，故病气起发，疾速而为，顾云其主暴速。此也气不顺而生是也。新校正云：详厥阴与少阳在泉，言其主暴速，其发机速，故不言甚则某病也。

【张介宾】凡少阳司天，则厥阴在泉，故风行于地，尘沙飞扬也。风淫所胜，病在厥阴，厥阴之脉，挟胃属肝贯膈，故其为病如此。然至疾者莫如风，故又主于暴速，皆地气之所生也。

阳明司天，燥气下临，肝气上从，苍起木用而立，土乃眚，凄沧数至，木伐草萎，胁痛目赤，掉振鼓栗，筋痿不能久立[1]。暴热至，土乃暑，阳气郁发，小便变，寒热如疟，甚则心痛，火行于稿，流水不冰，蛰虫乃见[2]。

〔1〕【王冰】卯酉之岁候也。木用，亦谓木功也。凄沧，大凉也。此病之起，天气生焉。

【张介宾】阳明燥金司天，卯酉岁也。燥气下临，木之所畏，故肝气应而上从。木应则苍色起，而木为金用，故土必受伤。然金盛则凄沧数至，故木伐草萎而病在肝。肝经行于胁，故胁痛。肝窍在目，故目赤。肝主风，故掉振鼓栗。肝主筋，故筋痿不能久立。皆天气之所生也。

〔2〕【王冰】少阴在泉，热监于地，而为是也，病之所有，地气生焉。

【张介宾】凡阳明司天，则少阴君火在泉，热行于地，故其

147

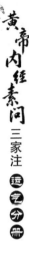

应候如此。火在阴分，则寒热交争，故令如疟。火郁不伸，故心痛。火就燥，故行于槁。槁，干枯也。皆地气之所生者。

太阳司天，寒气下临，心气上从，而火且明[1]，丹起金乃眚，寒清时举，胜则水冰，火气高明，心热烦，嗌干善渴，鼽嚏，喜悲数欠，热气妄行，寒乃复，霜不时降，善忘，甚则心痛[2]。土乃润，水丰衍，寒客至，沉阴化湿，气变物，水饮内积，中满不食，皮痛肉苛，筋脉不利，甚则胕肿，身后痈[3]。

〔1〕新校正云：详"火且明"三字，当作"火用"二字。

〔2〕【王冰】辰戌之岁候也。寒清时举，太阳之令也。火气高明，谓燔炳于物也。不时，谓太早及偏害，不循时令，不普及于物也。病之所起，天气生焉。

【张介宾】太阳寒水司天，辰戌岁也。寒气下临，火之所畏，故心气应而上从。火应则明而丹色起，故金乃眚。然水胜则为寒，故其候若此。火应则动热，故其病若此。皆天气之所生也。

〔3〕【王冰】太阴在泉，湿监于地而为是也，病之源始，地气生焉。新校正云：详"身后痈"，当作"身后难"。

【张介宾】凡太阳司天，则太阴在泉，湿行于地，故其为候为病如此。痛，痹而重也。肉苛，不仁不用也。身后痈者，以肉苛胕肿不能移，则久著枕席而身后臀背为痈疮也。皆脾土之证，地气之所生也。

厥阴司天，风气下临，脾气上从，而土且隆，黄起水乃眚，土用革，体重，肌肉萎，食减口爽，风行太虚，云物摇动，目转耳鸣[1]。火纵其暴，地乃暑，大热消烁，赤沃下，蛰虫数见，流水不冰[2]。其发机速[3]。

〔1〕【王冰】巳亥之岁候也。土隆、土用革，谓土气有用而革易其体，亦谓土功土也，云物摇动，是谓风高。此病所生，天之气也。

【张介宾】厥阴风木司天，巳亥岁也。风气下临，土之所畏，故脾气应而上从。土应则气隆而黄色起，故水乃眚。然土为木制，故土用受革，脾经为病，而风云摇动。皆天气之所生也。

〔2〕【王冰】少阳在泉，火监于地而为是也。病之宗兆，地气生焉。

〔3〕【王冰】少阳厥阴之气，变化卒急，其为疾病，速若发机，故曰其发机速。

【张介宾】凡厥阴司天，则少阳在泉，相火下行，故其气候如此。赤沃下者，霖雨多热，受赤气也。其发机速，相火之发，暴而速也。皆此地气之所生者。

少阴司天，热气下临，肺气上从，白起金用，草木眚，喘呕寒热，嚏鼽衄鼻窒，大暑流行[1]，甚则疮疡燔灼，金烁石流[2]。地乃燥清，凄沧数至，胁痛善太息，肃杀行，草木变[3]。

〔1〕【王冰】子午之岁候也。热司天气，故是病生，天气之作也。

〔2〕【王冰】天之交也。

【张介宾】少阴君火司天，子午岁也。火气下临，金之所畏，故其气候疾病，与前少阳司天大同，皆天气之所生也。

〔3〕【王冰】变，谓变易客质也。胁痛太息，地气生也。

【张介宾】凡少阴司天，则阳明燥金在泉，燥行于地，故其气候如此。肝木受伤，故胁痛。肺金太过，故善太息。皆地气之所生也。

太阴司天，湿气下临，肾气上从，黑起水变[1]。埃冒云雨，胸中不利，阴痿，气大衰，而不起不用[2]。当其时反腰椎痛，动转不便也[3]。厥逆[4]。地乃藏阴，大寒且至，蛰虫早附，心下否痛，地裂冰坚，少腹痛，时害于食，乘金则止水增，味乃咸，行水减也[5]。

〔1〕新校正云：详前后文此少"火乃眚"三字。

〔2〕新校正云：详"不用"二字当作"水用"。

149

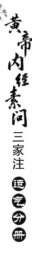

〔3〕【王冰】丑未之岁候也。水变，渭甘泉变咸也。埃，土雾也。冒，不分远也。云雨，土化也。椎，谓臀肉也。病之有者，天气生焉。

〔4〕新校正云：详"厥逆"二字，疑当连上文。

【张介宾】太阴湿土司天，丑未岁也。湿土下临，水之所畏，故肾气应而上从。水应则黑起为变，心火受制，故胸中不利。然土胜者水必伤，故为阴痿以下等疾。当其时者，当土王之时也。凡此诸病，俱属肾经，皆天气之所生也。

〔5〕【王冰】止水，并泉也。行水，河渠流注者也。止水虽长，乃变常甘美而为咸味也。病之有者，地气生焉。新校正云：详太阴司天之化不言其则病某，而云"当其时"，又云"乘金"则云云者，与前条互相发明也。

【张介宾】凡太阴司天，则太阳在泉，寒行于地，故为地乃藏阴等候，心下否痛等疾，皆寒水侮火也。乘金者，如岁逢六乙，乘金运也；时遇燥金，乘金气也。水得金生，寒凝尤甚，故止蓄之水增，味乃咸，流行之水减，以阴胜阳，以静胜动，皆地气之所生也。愚按：运气之化，凡一胜则一负，一盛则一衰，此理之常也。观本篇司天六气，如少阳少阴火气下临，则肺气上从白起金用等义，皆被克之气，反起而用者何也？盖五运各有所制，制气相加，则受制者不得不应，应则反从其化而为用，其理其征，本属显然，而实人所不知也。故如热甚者燥必随之，此金之从火也；燥甚者风必随之，此木之从金也；风甚者尘霾随之，此土之从木也；湿蒸甚者霖注随之，此水之随土也；阴凝甚者雷电随之，此火之从水也。故《易》曰：云从龙，风从虎。夫龙得东方木气，故云从之。云者土气也。虎得西方金气，故风从之，风者木气也。即此篇之义。以观五运之变化，藏象之虚实，其有不可以偏执论者类可知矣。

帝曰：岁有胎孕不育，治之不全，何气使然[1]？岐伯曰：六气五类，有相胜制也，同者盛之，异者衰之，此天地之道，生化之常也[2]。故厥阴司天，毛虫静，羽虫育，介虫不成[3]；在泉，毛虫育，倮虫耗，羽虫不育[4]。少司阴天，羽虫静，介虫育，毛虫不成[5]；在泉，羽虫育，介虫耗不育[6]。太阴司天，倮虫静，鳞虫

150

育，羽虫不成[7]。在泉，倮虫育，鳞虫[8]，不成[9]。

〔1〕【张介宾】治，谓治岁之气。

〔2〕【张介宾】五类者，五行所化，各有其类。如毛虫三百六十，麟为之长；羽虫三百六十，凤为之长；倮虫三百六十，人为之长；介虫三百六十，龟为之长；鳞虫三百六十，龙为之长。凡诸有形动物，其大小高下五色之异，各有其类，通谓之虫也。然毛虫属木，羽虫属火，倮虫属土，介虫属金，鳞虫属水，六气五类，各有相生相制，同者同其气故盛，异者异其气故衰。

〔3〕【王冰】谓乙巳、丁巳、己巳、辛巳、癸巳、乙亥、丁亥、己亥、辛亥、癸亥之岁也。静，无声也。亦谓静退，不先用事也。羽为火虫气同地也。火制金化，故介虫不成，谓白色有甲之虫少孕育也。

【张介宾】巳亥年也，厥阴风水司天，则少阳相火在泉。毛虫同天之气，故安静无损。羽虫同地之气，故多育。火制金之化，故介虫不成。

〔4〕【王冰】地气制土，黄倮耗损，岁乘木运，其又甚也。羽虫不育，少阳自抑之，是则五寅五申岁也。凡称不育不成，皆谓少，非悉无也。

【张介宾】寅申岁也，厥阴风木在泉。毛虫同其气，故育。木克土，故倮虫耗。木郁于下，火失其生，故羽虫虽生而不育。按：此六气五类，胜制不育，岁有司天在泉之分，故其气应各有时，而五类之生育亦各有时，以生育之期，而合气应之候，再以五色、五性参其盛衰，无不应者。观《六元正纪大论》曰：岁半之前，天气主之；岁半之后，地气主之；上下交互，气交主之。则司天之气，当自大寒节为始，以主上半年。在泉之气，当自大暑节为始，以主下半年。上下交互之气，则间于二者之间，而主乎中也。

〔5〕【王冰】谓甲子、丙子、戊子、庚子、壬子、甲午、丙午、戊午、庚午、壬午之岁也。静，谓胡越惊、百舌鸟之类也。是岁黑色毛虫孕育少成。

【张介宾】子午岁也，少阴君火司天。羽虫同天之气，故安静。介虫同地之气，故育。金气在地则木衰，故毛虫胎孕不成。

151

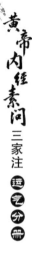

〔6〕【王冰】地气制金，白介虫不育，岁乘火运，斯复甚焉，是则五卯五酉岁也。新校正云：详介虫耗，以少阴在泉，火克金也。介虫不育，以阳明在天自抑之也。

【张介宾】少阴在泉，卯酉岁也。羽虫同其气，故育。介虫受其制，故耗而不育。

〔7〕【王冰】谓乙丑、丁丑、己丑、辛丑、癸丑、乙未、丁未、己未、辛未、癸未之岁也。倮虫，谓人及虾蟆之类也。羽虫，谓青绿色者，则鹦鹉、鹥鸟、翠碧鸟之类，诸青绿色之有羽者。岁乘金运，其复甚焉。

【张介宾】太阴湿土司天，丑未岁也。倮虫同天之气，故安静无损。鳞虫同地之气，故育。在泉水盛则火衰，故羽虫胎孕不成。

〔8〕新校正云：详此少一"耗"字。

〔9〕【王冰】地气制水，黑鳞不育，岁乘土运而又甚乎是，则五辰五戌岁也。

【张介宾】太阴在泉，辰戌岁也。倮虫同其气，故育。鳞虫受其制，故不成。详此少一耗虫。

　　少阳司天，羽虫静，毛虫育，倮虫不成[1]；**在泉，羽虫育，介虫耗，毛虫不育**[2]。**阳明司天，介虫静，羽虫育，介虫不成**[3]；**在泉，介虫育，毛虫耗，羽虫不成**[4]。**太阳司天，鳞虫静，倮虫育**[5]；**在泉，鳞虫耗，倮虫不育**[6]，**诸乘所不成之运，则甚也**[7]。

〔1〕【王冰】谓甲寅、丙寅、戊寅、庚寅、壬寅、甲申、丙申、戊申、庚申、壬申之岁也。倮虫，谓青绿色者也。羽虫，谓黑色诸有羽翼者，则越燕、百舌鸟之类是也。

【张介宾】少阳相火司天，寅申岁也。羽虫同天之气，故静。毛虫同地之气，故育。在泉木盛则土衰，故倮虫不成。

〔2〕【王冰】地气制金，白介耗损，岁乘火运，其又甚也，毛虫不育，天气制之。是则五巳五亥岁也。

【张介宾】少阳在泉，巳亥岁也。羽虫同其气，故育。介虫受其制，故耗。火在泉，则木为退气，故毛虫亦不育。

〔3〕【王冰】谓乙卯、丁卯、己卯、辛卯、癸卯、乙酉、丁酉、己酉、辛酉、癸酉岁也。羽为火虫，故蕃育也。介虫，诸有赤色甲壳者也。赤介不育，天气制之也。

【张介宾】阳明燥金司天，卯酉岁也。介虫同天之气，故静。羽虫同地之气，故育。复言介虫不成者，虽同乎天气，而实制乎地气也。

〔4〕【王冰】地气制木，黑毛虫耗，岁乘金运，损复甚焉，是则五子五午岁也。羽虫不就，以上见少阴也。

【张介宾】阳明在泉，子午岁也。介虫同其气，故育。毛虫受其制，故耗。金火之气不相和，故羽虫不成。

〔5〕【王冰】谓甲辰、丙辰、戊辰、庚辰、壬辰、甲戌、丙戌、戊戌、庚戌、壬戌之岁也。倮虫育，地气同也。鳞虫静，谓黄鳞不用也。是岁雷霆少举，以天气抑之也。新校正云：详此当云"鳞虫不成"。

【张介宾】太阳寒水司天，辰戌岁也。鳞虫同天之化，故静。倮虫同地之化，故育。

〔6〕【王冰】天气制胜，黄黑鳞耗，是则五丑、五未岁也。新校正云：详此当为"鳞虫育，羽虫耗，倮虫不育"。注中，"鳞"字亦当作"羽"。

【张介宾】太阳在泉，丑未岁也。鳞虫同其气，故育。羽虫受其制，故耗。水土之气不相和，故倮虫不育。按：此当云鳞虫育、羽虫耗，今"于鳞虫"下缺"育羽虫"三字，必脱简也。

〔7〕【王冰】乘水之运，倮虫不成。乘火之运，介虫不成，乘土之运，鳞虫不成。乘金之运，毛虫不成。乘水之运，羽虫不成。当是岁者，与上文同，悉少能孕育也。斯并运与气同者，运乘其胜，复遇天符及岁会者，十孕不全一二也。

【张介宾】上文言六气，此兼五运也。以气乘运，其不成尤甚。故木乘木运，则倮虫不成；火乘火运，则介虫不成；土乘土运，则鳞虫不成；金乘金运，则毛虫不成；水乘水运，则羽虫不成。故上文言不成不育者，谓其衰少耳，非全无也。此言甚者，则十全其二三耳。

153

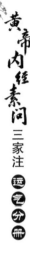

故气主有所制，岁立有所生[1]，地气制己胜，天气制胜己[2]，天制色，地制形[3]，五类衰盛，各随其气之所宜也[4]。故有胎孕不育，治之不全，此气之常也[5]，所谓中根也[6]。根于外者亦五[7]，故生化之别，有五气、五味、五色、五类、五宜也[8]。帝曰：何谓也？岐伯曰：根于中者，命曰神机，神去则机息。根于外者，命曰气立，气止则化绝[9]。故各有制，各有胜，各有生，各有成[10]。故曰不知年之所加，气之同异，不足以言生化。此之谓也[11]。

〔1〕【张介宾】气主者，六气主乎天地也。岁立者，子甲相合，岁气立乎中运也。制者，盛衰相制也。生者，化生所由也。《六微旨大论》曰：天枢之上，天气主之；天枢之下，地气主之；气交之分，人气从之，万物由之。即气主所制，岁立所生之义。

〔2〕【张介宾】地气制己胜，谓以己之胜，制彼之不胜，如以我之木，制彼之土也。天气制胜己，谓司天之气，能制夫胜己者也。如丁丑、丁未，木运不及，而上见太阴，则土齐木化，故上宫与正宫同。癸卯、癸酉，火运不及，而上见阳明，则金齐火化，故上商与正商同。乙巳、乙亥，金运不及，而上见厥阴，则木齐金化，故上角与正角同者是也。盖以司天在上，理无可胜，故反能制胜己者。胜己者犹可制，则己胜者不言可知矣。

〔3〕【王冰】天气随己不胜者制之，谓制其色也，地气随己所胜者制之，谓制其形也。故又曰：天制色，地制形焉，是以天地之间，五类生化，互有所胜，互有所化，互有所生，互有所制矣。

【张介宾】色化于气，其象虚，虚本乎天也。形成为质，其体实，实出乎地也。故司天之气制五色，在泉之气制五形。

〔4〕【王冰】宜则蕃息。

〔5〕【王冰】天地之间，有生之物，凡此五类也。五，谓毛、羽、倮、鳞、介也。故曰：毛虫三百六十，麟为之长；羽虫三百六十，凤为之长；倮虫三百六十，人为之长；鳞虫三百六十，龙为之长；介虫三百六十，龟为之长。凡诸有形，跂行飞走，喘息胎息，大小高下，青、黄、赤、白、黑，身被毛羽鳞介者，通而言之，皆谓之虫矣。不具是四者，皆为倮虫。凡此五物，皆有胎生、卵生、湿生、化生也。

因人致问，言及五类也。

【张介宾】气之所宜，谓色青形毛者宜于木之类也。有所宜则有所不宜，故胎孕有不育，治化有不全，皆岁气之常也。

〔6〕【王冰】生气之根本，发自身形之中。中，根也。非是五类，则生气根系，悉因外物以成立，去之则生气绝矣。

【张介宾】凡动物之有血气心知者，其生气之本，皆藏于五内，以神气为主，故曰中根。

〔7〕【王冰】谓五味、五色类也。然木、火、土、金、水之形类，悉假外物色藏，乃能生化。外物既去，则生气离绝，故皆是根于外也。新校正云：详注中"色藏"二字当作"已成"。

【张介宾】凡植物之无知者、其生成之本，悉由外气所化，以皮谷为命，故根于外。

〔8〕【王冰】然是二十五者，根中根外悉有之。五气，谓臊、焦、香、腥、腐也。五味，谓酸、苦、辛、咸、甘也。五色，谓青、黄、赤、白、黑也。五类有二矣，其一者，谓毛、羽、倮、鳞、介，其二者，谓燥、湿、液、坚、软也。夫如是等，于万物之中互有所宜。

【张介宾】无论动植之物，凡在生化中者，皆有五行之别。如臊、焦、香、腥、腐，五气也。酸、苦、甘、辛、咸，五味也。青、赤、黄、白、黑，五色也。物各有类，不能外乎五者。物之类殊，故各有互宜之用。

〔9〕【王冰】诸有形之类，根于中者，生源系天，其所动静，皆神气为机发之主，故其所为也，物莫之知，是以神舍去，则机发动用之道息矣。根于外者，生源系地，故其所生长化成收藏，皆为造化之气所成立，故其所出也，亦物莫之知，是以气止息，则生化结成之道绝灭矣，其木火土金水，燥湿液坚柔，虽常性不易，及乎外物去，生气离，根化绝止，则其常体性颜色，皆必小变移其旧也。新校正云：按《六微旨大论》云：出入废则神机化灭，升降息则气立孤危，故非出入则无以生长壮老已，非升降则无以生长化收藏。

【张介宾】中者，以神为之主，而其知觉运动，即神机之所发也，故神去则机亦随而息矣。物之根于外者，必假外气以成立，而其生长收藏，即气化之所立也，故气止则化亦随而绝矣。所以动物之

155

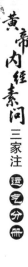

神去即死，植物之皮剥即死，此其生化之根，动植之有异也。《六微旨大论》曰：出入废则神机化灭，升降息则气立孤危。故非出入则无以生长壮老已；非升降则无以生长化收藏。即根于中外之谓。

〔10〕【王冰】根中根外悉如是。

【张介宾】根中根外，皆如是也。

〔11〕新校正云：按《六节藏象论》云：不知年之所加，气之盛衰，虚实之所起，不可以为工矣。

【张介宾】《六节藏象论》曰：不知年之所加，气之胜衰，虚实之所起，不可以为工矣。与此大同。

帝曰：气始而生化，气散而有形，气布而蕃育，气终而象变，其致一也[1]。然而五味所资，生化有薄厚，成熟有少多，终始不同，其故何也[2]？岐伯曰：地气制之也，非天不生，地不长也[3]。帝曰：愿闻其道。岐伯曰：寒热燥湿，不同其化也[4]。故少阳在泉，寒毒不生，其味辛，其治苦酸，其谷苍丹[5]。阳明在泉，湿毒不生，其味酸，其气湿[6]。其治辛苦甘，其谷丹素[7]。太阳在泉，热毒不生，其味苦，其治淡咸，其谷黅秬[8]。厥阴在泉，清毒不生，其味甘，其治酸苦，其谷苍赤[9]。其气专，其味正[10]。少阴在泉，寒毒不生，其味辛，其治辛苦甘，其谷白丹[11]。太阴在泉，燥毒不生，其味咸，其气热，其治甘咸，其谷黅秬[12]。化淳则咸守，气专则辛化而俱治[13]。

〔1〕【王冰】始，谓始发动。散，谓流散于物中。布，谓布化于结成之形。所终亟于收藏之用也。故始动而生化，流散而有形，布化而成结，终极而万象皆变也。即事验之，天地之间，有形之类，其生也柔弱，其死也坚强。凡如此类，皆谓变易生死之时形质，是谓气之终极。新校正云：按《天元纪大论》云：物生谓之化，物极谓之变。又《六微旨大论》云：物之生，从于化，物之极，由乎变，变化相薄，成败之所由也。

〔2〕【张介宾】此以下详明在泉六化，五味五谷之有异也。始者肇其生机，散者散于万物，布者布其茂盛，终者收于成功。此言万物

之始终散布，本同一气，及其生化成熟，乃各有厚薄少多之异也。

〔3〕【王冰】天地虽无情于生化，而生化之气自有异同尔。何者？以地体之中有六入故也。气有同异，故有生有化，有不生有不化，有少生少化，有广生广化矣。故天地之间，无必生必化，必不生必不化，必少生、少化也。必广生、广化，各随其气分所好、所恶、所异、所同也。

【张介宾】地气者，即在泉也。制之者，由其所成也。在泉六化，各有盛衰，物生于地，气必应之，故气薄则薄，非天之不生，气少则少，非地之不长也。王氏曰：天地虽无情于生化，而生化之气自有异同尔。何者？以地体之中有六入故也。气有同异，故有生有化，有不生有不化，有少生少化，有广生广化矣。故天地之间，无必生必化、必不生必不化、必少生少化，必广生广化也，各随其气，分所好所恶、所异所同也。

〔4〕【王冰】举寒热燥湿四气不同，则温清异化可知之矣。

【张介宾】气有六而言其四，举大概之要耳。

〔5〕【王冰】巳亥岁气化也。夫毒者皆五行标盛暴烈之气所为也。今火在地中，其气正热，寒毒之物，气与地殊，生死不同，故生少也。火制金气，故味辛者不化也。少阳之气上奉厥阴，故其岁化苦与酸也。六气生岁，唯此岁通和，木火相承，故无间气也。苦丹地气所化，酸苍天气所生矣。余所生化，悉有上下胜克，故皆有间气矣。

【张介宾】少阳相火在泉，巳亥岁也。所谓毒者，凡五行暴烈之气，各有所化，故火在地中，则寒毒之物不生，火气制金，则味辛之物应之。少阳之上，厥阴主之，下火上木，故其治苦酸，其谷苍丹。苦丹属火，地气所化；酸苍属木，天气所生也。按：在泉六化之治，惟少阳、厥阴不言间味者，以木火相生，气无所间也。其他生化皆有上下克伐，故间味不能无矣。

〔6〕新校正云：详在泉六：唯阳明与太阴在泉之岁，云其气湿、其气热，尽以湿燥未见寒温之气，故再云其气也。

〔7〕【王冰】子午岁气化也。燥在地中，其气凉清，故湿温毒药少生化也。金木相制，故味酸者少化也。阳明之气上奉少阴，故其岁化辛与苦也。辛素，地气也。苦丹，天气也。甘，间气也。所以间金

157

火之胜克，故兼治甘。

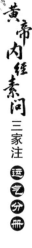

【张介宾】阳明燥金在泉，子午岁也。燥在地中，故湿毒之物不生。金克木，故味酸者应之。燥胜湿，故气湿者应之。阳明之上，少阴主之，下金上火，故其治辛苦，其谷丹素。辛素属金，地气所化；苦丹属火，天气所生。然治兼甘者，火金之间味也。甘属土，为火之子，为金之母，故能调和于二者之间。

〔8〕【王冰】丑未岁气化也。寒在地中与热味化，故其岁物热毒不生。木胜火，味故当苦也。太阳之气上奉太阴，故其岁化生淡咸也。太阴土气上生于天气远而高，故甘之化薄而为淡也，味以淡亦属甘，甘之类也。淡黅，天化也。咸秬，地化也，黄也。新校正云：详注云"味故当苦"当作"故味苦者不化"，传写误也。

【张介宾】太阳寒水在泉，丑未岁也。寒在地中，故热毒之物不生。水克火，故味苦者应之。太阳之上，太阴主之，上土下水，故其治淡咸，其谷黅秬。淡，即甘之薄味也。秬，黑黍也。淡黅属土，天之所生；咸秬属水，地之所化也。太阳间味，义详下文太阴在泉。按：王氏曰：太阴土气，上主于天，气远而高，故甘之化薄而为淡也，所以淡亦甘之类也。观下文太阴在泉，其治甘咸，则王氏之言益信。

〔9〕【王冰】寅申岁气化也。温在地中与清殊性，故其岁物清毒不生。木胜其土，故味甘少化也。厥阴之气上合少阳，所合之气既无乖忤，故其治化酸与苦也。酸苍，地化也。苦赤，天化也。气无胜克，故不间气以甘化也。

【张介宾】厥阴风木在泉，寅申岁也。风行地中，与清殊性，故清毒之物不生。木克土，故味甘者应之。厥阴之上，少阳主之，上火下木，故其治酸苦，其谷苍赤。苦赤属火，天之所生；酸苍属木，地之所生也。

〔10〕【王冰】厥阴少阳在泉之岁皆气化专一，其味纯正。然余岁悉上下有胜克之气，故皆有间气间味矣。

【张介宾】厥阴在泉，则少阳司天，上阳下阴，木火相合，故其气化专一，味亦纯正。其他岁气则上下各有胜制，气不专一，故皆兼夫间味也。

〔11〕【王冰】卯酉岁气化也。热在地中与寒殊化，故其岁药寒毒

158

其微。火气炼金，故味辛少化也。故少阴阳明主天主地，故其所治苦与辛焉。苦丹为地气所育，辛白为天气所生，甘，间气也。所以间止克伐也。

【张介宾】 少阴君火在泉，卯酉岁也。热在地中，故寒毒之物不生。火克金，故味辛者应之。少阴之上，阳明主之，上金下火，故其治辛苦，其谷白丹。辛白属金，天之所化；苦丹属火，地之所生也。

〔12〕**【王冰】** 辰戌岁气化也，地中有湿，与燥不同，故干毒之物不生化也。土制于木，故味咸少化也。太阴之气上承太阳，故其岁化甘与咸也，甘黅，地化也。咸秬，天化也。寒湿不为大忤，故间气同而气热者应之。

【张介宾】 太阴湿土在泉，辰戌岁也。湿在地中，故燥毒之物不生。土克水，故味咸者应之。湿不远寒，故气热之物不成。太阴之上，太阳主之，下湿上寒，故其治甘咸，其谷黅秬。咸秬属水，天气所生；甘黅属土，地气所主也。

〔13〕**【王冰】** 淳，和也。化淳，谓少阳在泉之岁也。火来居水而友反能化育，是水咸自守不与火争化气。气专谓厥阴在泉之气也，木居于水而复下化，金不受害，故辛复生化，与咸俱王也。唯此两岁，上下之气无克伐之嫌，故辛得与咸同应王而生化也。余岁皆上下有胜克之变，故其中间甘味兼化以缓其制抑，余苦咸酸三味不同其生化也，故天地之间，药物辛甘者多也。

【张介宾】 六气惟太阴属土，太阴司地，土得位也，故其化淳。淳，厚也。五味惟咸属水，其性善泄，淳土制之，庶得其守矣。土居土位，故曰气专。土盛生金，故与辛化而俱治。俱治者，谓辛与甘咸兼用为治也。盖辛属金，为土之子，为水之母，能调和于水土之间，此即太阴在泉，其治甘咸之间味也。然太阴、太阳相为上下，皆当用之；但太阴在泉辛化厚，太阳在泉辛化薄耳。

故曰：补上下者从之，治上下者逆之，以所在寒热盛衰而调之[1]。故曰上取下取，内取外取，以求其过。能毒者以厚药，不胜毒者以薄药，此之谓也[2]。气反者，病在上，取之下；病在下，取

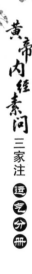

之上；病在中，傍取之^[3]。治热以寒，温而行之；治寒以热，凉而行之；治温以清，冷而行之；治清以温，热而行之^[4]。故消之削之，吐之下之，补之写之，久新同法^[5]。

〔1〕【王冰】上，谓司天。下，谓在泉也。司天地气太过，则逆其味以治之。司天地气不及，则顺其味以和之。从，顺也。

【张介宾】此下皆言治法也。补者补其不足，治者治其有余。上谓司天。下谓在泉。从之谓同其气，如以辛补肺，以甘补脾之类是也。逆之谓反其气，如以苦治肺，以酸治脾之类是也。当各以病之所在，随其寒热盛衰之宜而调之也。

〔2〕【王冰】上取，谓以药制有过之气也，制而不顺则吐之。下取，谓以迅疾之药除下病，攻之不去则下之。内取，谓食及以药内之，审其寒热而调之。外取，谓药熨令所病气调适也。当寒反热，以冷调之，当热反寒，以温和之。上盛不已，吐而脱之，下盛不已，下而夺之，谓求得气过之道也。药厚薄，谓气味厚薄者也。新校正云：按《甲乙经》云：胃厚色黑，大骨肉肥者，皆胜毒。其瘦而薄胃者，皆不胜毒。又按《异法方宜论》云：西方之民，陵居而多风，水土刚强，不衣而褐荐，华食而脂肥，故邪不能伤其形体，其病生于内，其治宜毒药。

【张介宾】上取下取，察其病之在上在下也。内取外取，察其病之在表在里也。于此四者而求其过之所在，然后因其强弱，以施厚薄之治。若其人胃厚色黑，骨大肉肥，此能毒者也，宜治以厚药。若其胃薄色浮，骨小肉瘦，此不能毒者也，宜治以薄药。能，耐同。

〔3〕【王冰】下取，谓寒逆于下，而热攻于上，不利于下，气盈于上，则温下以调之。上取，谓寒积于下，温之不去，阳脏不足，则补其阳也。傍取，谓气并于左，则药熨其右，气并于右则熨气左以和之，必随寒热为适。凡是七者，皆病无所逃，动而必中，斯为妙用矣。

【张介宾】气反者，本在此而标在彼也。其病既反，其治亦宜反。故病在上，取之下，谓如阳病者治其阴，上壅者疏其下也。病在下，取之上，谓如阴病者治其阳，下滞者宣其上也。病在中，傍取之，谓病生于内而经连乎外，则或刺或灸，或熨或按，而随其所在也。

〔4〕【王冰】气性有刚柔，形证有轻重，方用有大小，调制有寒温。盛大则顺气性以取之，小软则逆气性以伐之，气殊则主必不容，力倍则攻之必胜，是则谓汤饮调气之制也。新校正云：按《至真要大论》云：热因寒用，寒因热用。必伏其所主，而先其所因。其始则同，其终则异。可使破积，可使溃坚，可使气和，可使必已者也。

【张介宾】此即《至真要大论》寒因热用、热因寒用之义。凡药与病逆者，恐不相投，故从其气以行之，假借之道也。

〔5〕【王冰】量气盛虚而行其法，病之新久无异道也。

【张介宾】消以去滞，削以攻坚，上实者宜吐，下实者宜下，补因正之不足，写因邪之有余，但此中用有缓急，治有先后，而病之久新同其法也。

帝曰：病在中而不实不坚，且聚且散，奈何？岐伯曰：悉乎哉问也！无积者求其脏，虚则补之[1]，药以祛之，食以随之[2]。行水渍之，和其中外，可使毕已[3]。

〔1〕【王冰】随病所在，命其脏以补之。

【张介宾】积者有形之病，有积在中，则坚实不散矣。今其不实不坚、且聚且散者，无积可知也。无积而病在中者，脏之虚也。故当随病所在，求其脏而补之，脏气充则病自安矣。

〔2〕【王冰】食以无毒之药，随汤、丸以追逐之使其尽也。

〔3〕【王冰】中外通和，气无流碍，则释然消散，真气自平。

【张介宾】药以祛之，去其病也。食以随之，养其气也。行水渍之，通其经也。若是则中外和调而病可已矣。祛者，非攻击之谓，凡去病者皆可言祛。渍，资四切，浸洗也。

帝曰：有毒无毒，服有约乎[1]？岐伯曰：病有久新，方有大小，有毒无毒，固宜常制矣[2]。大毒治病，十去其六[3]。常毒治病，十去其七[4]。小毒治病，十去其八[5]。无毒治病，十去其九[6]。谷肉果菜，食养尽之，无使过之，伤其正也[7]。不尽，行复如法[8]。必先岁气，无伐天和[9]。无盛盛，无虚虚，而遗人夭

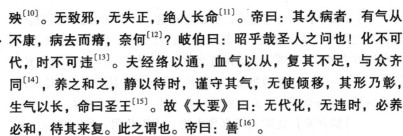

殃[10]。无致邪，无失正，绝人长命[11]。帝曰：其久病者，有气从不康，病去而瘠，奈何[12]？岐伯曰：昭乎哉圣人之问也！化不可代，时不可违[13]。夫经络以通，血气以从，复其不足，与众齐同[14]，养之和之，静以待时，谨守其气，无使倾移，其形乃彰，生气以长，命曰圣王[15]。故《大要》曰：无代化，无违时，必养必和，待其来复。此之谓也。帝曰：善[16]。

〔1〕【张介宾】约，度也。《禁服》篇曰：夫约方者，犹约囊也，囊满而弗约则输泄，方成则神与弗俱。

〔2〕【张介宾】病重者宜大，病轻者宜小，无毒者宜多，有毒者宜少，皆常制之约也。

〔3〕【王冰】下品药毒，毒之大也。

〔4〕【王冰】中品药毒，次于下也。

〔5〕【王冰】上品药毒，毒之小也。

〔6〕【王冰】上品、中品、下品无毒药，悉谓之平。

【张介宾】药性有大毒、常毒、小毒、无毒之分，去病有六分、七分、八分、九分之约者，盖以治病之法，药不及病，则无济于事，药过于病，则反伤其正而生他患矣。故当知约制，而进止有度也。王氏曰：大毒之性烈，其为伤也多。小毒之性和，其为伤也少。常毒之性，减大毒之性一等，加小毒之性一等，所伤可知也。故至约必止之，以待来证尔。然无毒之药，性虽平和，久而多之，则气有偏胜，必有偏绝，久攻之则脏气偏弱，既弱且困，不可长也，故十去其九而止。

〔7〕【王冰】大毒之性烈，其为伤也多。少毒之性和，其为伤也少。常毒之性，减大毒之性一等，加小毒之性一等，所伤可知也。故至约必止之，以待来证尔。然无毒之药，性虽平和，久而多之，则气有偏胜，则有偏绝。久攻之则脏气偏弱，既弱且困不可畏也，故十去其九而止。服至约已，则以五谷、五肉、五果、五菜，随五脏宜者食之，已尽其余病，药食兼行亦通也。新校正云：按《藏气法时论》云：毒药攻邪，五谷为养，五果为助，五畜为益，五菜为充。

【张介宾】病已去其八九，而有余未尽者，则当以谷肉果菜，

162

饮食之类，培养正气而余邪自尽矣。如《藏气法时论》曰：毒药攻邪，五谷为养，五果为助，五畜为益，五菜为充者是也。然毒药虽有约制，而饮食亦贵得宜，皆不可使之太过，过则反伤其正也。

〔8〕【王冰】法，谓前四约也。余病不尽，然再行之，毒之大小，至约而止，必无过也。

【张介宾】如此而犹有未尽，则再行前法以渐除之，宁从乎慎也。

〔9〕【王冰】岁有六气分主，有南面北面之政，先知此六气所在，人脉至尺寸应之太阴所在其脉沉，少阴所在其脉钩，厥阴所在其脉弦，太阳所在其脉大而长，阳明所在其脉短而涩，少阳所在其脉大而浮，如是六脉，则谓天和，不识不知乎，为寒热。攻寒令热，脉不变而热疾已生，制热令寒，脉如故而寒病又起，欲求其适，安可得乎？夭枉之来，率由于此。

【张介宾】五运有纪，六气有序，四时有令，阴阳有节，皆岁气也。人气应之以生长收藏，即天和也。设不知岁气变迁而妄呼寒热，则邪正盛衰无所辨，未免于犯岁气、伐天和矣，夭枉之由，此其为甚。

〔10〕【王冰】不察虚实，但思攻击，而盛者转盛，虚者转虚，万端之病，从兹而甚，真气日消，病势日侵，殃咎之来，苦天之兴，难可逃也。悲夫！

【张介宾】邪气实者复助之，盛其盛矣。正气夺者复攻之，虚其虚矣。不知虚实，妄施攻补，以致盛者愈盛，虚者愈虚，真气日消，则病气日甚，遗人夭殃，医之咎也。

〔11〕【王冰】所谓代天和也。攻虚谓实，是则致邪。不识脏之虚，斯为失正。气既失，则为死之由矣。

【张介宾】盛其盛，是致邪也。虚其虚，是失正也。重言之者，所以深戒夫伐天和而绝人长命，以见岁气不可不慎也。

〔12〕【王冰】从，谓顺也。

【张介宾】谓气已顺而身犹不康，病已去而形则瘠瘦也。瘠音寂。

〔13〕【王冰】化，谓造化也，代大匠斫，犹伤其手，况造化之

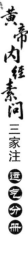

气，人能以力代之乎？夫生长收藏，各应四时之化，虽巧智者亦无能先时而致之，明非人力所及。由是观之，则物之生长收藏化，必待其时也。物之成败理乱，亦待其时也，物既有之，人亦宜然。或言力必可致，而能代造化，违四时者，妄也。

【张介宾】化，造化也。凡造化之道，衰王各有不同，如木从春化，火从夏化，金从秋化，水从冬化，土从四季之化，以及五运六气各有所主，皆不可以相代也，故曰化不同可代。人之脏气，亦必随时以为衰王，欲复脏气之亏，不因时气不可也，故曰时不可违。不违时者，如金水根于春夏，木火基于秋冬，脏气皆有化原，设不预为之地，则临时不易于复元，或邪气乘虚再至，虽有神手，无如之何矣。愚按：此节诸注皆谓天地有自然之化，人力不足以代之。故曰：化不可代。然则当听之矣，而下文曰：养之和之者，又将何所为乎？谓非以人力而赞天工者乎？其说不然也。

〔14〕【张介宾】疾病既去，而不求其复，则元气衰而瘠矣。

〔15〕【张介宾】养者，养以气味。和者，和以性情。静以待时者，预有修为而待时以复也。如阳虚者喜春夏，阴虚者喜秋冬，病在肝者愈于夏，病在心者愈于长夏，病在脾者愈于秋，病在肺者愈于冬，病在肾者愈于春，皆其义也。谨守其气，无使倾移，则固有弗失，日新可期，是即复原之道，而生气可渐长矣。

〔16〕【王冰】《大要》，上古经法也。引古之要旨，以明时化之不可违，不可以力代也。

【张介宾】《大要》，上古书名。此引古语以明化不可代，时不可失，不可不养，不可不和，以待其来复，未有不复者矣。来复之义，即《易》之复卦，一阳生于五阴之下，阳气渐回则生意渐长，同此理也。

卷第二十一

六元正纪大论篇第七十一

黄帝问曰：六化六变，胜复淫治，甘苦辛咸酸淡先后，余知之矣。夫五运之化，或从五气^[1]，或逆天气，或从天气而逆地气，或从地气而逆天气，或相得，或不相得，余未能明其事。欲通天之纪，从地之理，和其运，调其化，使上下合德，无相夺伦，天地升降，不失其宜，五运宣行，勿乖其政，调之正味，从逆奈何^[2]？岐伯稽首再拜对曰：昭乎哉问也！此天地之纲纪，变化之渊源，非圣帝孰能穷其至理欤！臣虽不敏，请陈其道，令终不灭，久而不易^[3]。

〔1〕新校正云：详"五气"疑作"天气"，则与下文相协。

【张介宾】五气，当作天气。

〔2〕【王冰】气同，谓之从。气异，谓之逆。胜制为不相得，相生为相得。司天地之气更淫胜复，各有主治法则。欲令平调气性，不违忤天地之气，以致清静和平也。

【张介宾】五运之化，与司天在泉之气有所异同，同则为从，异则为逆，从则相得，逆则不相得也。自通天之纪至勿乖其政，谓必察上中下三气之化，而调和于逆从之间，即下文折其郁气，资其化源，抑其运气，扶其不胜，无使过暴而生其疾等义也。调之正味从逆，即下文食岁谷以全其真，及用寒远寒、用热远热等义也。

〔3〕【王冰】气主循环，同于天地，太过不及，气序常然。不言永定之制，则久而更易，去圣逾远，何以明之。

【张介宾】天地万物，皆不能外乎六元之化，是六元者，即天地之纲纪，变化之渊源也。

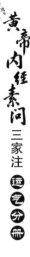

帝曰：愿夫子推而次之，从其类序，分其部主，别其宗司，昭其气数，明其正化，可得闻乎[1]？岐伯曰：先立其年以明其气，金木水火土运行之数，寒暑燥湿风火临御之化，则天道可见，民气可调，阴阳卷舒，近而无惑，数之可数者，请遂言之[2]。

〔1〕【王冰】部主，谓分六气所部主者也。宗司，谓配五气运行之位也。气数，谓天地五运气更用之。正，数也。正化，谓岁直气味所宜，酸苦甘辛咸，寒温冷热也。

【张介宾】类序者，类分六元，序其先后，如太阳之类皆属辰戌者是也。部主者，凡天地左右，主气静，客气动，各有分部以主岁时，如六气五音次有不同者是也。宗司者，统者为宗，分者为司也。气数者，五行之化，各有其气，亦各有其数也。正化者，当其位者为正，非其位者为邪也。诸义即如下文。

〔2〕【王冰】遂，尽也。

【张介宾】先立其年，如甲子、乙丑之类是也，年辰立则岁气可明矣。卷上声，末一数字上声。

帝曰：太阳之政奈何？岐伯曰：辰戌之纪也。

太阳　太角　太阴　壬辰　壬戌　其运风，其化鸣紊启拆[1]，其变振拉摧拔[2]，其病眩掉目瞑[3]。

太角初正　**少徵　太宫　少商　太羽**终[4]

〔1〕新校正云：按《五常政大论》云：其德鸣靡启拆。

【张介宾】风为木化。鸣，风木声也。紊，繁盛也。启拆，萌芽发而地脉开也。此单言壬年风运之正化。后仿此。《五常政大论》曰：其德鸣靡启拆。紊音文。

〔2〕新校正云：详此其运其化其变，从太角等运起。

【张介宾】振，撼动也。拉，支离也。摧，败折也。拔，发根也。壬为阳木，风运太过，则金令承之，故有此变。拉音腊。

〔3〕新校正云：详此病证，以运加同天地为言。

【张介宾】目运曰眩，头摇曰掉，目不开曰瞑。木运太过，故有此风木之病。掉，提料切。

〔4〕【张介宾】此本年主客五运之序，皆以次相生者也。每年四季主运，在春属木，必始于角而终于羽，故于角下注初字，羽下注终字，此所以纪主运。客运则随年干之化，如壬年阳木起太角，丁年阴木起少角，戊年阳火起太徵，癸年阴火起少徵，各年不同，循序主令，所以纪客运也。然惟丁壬木运之年，主客皆起于角，故于角音之下，复注正字，谓气得四时之正也。

　　太阳　太徵　太阴　戊辰　戊戌同正徵[1]**其运热，其化暄暑郁燠**[2]**，其变炎烈沸腾**[3]**，其病热郁**[4]。
　　太徵　少宫　太商　少羽终　**少角**初[5]

〔1〕新校正云：按《五常政大论》云：赫曦之纪，上羽与正徵同。

　　【张介宾】本年火运太过，得司天寒水制之，则火得其平，故云同正徵，所谓赫曦之纪，上羽与正徵同者此也。后仿此。

〔2〕新校正云：按《五常政大论》"燠"作"蒸"。

　　【张介宾】此戊年火运之正化也。《五常政大论》"燠"作"热"。

〔3〕【张介宾】沸腾者，水气之熏蒸也。戊为火运太过，则寒水承之，故有此变。

〔4〕【张介宾】火运太过，故有是病。

〔5〕【张介宾】初、终者，纪主运也。戊为阳火，故起于太徵，纪客运也。后仿此。

　　太阳　太宫　太阴　甲辰岁会同天符　**甲戌岁会**同天符[1]　**其运阴埃**[2]**，其化柔润重泽**[3]**，其变震惊飘骤**[4]**，其病湿下重**[5]。
　　太宫　少商　太羽终　**太角**初　**少徵**[6]

〔1〕新校正云：按《天元纪大论》云：承岁为岁直。又《六微旨大论》云：木运临卯，火运临午，土运临四季，金运临酉，水运临子。所谓岁会，气之平也。王冰云：岁直亦曰岁会，此甲为太宫，辰戌为

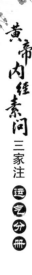

四季，故曰岁会。又云：同天符者，按本论下文云：太过而加同天符。是此岁，一为岁会，又为同天符也。

【张介宾】俱岁会，又同天符。

〔2〕新校正云：详太宫三运，两曰阴雨，独此曰阴埃，"埃"疑作"雨"。

〔3〕新校正云：按《五常政大论》"泽"作"淖"。

【张介宾】埃，尘也。柔润重泽，皆中运湿土之正化。《五常政大论》"泽"作"淖"。

〔4〕【张介宾】土运太过则风木承之，故有是变。

〔5〕【张介宾】土湿之病也。

〔6〕【张介宾】本年土运太过，故起于太宫。然生太宫者少徵，生少徵者太角，故土运以太角为初。后仿此。

太阳　太商　太阴　庚辰　庚戌　其运凉，其化雾露萧瑟[1]，其变肃杀凋零[2]，其病燥背瞀胸满[3]。

太商　少羽终　少角初　太徵　少宫

〔1〕【张介宾】此庚年金运之正化也。

〔2〕【张介宾】金运肃杀，万物凋零，火气承金，即阳杀之象。

〔3〕【张介宾】金气太过，故病燥。肺金受病，故背闷瞀而胸胀满。瞀音务。

太阳　太羽[1]　太阴　丙辰天符　丙戌天符[2]　其运寒[3]，其化凝惨溧冽[4]，其变冰雪霜雹[5]，其病大寒留于溪谷[6]。

太羽终　太角初　少徵　太宫　少商

〔1〕新校正云：按《五常政大论》云：上羽而长气不化。

〔2〕新校正云：按《天元纪大论》云：应天为天符。又《六微旨大论》云：土运之岁，上见太阴；火运之岁，上见少阳、少阴；金运之岁，上见阳明；木运之岁，上见厥阴；水运之岁，上见太阳，曰天与之会。故曰天符。又本论下文云：五运行同天化者，命曰天符。又云：临者太过不及，皆曰天符。

168

〔3〕新校正云：详太羽三运，此为上羽，少阳少阴司天为太徵。而少阳司天，运言寒肃，此与少阴司天，运言其运寒者，疑此太阳司天，运合太羽，当言其运寒肃。少阳少阴司天，运当云其运寒也。

〔4〕新校正云：按《五常政大论》作"凝惨寒雾"。

【张介宾】此丙年水运之正化也。《五常政大论》作"其德凝惨寒雾"。

〔5〕【张介宾】水太过者，土气承之，故有此变。冰雹者，土之象也。

〔6〕【张介宾】溪谷者，筋骨肢节之会。水运太过，寒甚气凝，故为是病。

凡此太阳司天之政，气化运行先天[1]。天气肃，地气静，寒临太虚，阳气不令，水土合德，上应辰星镇星[2]。其谷玄黅[3]，其政肃，其令徐。寒政大举，泽无阳焰，则火发待时[4]。少阳中治，时雨乃涯[5]，止极雨散，还于太阴。云朝北极，湿化乃布[6]。泽流万物，寒敷于上，雷动于下[7]，寒湿之气，持于气交[8]。民病寒湿，发肌肉萎，足痿不收，濡写血溢[9]。

〔1〕【王冰】六步之气，生长化成收藏，皆先天时而应至也。余岁先天同之也。

【张介宾】此下总结辰戌年太阳司天六气之化也。凡子寅辰、午申戌，六阳年皆为太过；丑亥酉、未巳卯，六阴年皆为不及。太过之气，常先天时而至，故其生长化收藏，气化运行皆蚤；不及之气，常后天时而至，故其气化运行皆迟。如《气交变大论》曰：太过者先天，不及者后天。本篇后文曰：运太过则其至先，运不及则其至后。皆此义也。后仿此。

〔2〕【王冰】明而大也。

【张介宾】太阳寒水司天，则太阴湿土在泉，故天气肃，地气静，水土合德，而二星当先后明也。

〔3〕【王冰】天地正气之所生长化成也。黅，黄也。

【张介宾】玄应司天，黅应在泉，本年正气所化。

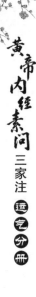

〔4〕【王冰】寒甚则火郁，待四气乃发，暴为炎热也。

【张介宾】政肃者寒之气，令徐者阴之性也。寒盛则火郁，郁极必发，待王时而至也。

〔5〕【张介宾】少阳中治，三之主气也。以相火王时，而寒水之客胜其主，故时雨乃涯。涯，水际也，雨至之谓。

〔6〕【王冰】北极，雨府也。

【张介宾】岁半之后，地气主之。自三气止极，雨散之后，交于四气，则在泉用事，而太阴居之，故又云朝北极，湿化布焉。

〔7〕【张介宾】泽流万物，土之德也。雷动于下，火郁发也。

〔8〕【王冰】岁气之大体也。

【张介宾】上寒下湿，相持于气交之中也。

〔9〕新校正云：详血溢者，火发待时，所为之病也。

【张介宾】血溢者，火郁之病。他皆寒湿使然。

初之气，地气迁，气乃大温[1]，草乃早荣[2]，民乃厉，温病乃作，身热头痛呕吐，肌腠疮疡[3]。

二之气，大凉反至，民乃惨，草乃遇寒，火气遂抑[4]，民病气郁中满，寒乃始[5]。

三之气，天政布，寒气行，雨乃降[6]，民病寒，反热中，痈疽注下，心热瞀闷，不治者死[7]。

四之气，风湿交争，风化为雨，乃长乃化乃成[8]，民病大热，少气、肌肉萎、足痿，注下赤白[9]。

五之气，阳复化，草乃长，乃化乃成，民乃舒[10]。

终之气，地气正，湿令行，阴凝太虚，埃昏郊野，民乃惨凄，寒风以至，反者孕乃死[11]。

〔1〕【王冰】畏火致之。

〔2〕【张介宾】本年初之气，少阳用事。上年在泉之气，至此迁易，故曰地气迁。后仿此。然上年终气，君火也。今之初气，相火也。二火之交，故气乃大温，草乃蕃荣。

〔3〕【王冰】赤斑也，是为肤腠中疮，在皮内也。

【张介宾】客气相火，主气风木，风火相搏，故为此诸病。肌腠疮疡，斑疹之属也。

〔4〕【张介宾】燥金用事，故大凉至而火气抑。

〔5〕【王冰】因凉而又之于寒气，故寒气始来近人也。

【张介宾】清寒滞于中，阳气不行也。

〔6〕【张介宾】三之气，即司天也。太阳寒水用事，故寒气行，雨乃降。

〔7〕【王冰】当寒反热，是反天常，热起于心，则神之危亟。不急扶救神必消亡，故治者则生，不治则死。

【张介宾】民病寒，反为热中等证，即人伤于寒而为病热之理，亦《五常政大论》所谓太阳司天，寒气下临，心气上从之义。盖寒水侮阳，则火无不应，若不治之，则阳绝而死矣。按：六气司天，皆无不治者死之说，而惟此太阳寒水言之，可见人以阳气为生之本，有不可不顾也。

〔8〕【张介宾】厥阴客气用事，而加于太阴主气，故风湿交争而风化为雨。木得土化，故乃长乃化乃成也。

〔9〕【张介宾】厥阴木气，值大暑之时，木能生火，故民病大热。以客胜主，脾土受伤，故为少气肉萎等证。萎，痿同。

〔10〕【王冰】大火临御，故万物舒荣。

【张介宾】五之气，少阴君火用事，岁半之后，地气主之，以太阴在泉而得君火之化，故万物能长能成，民亦舒而无病。

〔11〕【张介宾】太阴湿土在泉，地气正也，故湿令行，阴凝太虚，埃昏郊野。民情喜阳恶阴，故惨凄。以湿令而寒风至，风能胜湿，故曰反。反者，孕乃死。所以然者，人为倮虫，从土化也。风木非时相加，故土化者当不育也。

故岁宜苦以燥之温之[1]，必折其郁气，先资其化源[2]。抑其运气，扶其不胜[3]，无使暴过而生其疾[4]，食岁谷以全其真，避虚邪以安其正[5]。适气同异，多少制之，同寒湿者燥热化，异寒湿者燥湿化[6]，故同者多之，异者少之[7]，用寒远寒，用凉远凉，用温远温，用热远热，食宜同法[8]。有假者反常，反是者病，所谓

171

时也^[9]。

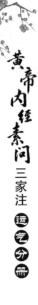

〔1〕新校正云：详"故岁宜苦以燥之温之"九字，当在"避虚邪以安其正"下，错简在此。

【张介宾】以上十年，皆寒水司天，湿土在泉，湿宜燥之，寒宜温之。味必苦者，苦从火化，治寒以热也。

〔2〕【王冰】化源，谓九月迎而取之，以补心火。新校正云：详水将胜也，先于九月迎取其化源，先写肾之源也。盖以水王十月，故先于九月迎而取之，写水所以补火也。

【张介宾】折其郁气，写有余也。资其化源，补不足也。如上文寒水司天则火气郁，湿土在泉则水气郁，故必折去其致郁之气，则郁者舒矣。又如《补遗·本病》篇曰：辰戌之岁，木气升之，主逢天柱，胜而不前；少阳降地，主窒地玄，胜之不入。故《刺法论》云：木欲升而天柱窒抑之，当刺足厥阴之井。火欲降而地玄窒抑之，当刺足少阴之所出，足太阳之所入等义，皆所以折其郁气也。化源者，化生之源。如本年火失其养则当资木，金失其养则当资土，皆自其母气资养之，则被制者可以无伤，亦化源之谓。按新校正云：详水将胜也，先于九月迎取其化源，先写肾之源也。盖以水王十月，故先于九月迎而取之，写水所以补火也。此亦一义，但资取之辩，似于太过之气当曰取，不及之气当曰资。然本篇六气司天，如太阳、阳明、厥阴，俱言资其化源，少阳、太阴、少阴，俱言先取化源，其或言资或言取者，盖资中非不言取，取中非不言资，皆互文耳，但总不外乎化源者即必求其本之义。

〔3〕【王冰】太角岁脾不胜，太徵岁肺不胜，太宫岁肾不胜，太商岁肝不胜，太羽岁心不胜，岁之宜也如此。然太阳司天五岁之气，通宜先助心，后扶肾气。

〔4〕【张介宾】运言五运，气言六气。如太角岁脾不胜，太徵岁肺不胜，太宫岁肾不胜，太商岁肝不生，太羽岁心不胜，此五运也。六气者，如上文十年，寒水司天则心火不胜，太阴在泉则肾水不胜。诸太过者抑之，不胜者扶之，则气无暴过而疾不生矣。后仿此。

〔5〕【王冰】木过则脾病生，火过则肺病生，土过则肾病生，金

过则肝病生，水过则心病生，天地之气过亦然也。岁谷，谓黄色、黑色。虚邪，谓从冲后来之风也。

【张介宾】岁谷，即上文玄黅谷也。其得岁气最厚，故能全真。虚邪者，从其冲后来为虚风，伤人者也。

〔6〕【王冰】太宫、太商、太羽岁同寒湿，宜治以燥热化。太角、太徵，岁异寒湿，宜治以燥湿化也。

【张介宾】适，酌所宜也。气，司天在泉之气也。同异，运与气会有异同也。多少制之，因其同异之多少而为制以治之也。如太宫、太商、太羽，岁运同寒湿者，则当用燥热所化之物，盖燥以治湿，热以治寒也。若太徵、太角，岁运异寒湿，则或从气之寒湿而用燥热之化，或从运之风热而用寒湿之化，当各因其同异多少以制之也。

〔7〕【王冰】多，谓燥热。少，谓燥湿。气用少多，随其岁也。

【张介宾】气运同者其气甚，非多不足以制之；异者其气微，当少用以调之也。

〔8〕【张介宾】远，避也。言用寒药者，当远岁气之寒，用凉药者，当远岁气之凉，温热者亦然。凡饮食居处之宜，皆所同法而岁气当察也。

〔9〕【王冰】时，谓春夏秋冬及间气所在，同则远之，即离其时。若六气临御，假寒热温凉以除疾病者，则勿远之。如太阳司天，寒为病者，假热以疗，则用热不远夏，余气例同，故曰有假反常也。食同药法尔。若无假反法，则为病之媒，非方制养生之道。新校正云：按用寒远寒，及有假者反常等事，下文备矣。

【张介宾】假者反常，谓气有假借而反乎常也。如夏当热而反寒，冬当寒而反热，春秋亦然。反者病，以其违于时也。按后文曰：假者何如？所谓主气不足，客气胜也。即此之谓。

帝曰：善。阳明之政奈何？岐伯曰：卯酉之纪也。

阳明　少角　少阴　清热胜复同，同正商[1]。丁卯岁会　丁酉　其运风清热[2]。

少角初正　太徵　少宫　太商　少羽终

173

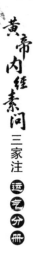

〔1〕【王冰】清胜少角，热复清气，故曰：清热胜复同也。余少运皆同也。同正商者，上见阳明，上商与正商同，言岁木不及也。余准此。新校正云：按《五常政大论》云：委和之纪，上商与正商同。

【张介宾】丁年岁木不及，而司天燥金胜之，则金兼木化，反得其政，所谓委和之纪，上商与正商同也。

〔2〕【王冰】不及之运，常兼胜复之气言之。风，运气也。清，胜气也。热，复气也。余少运悉同。

【张介宾】风为中运少角之气，清为胜风之气，热为复清之气。余少运胜复皆同。后仿此。

阳明　少徵　少阴　寒雨胜复同，同正商[1]**。癸卯**同岁会**癸酉**同岁会[2]**其运热寒雨**[3]**。**

少徵　太宫　少商　太羽终**　太角**初

〔1〕新校正云：按伏明之纪，上商与正商同。

【张介宾】癸年火运不及，上见燥金，则金得其政，所谓伏明之纪，上商与正商同也。

〔2〕新校正云：按本论下文云：不及而加同岁会。此运少徵为不及，下加少阴，故云同岁会。

〔3〕【张介宾】热，少徵运也。寒，胜气也。雨，复气也。

阳明　少宫　少阴　风凉胜复同。己卯　己酉　其运雨风凉[1]**。**

少宫　太商　少羽终**　少角**初**　太徵**

〔1〕【张介宾】雨，少宫之气。风，胜气也。凉，夏气也。

阳明　少商　少阴　热寒胜复同，同正商[1]**。乙卯**天符**　乙酉**岁会，太一天符[2]**其运凉热寒**[3]**。**

少商　太羽终**　太角**初**　少徵　太宫**

〔1〕新校正云：按《五常政大论》云：从革之纪，上商与正

174

商同。

【张介宾】乙年金运不足，得阳明司天之助，所谓从革之纪，上商与正商同也。

〔2〕新校正云：按《天元纪大论》云：三合为治。又《六微旨大论》云：天符岁会，曰太一天符。王冰云：是谓三合：一者天会，二者岁会，三者运会。或云：此岁三合，曰太一天符，不当更曰岁会者，甚不然也。乙酉本为岁会，又为太一天符，岁会之名不可去也。或云：己丑、己未、戊午何以不连言岁会，而单言太一天符？曰：举一隅不以三隅反，举一则三者可知，去之则亦太一天符，不为岁会。故曰不可去也。

〔3〕【张介宾】凉为少商之气，热为胜气，寒为复气。

阳明　少羽　少阴　雨风胜复同，同少宫[1]。辛卯　辛酉　其运寒雨风。

少羽_终　少角_初　太徵　少宫　太商

〔1〕新校正云：按《五常政大论》云：五运不及，除同正角、正商、正宫外，癸丑、癸未，当云少徵与少羽同。己卯、乙酉，少宫与少角同，乙丑、乙未，少商与少徵同。辛卯、辛酉、辛巳、辛亥，少羽与少宫同，合有十年。今此论独于此言同少宫者，盖以癸丑、癸未、丑未为土，故不更同少羽。己卯、己酉为金，故不更同少角。辛巳、辛亥为太徵，不更同少宫。乙丑、乙未，下见太阳为水，故不更同少徵。又除此八年外，只有辛卯、辛酉二年为少羽同少宫也。

凡此阳明司天之政，气化运行后天[1]，天气急，地气明[2]，阳专其令，炎暑大行，物燥以坚，淳风乃治，风燥横运，流于气交[3]。多阳少阴，云趋雨府，湿化乃敷[4]，燥极而泽[5]。其谷白丹[6]，间谷命太者[7]，其耗白甲品羽[8]，金火合德，上应太白荧惑[9]。其政切，其令暴[10]，蛰虫乃见，流水不冰[11]。民病咳嗌塞，寒热发，暴振栗癃闷[12]。清先而劲，毛虫乃死[13]，热后而暴，介虫乃殃[14]。其发躁，胜复之作，扰而大乱[15]，清热之气，持于

175

气交[16]。

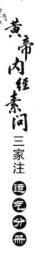

〔1〕【王冰】六步之气，生长化成，庶务动静，皆后天时而应，余少岁同。

【张介宾】此总结卯酉年阳明司天六气之化也。凡此卯酉十年，岁气不足，故气化运行后天。详义见前太阳之政。

〔2〕【张介宾】燥金司天，故急。君火在泉，故明。

〔3〕【张介宾】凡阳明司天之年，金气不足，火必乘之，故阳专其令，炎暑大行。木亦无畏，故淳风乃治。金木之气并行，则风燥横于岁运，流于气交之际也。

〔4〕【王冰】雨府，太阴之所在也。

〔5〕【王冰】燥气欲终，则化为雨泽，是谓三气之分也。

【张介宾】多阳少阴，火气胜也。云趋雨府，湿化乃敷，燥气盛极，化为雨泽，皆火土合气于气交也。雨府，谓土厚湿聚之处。

〔6〕【王冰】天地正气所化生也。

【张介宾】白应司天，丹应在泉，正气所化，即岁谷也。

〔7〕【王冰】命太者，谓前文太角商等气之化者，间气化生，故云间谷也。新校正云：按《玄珠》云：岁谷与间谷者何？即在泉为岁谷，及在泉之左右间者，皆为岁谷。其司天及运间而化者，名间谷。又别一名间谷者，是地化不及，即反有所胜而生者，故名间谷。即邪气之化，又名并化之谷也，亦名间谷。与王注颇异。

【张介宾】间谷，间气所化之谷也。命，天赋也。太，气之有余也。除正化岁谷之外，则左右四间之化，皆为间谷。但太者得间气之厚，故其所化独盛，是为间谷；少者得气之薄，则无所成矣。按：太少间谷之义，其说有二：凡司天属太者，在泉必为少；司属少者，在泉必为太。如卯酉年，阳明司天，少在上也；少阴在泉，太在下也。命其太者，则当以在泉之间气，命其谷也。左为太阴，其色黄；右为厥阴，其色苍。是苍黄二色者，为本年之间谷，此以上下言也。后凡巳亥丑未年，皆察在泉左右之气，以求间谷，其义仿此。然本篇凡不及之岁则言间谷，而太过之岁则无，似又以胜制之气为间谷也。如卯酉年，金气不及，则火胜木强，其谷丹苍也。巳亥年，木气不及，则

176

金胜土强，其谷白黄也。丑未年，土气不及，则木胜水强，其谷苍黑也。亦皆命太之义。故凡君火相火寒水司天之年，正化有余，则别无命太之间谷矣。此以岁气言也。总之，岁候不齐，凡在气之有余者便是太，则所受必盛，而五谷之成所以有厚薄之分也。惟不以本年正化所出，故皆可谓之间谷，但当因气求之则善矣。后仿此。

〔8〕【王冰】白色甲虫，多品羽类，有羽翼者耗散粲盛，虫鸟甲兵，岁为灾以耗竭物类。

【张介宾】耗，伤也。白与甲，金所化也。品羽，火虫品类也。本年卯酉，金气不及而火胜之，则白甲当耗。火胜而水复，则羽虫亦耗。或此义也。然又惟厥阴司天，亦曰其耗文角品羽，余者皆无，未详其义。

〔9〕【王冰】见大而明。

【张介宾】上金下火，故云合德，而二星当明。

〔10〕【张介宾】金火之气也。

〔11〕【张介宾】君火在泉也。

〔12〕【张介宾】皆金火燥热之病。

〔13〕【张介宾】司天金气在先，木受其克，故毛虫死。

〔14〕【张介宾】在泉火气居后，金受其制，故介虫殃。

〔15〕【王冰】金先胜，木已承害，故毛虫死。火后胜，金不胜，故介虫复殃。胜而行杀，羽者已亡，复者后来，强者又死，非大乱气，其何谓也！

〔16〕【张介宾】天气地气，金火相持，故胜复互作，阴阳扰乱也。气交者，三四气之际。

初之气，地气迁，阴始凝，气始肃，水乃冰，寒雨化[1]，其病中热胀，面目浮肿，善眠，鼽衄、嚏、欠、呕，小便黄赤，甚则淋[2]。

二之气，阳乃布，民乃舒，物乃生荣[3]。历大至，民善暴死[4]。

三之气，天政布，凉乃行，燥热交合，燥极而泽[5]，民病寒热[6]。

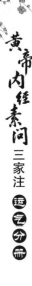

四之气，寒雨降[7]，病暴仆，振栗谵妄，少气嗌干引饮，及为心痛痈肿疮疡疟寒之疾，骨痿血便[8]。

五之气，春令反行，草乃生荣[9]，民气和。

终之气，阳气布，候反温，蛰虫来见，流水不冰[10]，民乃康平，其病温[11]。

〔1〕【张介宾】初气太阴用事，时寒气湿，故阴凝。燥金司天，故气肃。水冰者，气肃所成。寒雨者，湿土所化。

〔2〕【王冰】太阴之化。新校正云：详气肃水冰，疑非太阴之化。

【张介宾】主气风，客气湿，风为阳，湿为阴，风湿为患，脾肾受伤，故为此诸病。

〔3〕【张介宾】相火用事于春分之后，故其气应如此。

〔4〕【王冰】臣位君故尔。

【张介宾】主君火，客相火，二火交炽，臣位于君，故疫厉大至，民善暴死。

〔5〕【张介宾】天政布，司天燥金用事也，故凉乃行。然主气相火当令，故燥热交合。至三气之末以交四气，则主太阴，客太阳，故燥极而泽矣。

〔6〕【王冰】寒热，疟也。

【张介宾】以阳盛之时，行金凉之气，故民病寒热。

〔7〕【张介宾】太阳用事于湿土王时，故寒雨降也。

〔8〕【王冰】骨痿无力。

【张介宾】四气之后，在泉君火所主，而太阳寒水临之，水火相犯，故为暴仆振栗及心痛等病，皆心肾二经也。

〔9〕【张介宾】厥阴风木用事，而得在泉君火之温，故春令反行，草乃生荣。

〔10〕【张介宾】少阴君火用事，故其气候如此。

〔11〕【王冰】君之化也。

【张介宾】其病为温，火之化也。

故食岁谷以安其气，食间谷以去其邪[1]，岁宜以咸以苦以辛，

汗之清之散之^[2]，安其运气，无使受邪，折其郁气，资其化源^[3]。以寒热轻重少多其制^[4]，同热者多天化，同清者多地化^[5]。用凉远凉，用热远热，用寒远寒，用温远温，食宜同法。有假者反之，此其道也^[6]。反是者，乱天地之经，扰阴阳之纪也^[7]。

〔1〕【张介宾】岁谷，正气所化，故可安其气。间谷，间气所生，故可以去邪。去邪者，有补偏救弊之义，谓实者可用以泻，虚者可用以补。义见前。

〔2〕【张介宾】咸从水化，治在泉之君火也。苦从火化，治司天之燥金也。以辛者，辛从金化，本年火盛金衰，同司天之气以求其平也。然燥金司天，则岁半之前，气过于敛，故宜汗之散之；君火在泉，则岁半之后，气过于热，故宜清之也。

〔3〕【王冰】化源，谓六月，迎而取之也。新校正云：按金王七月，故逆于六月写金气。

【张介宾】安者，顺其运气而安之也。本年燥金司天则木郁，君火在泉则金郁，详义见前。又如《补遗·本病》篇曰：卯酉之年，太阳升天，主窒天芮，胜之不前。太阴降地，主窒地苍，胜之不入。故《刺法论》于水欲升而天芮窒抑之，当刺足少阴之合。土欲降而地苍窒抑之，当刺足厥阴之所出，足少阳之所入。王氏注曰：化源，谓六月迎而取之也。新校正云：按金王七月，故迎于六月，写金气。是皆折其郁气，资取化源之义。

〔4〕【张介宾】本年上清下热，其气不同，故寒多者当多其热以温之，热多者当多其寒以清之。

〔5〕【王冰】少角少徵岁同热，用方多以天清之化治之。少宫少商少羽岁同清，用方多以地热之化治之。火在地，故同清者多地化。金在天，故同热者多天化。

【张介宾】同者，言上文十年，运与天地各有所同也。凡运与在泉少阴同热者，则当多用司天阳明清肃之化以治之，故曰同热者多天化，如前少角少徵年，木火同归热化者是也。运与司天阳明同清者，则当多用在泉少阴温热之化以治之，故曰同清者多地化，如前少宫少商少羽年，土金水同归寒化者是也。

179

〔6〕【张介宾】此节义见前太阳之政。假者反之，谓当反而治之也。

〔7〕【张介宾】反之者，谓不知以上治法而反其用，故足以乱天地之经纪。

帝曰：善。少阳之政奈何？岐伯曰：寅申之纪也。

少阳　太角[1]　厥阴　壬寅同天符　壬申同天符[2]其运风鼓[3]，其化鸣紊启坼[4]，其变振拉摧拔[5]，其病掉眩支胁惊骇[6]。

太角初正　少徵　太宫　少商　太羽终

〔1〕新校正云：按《五常政大论》云：上徵则其气逆。

〔2〕【张介宾】以太角之年而相火司天，子居母上，则其气逆。

〔3〕新校正云：详风火合势，故其运风鼓。少阴司天，太角运亦同。

〔4〕新校正云：按《五常政大论》云：其德鸣靡启坼。

【张介宾】此壬年太角之正化。《五常政大论》"化"作"德"，"紊"作"靡"。

〔5〕【张介宾】太角之变。

〔6〕【张介宾】风木相火合病也。

少阳　太徵[1]　厥阴　戊寅天符　戊申天符　其运暑，其化暄嚣郁燠[2]，其变炎烈沸腾[3]，其病上热郁血溢血泄心痛[4]。

太徵　少宫　太商　少羽终　少角初

〔1〕新校正云：按《五常政大论》云：上徵而收气后。

〔2〕新校正云：按《五常政大论》作暄暑郁燠，此变暑为嚣者，以上临少阳故也。

【张介宾】暄嚣，火盛之象。此戊年太徵之正化。《五常政大论》"化"作"德"，"嚣"作"暑"。

〔3〕【张介宾】太徵之变。

〔4〕【张介宾】火之为病，内应于心。

180

少阳　太宫　厥阴　甲寅　甲申　其运阴雨，其化柔润重泽[1]，其变震惊飘骤[2]，其病体重胕肿痞饮[3]。

太宫　少商　太羽终　太角初　少徵

〔1〕【张介宾】甲年太宫之正化。

〔2〕【张介宾】太宫之变。

〔3〕【张介宾】皆太宫湿胜之病。

少阳　太商　厥阴　庚寅　庚申　同正商[1]。其运凉，其化雾露清切[2]，其变肃杀凋零[3]，其病肩背胸中[4]。

太商　少羽终　少角初　太徵　少宫

〔1〕新校正云：按《五常政大论》云：坚成之纪，上徵与正商同。

【张介宾】本年金运太过，遇相火司天制之，则金得其平，所谓坚成之纪，上徵与正商同也。

〔2〕新校正云：按《五常政大论》云：雾露萧瑟。又太商三运，两言萧瑟，独此言清切。详此下加厥阴，当云萧瑟。

【张介宾】此庚年太商之正化。《五常政大论》云：其德雾露萧瑟。

〔3〕【张介宾】太商之变。

〔4〕【张介宾】金邪在肺也。

少阳　太羽　厥阴　丙寅　丙申　其运寒肃[1]，其化凝惨凓冽[2]，其变冰雪霜雹[3]，其病寒浮肿[4]。

太羽终　太角初　少徵　太宫　少商

〔1〕新校正云：详此运不当言寒肃，已注太阳司天太羽运中。

〔2〕新校正云：按《五常政大论》云：作凝惨寒雾。

【张介宾】此丙年太羽之正化。《五常政大论》云：其德凝惨寒雾。

〔3〕【张介宾】太羽之变也。此上二条，与丙辰、丙戌年文同；

181

但彼以寒水司天，此以相火司天，必有微甚于其间者。

〔4〕【张介宾】太羽寒胜之病。

凡此少阳司天之政，气化运行先天[1]，天气正[2]，地气扰[3]，风乃暴举，木偃沙飞，炎火乃流[4]，阴行阳化，雨乃时应[5]，火木同德，上应荧惑岁星[6]。其谷丹苍[7]，其政严，其令扰。故风热参布，云物沸腾，太阴横流，寒乃时至，凉雨并起[8]。民病寒中，外发疮疡，内为泄满[9]。故圣人遇之，和而不争[10]。往复之作。民病寒热疟泄，聋瞑呕吐，上怫肿色变[11]。

〔1〕【张介宾】此总结寅申年少阳司天六气之化也。先天义见前。

〔2〕新校正云：详少阳司天，厥阴司地，正得天地之正。又厥阴少阳司地，各云得其正者，以地主生荣为言也。本或作天气止者，少阳火之性用动躁，云止义不通也。

〔3〕【张介宾】少阳火气司天，阳得其位，故天气正。厥阴木气在泉，风动于下，故地气扰。

〔4〕【张介宾】此风木在泉、相火司天之化。

〔5〕【张介宾】太阴湿土，主二之气，与少阳并行于岁半之前，故阴行阳化，雨乃时应。

〔6〕【王冰】见明而大。新校正云：详六气惟少阳厥阴司天司地为上下通和，无相胜克，故言火木同德。余气皆有胜克，故言合德。

【张介宾】火木同气，故二星当明。按：六气司天，惟少阳厥阴言同德，其它皆言合德。盖此以上下相生，本乎一气，故言同；彼以上下相制，各行其政，故云合也。

〔7〕【张介宾】丹应司天，苍应在泉。

〔8〕【张介宾】此皆木火之化，火盛则寒水来复，故寒至雨起。

〔9〕【张介宾】火盛于外，故民病寒中。外热，故为疮疡。内寒，故为泄满。

〔10〕【张介宾】圣人调摄得中，故使水火气和，而不致争也。

〔11〕【张介宾】热盛寒复，则水火交争，故为诸病。怫音佛，心郁不舒也。

初之气，地气迁，风胜乃摇，寒乃去，候乃大温，草木早荣。寒来不杀[1]，温病乃起，其病气怫于上，血溢目赤，咳逆头痛，血崩[2]胁满，肤腠中疮[3]。

二之气，火反郁[4]，白埃四起，云趋雨府，风不胜湿，雨乃零，民乃康[5]。其病热郁于上，咳逆呕吐，疮发于中，胸嗌不利，头痛身热，昏愦脓疮[6]。

三之气，天政布，炎暑至，少阳临上，雨乃涯[7]，民病热中，聋瞑血溢，脓疮咳呕，鼻窒、渴、嚏欠、喉痹目赤，善暴死[8]。

四之气，凉乃至，炎暑间化，白露降，民气和平[9]，其病满身重[10]。

五之气，阳乃去，寒乃来，雨乃降，气门乃闭[11]，刚木早凋，民避寒邪，君子周密[12]。

终之气，地气正，风乃至，万物反生，霾雾以行[13]，其病关闭不禁，心痛，阳气不藏而咳[14]。抑其运气，赞所不胜[15]，必折其郁气，先取化源[16]，暴过不生，苛疾不起[17]。

〔1〕【张介宾】初气君火用事，而兼相火司天，故气候大温也。地气迁，义见前。

〔2〕【王冰】今详朏字当作崩。

〔3〕【王冰】少阴之化。

【张介宾】君相二火合气，故其为病如此。

〔4〕【王冰】太阴分故尔。

〔5〕【张介宾】太阴湿土用事，故主气君火反郁，而埃起湿胜雨零也。然主客相生，故民乃康。

〔6〕【张介宾】皆湿热所化之病。愦音贵，心乱也。

〔7〕【张介宾】天政布，司天布化也。客主之气，皆属少阳，相火专令，故炎暑至，雨乃涯。涯言其际，凡雨之起止，皆得云也。

〔8〕【张介宾】客主之火交炽，故为热病如此。

〔9〕【张介宾】燥金之客，加于湿土之主，故凉气至而炎暑间化。间者，时作时止之谓。土金相生，故民气和平。

〔10〕【张介宾】燥胜者肺自病，故胸中满。湿胜者脾自病，故身

体重。

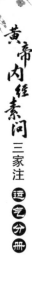

〔11〕新校正云：按王注《生气通天论》：气门，玄府也。所以发泄经脉营卫之气，故谓之气门。

【张介宾】寒水之客，加于燥金之主，水寒金敛，故候如此。气门，腠理空窍也，所以发泄营卫之气，故曰气门。王氏注曰：玄府也。

〔12〕【张介宾】金肃水寒，当畏避也。

〔13〕【张介宾】厥阴在泉，风木用事，主气以寒水生之，故地得其正，而风至物生霜雾行也。霜，蒙、梦、茂三音，注：天气下、地气不应曰霜。

〔14〕【张介宾】时当闭藏，而风木动之，风为阳，故其为病如此。

〔15〕【张介宾】抑其太过，助其不及也。

〔16〕【王冰】化源，年之前十二月，迎而取之。新校正云：详王注资取化源，俱注云取，其意有四等：太阳司天取九月，阳明司天取六月，是二者，先取在天之气也。少阳司天取年前十二月，太阴司天取九月，是二者，乃先时取在地之气也。少阴司天取年前十二月，厥阴司天取四月，义不可解。按《玄珠》之说则不然，太阳阳明之月与王注合，少阳少阴俱取三月，太阴取五月，厥阴取年前十二月。《玄珠》之义可解，王注之月疑有误也。

【张介宾】本年相火司天则金郁，风木在泉则土郁。郁气、化源，详义见前。又如《本病》篇曰：寅申之年，阳明升天，主窒天英，胜之不前。少阴降地，主窒地玄，胜之不入。故《刺法论》于金欲升而天英窒抑之，当刺手太阴之经。火欲降而地玄窒抑之，当刺足少阴之所出，足太阳之所入。王氏曰：化源，年之前十二月，迎而取之。新校正云：详王注资取化源，俱注云取，其意有四等：太阳司天取九月，阳明司天取六月，是二者先取在天之气也；少阳司天取年前十二月，太阴司天取九月，是二者乃先时取在地之气也。少阴司天取年前十二月，厥阴司天取四月，义不可解。按《玄珠》之说则不然，太阳阳明之月，与王注合，少阳少阴俱取三月，太阴取五月，厥阴取年前十二月。《玄珠》之义可解，王注之月疑有误也。

〔17〕【王冰】苛，重也。新校正云：详此不言食岁谷间谷者，盖此岁天地气正，上下通和，故不言也。

【张介宾】能行上法，其气自和，故无暴过苛疾之患。新校正云：详此不言食岁谷间谷者，盖此岁天地气正，上下通和，故不言也。

故岁宜咸辛宜酸，渗之泄之，渍之发之[1]**，观气寒温，以调其过，同风热者多寒化，异风热者少寒化**[2]**。用热远热，用温远温，用寒远寒，用凉远凉，食宜同法，此其道也。有假者反之，反是者病之阶也**[3]**。

〔1〕【张介宾】以上十年，相火司天，风木在泉。咸从水化，能胜火也。辛从金化，能胜木也。酸从木化，顺木火之性也。渗之泄之，所以去二便之实；渍之发之，所以去腠理之邪也。

〔2〕【王冰】太角、太徵岁同风热，以寒化多之。太宫、太商、太羽岁异风热，以凉调其过也。

【张介宾】虽岁气宜用之治如上文，然必当观寒温之盛衰，以调其有过者也。故此十年之中，其大运有与在泉同风化、司天同热化者，则当多用寒化之品以治之，如太角、太徵岁是也。其有异于在泉司天风热之化者，则当少用寒化之品以治之，如太宫、太商、太羽岁是也。

〔3〕【张介宾】详义见前太阳阳明之政。

帝曰：善。太阴之政奈何？岐伯曰：丑未之纪也。

太阴　少角　太阳　清热胜复同，同正宫[1]**。丁丑　丁未　其运风清热**[2]**。**

少角初正　太徵　少宫　太商　少羽终

〔1〕新校正云：按《五常政大论》云：委和之纪，上宫与正宫同。

【张介宾】本年木运不及，则土得其政，所谓委和之纪，上

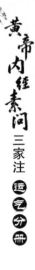

宫与正宫同也。

〔2〕【张介宾】风为中运少角之气，清为胜风之气，热为复清之气。

太阴　少徵　太阳　寒雨胜复同。癸丑　癸未　其运热寒雨[1]。

少徵　太宫　少商　太羽终　太角初

〔1〕【张介宾】热为中运少徵之气，寒为胜热之气，雨为复寒之气。

太阴　少宫　太阳　风清胜复同，同正宫[1]。己丑太一天符　己未太一天符其运雨风清[2]。

少宫　太商　少羽终　少角初　太徵

〔1〕新校正云：按《五常政大论》云：卑监之纪，上宫与正宫同。

【张介宾】本年土运不及，得司天湿土之助，所谓卑监之纪，上宫与正宫同也。

〔2〕【张介宾】雨为土运之气，风为胜雨之气，清为复风之气。

太阴　少商　太阳　热寒胜复同。乙丑　乙未　其运凉热寒[1]。

少商　太羽终　太角初　少徵　太宫

〔1〕【张介宾】凉为中运少商之气，热为胜凉之气，寒为复热之气。

太阴　少羽　太阳　雨风胜复同，同正宫[1]。辛丑同岁会　辛未同岁会　其运寒雨风[2]。

少羽终　少角初　太徵　少宫　太商

186

〔1〕新校正云：按《五常政大论》云：涸流之纪，上宫与正宫同。或以此二岁为同岁会，为平水运，欲去同正宫三字者，非也。盖此岁有二义，而辄去其一，甚不可也。

【张介宾】辛年水运不及，而湿土司天胜之，所谓涸流之纪，上宫与正宫同也。

〔2〕【张介宾】寒为中运少羽之气，雨为胜寒之气，风为复雨之气。

凡此太阴司天之政，气化运行后天[1]，**阴专其政，阳气退辟，大风时起**[2]，**天气下降，地气上腾，原野昏霿，白埃四起，云奔南极，寒雨数至，物成于差夏**[3]。**民病寒湿，腹满、身膜愤、胕肿、痞逆、寒厥、拘急**[4]。**湿寒合德，黄黑埃昏，流行气交，上应镇星、辰星**[5]。**其政肃，其令寂**[6]，**其谷黅玄**[7]。**故阴凝于上，寒积于下，寒水胜火，则为冰雹，阳光不治，杀气乃行**[8]。**故有余宜高，不及宜下，有余宜晚，不及宜早，土之利，气之化也，民气亦从之**[9]，**间谷命其太也**[10]。

〔1〕【王冰】万物生长化成，皆后天时而生成也。

【张介宾】此总结丑未岁太阴司天六气之化也。后天义见前。

〔2〕新校正云：详此太阴之政，何以言大风时起？盖厥阴为初气，居木位，春气正风乃来，故言大风时起。

【张介宾】太阴司天以湿，太阳在泉以寒，故阴专其政，阳气退辟。土不及则风胜之，故大风时起。辟，避同。

〔3〕【王冰】南极，雨府也。差夏，谓立秋之后一十日也。

【张介宾】湿气下降，寒气上腾，故原野昏霿，白埃四起。司天主南，而太阴居之，故云奔南极，雨湿多见于南方。差，参差也。夏尽入秋，谓之差夏。盖主气当湿土之时，客气值少阳之令，土气稍温，故物成也。霿，蒙、梦、茂三音。差，抄诗切。

〔4〕【张介宾】皆寒湿所化之病。膜愤，胀满也。膜，昌真切。

〔5〕【王冰】见而大明。

【张介宾】湿寒，黄黑，镇星辰星，皆土水之化。

〔6〕【张介宾】寒之政肃，湿之令寂。

〔7〕【王冰】正气所生成也。

【张介宾】黅应司天，玄应在泉。

〔8〕【王冰】黄黑昏埃，是谓杀气。自北及西，流行于东及南也。

【张介宾】上湿下寒，故政如此。杀气，阴气也。

〔9〕【张介宾】有余不及，言谷气也。凡岁谷间谷，色味坚脆，各有气衰气盛之别。本年寒政太过，故谷气有余者，宜高宜晚，以其能胜寒也。不及者宜下宜蕃，以其不能胜寒也。民之强弱，其气亦然。

〔10〕【王冰】以间气之大者，言其谷也。

【张介宾】详义见前阳明之政。

初之气，地气迁，寒乃去，春气正，风乃来，生布万物以荣，民气条舒，风湿相薄，雨乃后[1]。民病血溢，筋络拘强，关节不利，身重筋痿[2]。

二之气，大火正，物承化，民乃和[3]，其病温厉大行，远近咸若，湿蒸相薄，雨乃时降[4]。

三之气，天政布，湿气降，地气腾，雨乃时降，寒乃随之[5]。感于寒湿，则民病身重胕肿，胸腹满[6]。

四之气，畏火临，溽蒸化，地气腾，天气否隔，寒风晓暮，蒸热相薄，草木凝烟，湿化不流，则白露阴布，以成秋令[7]。民病腠理热，血暴溢疟，心腹满热，胪胀，甚则胕肿[8]。

五之气，惨令已行，寒露下，霜乃早降，草木黄落[9]，寒气及体，君子周密，民病皮腠[10]。

终之气，寒大举，湿大化，霜乃积，阴乃凝，水坚冰，阳光不治[11]。感于寒，则病人关节禁固，腰脽痛[12]，寒湿推于气交而为疾也。必折其郁气，而取化源[13]，益其岁气，无使邪胜[14]，食岁谷以全其真，食间谷以保其精[15]。

〔1〕【张介宾】客主之气，皆厥阴风木用事，故寒去物荣。以太阴湿土司天，故风湿相薄。风胜湿，故雨乃后时而至。地气迁，义见前。

188

〔2〕【张介宾】风病在筋，湿病在肉，故为此诸证。血溢者，风伤于肝也。

〔3〕【张介宾】客主之气，皆少阴君火用事，故大火气正，物承其化，民亦和也。

〔4〕【王冰】应顺天常，不愆时候，谓之时雨。新校正云：详此以少阴居君火之位，故言大火正也。

【张介宾】火盛气热，故民病温厉。以太阴司天，故湿蒸相薄。时雨应期，故曰时降。

〔5〕【张介宾】太阴司天，湿土用事，故湿气降，地气腾而为雨。三气之后，则太阳在泉，故寒乃随之。

〔6〕【张介宾】寒凝湿滞，故其为病如此。

〔7〕【王冰】万物得之以成。

【张介宾】少阳相火用事，其气尤烈，故曰畏火。以下凡言畏火者，皆相火也。客以相火，主以湿土火土合气溽蒸上腾，故天气否隔。然太阳在泉，故寒风随发于朝暮。以湿遇火，故湿化不流，惟白露阴布，以成秋令也。

〔8〕【张介宾】湿热并行，故为是病。胪，皮也，一曰腹前曰胪。腑肿，肉浮肿也。胪，间、卢二音。腑音附。

〔9〕【张介宾】客主之气，皆阳明燥金用事，故其政令如此。

〔10〕【张介宾】皮腠属金，气求同类也。

〔11〕【张介宾】在泉客主之气，皆太阳寒水用事，故其政令如此。

〔12〕【张介宾】关节在骨，腰脽属肾与膀胱，皆寒求同类为病。

〔13〕【王冰】九月化源，迎而取之，以补益也。

【张介宾】以上十年，上湿下寒，故寒湿持于气交。然太阴司天则水郁，太阳在泉则火郁，郁气化源详义，见前太阳之政。又如《补遗·本病》篇曰：丑未之岁，少阳升天，主窒天蓬，胜之不前。厥阴降地，主窒地晶，胜而不前。故《刺法论》于火欲升而天蓬窒抑之，君火相火同刺包络之荥。木欲降而地晶窒抑之，当刺手太阴之所出，手阳明之所入。王氏曰：化源九月，迎而取之，以补益也。是皆折郁气、取化源之义。

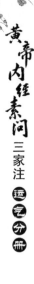

〔14〕【张介宾】太阴司天，丑未不及之岁也，故当益其岁气。

〔15〕【张介宾】岁谷，即上文黅玄谷。间谷，义见前阳明之政。

故岁宜以苦燥之温之，甚者发之泄之。不发不泄，则湿气外溢，肉溃皮拆而水血交流[1]。必赞其阳火，令御甚寒[2]，从气异同，少多其判也[3]。同寒者以热化，同湿者以燥化[4]。异者少之，同者多之[5]，用凉远凉，用寒远寒，用温远温，用热远热，食宜同法。假者反之，此其道也，反是者病也[6]。

〔1〕【张介宾】以苦燥之温之，苦从火化，燥以治湿，温以治寒也。发之泄之，发散可以逐寒，渗泄可以去湿也。

〔2〕【王冰】冬之分，其用五步，量气用之也。

【张介宾】岁气阴寒，故当扶阳。

〔3〕【王冰】通言岁运之同异也。

〔4〕【王冰】少宫、少商、少羽岁同寒。少宫岁又同湿，湿过故宜燥，寒过故宜热，少角、少徵岁，平和处之也。

【张介宾】以上十年，运之与气，有与在泉同寒者，当多用热化之品以治之，如少商、少羽岁是也；有与司天同湿者，当多用燥化之品以治之，如少宫岁是也。其少角、少徵岁，当稍从和平以处之也。

〔5〕【张介宾】虽以热以燥，各有分治，然或少或多，当因运气异同，随其宜而酌之。

〔6〕【张介宾】详义见前太阳阳明之政。

帝曰：善。少阴之政奈何？岐伯曰：子午之纪也。

少阴　太角[1]　阳明　壬子　壬午　其运风鼓，其化鸣紊启拆[2]，其变振拉摧拔[3]，其病支满[4]。

太角初正　**少徵　太宫　少商　太羽**终

〔1〕新校正云：按《五常政大论》云：上徵则其气逆。

〔2〕新校正云：按《五常政大论》云：其德鸣靡启拆。

190

【张介宾】此壬年太角之正化。《五常政大论》云：其德鸣靡启拆。

〔3〕【张介宾】太角之变也。

〔4〕【张介宾】肝木强也。

少阴　太徵[1]　阳明　戊子天符　戊午太一天符　其运炎暑[2]，其化暄曜郁燠[3]。其变炎烈沸腾[4]，其病上热血溢[5]。

太徵　少宫　太商　少羽终　少角初

〔1〕新校正云：按《五常政大论》云：上徵而收气后。

〔2〕新校正云：详太徵运太阳司天曰热，少阳司天曰暑，少阴司天曰炎暑，兼司天之气而言运也。

〔3〕新校正云：按《五常政大论》作"暄暑郁燠"，此变暑为曜者，以上临少阴故也。

【张介宾】此戊年太徵之正化。《五常政大论》曰：其德暄暑郁蒸。按：太徵运，遇太阳司天曰热，少阳司天曰暑，少阴司天曰炎暑，皆兼司天之气而言运也。

〔4〕【张介宾】太徵之变也。

〔5〕【张介宾】阳火盛也。

少阴　太宫　阳明　甲子　甲午　其运阴雨，其化柔润时雨[1]，其变震惊飘骤[2]，其病中满身重[3]。

太宫　少商　太羽终　太角初　少徵

〔1〕新校正云：按《五常政大论》云：柔润重淖。又太宫三运，雨，作"柔润重泽"，此"时雨"二字疑误。

【张介宾】此甲年太宫之正化。《五常政大论》曰：其德柔润重淖。

〔2〕【张介宾】太宫之变也。

〔3〕【张介宾】土湿之滞也。

少阴　太商　阳明　庚子同天符　庚午同天符同正商[1]。其运凉

191

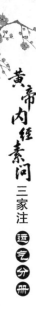

劲^[2]。其化雾露萧瑟^[3]，其变肃杀凋零^[4]，其病下清^[5]。

  太商　少羽_终　少角_初　太徵　少宫

　〔1〕新校正云：按《五常政大论》云：坚成之纪。上徵与正商同。

　　【张介宾】本年金运太过，而君火司天制之，则金得其平，所谓坚成之纪，上徵与正商同也。

　〔2〕新校正云：详此以运合在泉，故云凉劲。

　〔3〕【张介宾】此庚年太商之正化。运与在泉同其气，故曰凉劲。

　〔4〕【张介宾】太商之变也。

　〔5〕【张介宾】下清，二便清泄，及下体清冷也，金气之病。

　　少阴　太羽　阳明　丙子_{岁会}　丙午　其运寒，其化凝惨溧冽^[1]，其变冰雪霜雹^[2]，其病寒下^[3]。

  太羽_终　太角_初　少徵　太宫　少商

　〔1〕新校正云：按《五常政大论》作"凝惨寒雾"。

　　【张介宾】此丙年太羽之正化。《五常政大论》曰：其德凝惨寒雾。

　〔2〕【张介宾】太羽之变也。

　〔3〕【张介宾】寒下，中寒下利，腹足清冷也。

　　凡此少阴司天之政，气化运行先天^[1]，地气肃，天气明，寒交暑，热加燥^[2]。云驰雨府，湿化乃行，时雨乃降^[3]，金火合德，上应荧惑太白^[4]。其政明，其令切^[5]，其谷丹白^[6]。水火寒热持于气交而为病始也。热病生于上，清病生于下，寒热凌犯而争于中^[7]。民病咳喘，血溢血泄，鼽嚏，目赤眦疡，寒厥入胃，心痛腰痛，腹大嗌干肿上^[8]。

　〔1〕【张介宾】此总结子午年少阴司天六气之化也。先天义见前。

　〔2〕新校正云：详此云：寒交暑者，谓前岁终之气少阳，今岁初之气太阳，太阳寒交前岁少阳之暑也。热加燥者，少阴在上而阳明在

192

下也。

【张介宾】阳明燥金在泉，故地气肃。少阴君火司天，故天气明。金寒而燥，火暑而热，以下临上曰交，以上临下曰加。

〔3〕【张介宾】此即阳明司天，燥极而泽之义。

〔4〕【王冰】见而明大。

【张介宾】上火下金，二气合德，其星当明也。

〔5〕【张介宾】火明金切。

〔6〕【张介宾】丹应司天，白应在泉。

〔7〕【张介宾】少阴司天，阳明在泉，上火下金，故水火寒热，持于气交之中而为病如此。

〔8〕【张介宾】火为热，金为寒，故热病见于上，寒病见于下。

初之气，地气迁，燥将去[1]。寒乃始，蛰复藏，水乃冰，霜复降，风乃至[2]，阳气郁[3]，民反周密，关节禁固，腰脽痛，炎暑将起，中外疮疡[4]。

二之气，阳气布，风乃行，春气以正，万物应荣，寒气时至，民乃和[5]，其病淋，目瞑目赤，气郁于上而热[6]。

三之气，天政布，大火行，庶类蕃鲜，寒气时至[7]，民病气厥心痛，寒热更作，咳喘目赤[8]。

四之气，溽暑至，大雨时行，寒热互至[9]，民病寒热，嗌干黄瘅，鼽衄饮发[10]。

五之气，畏火临，暑反至，阳乃化，万物乃生乃长荣，民乃康[11]，其病温[12]。

终之气，燥令行，余火内格，肿于上，咳喘，甚则血溢。寒气数举，则霿雾翳[13]，病生皮腠，内舍于胁，下连少腹而作寒中，地将易也[14]。必抑其运气，资其岁胜[15]，折其郁发，先取化源[16]，无使暴过而生其病也[17]。食岁谷，以全真气。食间谷，以辟虚邪[18]。

〔1〕新校正云：按阳明在泉之前岁为少阳，少阳者暑，暑往而阳明在地。太阳初之气，故上文寒交暑，是暑去而寒始也，此"燥"字

六元正纪大论篇第七十一

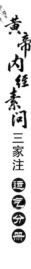

乃是"暑"字之误也。

〔1〕【张介宾】初气太阳用事，上年己亥，少阳终之气至此已尽，当云热将去，燥字误也。地气迁义见前。

〔2〕新校正云：按王注《六微旨大论》云：太阳居木位，为寒风切冽。此"风乃至"当作"风乃冽"。

〔3〕【张介宾】寒水之气客于春前，故其为候如此。

〔4〕【张介宾】此皆寒气之病。然少阴君火司天，又值二之主气，故炎暑将起，中外疮疡。脽音谁，尻臀也。

〔5〕【张介宾】风木之客，加于君火之主，故阳布风行，春气正，万物荣也。司天君火未盛，故寒气时至。木火应时，故民气和。

〔6〕【张介宾】君火为病也。

〔7〕【张介宾】客气君火司天，加于相火之主，故大火行，庶类蕃鲜。火极水复，热极寒生，故寒气时至。

〔8〕【张介宾】二火交炽，故病如此。

〔9〕【张介宾】客主之气皆湿土用事，故为溽暑大雨等候。

〔10〕【张介宾】湿热之病也。

〔11〕【张介宾】畏火，相火也。时当秋收而阳气化，故万物荣，民乃康。

〔12〕【张介宾】时寒气热，阳邪胜也。

〔13〕【张介宾】燥金之客，加于寒水之主，金气收，故五气之余火内格。而为病如此。格，拒也。寒气举，雾霿翳，皆金水之化。

〔14〕【王冰】气终则迁，何可长也。

　　　【张介宾】病生皮腠，金之合也。内舍于胁、下连少腹，金乘木也。金性寒，故寒中。在泉气终，故地将易。

〔15〕【张介宾】以上子午十年，运气太过，必抑有余，欲得其平；岁有所胜，必资不足，无令受伤也。

〔16〕【王冰】先于年前十二月，迎而取之。

〔17〕【张介宾】本年少阴司天则金郁，阳明在泉则木郁，郁气化源义，见前太阳之政。又如《本病》篇曰：子午之岁，太阴升天，主窒天冲，胜之不前。太阳降地，主窒地阜。胜之不入。故《刺法论》于土欲升而天冲窒抑之，当刺足太阴之俞。水欲降而地阜窒抑之，当

194

刺足太阴之所出，足阳明之所入。王氏曰：先于年前十二月迎而取之。是皆折郁气、取化源之义。

〔18〕【张介宾】岁谷，即上文丹白谷也。间谷，义见前阳明之政。

岁宜咸以耎之，而调其上[1]，甚则以苦发之；以酸收之，而安其下[2]，甚则以苦泄之[3]。适气同异而多少之，同天气者，以寒清化，同地气者，以温热化[4]。用热远热，用凉远凉，用温远温，用寒远寒，食宜同法。有假则反，此其道也，反是者病作矣[5]。

〔1〕【张介宾】咸从水化，故能调在上之君火。

〔2〕【张介宾】苦发之，可以散火。酸收之，可以补金。平其上之君火，则下之燥金得安矣。

〔3〕【张介宾】热燥甚者，非苦寒泄之不可。愚按：五味之属，如《阴阳应象大论》曰：火生苦。《金匮真言论》曰：其味苦，其类火，是分五行之味，苦从火化也。故在本篇如太阳、太阴、阳明等政，云以苦燥之温之及以苦发之者，皆用苦之阳也。又《阴阳应象大论》及《至真要大论》皆云：酸苦涌泄为阴。是言气味之效，苦从阴用也。故本节云以苦泄之。《至真要大论》云：湿司于地、热反胜之、治以苦冷、湿化于天、热反胜之、治以苦寒者，皆用苦之阴也。再如《宣明五气》篇及《五味》篇，俱云苦走骨。夫北方生寒，在体为骨，是骨本属阴，而苦则走之，岂非阴乎？可见苦味一也，而有从阴从阳、苦热苦寒之不同，何可不辨？今有谓苦属火而讳其寒者，有但知苦寒而忘其热者，皆不明气味变通之理耳。举此一端，则五味之性可类见矣。又如《藏气法时论》云：粳米、牛肉、枣、葵皆甘，麦、羊肉、杏、薤皆苦之类，是于饮食常味之中，又各有辨。味变之理如此，不得其精，不足以言气味也。

〔4〕【王冰】太角、太徵岁同天气，宜以寒清治之。太宫、太商、太羽岁同地气，宜以温热治之。化，治也。

【张介宾】言以上十年运之与气，有与司天同热者，当以寒清所化之品治之，如太角、太徵岁是也。有与在泉同寒者，当以温热

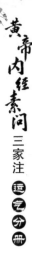

所化之品治之，如太羽、太宫、太商岁是也。当各因其同异，而制为之多少耳。

〔5〕【张介宾】详义见前太阳阳明之政。

帝曰：善。厥阴之政奈何？岐伯曰：巳亥之纪也。

厥阴　少角　少阳　清热胜复同，同正角[1]。丁巳天符　丁亥天符　其运风清热[2]。

少角初正　**太徵**　**少宫**　**太商**　**少羽**终

〔1〕新校正云：按《五常政大论》云：委和之纪，上角与正角同。

【张介宾】本年木运不及，得司天厥阴之助，所谓委和之纪，上角与正角同也。

〔2〕【张介宾】风为中运少角之气，清为胜风之气，热为复清之气。

厥阴　少徵　少阳　寒雨胜复同。癸巳同岁会　癸亥同岁会其运热寒雨[1]。

少徵　**太宫**　**少商**　**太羽**终　**太角**初

〔1〕【张介宾】热为运气，寒为胜气，雨为复气。

厥阴　少宫　少阳　风清胜复同，同正角[1]。己巳　己亥其运雨风清[2]。

少宫　**太商**　**少羽**终　**少角**初　**太徵**

〔1〕新校正云：按《五常政大论》云：卑监之纪，上角与正角同。

【张介宾】本年土运不及，风木司天胜之，则木兼土化，所谓卑监之纪，上角与正角同也。

〔2〕【张介宾】雨为运气，风为胜气，清为复气。

196

厥阴　少商　少阳　热寒胜复同，同正角[1]。乙巳　乙亥　其运凉热寒[2]，

少商　太羽终　太角初　少徵　太宫

〔1〕新校正云：按《五常政大论》云：从革之纪，上角与正角同。

【张介宾】本年金运不及，而厥阴司天，木无所制，则木得其政，所谓从革之纪，上角与正角同也。

〔2〕【张介宾】凉为运气，热为胜气，寒为复气。

厥阴　少羽　少阳　雨风胜复同。辛巳　辛亥　其运寒雨风[1]。

少羽终　少角初　太徵　少宫　太商[2]

〔1〕【张介宾】寒为运气，雨为胜气，风为复气。

〔2〕【张介宾】愚按：上文六十年气化之数，有言生数者，有言成数者。新校正注云：详对化从标成数，正化从本生数。谓如甲子年司天热化七，在泉燥化九，俱从对化也。甲午年司天热化二，在泉燥化四，俱从正化也。六十年司天在泉正对，皆同此意。似乎近理，今诸家多宗之，而实有未必然者。何也？如少阴司天，子午年也，固可以子午分正对矣。然少阴司天则阳明在泉，阳明用事则气属卯酉也，又安得以子午之气，言在泉之正对耶？且凡司天有余，则在泉必不足，司天不足，则在泉必有余，气本不同。若以司天从对化之成数，而言在泉亦成数，司天从正化之生数，而言在泉亦生数，则上有余下亦有余，上不足下亦不足，是未求上下不同之义耳。故以司天言正对则可，以在泉言正对则不合矣。且《内经》诸篇并无正对之说，惟本篇后文曰：太过者其数成，不及者其数生。此但欲因生成之数，以明气化之微甚耳。故其言生者不言成，言成者不言生，皆各有深意存焉，似不可以强分也。然欲明各年生成之义者，但当以上中下三气合而观之，以察其盛衰之象，庶得本经之意。但正化对化之义亦不可不知。

凡此厥阴司天之政，气化运行后天[1]，诸同正岁，气化运行同

天[2]。天气扰，地气正[3]，风生高远，炎热从之，云趋雨府，湿化乃行[4]，风火同德，上应岁星荧惑[5]。其政扰，其令速[6]，其谷苍丹[7]，间谷言太者[8]，其耗文角品羽[9]。风燥火热，胜复更作，蛰虫来见，流水不冰[10]，热病行于下，风病行于上，风燥胜复形于中[11]。

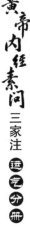

〔1〕【张介宾】此总结巳亥年厥阴司天六气之化也。后天义见前。

〔2〕【王冰】太过岁运化气行先天时，不及岁化生成后天时，同正岁化生成与天二十四气迟速同，无先后也。新校正云：详此注云同正岁与二十四气同，疑非。恐是与大寒日交司气候同。

【张介宾】诸同正岁者，其气正，其生长化收藏皆与天气相合，故曰运行同天。此虽以上文丁巳丁亥、己巳己亥、乙巳乙亥六气为言，然六十年之气，亦莫不皆然。

〔3〕【张介宾】风木司天，故天气扰。相火在泉，土得温养，故地气正。

〔4〕【张介宾】木在上，故风生高远。火在下，故炎热从之。上气得温，故云雨作，湿化行。

〔5〕【张介宾】木火同气，故二星当明。

〔6〕【张介宾】风政挠，火令速。

〔7〕【张介宾】苍应司天，丹应在泉。

〔8〕【张介宾】详见前阳明之政。

〔9〕【张介宾】前阳明之政曰：其耗白甲品羽。义未详。

〔10〕【张介宾】风甚则燥胜，燥胜则热复，故胜复更作如是。

〔11〕【张介宾】上下之气，持于气交也。

初之气，寒始肃，杀气方至[1]，民病寒于右之下[2]。

二之气，寒不去，华雪水冰，杀气施化，霜乃降，名草上焦，寒雨数至，阳复化[3]，民病热于中[4]。

三之气，天政布，风乃时举[5]，民病泣出耳鸣掉眩[6]。

四之气，溽暑湿热相薄，争于左之上[7]，民病黄瘅而为胕肿[8]。

五之气，燥湿更胜，沉阴乃布，寒气及体，风雨乃行[9]。

终之气，畏火司令，阳乃大化，蛰虫出见，流水不冰，地气大发，草乃生，人乃舒[10]，其病温厉[11]。必折其郁气，资其化源[12]，赞其运气，无使邪胜[13]。

〔1〕【张介宾】燥金用事也。

〔2〕【张介宾】金位西方，金王则伤肝，故寒于右之下。

〔3〕【张介宾】太阳用事，故其气候如此。然以寒水之客，加于君火之主，其气必应，故阳复化。

〔4〕【张介宾】客寒外加，火应则热于中。

〔5〕【张介宾】厥阴司天用事也。

〔6〕【张介宾】风木之气见证也。

〔7〕【张介宾】以君火之客，加于太阴之主，四气为天之左间，故湿热争于左之上。

〔8〕【张介宾】此湿热之为病也。胕肿，肉浮肿也，与足跗之跗不同。瘅音丹，又上声。

〔9〕【张介宾】客以湿土，主以燥金，燥湿更胜，其候如此。

〔10〕【张介宾】少阳在泉，故候如此。

〔11〕【张介宾】时寒气热，故病温厉。

〔12〕【王冰】化源，四月也，迎而取之。

【张介宾】本年厥阴司天则土郁，少阳在泉则金郁。郁气、化源义见前。又如《本病》篇曰：巳亥之岁，君火升天，主窒天蓬，胜之不前。阳明降地，主窒地彤，胜而不入。故《刺法论》于火欲升而天蓬窒抑之，当刺包络之荥。金欲降而地彤窒抑之，当刺心包络之所出，手少阳之所入。王氏曰：化源，四月也，迎而取之。是皆折郁气、取化源之义。

〔13〕【张介宾】补其不足，以抑有余也。

岁宜以辛调上，以咸调下，畏火之气，无妄犯之[1]。用温远温，用热远热，用凉远凉，用寒远寒，食宜同法。有假反常，此之道也，反是者病[2]。

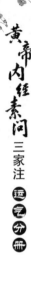
〔1〕新校正云：详此运何以不言适气同异少多之制者，盖厥阴之政与少阳之政同。六气分政，惟厥阴与少阳之政，上下无克罚之异，治化惟一，故不再言同风热者多寒化，异风热者少寒化也。

【张介宾】辛从金化，以调上之风木。咸从水化，以调下之相火。然相火虚实，尤多难辨，故曰畏火之气，无妄犯之，以明其当慎也。

〔2〕【张介宾】详义见前太阳阳明之政。

帝曰：善。夫子言可谓悉矣，然何以明其应乎[1]？岐伯曰：昭乎哉问也！夫六气者，行有次，止有位，故常以正月朔日平旦视之，睹其位而知其所在矣[2]。运有余，其至先，运不及，其至后[3]，此天之道，气之常也[4]。运非有余非不足，是谓正岁，其至当其时[5]。帝曰：胜复之气，其常在也，灾眚时至，候也奈何[6]？岐伯曰：非气化者，是谓灾也[7]。

〔1〕【张介宾】此连前章而求其气应之明验也。

〔2〕【王冰】阴之所在，天应以云；阳之所在，天应以清净。自然分布，象见不差。

【张介宾】次，序也。位，方也。凡主客六气各有次序，亦各有方位，故欲明其应，当于正月朔日平旦视之，以察其阴阳晦明、寒温风气之位而岁候可知。盖此为日时之首，故可以占一岁之兆。

〔3〕【王冰】先后，皆寅时之先后也。先则丑后，后则卯初。

【张介宾】至先者，气先节候而至；至后者，气后节候而至也。

〔4〕【王冰】天道昭然，当期必应，见无差失，是气之常。

【张介宾】有余至蚤，不及至迟，此天气之常也。

〔5〕【王冰】当时，谓当寅之正也。

【张介宾】正岁者，和平之岁，时至气亦至也。

〔6〕【张介宾】言胜复之气，本常有也，而灾眚之至，何以知之？

〔7〕【王冰】十二变备矣。

【张介宾】当其位则为正化，非其位则为邪化，邪则为灾矣。

帝曰：天地之数，终始奈何[1]？岐伯曰：悉乎哉问也！是明道也。数之始，起于上而终于下[2]，岁半之前，天气主之，岁半之后，地气主之[3]，上下交互，气交主之，岁纪毕矣[4]。故曰：位明气月可知乎？所谓气也[5]。帝曰：余司其事，则而行之，不合其数何也[6]？岐伯曰：气用有多少，化洽有盛衰，衰盛多少，同其化也[7]。帝曰：愿闻同化何如？岐伯曰：风温春化同，热曛昏火夏化同，胜与复同[8]，燥清烟露秋化同[9]，云雨昏暝埃长夏化同[10]，寒气霜雪冰冬化同[11]，此天地五运六气之化，更用盛衰之常也[12]。

〔1〕【张介宾】司天在泉各有所主之数。

〔2〕【张介宾】司天在前，在泉在后，司天主上，在泉主下，故起于上而终于下。

〔3〕【王冰】岁半，谓立秋之日也。新校正云：详初气交司在前岁大寒日，岁半当在立秋前一气十五日，不得云立秋日也。

【张介宾】岁半之前，始于大寒，终于小暑也。岁半之后，始于大暑，终于小寒也。《至真要大论》曰：初气终三气，天气主之；四气尽终气，地气主之。

〔4〕【王冰】交互，互体也。上体下体之中，有二互体也。

【张介宾】互交者，天气地气，互合为用也。气交主之，即三气四气之际，乃天地气交之时。

〔5〕【王冰】大凡一气，主六十日而有奇，以立位数之位，同一气则月之节气中气可知。故言天地气者以上下体，言胜复者以气交，言横运者以上下互，皆以节气准之，候之灾眚，变复可期矣。

【张介宾】上下左右之位既明，则气之有六，月之有十二，其终始移易之数，皆可知矣，此即所谓天地之气。

〔6〕【张介宾】不合其数，谓以上中下运气之数，推其岁候，其有不能相合者也。

〔7〕【张介宾】洽，合也。气用有多少，化洽有盛衰，言一岁之上下左右、主客运气必有所合，若以多合多，则盛者愈盛，以少合少，则衰者愈衰，故盛衰之化，各有所从，则各同其化也。洽，爻甲切。

〔8〕【张介宾】凡四时气化，有见风温者，皆木气也，故与春化

201

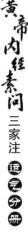

同。有见热曛昏火者，皆火气也，故与夏化同。胜与复同者，言初气终三气，胜之常也；四气尽终气，复之常也。凡此同化之气，所遇皆然，而无分乎四时也。下文燥清烟露等亦然。

〔9〕【张介宾】皆金气之同化也。

〔10〕【张介宾】皆土气之同化也。

〔11〕【张介宾】皆水气之同化也。

〔12〕【张介宾】运气更用则化有盛衰，盛衰有常变，故难合于数也。

帝曰：五运行同天化者，命曰天符，余知之矣。愿闻同地化者，何谓也[1]？岐伯曰：太过而同天化者三，不及而同天化者亦三，太过而同地化者三，不及而同地化者亦三，此凡二十四岁也[2]。帝曰：愿闻其所谓也。岐伯曰：甲辰、甲戌、太宫下加太阴，壬寅、壬申、太角下加厥阴，庚子、庚午、太商下加阳明，如是者三[3]。癸巳、癸亥、少徵下加少阳，辛丑、辛未、少羽下加太阳，癸卯、癸酉、少徵下加少阴，如是者三[4]。戊子、戊午、太徵上临少阴，戊寅、戊申、太徵上临少阳，丙辰、丙戌、太羽上临太阳，如是者三[5]。丁巳、丁亥、少角上临厥阴，乙卯、乙酉、少商上临阳明，己丑、己未、少宫上临太阴，如是者三[6]。除此二十四岁，则不加不临也[7]。帝曰：加者何谓？岐伯曰：太过而加同天符，不及而加同岁会也[8]。帝曰：临者何谓？岐伯曰：太过不及皆曰天符，而变行有多少，病形有微甚，生死有早晏耳[9]。

〔1〕【张介宾】五运行同天化。如上文以中运而同司天之化，故曰天符。此问同地化者，言中运之同在泉也。

〔2〕【王冰】六十年中，同天地之化者，凡二十四岁，余悉随己多少。

【张介宾】同司天之化者，其太过不及各有三；同在泉之化者，其太过不及亦各有三也。太过谓阳年，甲丙戊庚壬也。不及谓阴年，乙丁己辛癸也。二十四岁，义如下文。

〔3〕【张介宾】下加者，以上加下也，谓以中运而加于在泉也。

太宫加太阴，皆土也。太角加厥阴，皆木也。太商加阳明，皆金也。此上文所谓太过而同地化者三。三者，太阴、厥阴、阳明也。共六年，是为同天符。

〔4〕【张介宾】少徵加少阳，皆火也。少羽加太阳，皆水也。少徵加少阴，皆火也。此上文所谓不及而同地化者亦三。三者，少阳、太阳、少阴也。共六年，是为同岁会。

〔5〕【张介宾】上临者，以下临上也，谓以中运而临于司天也。太徵临少阴、少阳，皆火也。太羽临太阳，皆水也。此上文所谓太过而同天化者三。三者，少阴、少阳、太阳也。

〔6〕【张介宾】少角上临厥阴，皆木也。少商上临阳明，皆金也。少宫上临太阴，皆土也。此上文所谓不及而同天化者亦三。三者，厥阴、阳明、太阴也。此上二节，太过六年，不及六年，共十二年，皆重言天符也。而其中戊午、乙酉、己丑、己未，又为太乙天符。但戊午有余，而乙酉、己丑、己未为不及也。

〔7〕【张介宾】谓六十年中，除此二十四岁之外，则无同气之加临矣。

〔8〕【张介宾】此复明上文下加之义。太过六年下加在泉者，谓之同天符。不及六年下加在泉者，谓之同岁会。

〔9〕【张介宾】此复明上文上临之义也。无论太过不及，上临司天者，皆谓之天符，共十二年。其变行有多少，因其气之盛衰也，故病形死生，亦各有所不同耳。按：此二论曰岁会，曰天符，曰太一天符，曰同天符，同岁会，其目凡五，皆上下符会，无所克侮，均为气之相得，故于天时民病，多见平和；然其气纯而一，亦恐亢则为害，故曰变行有多少，病形有微甚，生死有蚤晏耳。观上文二十四年之间，惟于岁会八年，曰所谓岁会，气之平也，则其它之不平可知。故曰制则生化，然则无制者乃为害矣。所以有至而不至、未至而至之变，皆其气之偏耳。不可因其为和，便以为常而不之察也。

帝曰：夫子言用寒远寒，用热远热，余未知其然也，愿闻何谓远？岐伯曰：热无犯热，寒无犯寒[1]，从者和，逆者病，不可不敬畏而远之，所谓时兴六位也[2]。帝曰：温凉何如[3]？岐伯曰：司气以热，用热无犯，司气以寒，用寒无犯，司气以凉，用凉无犯，司气以温，用温无犯[4]，间气同其主无犯，异其主则小犯之[5]，是谓四畏，必谨察之[6]。帝曰：善。其犯者何如[7]？岐伯曰：天气反时，则可依时[8]。及胜其主，则可犯[9]，以平为期，而不可过[10]，是谓邪气反胜者[11]。故曰：无失天信，无逆气宜[12]，无翼其胜，无赞其复，是谓至治[13]。

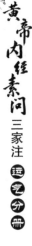

〔1〕【张介宾】远，避忌之谓，即无犯也。凡用热者，无犯司气之热；用寒者，无犯司气之寒，是谓热无犯热，寒无犯寒。

〔2〕【王冰】四时气王之月，药及食衣寒热温凉同者，皆宜避之。差四时同犯，则以水济水，以火助火，病必生也。

【张介宾】时，谓四时，即主气也。位，谓六步，即客气也。主客之气，皆当敬畏，不犯为从，犯则为逆矣。

〔3〕【王冰】温凉减于寒热，可轻犯之。

【张介宾】谓温凉稍次于寒热，亦可犯否？

〔4〕【张介宾】司气者，司天司地之气也。用热无犯等四句，谓寒热温凉俱当避，即有应用者，亦无过用，恐犯岁气也。

〔5〕【张介宾】间气，左右四间之客气也。主，主气也。同者，同热同寒，其气甚，故不可犯。异者主寒客热，主热客寒，其气分，其邪不一，故可因其势而小犯之。上节言司气，此节言间气，如《至真要大论》曰：主岁者纪岁，间气者纪步也。

〔6〕【张介宾】四畏，寒热温凉也。

〔7〕【王冰】须犯者。

【张介宾】言有必不得已而犯之者，将何如也。

〔8〕【王冰】反甚为病，则可依时。

【张介宾】天气即客气，时即主气，客不合主，是谓反时，反时者则可依时，以主气之循环有常，客气之显微无定，故姑从乎主也。

〔9〕【王冰】夏热甚，则可以热犯热，寒气不甚，则不可犯之。

【张介宾】胜其主者，客气大过也。如夏而寒甚，客水胜也。冬而热甚，客火胜也。春凉秋温，其气皆然。故可以热犯热、以寒犯寒、以温犯温、以凉犯凉而从其变，乃所谓从治也。

〔10〕【王冰】气平则止，过则病生。过而病生，与犯同也。

【张介宾】过则伤正气而增病矣。

〔11〕【王冰】气动有胜，是谓邪，客胜于主，不可不御也。六步之气，于六位中应寒反热，应热反寒，应温反凉，应凉反温，是谓六步之邪胜也。若冬反温，若夏反冷，若秋反热，若春反凉，是谓四时之邪胜也。胜则反其气以平之。

【张介宾】邪气反胜则非时而至，如应热反寒，应寒反热，应温反凉，应凉反温，皆邪气反胜也。反胜者，故当反其气以平之。

〔12〕【张介宾】客主气运，至必应时，天之信也；不知时气，失天信矣。寒热温凉，用之必当，气之宜也；不知逆从，逆气宜矣。

〔13〕【王冰】天信，谓至时必定。翼赞，皆佐之。谨守天信，是谓至真妙理也。

【张介宾】翼其胜，赞其复，皆助邪也。知而弗犯，是谓至妙之治。

帝曰：善。五运气行主岁之纪，其有常数乎？岐伯曰：臣请次之。

甲子 甲午岁

上少阴火 中太宫土运 下阳明金 热化二[1]，雨化五[2]，燥化四[3]，所谓正化日也[4]。其化上咸寒，中苦热，下酸热，所谓药食宜也[5]。

〔1〕新校正云：详对化从标成数，正化从本生数。甲子之年，热化七，燥化九。甲午之年，热化二，燥化四。

【张介宾】司天。按：《新校正》云：详对化从标成数，正化从本生数。甲子之年，热化七，燥化九，甲午之年，热化二，燥化四。

〔2〕新校正云：按本论正文云：太过不及其数何始，太过者，其数成，不及者，其数生，土常以生也。甲年太宫土运太过，故言雨化五。五，土数也。

205

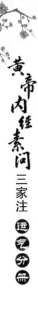

【张介宾】中运。

〔3〕【张介宾】在泉。

〔4〕【王冰】正气，化也。

〔5〕新校正云：按《玄珠》云：下苦热。又按《至真要大论》云：热淫所胜，平以咸寒。燥淫于内，治以苦温。此云下酸热，疑误也。

【张介宾】中苦热，治太宫湿胜也。下酸热，与前后四运稍异，然彼言温，此言热，亦不相远。《玄珠》云：下苦热。

乙丑　乙未岁

上太阴土　中少商金运　下太阳水　热化寒化胜复同，所谓邪气化日也。灾七宫[1]。湿化五[2]，清化四[3]，寒化六[4]，所谓正化日也。其化上苦热，中酸和，下甘热，所谓药食宜也[5]。

〔1〕新校正云：详七宫、西室兑位，天柱司也。灾之方，以运之当方言。

【张介宾】七，西方兑宫也。金运不及，故灾及之。

〔2〕新校正云：详太阴正司于未，对司于丑，其化皆五，以生数也。不以成数者，土王四季，不得正方，又天有九宫，不可至十。

【张介宾】司天。

〔3〕新校正云：按本论下文云：不及者，其数生。乙年少商，金运不及，故言清化四。四，金生数也。

【张介宾】中运。

〔4〕新校正云：详乙丑，寒化六。乙未，寒化一。

【张介宾】在泉。

〔5〕新校正云：按《玄珠》云：上酸平，下甘温。又按《至真要大论》云：湿淫所胜，平以苦热。寒淫于内，治以甘热。

【张介宾】中酸和者，金位之主，其补以酸，治少商之不足也。《玄珠》云：上酸平，下甘温。

丙寅　丙申岁[1]

上少阳相火　中太羽水运　下厥阴木　火化二[2]，寒化六[3]，风化三[4]，所谓正化日也。其化上咸寒，中咸温，下辛温，所谓药食宜也[5]。

〔1〕新校正云：详丙申之岁，申金生水，水化之令转盛，司天相火为病减半。

　　【张介宾】《新校正》云：详丙申之岁，申金生水，水化之令转盛，司天相火为病当减半。

〔2〕新校正云：详丙寅，火化二。丙申，火化七。

　　【张介宾】司天。

〔3〕【张介宾】中运。

〔4〕新校正云：详丙寅，风化八。丙申，风化三。

　　【张介宾】在泉。

〔5〕新校正云：按《玄珠》云：下辛凉。又按《至真要大论》云：火淫所胜，平以咸冷，风淫于内，治以辛凉。

　　【张介宾】中咸温，咸同水化，温以治寒也。下辛温，以在泉之木，兼寒运之气也。《玄珠》云：下辛凉。

丁卯岁会　丁酉岁[1]

上阳明金[2]　中少角木运[3]　下少阴火[4]　清化热化胜复同，所谓邪气化日也[5]。灾三宫[6]。燥化九[7]，风化三[8]，热化七[9]，所谓正化日也[10]。其化上苦小温，中辛和，下咸寒，所谓药食宜也[11]。

〔1〕新校正云：详丁年正月壬寅为干德符，便为平气，胜复不至，运同正角，金不胜木，木亦不灾土。又丁卯年，得卯木佐之，即上阳明不能灾之。

〔2〕【张介宾】司天。

〔3〕【张介宾】岁运丁为阴木，故属少角。

〔4〕【张介宾】在泉。

〔5〕【张介宾】丁年少角，木运不及，故有燥金来胜之清化，有清化，则有火子来复之热化。然皆非本年正化，故曰邪化日也。同者，谓二年相同也。凡阴年不及，故有胜复邪化，而阳年则不言胜气。后仿此。

〔6〕新校正云：详三宫，东室震位，天冲司。

【张介宾】灾，伤也。三宫，东方震宫，木正之方也。木运不及，故本方受灾。阳年太过，则不言灾宫也。凡言灾宫，皆以五正宫生数为例，故言三不言八。后仿此。

〔7〕新校正云：详丁卯，燥化九。丁酉，燥化四。

【张介宾】司天也。

〔8〕【张介宾】中运不及，其数生也。

〔9〕新校正云：详丁卯，热化二。丁酉，热化七。

【张介宾】在泉也。

〔10〕【张介宾】结上文三句，乃本年上中下正气之所化也。

〔11〕新校正云：按《至真要大论》云：燥淫所胜，平以苦温。热淫于内，治以咸寒。又《玄珠》云：上苦热也。

【张介宾】上苦小温，苦属火，以治金也。中辛和，辛属金，以和少角也。下咸寒，以水治火也。《玄珠》云：上苦热。

戊辰　戊戌岁

上太阳水[1]　中太徵火运[2]　下太阴土[3]　寒化六[4]，热化七[5]，湿化五[6]，所谓正化日也[7]。其化上苦温，中甘和，下甘温，所谓药食宜也[8]。

〔1〕【张介宾】辰戌年，太阳寒水司天。司之为言主也，主行天令，其位在上。

〔2〕新校正云：详此上见太阳，火化减半。

【张介宾】戊为阳火，故曰太徵。

〔3〕【张介宾】本年湿土在泉也。在泉者主地之化，气行地中，其位在下。

〔4〕新校正云：详戊辰，寒化六。戊戌，寒化一。

208

【张介宾】言司天也。六者水之成数，太过者其数成，此言太阳司天也。

〔5〕【张介宾】七者火之成数，戊火太过，故其数成也。

〔6〕【张介宾】五者土之生数，此言在泉也，土常以生，故其数五。

〔7〕【张介宾】日即度也。此结上文三句，言本年上中下三气正化之度。正化，正气所化也。度即日也，日即度也，指气令用事之时候也。

〔8〕新校正云：按《至真要大论》云：寒淫所胜，平以辛热。湿淫于内，治以苦热。又《玄珠》云：上甘温，下酸平。

【张介宾】本年上下之治俱同前，惟中运太徵与前不同，故宜治以甘和也。《玄珠》云：上甘温，下酸平。

己巳　己亥岁

上厥阴木　中少宫土运[1]　**下少阳相火　风化清化胜复同，所谓邪气化日也。灾五宫**[2]。**风化三**[3]，**湿化五**[4]，**火化七**[5]，**所谓正化日也。其化上辛凉，中甘和，下咸寒，所谓药食宜也**[6]。

〔1〕新校正云：详至九月甲戌月，己得甲戌，方还正宫。

〔2〕新校正云：按《五常政大论》云：其眚四维。又按《天元玉册》云：中室天禽司非维宫，同正宫寄位二宫坤位。

【张介宾】五，中宫也。土运不及，故灾及之。

〔3〕新校正云：详己巳，风化八。己亥，风化三。

【张介宾】司天。

〔4〕【张介宾】中运。

〔5〕新校正云：详己巳，热化七。己亥，热化二。

【张介宾】在泉。

〔6〕新校正云：按《至真要大论》云：风淫所胜，平以辛凉。火淫于内，治以咸冷。

【张介宾】中运少宫不及，故宜甘和。上下同前。

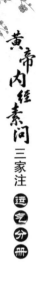

庚午同天符　**庚子岁**同天符

上少阴火　中太商金运[1]　下阳明金　热化七[2]，清化九[3]，燥化九[4]，所谓正化日也。其化上咸寒，中辛温，下酸温，所谓药食宜也[5]。

〔1〕新校正云：详庚午年，金令减半。以上见少阴君火，年午亦为火故也。庚子年，子是水，金气相得，与庚午年又异。

〔2〕【王冰】详庚午年，热化二，燥化四。庚子年，热化七，燥化九。

【张介宾】司天。

〔3〕【张介宾】中运。

〔4〕【张介宾】在泉。

〔5〕新校正云：按《玄珠》云：下苦热。又按《至真要大论》云：燥淫于内，治以苦热。

【张介宾】中辛温，辛以从金，温以治寒也。上下同前。《玄珠》云：下苦热。

辛未同岁会　**辛丑岁**同岁会

上太阴土　中少羽水运[1]　下太阳水　雨化风化胜复同，所谓邪气化日也。灾一宫[2]。雨化五[3]，寒化一[4]，所谓正化日也。其化上苦热，中苦和，下苦热，所谓药食宜也[5]。

〔1〕新校正云：详此至七月丙申月，水还正羽。

〔2〕新校正云：详一宫，北室坎位，天玄司。

【张介宾】一，北方坎宫也。水运不及，故灾及之。

〔3〕【张介宾】司天。

〔4〕新校正云：详此以运与在泉俱水，故只言寒化一。寒化一者，少羽之化气也。若太阳在泉之化，则辛未，寒化一。辛丑，寒化六。

【张介宾】中运在泉同。

〔5〕新校正云：按《玄珠》云：上酸和，下甘温。又按《至真要大论》云：湿淫所胜，平以苦热；寒淫于内，治以甘热。

【张介宾】中苦和，下苦热，苦从火化，治寒以热也。《玄珠》云：上酸和，下甘温。

壬申同天符　**壬寅岁**同天符

上少阳相火[1]　中太角木运[2]　下厥阴木[3]　火化二[4]，风化八[5]，所谓正化日也。其化上咸寒[6]，中酸和[7]，下辛凉[8]，所谓药食宜也。

〔1〕【张介宾】司天。

〔2〕【张介宾】中运。

〔3〕【张介宾】在泉。

〔4〕新校正云：详壬申，热化七。壬寅，热化二。

　　【张介宾】司天。

〔5〕新校正云：详此以运与在泉俱木，故只言风化八。风化八，乃太角之运化也。若厥阴在泉之化，则壬申，风化三。壬寅，风化八。

　　【张介宾】运与在泉同。

〔6〕【张介宾】治司天之火。

〔7〕【张介宾】木运太过，故宜酸和。

〔8〕【张介宾】治在泉也。木火合气，故宜辛凉。

癸酉同岁会　**癸卯岁**同岁会

上阳明金　中少徵火运[1]　下少阴火　寒化雨化胜复同，所谓邪气化日也[2]。灾九宫[3]。燥化九[4]，热化二[5]，所谓正化日也。其化上苦小温，中咸温，下咸寒，所谓药食宜也[6]。

〔1〕新校正云：详此五月遇戊午月，火还正徵。

　　【张介宾】癸为阴火，故属少徵。

〔2〕【张介宾】义同上文。

〔3〕新校正云：详九宫，离位南室，天英司也。

　　【张介宾】九，南方离宫也。火运不及而胜复所由，故灾及之。

〔4〕新校正云：详癸酉，燥化四。癸卯，燥化九。

211

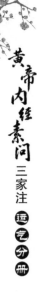

【张介宾】司天。

〔5〕新校正云：详此以运与在泉俱火，故只言热化二。热化二者，少徵之运化也。若少阴在泉之化，癸酉，热化七。癸卯，热化二。

【张介宾】运与在泉同。

〔6〕新校正云：按《玄珠》云：上苦热。

【张介宾】中少徵火，故治虽用针而必温也。上下同前。《玄珠》云：上苦热。

甲戌岁会 同天符　甲辰岁岁会 同天符

上太阳水　中太宫土运[1]　下太阴土　寒化六[2]，湿化五[3]，正化日也。其化上苦热，中苦温，下苦温，药食宜也[4]。

〔1〕【张介宾】甲为阳土，故属太宫。

〔2〕新校正云：详甲戌，寒化一。甲辰，寒化六。

【张介宾】司天。

〔3〕新校正云：详此以运与在泉俱土，故只言湿化五。

【张介宾】中运与在泉同气，故只言湿化五而止。

〔4〕新校正云：按《玄珠》云：上甘温，下酸平。又按《至真要大论》云：寒淫所胜，平以辛热；湿热于内，治以苦热。

【张介宾】中苦温，治湿土也。《玄珠》云：上甘温，下酸平。

乙亥　乙巳岁

上厥阴木　中少商金运[1]　下少阳相火　热化寒化胜复同，邪气化日也。灾七宫[2]。风化八[3]，清化四[4]，火化二[5]，正化度也[6]。其化上辛凉，中酸和，下咸寒，药食宜也[7]。

〔1〕新校正云：详乙亥年三月得庚辰月，早见干德符，即气还正商，火未得王而先平，火不胜则水不复，又亥是水得力年，故火不胜也。乙巳岁火来小胜，巳为火，佐于胜也。即于二月中气君火时化日，火来行胜，不待水复，遇三月庚辰月，乙见庚而气自全，金还正商。

〔2〕【张介宾】七，兑宫也。金运不及，故灾及之。

〔3〕新校正云：详乙亥，风化三。乙巳，风化八。

【张介宾】司天。

〔4〕**【张介宾】**中运。

〔5〕新校正云：详乙亥，热化二。乙巳，热化七。

【张介宾】在泉。

〔6〕**【王冰】**度，谓日也。

〔7〕**【张介宾】**中运少商不及，故宜治以酸和。上下同前。

丙子岁会 丙午岁

上少阴火　中太羽水运　下阳明金　热化二[1]，寒化六[2]，清化四[3]，正化度也。其化上咸寒，中咸热，下酸温，药食宜也[4]。

〔1〕新校正云：详丙子岁热化七，金之灾得其半，以运水太过，胜于天令，天令减半。丙午热化二，午为火，少阴君火司天，运虽水，一水不能胜二火，故异于丙子岁。

【张介宾】司天。

〔2〕**【张介宾】**中运。

〔3〕新校正云：详丙子，燥化九。丙午，燥化四。

【张介宾】在泉。

〔4〕新校正云：按《玄珠》云：下苦热。又按《至真要大论》云：燥淫于内，治以酸温。

【张介宾】中太羽，故治宜咸热。上下同前。《玄珠》云：下苦热。

丁丑　丁未岁

上太阴土[1]　中少角木运[2]　下太阳水[3]　清化热化胜复同，邪气化度也[4]。灾三宫[5]。雨化五[6]，风化三[7]，寒化一[8]，正化度也。其化上苦温[9]，中辛温[10]，下甘热[11]，药食宜也[12]。

〔1〕新校正云：详此木运平气上刑，天令减半。

【张介宾】司天。

〔2〕新校正云：详丁年正月壬寅为干德符，为正角。

213

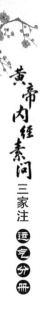

【张介宾】中运。

〔3〕【张介宾】在泉。

〔4〕【张介宾】丁年少角，木运不及，故有燥金来胜之清化，有清化，则有火子来复之热化。然皆非本年正化，故曰邪化日也。同者，谓二年相同也。凡阴年不及，故有胜复邪化，而阳年则不言胜气。

〔5〕【张介宾】三，东方震宫也。水运不及，故灾及之。

〔6〕【张介宾】司天。

〔7〕【张介宾】中运。

〔8〕新校正云：详丁丑，寒化六。丁未，寒化一。

　　【张介宾】在泉。

〔9〕【张介宾】苦温从火化，治司天之湿也。

〔10〕【张介宾】辛从金化，治中运之风木也。少角不及，故宜从温。

〔11〕【张介宾】甘热从土火之化，治在泉之寒水也。《玄珠》云：上酸平，下甘温。

〔12〕新校正云：按《玄珠》云：上酸平，下甘温。又按《至真要大论》云：湿淫所胜，平以苦热；寒淫于内，治以甘热。

戊寅　戊申岁天符[1]

上少阳相火　中太徵火运　下厥阴木　火化七[2]，**风化三**[3]，**正化度也。其化上咸寒，中甘和，下辛凉，药食宜也**[4]。

〔1〕新校正云：详戊申年与戊寅年小异，申为金，佐于肺，肺受火刑，其气稍实，民病得半。

　　【张介宾】俱天符。《新校正》云：详戊申年与戊寅年小异，申为金，佐于肺，肺受火刑，其气稍实，民病得半。

〔2〕新校正云：详天符，司天与运合，故只言火化七。火化七者，太徵之运气也。若少阳司天之气，则戊寅，火化二。戊申，火化七。

　　【张介宾】司天与运同。

〔3〕新校正云：详戊寅，风化八。戊申，风化三。

　　【张介宾】在泉。

〔4〕【张介宾】中甘和者，太徵之火，写以甘也。上下同前。

己卯[1]　**己酉岁**[2]

上阳明金　中少宫土运[3]　**下少阴火　风化清化胜复同，邪气化度也**[4]。**灾五宫**[5]。**清化九**[6]，**雨化五**[7]，**热化七**[8]，**正化度也。其化上苦小温，中甘和，下咸寒，药食宜也**[9]。

〔1〕新校正云：详己卯金与运土相得，子临父位，为逆。

〔2〕【张介宾】详二年，金与土运虽相得，然子临父位为逆。

〔3〕新校正云：详复罢，土气未正，后九月甲戌月土还正宫。己酉之年，木胜火微。

【张介宾】己为阴土，故属少宫。

〔4〕【张介宾】义同前。凡上下文曰凉、曰清、曰燥，皆金气之化也。后仿此。

〔5〕【张介宾】五，中宫也。土运不及，故灾及之。

〔6〕新校正云：详己卯，燥化九。己酉，燥化四。

【张介宾】司天。

〔7〕【张介宾】中运。

〔8〕新校正云：详己卯，热化二。己酉，热化七。

【张介宾】在泉。

〔9〕【张介宾】中甘和，治土运不足也。上下同前。

庚辰　庚戌岁

上太阳水　中太商金运[1]　**下太阴土　寒化一**[2]，**清化九**[3]，**雨化五**[4]，**正化度也。其化上苦热，中辛温，下甘热，药食宜也**[5]。

〔1〕【张介宾】庚为阳金，故属太商。

〔2〕新校正云：详庚辰，寒化六。庚戌，寒化一。

【张介宾】言司天也。一者，水之生数。然本篇曰：太过者其数成。似亦当云六也。

215

〔3〕【张介宾】中运。

〔4〕【张介宾】在泉。

〔5〕新校正云：按《玄珠》云：上甘温，下酸平。又按：《至真要大论》云：寒淫所胜，平以辛热；湿淫于内，治以苦热。

【张介宾】中辛温，辛从金化，太商宜温也。《玄珠》云：上甘温，下酸平。

辛巳　辛亥岁

上厥阴木　中少羽水运[1]　下少阳相火　雨化风化胜复同，邪气化度也。灾一宫[2]。风化三[3]，寒化一[4]，火化七[5]，正化度也。其化上辛凉，中苦和，下咸寒，药食宜也[6]。

〔1〕新校正云：详辛巳年木复土罢，至七月丙申月，水还正羽。辛亥年为水平气，以亥为水，相佐为正羽，与辛巳年小异。

〔2〕【张介宾】一，坎宫也。水运不及，故灾及之。

〔3〕新校正云：详辛巳，风化八。辛亥，风化三。

【张介宾】司天。

〔4〕【张介宾】中运。

〔5〕新校正云：详辛巳，热化七。辛亥，热化二。

【张介宾】在泉。

〔6〕【张介宾】中苦和，苦从火化，以温少羽之寒也。上下同前。

壬午　壬子岁

上少阴火[1]　中太角木运[2]　下阳明金[3]　热化二[4]，风化八[5]，清化四[6]，正化度也。其化上咸寒[7]，中酸凉[8]，下酸温[9]，药食宜也[10]。

〔1〕【张介宾】司天。

〔2〕【张介宾】中运。

〔3〕【张介宾】在泉。

〔4〕新校正云：详壬午热化二，壬子热化七。

216

【张介宾】司天。

〔5〕【张介宾】中运。

〔6〕新校正云：详壬午，燥化四。壬子，燥化九。

　　【张介宾】在泉。

〔7〕【张介宾】咸寒从水化，治司天之君火也。

〔8〕【张介宾】酸从木气，太角宜凉也。

〔9〕【张介宾】酸本从木，以治阳明何也？盖燥金在泉，金病在肺，《藏气法时论》曰：肺欲收，急食酸以收之，用酸补之。《至真要大论》曰：金位之主，其补以酸。又曰：阳明之客，以酸补之。此以阳明居少阴之下，其气不足，故宜治之如此。《玄珠》云：下苦热。

〔10〕新校正云：按《玄珠》云：下苦热。又按《至真要大论》云：燥淫于内，治以苦热。

癸未　癸丑岁

上太阴土　中少徵火运[1]　**下太阳水　寒化雨化胜复同，邪气化度也。灾九宫**[2]。**雨化五**[3]，**火化二**[4]，**寒化一**[5]，**正化度也。其化上苦温，中咸温，下甘热，药食宜也**[6]。

〔1〕新校正云：详癸未、癸丑，左右二火为间相佐，又五月戊午干德符，癸见戊而气全，水未行胜，为正徵。

〔2〕【张介宾】九，南方离宫也。火运不及，故灾及之。

〔3〕【张介宾】司天。

〔4〕【张介宾】中运。

〔5〕新校正云：详癸未，寒化一。癸丑，寒化六。

　　【张介宾】在泉。

〔6〕新校正云：按《玄珠》云：上酸和，下甘温。又按《至真要大论》云：湿淫所胜，平以苦热；寒淫于内，治以甘热。

　　【张介宾】中咸温，咸从水化，所以治火。少徵不及，故宜从温。上下同前。《玄珠》云：上酸和，下甘温。

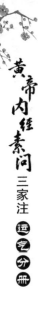

甲申　甲寅岁

上少阳相火　中太宫土运[1]　下厥阴木　火化二[2]，雨化五[3]，风化八[4]，正化度也。其化上咸寒，中咸和，下辛凉，药食宜也[5]。

〔1〕新校正云：详甲寅之岁，小异于甲申，以寅木可刑土气之平也。

〔2〕新校正云：详甲申，火化七。甲寅，火化二。

　　【张介宾】司天。

〔3〕【张介宾】中运。

〔4〕新校正云：详甲申，风化三。甲寅，风化八。

　　【张介宾】在泉。

〔5〕【张介宾】中咸和，以软坚利湿，治土胜也。上下同前。

乙酉太一天符　　乙卯岁天符

上阳明金　中少商金运[1]　下少阴火，热化寒化胜复同，邪气化度也[2]。灾七宫[3]。燥化四[4]，清化四[5]，热化二[6]，正化度也。其化上苦小温，中苦和，下咸寒，药食宜也[7]，

〔1〕新校正云：按乙酉为正商，以酉金相佐，故得平气。乙卯之年，二之气君火分中，火来行胜，水未行复，其气以平，以三月庚辰，乙得庚合，金运正商，其气乃平。

　　【张介宾】乙为阴金，故属少商。

〔2〕【张介宾】义同前。

〔3〕【张介宾】七，西方兑宫也。金运不及，故灾及之。

〔4〕新校正云：详乙酉，燥化四。乙卯，燥化九。

　　【张介宾】司天。

〔5〕【张介宾】中运。

〔6〕新校正云：详乙酉，热化七。乙卯，热化二。

　　【张介宾】在泉。

〔7〕【张介宾】中苦和，苦从火化，所以制金，金运不及，故治宜苦和。

丙戌天符　丙辰岁天符

上太阳水　中太羽水运[1]　下太阴土　寒化六[2]，雨化五[3]，正化度也。其化上苦热，中咸温，下甘热，药食宜也[4]。

〔1〕【张介宾】丙为阳水，故属太羽。

〔2〕新校正云：详此以运与司天俱水运，故只言寒化六。寒化六者，太羽之运化也。若太阳司天之化，则丙戌，寒化一。丙辰，寒化六。

【张介宾】司天，中运同。

〔3〕【张介宾】在泉。

〔4〕新校正云：按《玄珠》云：上甘温，下酸平。又按《至真要大论》云：寒淫所胜，平以辛热；湿淫于内，治以苦热。

【张介宾】中咸温，咸从水化，太羽宜温也。《玄珠》云：上甘温，下酸平。

丁亥天符　丁巳岁天符

上厥阴木[1]　中少角木运[2]　下少阳相火[3]，清化热化胜复同，邪气化度也[4]。灾三宫[5]。风化三[6]，火化七[7]，正化度也。其化上辛凉[8]，中辛和[9]，下咸寒[10]，药食宜也。

〔1〕【张介宾】司天。

〔2〕新校正云：详丁年正月壬寅，丁得壬合，为于德符，为正角平气。

【张介宾】中运。

〔3〕【张介宾】在泉。

〔4〕【张介宾】丁年少角，木运不及，故有燥金来胜之清化，有清化，则有火子来复之热化。然皆非本年正化，故曰邪化日也。同者，谓二年相同也。凡阴年不及，故有胜复邪化，而阳年则不言胜气。

〔5〕【张介宾】三，东方震宫也。木气不及，故灾及之。

〔6〕新校正云：详此运与司天俱木，故只言风化三。风化三者，少角之运化也。若厥阴司天之化，则丁亥，风化三。丁巳，风化八。

【张介宾】司天与运同。

〔7〕新校正云：详丁亥，热化二。丁巳，热化七。

【张介宾】在泉。

〔8〕【张介宾】辛凉从金化，治风木在上也。

〔9〕【张介宾】木运不及，而得司天之助，故宜辛宜和。

〔10〕【张介宾】咸寒从水化，治相火在下也。

戊子^{天符} 戊午岁^{太一天符}

上少阴火　中太徵火运　下阳明金　热化七^[1]，清化九^[2]，正化度也。其化上咸寒，中甘寒，下酸温，药食宜也^[3]。

〔1〕新校正云：详此运与司天俱火，故只言热化七。热化七者，太徵之运化也。若少阴司天之化，则戊子，热化七。戊午，热化二。

【张介宾】司天中运同。

〔2〕新校正云：详戊子，清化九。戊午，清化四。

【张介宾】在泉。

〔3〕新校正云：详按《玄珠》云：下苦热。又按《至真要大论》云：燥淫于内，治以苦温。

【张介宾】中甘寒，治太徵之火也。上下同前。《玄珠》云：下苦热。

己丑^{太一天符}　己未岁^{太一天符}

上太阴土　中少宫土运^[1]　下太阳水　风化清化胜复同，邪气化度也。灾五宫^[2]。雨化五^[3]，寒化一^[4]，正化度也。其化上苦热，中甘和，下甘热，药食宜也^[5]。

〔1〕新校正云：详是岁木得初气而来胜，脾乃病久，土至危，金乃来复，至九月甲戌月，己得甲合，土还正宫。

〔2〕【张介宾】五，中宫也。土运不及，故灾及之。

〔3〕新校正云：详此运与司天俱土，故只言雨化五。

【张介宾】司天中运同。

〔4〕新校正云：详己丑，寒化六。己未，寒化一。

【张介宾】在泉。

220

〔7〕新校正云：详丁亥，热化二。丁巳，热化七。

【张介宾】在泉。

〔8〕【张介宾】辛凉从金化，治风木在上也。

〔9〕【张介宾】木运不及，而得司天之助，故宜辛宜和。

〔10〕【张介宾】咸寒从水化，治相火在下也。

戊子 天符　戊午岁 太一天符

上少阴火　中太徵火运　下阳明金　热化七[1]，清化九[2]，正化度也。其化上咸寒，中甘寒，下酸温，药食宜也[3]。

〔1〕新校正云：详此运与司天俱火，故只言热化七。热化七者，太徵之运化也。若少阴司天之化，则戊子，热化七。戊午，热化二。

【张介宾】司天中运同。

〔2〕新校正云：详戊子，清化九。戊午，清化四。

【张介宾】在泉。

〔3〕新校正云：详按《玄珠》云：下苦热。又按《至真要大论》云：燥淫于内，治以苦温。

【张介宾】中甘寒，治太徵之火也。上下同前。《玄珠》云：下苦热。

己丑 太一天符　己未岁 太一天符

上太阴土　中少宫土运[1]　下太阳水　风化清化胜复同，邪气化度也。灾五宫[2]。雨化五[3]，寒化一[4]，正化度也。其化上苦热，中甘和，下甘热，药食宜也[5]。

〔1〕新校正云：详是岁木得初气而来胜，脾乃病久，土至危，金乃来复，至九月甲戌月，己得甲合，土还正宫。

〔2〕【张介宾】五，中宫也。土运不及，故灾及之。

〔3〕新校正云：详此运与司天俱土，故只言雨化五。

【张介宾】司天中运同。

〔4〕新校正云：详己丑，寒化六。己未，寒化一。

【张介宾】在泉。

220

〔5〕新校正云：按《玄珠》云：上酸平。又按《至真要大论》云：湿淫所胜，平以苦热。

【张介宾】本年土水阴盛，故上宜苦热，稍异于前。中运土气不足，故宜甘和也。《玄珠》云：上甘平。

庚寅　庚申岁

上少阳相火　中太商金运[1]　下厥阴木　火化七[2]，清化九[3]，风化三[4]，正化度也。其化上咸寒，中辛温，下辛凉，药食宜也[5]。

〔1〕新校正云：详庚寅岁为正商，得平气，以上见少阳相火，下克于金运，不能太过。庚申之岁，申金佐之，乃为太商。

新校正云：详庚寅，热化二。庚申，热化七。

〔2〕【张介宾】司天。

〔3〕【张介宾】中运。

〔4〕新校正云：详庚寅，风化八。庚申，风化三。

【张介宾】在泉。

〔5〕【张介宾】中运同正商，故宜辛温。上下同前。

辛卯　辛酉岁

上阳明金　中少羽水运[1]　下少阴火①[2]　雨化风化胜复同，邪气化度也[3]。灾一宫[4]。清化九[5]，寒化一[6]，热化七[7]，正化度也。其化上苦小温，中苦和，下咸寒，药食宜也[8]。

①下少阴火：此下《类经》有"辛卯少官同，其运寒雨风"十字。

〔1〕新校正云：详此岁七月丙申，水还正羽。

【张介宾】辛为阴水，故属少羽。

〔2〕【张介宾】辛为水运不及，土得乘之，故与少宫同也。按：五运不及之岁，凡三十年，内除丁巳丁亥、己巳己亥、乙巳乙亥同正角，丁卯丁酉、癸卯癸酉、乙卯乙酉同正商，丁丑丁未、己丑己未、

221

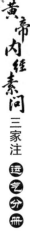

辛丑辛未同正宫外，尚余不及者十二年。内癸巳癸亥癸丑癸未四年，火不及也，当云少徵与少羽同。但巳亥二年，少阳在泉，同岁会也，火气有助，故不言同少羽；丑未二年，湿土在上，土能制水，故亦不言同少羽。己卯己酉二年，土不及也，当云少宫与少角同；但卯酉燥金在上，金能制木，故不言同少角。乙丑乙未二年，金不及也，当云少商与少徵同；但丑未寒水在泉，水能制火，故不言同少徵。辛巳辛亥辛卯辛酉四年，水不及也，当云少羽与少宫同；但巳亥二年，风木司天，木能制土，故不言同少宫。凡此十二年中，除去以上十年，只有辛卯辛酉二年，为少羽同少宫也，故于此独言之。然但言少宫而不言正宫者，盖非有司天当令，则气不甚王也。本节止言辛卯，不言辛酉，或其传久之误耳。寒，运气。雨，胜气。风，复气。

〔3〕【张介宾】义同前。

〔4〕【张介宾】一，北方水宫也。水运不及，故灾及之。

〔5〕新校正云：详辛卯，燥化九。辛酉，燥化四。

　　【张介宾】司天。

〔6〕【张介宾】中运。

〔7〕新校正云：详辛卯，热化二。辛酉，热化七。

　　【张介宾】在泉。

〔8〕【张介宾】中苦和，以火温中也。

壬辰　壬戌岁

上太阳水[1]　中太角木运[2]　下太阴土[3]　寒化六[4]，风化八[5]，雨化五[6]，正化度也[7]。其化上苦温，中酸和，下甘温，药食宜也[8]。

〔1〕【张介宾】辰戌年，太阳寒水司天。司之为言主也，主行天令，其位在上。

〔2〕【张介宾】壬年岁运也。壬为阳木，故属太角。运之为言动也，主气交之化，其位在中。

〔3〕【张介宾】木年湿土在泉也。在泉者主地之化，气行地中，其位在下。

〔4〕新校正云：详壬辰，寒化六。壬戌，寒化一。

【张介宾】六者水之成数，太过者其数成，此言太阳司天也。按《新校正》云：壬辰寒化六，壬戌寒化一，盖言对化从标成数，正化从本生数也。

〔5〕**【张介宾】**八者木之成数，此言中运也，壬木太过，故其数八。

〔6〕**【张介宾】**五者土之生数，此言在泉也，土常以生，故其数五。

〔7〕**【张介宾】**此结上文三句，言本年上中下三气正化之度。正化，正气所化也。度即日也，日即度也，指气令用事之时候也。

〔8〕新校正云：按《玄珠》云：上甘温，下酸平。又按《至真要大论》云：寒淫所胜，平以辛热。湿淫于内，治以苦热。

【张介宾】其化，言气化病治之宜也。本年寒水在上，故宜苦温。太角在中，故宜酸和。湿土在下，故宜甘温。此所谓药食之宜也。《玄珠》云：上甘温，下酸平。

癸巳同岁会　**癸亥**同岁会
上厥阴木　中少徵火运[1]　下少阳相火　寒化雨化胜复同，邪气化度也。灾九宫[2]。风化八[3]，火化二[4]，正化度也。其化上辛凉，中咸和，下咸寒，药食宜也[5]。

凡此定期之纪，胜复正化，皆有常数，不可不察。故知其要者，一言而终；不知其要，流散无穷，此之谓也[6]。

〔1〕新校正云：详癸巳正徵火气平，一谓巳为火，亦名岁会，二谓水未得化，三谓五月戊午月，癸得戊合，故得平气。癸亥之岁，亥为水，水得年力，便来行胜，至五月戊午，火还正徵，其气始平。

〔2〕**【张介宾】**九为离宫，火运不及，故灾及之。

〔3〕新校正云：详癸巳，风化八。癸亥，风化三。

【张介宾】司天

〔4〕新校正云：详此运与在泉俱火，故只言火化二。火化二者，少徵火运之化也。若少阳在泉之化，则癸巳，热化七。癸亥，热化二。

223

六元正纪大论篇第七十一

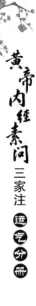

【张介宾】运与在泉同。

〔5〕【张介宾】中运少徵，得天地之生助，故宜咸和。上下同前。

〔6〕【张介宾】知其要者四句，本经凡三见：《至真要大论》者，言阴阳南北政；《九针十二原》篇者，言井荥五腧；此言六十年之纪也。本节原另列在后，今随前五运气行主岁之纪，故并类于此。

帝曰：善。五运之气，亦复岁乎[1]？岐伯曰：郁极乃发，待时而作也[2]。帝曰：请问其所谓也？岐伯曰：五常之气，太过不及，其发异也[3]。帝曰：愿卒闻之。岐伯曰：太过者暴，不及者徐，暴者为病甚，徐者为病持[4]。帝曰：太过不及，其数何如？岐伯曰：太过者其数成，不及者其数生，土常以生也[5]。

〔1〕【王冰】复，报也。先有胜制，则后必复也。

【张介宾】复，报复也。此问五运之气，亦如六气之胜复而岁见否。

〔2〕【王冰】待，谓五及差分位也。大温发于辰巳，大热发于申未，大凉发于戌亥，大寒发于丑寅。上件所胜临之，亦待间气而发，故曰待时也。新校正云：详注"及"字疑作"气"。

【张介宾】五运被胜太甚，其郁必极，郁极者必复，其发各有时也。详如下文。

〔3〕【王冰】岁太过，其发早。岁不及，其发晚。

〔4〕【王冰】持，谓相执持也。

【张介宾】持者，进退缠绵，相持延久也。按：太过者其气暴，不及者其气徐，此理之当然也。然前章云太者之至徐而常，少者暴而亡，若与此节相反；而不知太者之暴，肆强也；少者之亡，受伤也。肆强者犹可制，受伤者不易支。故此二节互言，正以发明微甚之义耳。

〔5〕【王冰】数，谓五常化行之数也。水数一，火数二，木数三，金数四，土数五。成数，谓水数六，火数七，木数八，金数九，土数五也。故曰土常以生也。数生者，各取其生数多少以占，故政令德化胜复之休作日，及尺寸分毫，并以准之，此盖都明诸用者也。

【张介宾】太过者其数成，成者气之盛也。不及者其数生，生者气之微也。土气长生于四季，故常以生数，而不待于成也。按：此数有生成，其即气有初中之义欤。

帝曰：其发也何如？岐伯曰：土郁之发，岩谷震惊[1]，雷殷气交[2]，埃昏黄黑[3]，化为白气[4]，飘骤高深[5]，击石飞空，洪水乃从[6]，川流漫衍，田牧土驹[7]。化气乃敷，善为时雨[8]，始生始长，始化始成[9]。故民病心腹胀，肠鸣而为数后，甚则心痛胁䐜，呕吐霍乱，饮发注下，胕肿身重[10]。云奔雨府，霞拥朝阳，山泽埃昏，其乃发也，以其四气[11]。云横天山，浮游生灭，怫之先兆[12]。

〔1〕【张介宾】木胜制土，土之郁也。郁极则怒，怒动则发。岩谷者，土深之处。震惊者，土气之发也。

〔2〕【张介宾】殷，盛也。气交者，升降之中，亦三气四气之间。盖火湿合气，发而为雷，故盛于火湿之令。

〔3〕【张介宾】尘霾蔽日也。

〔4〕【张介宾】湿蒸之气，岚之属也。

〔5〕【王冰】郁，谓郁抑，天气之甚也。故虽天气，亦有涯也。分终即衰，故虽郁者怒发。土化不行，炎亢无雨，木盛过极，故郁怒发焉。土性静定，至动也，雷雨大作，而木土相持之气乃休解也。《易》曰：雷雨作，解。此之谓也。土虽独怒，木尚制之，故但震惊于气交之中，而声尚不能高远也。故曰：雷殷气交。气交，谓土之上，尽山之高也。《诗》云：殷其雷也。所谓雷雨生于山中者，土既郁抑，天木制之，平川土薄，气常干燥，故不能先发也；山原土厚，湿化丰深，土厚气深，故先怒发也。

【张介宾】飘风骤注，冲决高深也。

〔6〕【张介宾】岩崩石走，洪水从而出也。

〔7〕【王冰】疾气骤雨，岸落山化，大水横流，石迸势急，高山空谷，击石先飞，而洪水随至也。洪，大也。巨川衍溢，流漫平陆，漂荡瘗没于粲盛。大水去已，石土危然，若群驹散牧于田野。凡言土

225

者，沙石同也。

【张介宾】川流漫衍，湮没郊原也。田牧土驹，以洪水之后，惟余土石嵬然，若群驹散牧于田野也。

〔8〕【张介宾】土湿之化，郁而伸也。

〔9〕【王冰】化，土化也。土被制，化气不敷，否极则泰，屈极则伸，处怫之时，化气因之，乃能敷布于庶类，以时而雨，滋泽草木而成也。善，谓应时也。化气既少，长气已过，故万物始生始长，始化始成。言是四始者，明万物化成之晚也。

【张介宾】土气被郁，物化皆迟，然土郁之发，必在三气四气之时，故犹能生长化成，不失其时也。

〔10〕【王冰】脾热之生。

【张介宾】此皆湿土为病。湿在上中二焦，故心腹胀。湿在下焦，故数后下利。心为湿乘，故心痛。肝为湿侮，故胁膜，膜胀也。有声为呕，有物为吐。霍乱者，吐利并行，而心目缭乱也。饮，痰饮也。注下，大便暴泄也。湿气伤肉，则胕肿身重。皆土发湿邪之证。

〔11〕【王冰】雨府，太阴之所在也。埃，白气似云而薄也。埃固有微甚，微者如纱縠之腾，甚者如薄云雾也。甚者发近，微者发远。四气，谓夏至后三十一日起，尽至秋分日也。

【张介宾】雨府，太阴湿聚之处也。霞拥朝阳，见于旦也。埃昏，土气之浊也。土主四之气，在大暑六月中后凡六十日有奇，故土郁之发，以其四气。

〔12〕【王冰】天际云横，山犹冠带，岩谷丛薄，乍灭乍生，有土之见，怫兆已彰，皆平明占之。浮游，以午前候望也。

【张介宾】浮游，蜉游也，朝生暮死，其出以阴。此言大者为云横天山，小者为浮游生灭，皆湿化也。二者之见，则土郁将发，先兆彰矣，怫，郁也。怫音佛。

金郁之发，天洁地明，风清气切[1]，大凉乃举，草树浮烟[2]，燥气以行，霜雾数起[3]，杀气来至，草木苍干，金乃有声[4]。故民病咳逆，心胁满引少腹，善暴痛，不可反侧，嗌干面尘色恶[5]。山泽焦枯，土凝霜卤，怫乃发也，其气五[6]。夜零白露，林莽声凄，怫之兆也^[7]。

〔1〕【张介宾】火胜制金，金之郁也。金气清明急切，故其发如此。

〔2〕【张介宾】大凉者，金之寒气。浮烟者，金之敛气。

〔3〕【张介宾】金风至则燥气行，阴气凝则霜雾起。霜雾，厚雾也。霜，蒙、茂二音。

〔4〕【王冰】大凉，次寒也。举，用事也。浮烟，燥气也。杀气，霜雾。正杀气者，以丑时至，长者亦卯时辰时也。其气之来，色黄赤黑杂而至也。物不胜杀，故草木苍干。苍，薄青色也。

【张介宾】杀气，阴气也。苍干，凋落也。金乃有声，金气劲而秋声发也。

〔5〕【王冰】金胜而木病也。

【张介宾】咳逆嗌干，肺病而燥也。心胁满引少腹，善暴痛不可反侧，金气胜而伤肝也。陈，晦也。金气肃杀，故面色陈而恶也。

〔6〕【王冰】夏火炎亢，时雨既愆，故山泽焦枯，土上凝白咸卤，状如霜也。五气，谓秋分后至立冬后十五日内也。

【张介宾】燥气行，故山泽焦枯。土面凝白，卤结为霜也。金王五之气，主秋分八月中后凡六十日有奇，故其发也，在气之五。卤音鲁。

〔7〕【王冰】夜濡白露，晓听风凄。有是乃为金发征也。

【张介宾】二者之见，皆金郁欲发之先兆。

水郁之发，阳气乃辟^[1]，阴气暴举，大寒乃至，川泽严凝，寒雾结为霜雪^[2]，甚则黄黑昏翳，流行气交，乃为霜杀，水乃见祥^[3]。故民病寒客心痛，腰脽痛，大关节不利，屈伸不便，善厥逆，痞坚腹满^[4]。阳光不治，空积沉阴，白埃昏暝，而乃发也，其气二火前后^[5]。太虚深玄，气犹麻散，微见而隐，色黑微黄，怫之先兆也^[6]。

〔1〕【张介宾】土胜制水，水之郁也。水郁而发，寒化大行，故阳气乃辟。辟，避同。

227

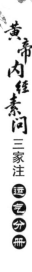

〔2〕【王冰】雾，音纷。寒雾，白气也。其状如雾，而不流行，坠地如霜雪，得日晞也。

【张介宾】寒氛，寒气之如雾者。氛音分。

〔3〕【王冰】黄黑，亦浊恶气。水，气也。祥，妖祥，亦谓泉出平地。

【张介宾】黄，土色。黑，水色。水为土郁而发，故二色并见于气交。祥，灾异也，凡吉凶之兆皆曰祥。

〔4〕【王冰】阴胜阳故。

【张介宾】此皆寒水之气为病。火畏水故心痛。寒入肾，故腰脏痛。寒则气血滞，筋脉急，故关节不利，屈伸不便。阴气胜，阳气不行，故厥逆痞坚腹满。

〔5〕【王冰】阴精与水，皆上承火，故其发也。在君相二火之前后，亦犹辰星迎随日也。

【张介宾】二火前后，君火二之气，相火三之气，自春分二月中而尽于小暑六月节，凡一百二十日，皆二火之所主。水本王于冬，其气郁，故发于火令之时，阴乘阳也。王氏曰：阴精与水，皆上承火，故其发也，在君相二火之前后。

〔6〕【王冰】深玄，言高远而黯黑也。气似散麻，薄微可见之也。寅后卯时候之，夏月兼辰前之时，亦可候也。

【张介宾】深玄，黑色也。麻散，如麻散乱可见，微见而隐也。大都占气之法，当于平旦候之，其色黑而微黄，黄为土色，黑为水色，微黄兼黑，水郁将发之先兆也。

木郁之发，太虚埃昏，云物以扰，大风乃至，屋发折木，木有变[1]。故民病胃脘当心而痛，上支两胁，鬲咽不通，食饮不下，甚则耳鸣眩转，目不识人，善暴僵仆[2]。太虚苍埃，天山一色，或气浊色，黄黑郁若，横云不起雨，而乃发也，其气无常[3]。长川草偃，柔叶呈阴，松吟高山，虎啸岩岫，怫之先兆也[4]。

〔1〕【王冰】屋发，谓发鸱吻。折木，谓大树摧拔折落，悬辛中拉也。变，谓土生异木奇状也。

228

【张介宾】金胜制木，木之郁也。木郁之发，风气大行，故有埃昏云扰、发屋折木等候，皆木之为变也。

〔2〕【王冰】筋骨强直而不用，卒倒而无所知也。

【张介宾】此皆风木肝邪之为病。厥阴之脉，挟胃贯膈，故胃脘当心而痛，鬲咽不通，食饮不下也。上支两胁，肝气自逆也。肝经循喉咙，入颃颡，连目系，上会于巅，故为耳鸣眩转、目不识人等证。风木坚疆，最伤胃气，故令人善暴僵仆。

〔3〕【王冰】气如尘如云，或黄黑郁然，犹在太虚之间，而特异于常，乃其候也。

【张介宾】苍埃浊色，黄黑郁若，皆风尘也。风胜湿，故云虽横而不起雨。风气之至，动变不定，故其发也，亦无常期。

〔4〕【王冰】草偃，谓无风而自低。柔叶，谓白杨叶也。无风而叶皆背见，是谓呈阴。如是皆通微甚，甚者发速，微者发徐也。山行之候，则以松虎期之，原行亦以麻黄为候，秋冬则以梧桐蝉叶候之。

【张介宾】草偃，草尚之风必偃也。呈阴，凡柔叶皆垂，因风翻动而见叶底也。松吟，声在树间也。虎啸则风生，风从虎也。凡见此者，皆木郁将发之先兆。

火郁之发，太虚肿翳，大明不彰[1]，炎火行，大暑至，山泽燔燎，材木流津，广厦腾烟，土浮霜卤，止水乃减，蔓草焦黄，风行惑言，湿化乃后[2]。故民病少气，疮疡痈肿，胁腹胸背，面首四支，䐜愤胕胀，疡痱呕逆，瘛疭骨痛，节乃有动，注下温疟，腹中暴痛，血溢流注，精液乃少，目赤心热，甚则瞀闷懊憹，善暴死[3]。刻终大温，汗濡玄府，其乃发也，其气四[4]。动复则静，阳极反阴，湿令乃化乃成[5]。华发水凝，山川冰雪，焰阳午泽，怫之先兆也[6]。有怫之应而后报也，皆观其极而乃发也[7]，木发无时，水随火也[8]。谨候其时，病可与期，失时反岁，五气不行，生化收藏，政无恒也[9]。

〔1〕【王冰】肿翳，谓赤气也。大明，日也。新校正云：详经注中"肿"字疑误。

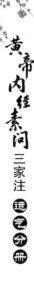

【张介宾】水胜制火，火之郁也。肿字误，当作曛。盖火郁而发，热化大行，故太虚曛翳昏昧，大明反不彰也。

〔2〕【王冰】太阴太阳在上，寒湿流于太虚，心火应天，郁抑而莫能彰显，寒湿盛已，火乃与行，阳气火光，故山泽燔燎，井水减少，妄作讹言，雨已愆期也。湿化乃后，谓阳亢主时，气不争长，故先旱而后雨也。

【张介宾】燔燎腾烟，炎热甚也。材木流津，汁溶流也。霜卤，水泉干涸而卤为霜也。止水，畜积之水也。风行惑言，热极风生，风热交炽而人言惑乱也。湿化乃后，雨不至也。厦音夏。卤音鲁。

〔3〕【王冰】火郁而怒，为土水相持，客主皆然，悉无深犯，则无咎也。但热已胜寒，则为摧敌，而热从心起，是神气孤危，不速救之，天真将竭，故死。火之用速，故善暴死。

【张介宾】此皆火盛之为病也。壮火食气，故少气。火能腐物，故疮疡。阳邪有余，故为膜塞愤闷、胪腔胀满、疡痱疮毒等患。火气上冲，故呕逆。火伤筋则瘛疭抽掣，火伤骨则骨痛难支，火伏于节则节乃有动，火在肠胃则注下，火在少阳则温疟，火实于腹则腹暴痛，火入血分则血溢流注，火烁阴分则精液乃少，火入肝则目赤，火入心则心热，火炎上焦则瞀闷，火郁膻中则懊憹。火性急速，败绝真阴则暴死。膜，昌真切。胪，间、卢二音。痱音肺。瘛音翅。疭音纵。懊音鏖。憹，乃包切。

〔4〕【王冰】刻终，谓昼夜水刻之终尽时也。大温，次热也。玄府，汗空也。汗濡玄府，谓早行而身蒸热也。刻尽之时，阴盛于此，反无凉气，是阴不胜阳，热既已萌，故当怒发也。新校正云：详二火俱发四气者何？盖火有二位，为水发之所，又大热发于申未，故火郁之发，在四气也。

【张介宾】刻终者，百刻之终也。日之刻数，始于寅初，终于丑末，此阴极之时也，故一日之气，惟此最凉。刻终大温而汗濡玄府，他热可知矣。玄府，汗空也。火本王于夏，其气郁，故发于未申之四气。四气者，阳极之余也。

〔5〕【王冰】火怒烁金，阳极过亢，畏火求救土中，土救热金，发为飘骤，继为时雨，气乃和平，故万物由是乃生长化成。壮极则反，

盛亦何长也。

【张介宾】上文言湿化乃后，至此则火王生土，故动复则静，阳极反阴。土气得行，湿令复至，故万物得以化成也。

〔6〕【王冰】谓君火王时，有寒至也，故岁君火发，亦待时也。

【张介宾】群华之发，君火二气之候也。午泽，南面之泽也。于华发之时而水凝冰雪，见火气之郁也。于面南之泽而焰阳气见，则火郁将发之先兆也。

〔7〕【张介宾】此以下，总结上文郁发之义也。凡应有先兆，报必随之。盖物极则变，故郁极乃发。

〔8〕【王冰】应为先兆，发必后至，故先有应而后发也。物不可以终壮，观其壮极，则怫气作焉，有郁则发，气之常也。

【张介宾】土金火之郁发，各有其时。惟风木善行数变，上文云其气无常，即木发无时也。水能胜火，上文云其气二火前后，即水随火也。

〔9〕【王冰】人失其时，则候无期准也。

【张介宾】知时气，则病气可与期。失时气，则五气之行尚不能知，又焉知生化收藏之常政哉！

帝曰：水发而雹雪，土发而飘骤，木发而毁折，金发而清明，火发而曛昧，何气使然？岐伯曰：气有多少，发有微甚，微者当其气，甚者兼其下，征其下气而见可知也[1]。

帝曰：善。五气之发，不当位者何也[2]？岐伯曰：命其差[3]。

帝曰：差有数乎[4]？岐伯曰：后皆三十度而有奇也[5]。

帝曰：气至而先后者何[6]？岐伯曰：运太过则其至先，运不及则其至后，此候之常也[7]。

帝曰：当时而至者，何也？岐伯曰：非太过，非不及，则至当时，非是者眚也[8]。

帝曰：善。气有非时而化者，何也？岐伯曰：太过者，当其时；不及者，归其己胜也[9]。

〔1〕【王冰】六气之下，各有承气也。则如火位之下，水气承之；

231

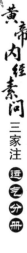

水位之下，土气承之；土位之下，木气承之；木位之下，金气承之；金位之下，火气承之；君位之下，阴精承之。各征其下，则象可见矣。故发兼其下，则与本气殊异。

【张介宾】此发明承制之义也。气有多少，太过不及也。发有微甚，郁微则发微，郁甚则发甚也。微者当其气，本气之见也。甚者兼其下，承气兼见也。如水位之下，土气承之；土位之下，木气承之；土位之下，金气承之；金位之下，火气承之；火位之下，水气承之是也。故水发之微者为寒，甚者为雹雪，是兼乎土，雹雪之体如土故也。土发之微者为湿，甚者为飘骤，是兼乎木，风主飘骤故也。木发之微者为风，甚者为毁折，是兼乎金，金主杀伐故也。金发之微者为燥，甚者为清明，是兼乎火，火主光明故也。火发之微者为热，甚者为曛昧，是兼乎水，水主昏昧故也。征，证也。取证于下承之气，而郁发之微甚可知矣。

〔2〕**【王冰】**言不当其正月也。

【张介宾】不当位，谓有不应其时也。

〔3〕**【王冰】**谓差四时之正月位也。新校正云：按《至真要大论》云：胜复之作，动不当位，或后时而至，其故何也？岐伯曰：夫气之生化，与其衰盛异也。寒暑温凉，盛衰之用，其在四维。故阳之动始于温，盛于暑；阴之动始于清，盛于寒。春夏秋冬，各差其分。故《大要》曰：彼春之暖，为夏之暑，彼秋之忿，为冬之怒，谨按四维，斥候皆归，其终可见，其始可知。彼论胜复之不当位，此论五气之发不当位，所论胜复五发之事则异，而命其差之义则同也。

【张介宾】气有盛衰，则至有先后，故曰命其差。差者，不当其位也。如《至真要大论》曰：胜复之作，动不当位，或后时而至。但彼论胜复之至不当位，此论五气之发不当位，虽所论似异，而义则一也。

〔4〕**【王冰】**言日数也。

【张介宾】言日数也。

〔5〕**【王冰】**后，谓四时之后也。差三十日余八十七刻半，气犹来去而甚盛也。度，日也。四时之后今常尔。新校正云：详注云"八十七刻半"当作"四十三刻又四十分刻之三十"。

232

【张介宾】后者，自始及终也。度，日也。三十度而有奇，一月之数也。奇，谓四十三刻七分半也。盖气有先至后至之差，不过三十度耳。即如气盈朔虚节序置闰之法，蚤至者先十五日有奇，迟至者后十五日有奇，或前或后，总不出一月有奇之数，正此义也。愚按：本篇风云雷雨之至，虽五行各有所主，然阴阳清浊之分，先贤亦有所辨，此虽非本篇之意，然格致之理有不可不知者，今并附之。如或问雷霆风云霜雪雨露于张子者，对曰：阴气凝聚，阳在内不得出，则奋击而为雷霆。阳在外不得入，则周旋不舍而为风。阳为阴累，则相持为雨而降。阴为阳得，则飘扬为云而升。又有问雨风云雷于邵子者，答曰：阳得阴为雨，阴得阳为风，刚得柔为云，柔得刚为雷。无阴不能为雨，无阳不能为雷。雨柔属阴，待阳而后兴；雷刚属阳，待阴而后发。张氏释之曰：风雨自天降，故言阴阳；云雷自地升，故言柔刚。天阳无阴不能为雨，地阴无阳不能成雷。雨阴形柔，本乎天气之阳；雷阳声刚，出乎地体之阴。阴阳互相用也。又有以八卦爻象问于蔡节斋者，答曰：坎阴为阳所得，则升为云，阳浅则为雾；坎阳为阴所累，则降为雨，阴浅则为露。阴在外、阳不得出则为雷，阴固则为地动，震也。阴在内、阳不得入则为风，阴固则为大风，巽也。阳包阴则离为霰，阳和阴则为雪，离交坎也；阴包阳则坎为雷，阴入阳则为霜，坎交离也。阴阳之精，互藏其宅，则离为日，坎为月。阴阳相戛则为电，阴阳失位则为霓。此固诸贤之说也。若以愚见观之，风者阳中之清气也，气之微者和，气之甚者烈，无阳不为风也。云者阳中之浊气也，浊之清者轻，浊之浊者重，无阴不成云也。阴之清者，从阳凝聚则为露；阴之浊者，从阳升降则为雨。阳为阴郁，激而成雷，雷即电之声，电即雷之形，故雷之将发，电必先之。其所以有先后者，形显见之速，声远闻之迟也。有有雷而无电者，或以阳气未盛，声已达而形未露也；或以阴气太重，而蔽火之光也。有有电而无雷者，或以光远可见，而声远不可闻也；或以孤阳见形，阴气未及，而无水之激也。凡欲得雷之情者，当验以水之沃火也。雾乃阴气，由阳逼而升。雾多见于蚤者，以夜则日居地下，旦则水气上达，故日将中则雾必收，又为阳逼而降。凡欲得雾之情者，当验以釜中之气也。虹为日影穿雨而成，故虹必见于雨将霁，日东则虹西，日西则虹东，而中必有残雨以

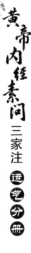

间之，其形乃见。无雨则无虹，无日亦无虹，秋冬日行南陆，黄道既远，故虹藏不见矣。凡欲得虹霓之情者，当验水盆映日之影也。雹是重阴凝寒所成。如岐伯曰：至高之地，冬气常在。所以高山之巅，夏无暑热，而碧空之寒，凝结有之。然地穴可以藏冰，则深山穷谷，宁无蓄此，云龙所带，于义亦通。是以汉文时雹如桃李，汉武时雹似马头，随结随下者，有如是其巨哉？然则结者带者，皆理之所有也。至若雨凝为雪，露结为霜，是又无待于辨者。天道茫茫，诚非易测，姑纪管窥，以资博雅之择云。

〔6〕【王冰】谓未应至而至太早，应至而至反太迟之类也。正谓气至在期前后。

【张介宾】先言其蚤，后言其迟也。

〔7〕【张介宾】此即前先天后天之义。

〔8〕【王冰】当时，谓应日刻之期也。非应先后至而有先后至者，皆为灾。眚，灾也。

【张介宾】当时者，应期而至也，是为正岁。若应蚤而迟，应迟而蚤，皆为灾眚也。《六微旨大论》帝曰：至而不至、未至而至何如？岐伯曰：应则顺，否则逆，逆则变生，变生则病。帝曰：请言其应。岐伯曰：物生其应也，气脉其应也。

〔9〕【王冰】冬雨、春凉、秋热、夏寒之类，皆为归己胜也。

【张介宾】非时而化，谓气不应时也。太过者气盛，故当其时。不及者气衰，故归其己胜。己胜者，己被胜也，如春反肃、夏反寒、秋反热、冬反雨之类是也。

帝曰：四时之气，至有早晏高下左右，其候何如？岐伯曰：行有逆顺，至有迟速，故太过者化先天，不及者化后天[1]。帝曰：愿闻其行，何谓也[2]？岐伯曰：春气西行[3]，夏气北行[4]，秋气东行[5]，冬气南行[6]。故春气始于下[7]，秋气始于上[8]，夏气始于中[9]，冬气始于标[10]。春气始于左[11]，秋气始于右[12]，冬气始于后[13]，夏气始于前[14]。此四时正化之常[15]。故至高之地，冬气常在，至下之地，春气常在[16]，必谨察之。帝曰：善[17]。

〔1〕【王冰】气有余，故化先；气不足，故化后。

【张介宾】太过，气速；不及，气迟也。

〔2〕【张介宾】上文先天后天，止言其至，未及于行，故复有此问。

〔3〕【张介宾】春属木而王于东，居东者其行必西，故春三月风自东方来。凡四季有东风者，皆得春之气。

〔4〕【张介宾】夏属火而王于南，居南者其行必北，故夏三月风自南方来。凡四季有南风者，皆得夏之气。

〔5〕【张介宾】秋属金而王于西，居西者其行必东，故秋三月风自西方来。凡四季有西风者，皆得秋之气。

〔6〕【王冰】观万物生长收藏，如斯言。

【张介宾】冬属水而王于北，居北者其行必南，故冬三月风自北方来。凡四季有北风者，皆得冬之气。

〔7〕【张介宾】春气发生自下而升，故始于下。

〔8〕【张介宾】秋气收敛，自上而降，故始于上。

〔9〕【张介宾】夏气长成，盛在气交，故始于中。

〔10〕【张介宾】标，万物盛长之表也。冬气伏藏，由盛而杀，故始于标。杀，少戒切。

〔11〕【张介宾】木气自东而西也。

〔12〕【张介宾】金气自西而东也。

〔13〕【张介宾】水气自北而南也。

〔14〕【张介宾】火气自南而北也。

〔15〕【王冰】察物以明之，可知也。

【张介宾】气非正化，则为虚邪贼风矣。《九宫八风》篇曰：风从其所居之乡来为实风，主生长养万物；从其冲后来为虚风，伤人者也。即上文之谓。

〔16〕【王冰】高山之巅，盛夏冰雪，污下川泽，严冬草生，长在之义足明矣。新校正云：按《五常政大论》云：地有高下，气有温凉。高者气寒，下者气暑。

【张介宾】高山之巅，夏有冰雪，此冬气常在也。卑下之地，冬有草生，此春气常在也。《五常政大论》曰：高者气寒，下者

235

气热。此之谓也。

〔17〕【王冰】天地阴阳，视而可见，何必思诸冥昧，演法推求，智极心劳而无所得邪！

黄帝问曰：五运六气之应见，六化之正，六变之纪何如？岐伯对曰：夫六气正纪，有化有变，有胜有复，有用有病，不同其候，帝欲何乎？帝曰：愿尽闻之。岐伯曰：请遂言之[1]。夫气之所至也，厥阴所至为和平[2]，少阴所至为暄[3]，太阴所至为埃溽[4]，少阳所至为炎暑[5]，阳明所至为清劲[6]，太阳所至为寒雾[7]，时化之常也[8]。

〔1〕【王冰】遂，尽也。

【张介宾】正纪者，凡六气应化之纪，皆曰正纪，与本篇前文邪化正化之正不同。

〔2〕【王冰】初之气，木之化。

【张介宾】初之主气，木化也。

〔3〕【王冰】二之气，君火也。

【张介宾】二之主气，君火也。

〔4〕【王冰】四之气，土之化。

【张介宾】四之主气，土化也。

〔5〕【王冰】三之气，相火也。

【张介宾】三之主气，相火也。

〔6〕【王冰】五之气，金之化。

【张介宾】五之主气，金化也。

〔7〕【王冰】终之气，水之化。

【张介宾】终之主气，水化也。

〔8〕【王冰】四时气正化之常候。

【张介宾】此四时正化，主气之常也。按：三阴三阳之次：厥阴，一阴也；少阴，二阴也；太阴，三阴也；少阳，一阳也；阳明，二阳也；太阳，三阳也。皆因次为序，下文十二化皆然，此客气之常也。

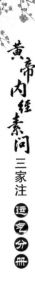

厥阴所至为风府、为璺启[1]；少阴所至为火府，为舒荣[2]；太阴所至为雨府，为员盈[3]；少阳所至为热府，为行出[4]；阳明所至为司杀府，为庚苍[5]；太阳所至为寒府，为归藏[6]。司化之常也[7]。

〔1〕【王冰】璺，微裂也。启，开坼也。

【张介宾】府者，言气化之所司也。微裂未破曰璺，开坼曰启，皆风化所致。璺音问。

〔2〕【张介宾】少阴为君，故曰大火府。物得阳气，故舒展荣美。

〔3〕【王冰】物承土化，质员盈满。又雨界地绿，文见如环，为员化明矣。

【张介宾】太阴化湿，故为雨府。物得土气而后充实，故为员盈。员，周也。

〔4〕【王冰】脏热者，出行也。

【张介宾】少阳为相，故曰热府，相火用事，其热尤甚。阳气盛极，尽达于外，物得之而形全，故曰行出。

〔5〕【王冰】庚，更也。更，代也、易也。

【张介宾】金气用事，故为司杀府。庚，更也。苍，木化也。物得发生之化者，遇金气而更易也。

〔6〕【王冰】物寒，故归藏也。

【张介宾】寒水用事，物得其气而归藏也。

〔7〕【张介宾】司，主也。六气各有所主，乃正化之常也。

厥阴所至为生，为风摇[1]；少阴所至为荣，为形见[2]；太阴所至为化，为云雨[3]；少阳所至为长，为蕃鲜[4]；阳明所至为收，为雾露[5]；太阳所至为藏，为周密[6]。气化之常也[7]。

〔1〕【王冰】木之化也。

【张介宾】木气升，故主升。风性动，故为摇。

〔2〕【王冰】火之化也。

【张介宾】阳气方盛，故物荣而形显。

〔3〕【王冰】土之化也。

237

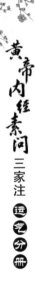

【张介宾】土能化生万物，云雨其气也。

〔4〕【王冰】火之化也。

【张介宾】阳气大盛，故物长而蕃鲜。

〔5〕【王冰】金之化也。

【张介宾】金之化也。

〔6〕【王冰】水之化也。

【张介宾】水之化也。

〔7〕【张介宾】六气各有所化，亦正化之常也。以上二化，皆兼植物为言。

厥阴所至为风生，终为肃[1]；少阴所至为热生，中为寒[2]；太阴所至为湿生，终为注雨[3]；少阳所至为火生，终为蒸溽[4]；阳明所至为燥生，终为凉[5]；太阳所至为寒生，中为温[6]。德化之常也[7]。

〔1〕【王冰】风化以生，则风生也。肃，静也。新校正云：按《六微旨大论》云：风位之下，金气承之。故厥阴为风生，而终为肃也。

【张介宾】《六微旨大论》曰：风位之下，金气承之。故厥阴风生，而终为肃清也。

〔2〕【王冰】热化以生，则热生也。阴精承上，故中为寒也。新校正云：按《六微旨大论》云：少阴之上，热气治之，中见太阳。故为热生，而中为寒也。又云：君位之下，阴精承之。亦为寒之义也。

【张介宾】《六微旨大论》曰：少阴之上，热气治之，中见太阳。故少阴热生而中为寒也。又云：君火之下，阴精承之。亦为寒之义。

〔3〕【王冰】湿化以生，则湿生也。太阴在上，故终为注雨。新校正云：按《六微旨大论》云：土位之下，风气承之。王注云：疾风之后，时雨乃零，湿为风吹，化而为雨。故太阴为湿生，而终为注雨也矣。

【张介宾】土位之下，风气承之，故太阴湿生而终为注雨，

238

即飘骤之谓。

〔4〕【王冰】火化以生，则火生也。阳在上，故终为蒸溽。新校正云：按《六微旨大论》云：相火之下，水气承之。故少阳为火生，而终为蒸溽也矣。

【张介宾】相火之下，水气承之，故少阳生火而终为蒸溽也。溽音辱。

〔5〕【王冰】燥化以生，则燥生也。阴在上，故终为凉。新校正云：详此六气俱先言本化，次言所反之气，而独阳明之化，言燥生，终为凉，未见所反之气。再寻上下文义，当云：阳明所至为凉生，终为燥，方与诸气之义同贯。盖以金位之下，火气承之，故阳明为清生而终为燥也。

【张介宾】此燥凉二字，当互更用之为是。盖金位之下，火气承之，故阳明凉生而终为燥也。

〔6〕【王冰】寒化以生，则寒生也。阳在内，故中为温。新校正云：按《五运行大论》云：太阳之上，寒气治之，中见少阴。故为寒生而中为温。

【张介宾】《六微旨大论》曰：太阳之上，寒气治之，中见少阴。故太阳寒生而中为温也。愚按：上文六化，厥阴太阴少阳阳明俱言终，而惟少阴太阳言中者何也？盖六气之道，阴阳而已；阴阳征兆，水火而已。少阴者，君火也；太阳者，寒水也。阳胜则阴复，故少阴所至为热生，中为寒，此离象之外阳内阴也。阴胜则阳复，故太阳所至为寒生，中为温，此坎象之外阴内阳也。故惟此二气言中者，言阴阳互藏之纲领也；其它言终者，言五行下承之义耳。

〔7〕【王冰】风生毛形，热生翙形，湿生倮形，火生羽形，燥生介形，寒生鳞形，六化皆为主岁及间气所在，而各化生，常无替也。非德化则无能化生也。

【张介宾】此以六气之正化而承者随之，皆生物之本也，故为德化之常。

厥阴所至为毛化[1]，少阴所至为羽化[2]，太阴所至为倮化[3]，少阳所至为羽化[4]，阳明所至为介化[5]，太阳所至为鳞化[6]，德化

六元正纪大论篇第七十一

之常也[7]。

〔1〕【王冰】形之有毛者。

　　　　【张介宾】毛虫之族，得木化也。

〔2〕【王冰】有羽翼飞行之类也。

　　　　【张介宾】羽虫之族，得火化也。王氏曰：有羽翻飞行之类。义通。翻，亥格切。

〔3〕【王冰】无毛羽、鳞甲之类也。

　　　　【张介宾】倮虫之族，得土化也。

〔4〕【王冰】薄明羽翼，蜂蝉之类，非翎羽之羽也。

　　　　【张介宾】王氏曰：薄明羽翼，蜂蝉之类，非翎羽之羽也。义通。

〔5〕【王冰】有甲之类。

　　　　【张介宾】甲虫之族，得金化也。

〔6〕【王冰】身有鳞也。

　　　　【张介宾】鳞虫之族，得水化也。

〔7〕【张介宾】此动物赖之以生，所谓德化之常也。以上言化者凡五类。

　　厥阴所至为生化[1]，少阴所至为荣化[2]，太阴所至为濡化[3]，少阳所至为茂化[4]。阳明所至为坚化[5]，太阳所至为藏化[6]，布政之常也[7]。

〔1〕【王冰】温化也。

　　　　【张介宾】万物始生，温化布也。

〔2〕【王冰】暄化也。

　　　　【张介宾】物荣而秀，暄化布也。

〔3〕【王冰】湿化也。

　　　　【张介宾】物滋而泽，湿化布也。

〔4〕【王冰】热化也。

　　　　【张介宾】物茂而繁，热化布也。

〔5〕【王冰】凉化也。

【张介宾】物坚而敛，金化布也。

〔6〕【王冰】寒化也。

【张介宾】物隐而藏，水化布也。

〔7〕【张介宾】气布则物从其化，故谓之政。

厥阴所至为飘怒太凉[1]，少阴所至为大暄寒[2]，太阴所至为雷霆骤注烈风[3]，少阳所至为飘风燔燎霜凝[4]，阳明所至为散落温[5]，太阳所至为寒雪冰雹白埃[6]，气变之常也[7]。

〔1〕【王冰】飘怒，木也。大凉，下承之金气也。

【张介宾】飘怒，木亢之变也。大凉，金之承制也。

〔2〕【王冰】大暄，君火也。寒，下承之阴精也。

【张介宾】大暄，火亢之变也。寒，阴精之承制也。暄音喧。

〔3〕【王冰】雷霆骤注，土也。烈风，下承之水气也。

【张介宾】雷霆骤注，土亢之变也。烈风，木之承制也。

〔4〕【王冰】飘风，旋转风也。霜凝，下承之水气也。

【张介宾】飘风燔燎，热亢之变也。霜凝，水之承制也。

〔5〕【王冰】散落，金也。温，下承之火气也。

【张介宾】散落，金亢之变也。温，火之承制也。

〔6〕【王冰】霜雪冰雹，水也。白埃，下承之土气也。

【张介宾】寒雪冰雹，水亢之变也。白埃，土之承制也。

〔7〕【王冰】变，谓变常平之气而为甚用也。用甚不已，则下承之气兼行，故皆非本气也。

【张介宾】变者，变乎常也。六气亢极，则承者制之，因胜而复，皆非和平正气，故谓之变。

厥阴所至为挠动，为迎随[1]；少阴所至为高明焰，为曛[2]；太阴所至为沉阴，为白埃，为晦暝[3]；少阳所至为光显，为彤云，为曛[4]；阳明所至为烟埃，为霜，为劲切，为凄鸣[5]；太阳所至为刚固，为坚芒，为立[6]。令行之常也[7]。

〔1〕【王冰】风之性也。

241

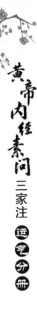

【张介宾】挠动，风之性。迎随，木之性。

〔2〕【王冰】焰，阳焰也。曛，赤黄色也。

【张介宾】高明焰，阳光也。曛，热气也。

〔3〕【王冰】暗蔽不明也。

【张介宾】晦暝，昏黑色也。皆湿土之气。

〔4〕【王冰】光显，电也，流光也，明也。彤，赤色也。少阴气同。

【张介宾】光显，虹电火光之属也。彤云，赤云也。彤音同。

〔5〕【王冰】杀气也。

【张介宾】皆金气肃杀之令。

〔6〕【王冰】寒化也。

【张介宾】皆水气寒凝之令。

〔7〕【王冰】令行则庶物无违。

【张介宾】气行而物无敢违，故谓之令。以上曰政、曰变、曰令者凡三类。

厥阴所至为里急[1]，少阴所至为疡胗身热[2]，太阴所至为积饮否隔[3]，少阳所至为嚏呕、为疮疡[4]，阳明所至为浮虚[5]，太阳所至为屈伸不利[6]。病之常也。

〔1〕【王冰】筋缓缩故急。

【张介宾】风木用事则病在筋，故为里急。

〔2〕【王冰】火气生也。

【张介宾】君火用事则血脉热，故疡胗身热。

〔3〕【王冰】土碍也。

【张介宾】湿土用事则脾多湿滞，故为积饮否隔。

〔4〕【王冰】火气生也。

【张介宾】相火炎上，故为嚏呕。热伤皮腠，故为疮疡。

〔5〕【王冰】浮虚，薄肿，按之复起也。

【张介宾】阳明用事而浮虚，皮毛为金之合也。

〔6〕【张介宾】寒水用事则病在骨，故为屈伸不利。

厥阴所至为支痛[1]；少阴所至为惊惑恶寒战慄谵妄[2]；太阴所至为稸满[3]。少阳所至为惊躁瞀昧暴病[4]；阳明所至为鼽尻阴股膝髀腨胻足病[5]；太阳所至为腰痛[6]。病之常也。

〔1〕【王冰】支，柱妨也。

【张介宾】厥阴主肝，故两胁肋支为痛。

〔2〕【王冰】谵，乱言也。今详慄字，当作栗字。

【张介宾】少阴主心，故为惊惑。热极反兼寒化，故恶寒战栗。阳亢伤阴，心神迷乱，故谵妄。

〔3〕【张介宾】太阴主脾，病在中焦，故畜满。稸音畜。

〔4〕【张介宾】少阳主胆而火乘之，故为惊躁。火外阳而内阴，故瞀昧。相火急疾，故为暴病。瞀音务，闷也。

〔5〕【张介宾】阳明胃经起于鼻，故为鼽。会于气街，总于宗筋，以下于足，故为尻阴膝足等病。

〔6〕【张介宾】太阳膀胱之脉，挟脊抵腰中，故为腰痛。

厥阴所至为緛戾[1]，少阴所至为悲妄衄衊[2]，太阴所至为中满霍乱吐下[3]，少阳所至为喉痹、耳鸣、呕涌[4]，

〔1〕【张介宾】厥阴木病在筋，故令肢体緛缩，乖戾不支。緛音软。戾音利。

〔2〕【王冰】衊，污血，亦脂也。

【张介宾】火病于心而并于肺，故为悲妄。火逼血而妄行，故鼻血为衄，污血为衊。衊音灭。

〔3〕【张介宾】土湿伤脾也。

〔4〕【王冰】涌，谓溢食不下也。

【张介宾】相火上炎也。涌，湧同。

阳明所至①皲揭[1]，太阳所至为寝汗痉[2]。病之常也。

①所至：此下《类经》有"为胁痛"三字。

〔1〕【王冰】身皮麸象。

【张介宾】燥金用事则肝木受伤，故胁痛。皮肤甲错而起为皱揭，皆燥病也。皱，取钩切。

〔2〕【王冰】寝汗，谓睡中汗发于胁嗌颈掖之间也，俗误呼为盗汗。

【张介宾】寒水用事，故为寝汗，《脉要精微论》曰：阴气有余，为多汗身寒者是也。支体强直、筋急反戾曰痉，阴寒凝滞而阳气不行也。痉音敬。

厥阴所至为胁痛呕泄[1]，少阴所至为语笑[2]，太阴所至为重胕肿[3]；少阳所至为暴注，瞤瘈，暴死[4]，阳明所至为鼽嚏[5]，太阳所至为流泄禁止[6]。病之常也[7]。

凡此十二变者，报德以德，报化以化，报政以政，报令以令，气高则高，气下则下，气后则后，气前则前，气中则中，气外则外，位之常也[8]。

〔1〕【王冰】泄，谓利也。
【张介宾】木自为病，故胁痛。肝乘于脾，故呕泄。

〔2〕【张介宾】少阴主心，心藏神，神有余则笑不休。

〔3〕【王冰】胕肿，谓肉泥按之不起也。
【张介宾】土气湿滞，则身重肉浮而肿，谓之胕肿。

〔4〕【张介宾】相火乘金，大肠受之，则为暴注而下，乘脾则肌肉瞤动，乘肝则肢体筋脉抽瘈。相火急暴，故为暴死。瘈音炽。

〔5〕【张介宾】金气寒肃而敛，故为鼽嚏。鼽音求。嚏音帝。

〔6〕【张介宾】寒气下行，能为泻利，故曰流泄。阴寒凝结，阳气不化，能使二便不通，汗窍不解，故曰禁止。

〔7〕【张介宾】以上病候凡四类。

〔8〕【王冰】气报德报化，谓天地气也，高下前后中外，谓生病所也。手之阴阳其气高，足之阴阳其气下，足太阳气在身后，足阳明气在身前，足太阴、少阴、厥阴气在身中，足少阳气在身侧，各随所在言之，气变生病象也。

244

【张介宾】此总结上文胜复变病之候，各因其所至之气而为之报也。故气至有德化政令之异，则所报者亦以德化政令；气至有高下前后中外之异，则所报者亦以高下前后中外。其在人之应之者，如手之三阴三阳其气高，足之三阴三阳其气下，足太阳行身之后，足阳明行身之前，足少阴太阴厥阴行身之中，足少阳行身之外，亦各有其位之常也。

　　故风胜则动[1]，热胜则肿[2]，燥胜则干[3]，寒胜则浮[4]，湿胜则濡泄，甚则水闭胕肿[5]，随气所在以言其变耳[6]。

　　〔1〕【王冰】动，不宁也。新校正云：详"风胜则动"至"湿胜则濡泄"五句，与《阴阳应象大论》文重，而两注不同。

　　【张介宾】此下总言六气之病应也。风善行而数变，故风胜则动。

　　〔2〕【王冰】热胜气则为丹㶾，胜血则为痈脓，胜骨肉则为胕肿，按之不起。

　　【张介宾】疮疡痈肿，火之病也。

　　〔3〕【王冰】干于外则皮肤皲拆，干于内则精血枯涸；干于气及津液，则肉干而皮着于骨。

　　【张介宾】精血津液枯涸于内，皮肤肌肉皱揭于外，皆燥之病也。

　　〔4〕【王冰】浮，谓浮起按之处见也。

　　【张介宾】腹满身浮，阳不足而寒为病也。

　　〔5〕【王冰】濡泄，水利也。胕肿，肉泥按之陷而不起也。水闭，则逸于皮中也。

　　【张介宾】濡泄，水利也。水闭胕肿，水道不利而肌肉肿胀，按之如泥不起也。以上六句，与《阴阳应象大论》同。

　　〔6〕【张介宾】气有高下、前后、中外之异。人之为病，其气亦然。故气胜于高则病在头项，气胜于下则病在足膝，气胜于前则病在面腹手臂，气胜于后则病在肩背腰臀，气胜于中则病在脏腑筋骨，气胜于外则病在经络皮毛，而凡风胜则动、热胜则肿、燥胜则干、寒胜

245

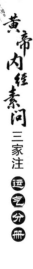

则浮、湿胜则濡泄，胕肿之类，无不随气所在而为病变也。

帝曰：愿闻其用也[1]。岐伯曰：夫六气之用，各归不胜而为化[2]，故太阴雨化，施于太阳[3]；太阳寒化，施于少阴[4]；少阴热化，施于阳明[5]；阳明燥化，施于厥阴[6]；厥阴风化，施于太阴[7]。各命其所在以征之也[8]。帝曰：自得其位何如？岐伯曰：自得其位，常化也[9]。帝曰：愿闻所在也。岐伯曰：命其位而方月可知也[10]。

〔1〕【张介宾】此言施化之用也。

〔2〕【王冰】用，谓施其化气。

　　【张介宾】各归不胜，谓必从可克者而施其化也。

〔3〕【张介宾】土能胜水也。

〔4〕新校正云：详此当云：少阴、少阳。

　　【张介宾】水能胜火也。

〔5〕【张介宾】火能胜金也。

〔6〕【张介宾】金能胜木也。

〔7〕【张介宾】木能胜土也。

〔8〕【张介宾】所在，即方月也。征，验也。主气之方月有常，如九宫八方各有所属，六气四时各有其序也。客气之方月无定，如子午岁少阴司天，则太阳在东北，厥阴在东南，少阴在正南，太阴在西南，少阳在西北，阳明在正北，此子午客气之方也。太阳主初气，厥阴主二气，少阴主三气，太阴主四气，少阳主五气，阳明主六气，此子午客气之月也。若其施化，则太阳寒化，当施于正南之少阴及西北之少阳，初气之征也；厥阴风化，当施于西南之太阴，二气之征也；少阴热化，当施于正北之阳明，三气之征也；太阴雨化，当施于东北之太阳，四气之征也；少阳火化，当施于正北之阳明，五气之征也；阳明燥化，当施于东南之厥阴，终气之征也，此子午年少阴司天，方月施化之义也。然岁步各有盛衰，气太过则乘彼不胜而施其邪化；气不及，则为彼所胜而受其制化；气和平则各布其政令而无灾变之化。是以盈虚消长，又各有微妙存焉。举此一年，他可类求矣。

〔9〕【张介宾】自得其位，言六气所临，但施化于本位之方月，而无彼此之相犯也。如前注子午岁，太阳在东北，主初之气，于本位施其寒化，厥阴在东南，主二之气，于本位施其风化之类，皆自得其位之常化也。

〔10〕【王冰】随气所在以定其方，六分占之，则日及地分无差矣。

【张介宾】命，命其名也。位，即上下左右之位也。方，方隅也。月，月令也。命其位则名次立，名次立则所直之方，所主之月各有其应而常变可知矣。愚按：上文云：报德以德、报化以化、报政令以政令者，言胜复之气，因变之邪正而报有不同也。云气高则高、气下则下、气后则后、气前则前、气中外则中外者，言胜复之方，随气所在而或此或彼，变无定位也。故以天下之广言之，则东南方阳也，阳者其精降于下，故右热而左温；西北方阴也，阴者其精奉于上，故左寒而右凉。以一州之地言之，则崇高者阴气治之，故高者气寒；污下者阳气治之，故下者气热。此方隅大小之气有不同也。以运气所主言之，则厥阴所至为风，少阴所至为火，太阴所至为雨，少阳所至为热，阳明所至为燥，太阳所至为寒，此六气之更胜，有衰有王不一也。以九宫所属言之，则有曰灾一宫、灾三宫、灾四宫、灾五宫、灾九宫，而四正四隅有异也。故本篇言位言方言月。夫以三者相参，则四时八方之候，其变不同者多矣。故有应于此而不应于彼者，有寒热温凉主客相反者，有南方清燥而温、北方雨湿而潦者，有中原冰雪而寒、左右温凉更互者，此以地理有高下，形势有大小，气位方月有从逆，小者小异，大者大异，而运气之变，所以有无穷之妙也。先儒有以天下旱潦不同，而非运气主岁之说者，盖未达此章之理耳。

帝曰：六位之气，盈虚何如？岐伯曰：太少异也。太者之至徐而常，少者暴而亡[1]。帝曰：天地之气，盈虚何如？岐伯曰：天气不足，地气随之，地气不足，天气从之，运居其中而常先也[2]。恶所不胜，归所同和，随运归从而生其病也[3]。故上胜则天气降而下，下胜则地气迁而上[4]，多少①而差其分[5]，微者小差，甚者大差，甚则位易，气交易，则大变生而病作矣[6]。《大要》曰：甚纪

247

五分，微纪七分，其差可见。**此之谓也**[7]。

①多少：此上《类经》有"胜"字。

〔1〕【王冰】力强而作，不能久长，故暴而无也。亡，无也。

【张介宾】六阳年谓之太，六阴年谓之少。太者气盈，故徐而常。少者气虚，故暴而亡。如前章六十年运气之纪，凡六太之年止言正化，而六少之年则有邪化。正以不及之年乃有胜气，有胜则有复，胜复之气皆非本年之正化，必乘虚而后至，故其为病反甚也。愚按：人之死生，全以正气为主。正气强，邪虽盛者必无害；正气弱，邪虽微者亦可忧。故欲察病之安危者，但察正气则吉凶可判矣。观此云太者徐而常，少者暴而亡，此正盈虚之理也。故凡气运盈者，人气亦盈，其为病则有余，有余之病反徐而微，以其正气盛也。气运虚者，人气亦虚，其为病则不足，不足之病必暴而甚，以其本气亏也。设不明邪正盈虚之道而攻补倒施，多致气脱暴亡，是不知太者之易与而少者之可畏也。

〔2〕【王冰】运，谓木火土金水各主岁者也。地气胜，则岁运上升；天气胜，则岁气下降；上升下降，运气常先迁降也。

【张介宾】天气即司天，地气即在泉，运即岁运。岁运居上下之中，气交之分，故天气欲降，则运必先之而降，地气欲升，则运必先之而升也。

〔3〕【王冰】非其位则变生，变生则病作。

【张介宾】此亦言中运也。如以木运而遇燥金司其天地，是为不胜则恶之。遇水火司其天地，是为同和则归之。不胜者受其制，同和者助其胜，皆能为病，故曰随运归从而生其病也。

〔4〕【王冰】胜，谓多也。上多则自降，下多则自迁，多少相移，气之常也。新校正云：按《六微旨大论》云：升已而降，降者谓天；降已而升，升者谓地。天气下降，气流于地；地气上升，气腾于天。故高下相召，升降相因，而变作矣。此亦升降之义也矣。

【张介宾】上胜者，司天之气有余也，上有余则气降而下。下胜者，在泉之气有余也，下有余则气迁而上。此即上文天气不足、地气随之、地气不足、天气随之之谓。

〔5〕【王冰】多则迁降多，少则迁降少，多少之应，有微有甚异之也。

【张介宾】胜多少，言气之微甚也。胜微则迁降少，胜多则迁降多，胜有多少，则气交之变，有多寡之差分矣。

〔6〕【张介宾】小差则小变，大差则大变，甚则上下之位，易于气交之际，运居其中而常先之，故易则大变生、民病作矣。

〔7〕【王冰】以其五分七分之纪，所以知天地阴阳过差矣。

【张介宾】甚纪五分，胜气居其半也。微纪七分，胜止十之三也。此天地盈虚之数，有大差小差之分，故变病亦有微甚。

帝曰：善。论言热无犯热，寒无犯寒。余欲不远寒，不远热奈何[1]？岐伯曰：悉乎哉问也！发表不远热，攻里不远寒[2]。帝曰：不发不攻而犯寒犯热何如[3]？岐伯曰：寒热内贼，其病益甚[4]。帝曰：愿闻无病者何如？岐伯曰：无者生之，有者甚之[5]。帝曰：生者何如？岐伯曰：不远热则热至，不远寒则寒至。寒至则坚否腹满，痛急下利之病生矣[6]；热至则身热，吐下霍乱、痈疽疮疡，瞀郁注下，胸瘛肿胀，呕，鼽衄头痛，骨节变，肉痛，血溢血泄、淋闭之病生矣[7]。帝曰：治之奈何？岐伯曰：时必顺之，犯者治以胜也[8]。

〔1〕【张介宾】不远寒、不远热，谓有不可远寒、不可远热者，其治当何如也。

〔2〕【王冰】汗泄，故用热不远热；下利，故用寒不远寒；皆以其不住于中也。如是则夏可用热，冬可用寒；不发不泄，而无畏忌，是谓妄远，法所禁也。皆谓不获已而用之也。春秋亦同。新校正云：按《至真要大论》云：发不远热，无犯温凉。

【张介宾】中于表者多寒邪，故发表之治不能远热，夏月亦然。郁于里者多热邪，故攻里之治，不能远寒，冬月亦然。愚按：此二句大意，全在发攻二字。发者，逐之于外也。攻者，逐之于内也。寒邪在表，非温热之气不能散，故发表者不远热；热郁在内，非沉寒之物不能除，故攻里者不远寒，此必然之理也。然亦有用小柴、白虎、

249

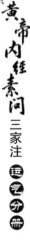

益元、冷水之类而取汗愈病者何也？此因表里俱热，故当凉解，非发之之谓也。又有用理中、四逆回阳之类而除痛去积者何也？此因阴寒留滞，故当温中，非攻之之谓也。所谓发者，开其外之固也。攻者，伐其内之实也。今之昧者，但见外感发热等病，不能察人伤于寒而传为热者有本寒标热之义，辄用芩、连等药以清其标；亦焉知邪寒在表，药寒在里，以寒得寒，气求声应，致使内外合邪，遂不可解，此发表用寒之害。其于春秋冬三季，及土金水三气治令，阴胜阳微之时为尤甚。故凡寒邪在表未散，外虽炽热而内无热证者，正以火不在里，最忌寒凉，此而误人，是不知当发者不可远热也。又如内伤喘痛胀满等证，多有三阴亏损者，今人但见此类，不辨虚寒，便用硝、黄之属，且云先去其邪，然后固本，若近乎理；亦焉知有假实真虚之病而复伐之，则病未去而元气不能支矣。此而误人，是不知当攻者方不远寒也。二者之害，余见之多矣，不得不特表出之，以为当事者之戒。

〔3〕【张介宾】言不因发表而犯热，不因攻里而犯寒，则其病当何如？犯，谓不当用而误用也。

〔4〕【王冰】以水济水，以火济火，适足以更生病，岂唯本病之益甚乎！

【张介宾】以水济水，以火济火，则寒热内贼而病益甚矣。

〔5〕【王冰】无病者犯禁，犹能生病，况有病者，而未轻减，不亦难乎！

【张介宾】无病而犯寒热者，则生寒生热。有病而犯寒热者，则寒热反甚。

〔6〕【王冰】食已不饥，吐利腥秽，亦寒之疾也。

【张介宾】寒至则阳衰不能运化，故为是病。

〔7〕【王冰】暴瘖冒昧，目不识人，躁扰狂越，妄见妄闻，骂詈惊痫，亦热之病。

【张介宾】热至则火灼诸经，故为是病。瞀，茂、务二音。瞤，如云切。瘛音翅。

〔8〕【王冰】春宜凉，夏宜寒，秋宜温，冬宜热，此时之宜，不可不顺。然犯热治以寒，犯寒治以热，犯春宜用凉，犯秋宜用温，是以胜也。犯热治以咸寒，犯寒治以甘热，犯凉治以苦温，犯温治以辛

凉，亦胜之道也。

【张介宾】 时必顺之，治当顺时也。若有所误犯，则当治之以胜，如犯热者胜以咸寒，犯寒者胜以甘热，犯凉者胜以苦温，犯温者胜以辛凉，治以所胜则可解也。

黄帝问曰：妇人重身，毒之何如？岐伯曰：有故无殒，亦无殒也[1]。帝曰：愿闻其故，何谓也？岐伯曰：大积大聚，其可犯也，衰其太半而止，过者死[2]。

〔1〕**【王冰】** 故，谓有大坚癥瘕，痛甚不堪，则治以破积愈癥之药。是谓不救，必乃尽死；救之，盖存其大也，虽服毒不死也。上无殒，言母必全；亦无殒，言子亦不死也。

【张介宾】 重身，孕妇也。毒之，谓峻利药也。故，如下文大积大聚之故，有是故而用是药，所谓有病则病受之，故孕妇可以无殒，而胎气亦无殒也。殒，伤也。重，平声，殒音允。

〔2〕**【王冰】** 衰其太半，不足以害生，故衰太半则止其药。若过禁待尽，毒气内余，无病可攻，以当毒药，毒攻不已，则败损中和，故过则死。新校正云：详此"妇人身重"一节，与上下文义不接，疑他卷脱简于此。

【张介宾】 身虽孕而有大积大聚，非用毒药不能攻，攻亦无害，故可犯也。然但宜衰其大半，便当止药，如上篇云：大毒治病、十去其六者是也。若或过用，则病未必尽而胎已受伤，多致死矣。

帝曰：善。郁之甚者，治之奈何[1]？岐伯曰：木郁达之[2]，火郁发之[3]，土郁夺之[4]，金郁泄之[5]，水郁折之[6]，然调其气[7]，过者折之以其畏也，所谓写之[8]。帝曰：假者何如？岐伯曰：有假其气，则无禁也[9]。所谓主气不足，客气胜也[10]。

帝曰：至哉圣人之道！天地大化运行之节，临御之纪，阴阳之政，寒暑之令，非夫子孰能通之！请藏之灵兰之室，署曰《六元正纪》，非斋戒不敢示，慎传也[11]。

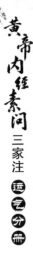

〔1〕【王冰】天地五行应运，有郁抑不申甚者也。

【张介宾】此以下详明五郁之治也。天地有五运之郁，人身有五脏之应，郁则结聚不行，乃致当升不升，当降不降，当化不化，而郁病作矣。故或郁于气，或郁于血，或郁于表，或郁于里，或因郁而生病，或因病而生郁。郁而太过者，宜裁之抑之；郁而不及者，宜培之助之。大抵诸病多有兼郁，此所以治有不同也。

〔2〕【张介宾】达，畅达也。凡木郁之病，风之属也。其脏应肝胆，其经在胁肋，其主在筋爪，其伤在脾胃、在血分。然土喜调畅，故在表者当疏其经，在里者当疏其脏，但使气得通行皆谓之达。诸家以吐为达者，又安足以尽之？

〔3〕【张介宾】发，发越也。凡火郁之病，为阳为热之属也。其脏应心主、小肠、三焦，其主在脉络，其伤在阴分。凡火所居，其有结聚敛伏者，不宜蔽遏，故当因其势而解之、散之、升之、扬之，如开其窗，如揭其被，皆谓之发，非独止于汗也。

〔4〕【张介宾】夺，直取之也。凡土郁之病，湿滞之属也。其脏应脾胃，其主在肌肉四肢，其伤在胸腹。土畏壅滞，凡滞在上者夺其上，吐之可也；滞在中者夺其中，伐之可也；滞在下者夺其下，泻之可也。凡此皆谓之夺，非独止于下也。

〔5〕【张介宾】泄，疏利也。凡金郁之病，为敛为闭、为燥为塞之属也。其脏应肺与大肠，其主在皮毛声息，其伤在气分。故或解其表，或破其气，或通其便，凡在表在里、在上在下皆可谓之泄也。

〔6〕【张介宾】折，调制也。凡水郁之病，为寒为水之属也。水之本在肾，水之标在肺，其伤在阳分，其反克在脾胃。水性善流，宜防泛溢。凡折之之法，如养气可以化水，治在肺也；实土可以制水，治在脾也；壮火可以胜水，治在命门也；自强可以帅水，治在肾也；分利可以泄水，治在膀胱也。凡此皆谓之折，岂独抑之而已哉？

〔7〕【王冰】达，谓吐之，令其条达也。发，谓汗之，令其疏散也。夺，谓下之，令无拥碍也。泄，谓渗泄之，解表利小便也。折，谓抑之，制其冲逆也。通是五法，乃气可平调，后乃观其虚盛而调理之也。

【张介宾】然，如是也。用是五法以去其郁，郁去则气自调矣。

〔8〕【王冰】过，太过也。太过者，以其味写之，以咸写肾、酸

252

写肝、辛写肺、甘写脾、苦写心。过者畏写，故谓写为畏也。

【张介宾】此承上文而言郁之甚者，其邪聚气实则为太过之病，过者畏写，故以写为畏。如《至真要大论》曰：木位之主，其写以酸；火位之主，其写以甘；土位之主，其写以苦；金位之主，其写以辛；水位之主，其写以咸之类，是即治以所畏也。

〔9〕**【王冰】**正气不足，临气胜之，假寒热温凉，以资四正之气，则可以热犯热，以寒犯寒，以温犯温，以凉犯凉也。

〔10〕**【王冰】**客气，谓六气更临之气。主气，谓五脏应四时，正王春夏秋冬也。

【张介宾】假，假借也。气有假借者，应热反寒，应寒反热也，则亦当假以治之，故可以热犯热、以寒犯寒而无禁也。温凉亦然。如《五常政大论》曰：假者反之。《至真要大论》曰：反者反治。即无禁之义。然气之有假者，乃主不足而客胜之。盖主气之寒热有常，而客气之阴阳多变，故有非时之相加，则亦当有变常之施治也。

〔11〕新校正云：详此与《气交变大论》末文同。

【张介宾】此总结六元正纪，以示珍重也。

刺法篇第七十二_亡

本病论第七十三_亡

新校正云：详此二篇，亡在王注之前。按《病能论》篇末王冰注云世本既阙第七十二篇，谓此二篇也。而今世有《素问亡篇》及《昭明隐旨论》，以谓此三篇，仍托名王冰为注，辞理鄙陋，无足取者。旧本此篇名在《六元正纪》篇后列之，为后人移于此。若以《尚书》亡篇之名皆在前篇之末，则旧本为得。

253

卷第二十二

至真要大论篇第七十四

黄帝问曰：五气交合，盈虚更作，余知之矣。六气分治，司天地者其至何如[1]？岐伯再拜对曰：明乎哉问也！天地之大纪，人神之通应也[2]。帝曰：愿闻上合昭昭，下合冥冥，奈何？岐伯曰：此道之所主，工之所疑也[3]。帝曰：愿闻其道也。岐伯曰：厥阴司天，其化以风[4]；少阴司天，其化以热[5]；太阴司天，其化以湿[6]；少阳司天，其化以火[7]；阳明司天，其化以燥[8]；太阳司天，其化以寒[9]。以所临脏位，命其病者也[10]。

〔1〕【王冰】五行主岁，岁有少多，故曰盈虚更作也。《天元纪大论》曰：其始也，有余而往，不足随之，不足而往，有余从之。则其义也。天分六气，散生太虚，三之气司天，终之气监地，天地生化，是为大纪，故言司天地者，余四可知矣。

【张介宾】至者，言其当位也。

〔2〕【王冰】天地变化，人神运为，中外虽殊，然其通应则一也。

【张介宾】天地变化之纪，人神运动之机，内外虽殊，其应则一也。

〔3〕【王冰】不知其要，流散无穷。

【张介宾】昭昭者，合天道之明显，冥冥者，合造化之隐微。道之所生，其生惟一，工不知要，则流散无穷，故多疑也。

〔4〕【王冰】飞扬鼓拆，和气发生，万物荣枯，皆因而化变成败也。

【张介宾】厥阴属木，其化以风。凡和气升阳，发生万物，皆风之化。

〔5〕【王冰】炎蒸郁燠，故庶类蕃茂。

254

【张介宾】少阴属君火，其化以热。凡炎蒸郁燠，庶类蕃茂，皆君火之化。

〔6〕**【王冰】**云雨润泽，津液生成。

【张介宾】太阴属土，其化以湿。凡云雨滋泽，津液充实，皆土之化。

〔7〕**【王冰】**炎炽赫烈，以烁寒灾。

【张介宾】少阳属相火，亦曰畏火。凡炎暑赫烈，阳气盛极，皆相火之化。

〔8〕**【王冰】**干化以行，物无湿败。

【张介宾】阳明属金，其化以燥。凡清明干肃，万物坚刚，皆金之化。

〔9〕**【王冰】**对阳之化也。新校正云：详注云："对阳之化。""阳"字疑误。

【张介宾】太阳属水，其化以寒。凡阴凝凛冽，万物闭藏，皆水之化。

〔10〕**【王冰】**肝木位东方，心火位南方，脾土位西南方及四维，肺金位西方，肾水位北方，是五脏定位。然六气所御、五运所至，气不相得则病，相得则和，故先以六气所临，后言五脏之病也。

【张介宾】肝木位东，心火位南，脾土位中及四维，肺金位西，肾水位北，所临之气，与脏相得则和，不相得则病。

帝曰：地化奈何？岐伯曰：司天同候，间气皆然[1]。帝曰：间气何谓？岐伯曰：司左右者，是谓间气也[2]。帝曰：何以异之？岐伯曰：主岁者纪岁，间气者纪步也[3]。帝曰：善。岁主奈何[4]？岐伯曰：厥阴司天为风化[5]，在泉为酸化[6]，司气为苍化[7]，间气为动化[8]。少阴司天为热化[9]，在泉为苦化[10]，不司气化[11]，居气为灼化[12]。太阴司天为湿化[13]，在泉为甘化[14]，司气为黅化[15]，间气为柔化[16]。少阳司天为火化[17]，在泉为苦化[18]，司气为丹化[19]，间气为明化[20]。阳明司天为燥化[21]，在泉为辛化[22]。司气为素化[23]，间气为清化[24]。太阳司天为寒化[25]，在泉为咸化[26]，司气为玄化[27]，间气为藏化[28]。故治病者，必明六化分

255

治，五味五色所生，五脏所宜，乃可以言盈虚病生之绪也^{〔29〕}。

〔1〕【王冰】六气之本，自有常性，故虽位易，而化治皆同。

【张介宾】地化，在泉之化也。间气，义如下文。六步之位，虽有上下左右之分，而气化皆相类，故与上文司天之化同其候。

〔2〕【王冰】六气分化，常以二气司天地，为上下吉凶胜复客主之事，岁中悔吝从而明之，余四气散居左右也。故《阴阳应象大论》曰：天地者，万物之上下；左右者，阴阳之道路。此之谓也。

【张介宾】六气分主六步，上谓司天，下谓在泉，余四者谓之间气。在上者，为司天左间，司天右间；在下者，为在泉左间，在泉右间。《阴阳应象大论》曰：天地者，万物之上下；左右者，阴阳之道路。

〔3〕【王冰】岁，三百六十五日四分日之一。步，六十日余八十七刻半也。积步之日而成岁也。

【张介宾】主岁者纪岁，司天主岁半之前，在泉主岁半之后也。间气者纪步，岁有六步，每步各主六十日八十七刻半也。

〔4〕【张介宾】此详言上下左右，气化之有异也。

〔5〕【王冰】巳亥之岁，风高气远，云飞物扬，风之化也。

【张介宾】木气在天为风化，而飘怒摇动，云物飞扬，如巳亥岁厥阴司天是也。

〔6〕【王冰】寅申之岁，木司地气，故物化从酸。

【张介宾】木气在地，则味为酸化，如寅申岁，厥阴在泉是也。

〔7〕【王冰】木运之气，丁壬之岁化。苍，青也。

【张介宾】司气，言五运之气也。木运司气，故色化青苍，丁壬年是也。

〔8〕【王冰】遍主六十日余八十七刻半也。新校正云：详丑未之岁，厥阴为初之气，子午之岁为二之气，辰戌之岁为四之气，卯酉之岁为五之气。

【张介宾】厥阴所临之位，风化行则群物鼓动，故曰动化。如丑未岁则地之左间，主初之气；子午岁则为天之右间，主二之气；

256

辰戌岁则为天之左间,主四之气;卯酉岁则为地之右间,主五之气也。

〔9〕【王冰】子午之岁,阳光熠耀,暄暑流行,热之化也。

【张介宾】君火在天为热化,而为阳光明耀,温养万物,如子午岁少阴司天是也。在泉为苦化,火气在地则味为苦化,如卯酉岁少阴在泉是也。

〔10〕【王冰】卯酉之岁,火司地气,故物以苦生。

〔11〕【王冰】君不主运。新校正云:按《天元纪大论》云:君火以名,相火以位。谓君火不主运也。

【张介宾】君不司运也。夫五运六气之有异者,运出天干,故运惟五;气出地支,故气有六。五者,五行各一也。六者,火分君相也。故在六气则有君火相火所主之不同,而五运则火居其一耳。于六者而缺其一,则惟君火独不司五运之气化。正以君火者太阳之火也,为阳气之本,为万化之原,无气不司,故不司气化也。按新校正及诸家之注此者,皆曰君火以名,相火以位,正以明君火不主运也。其说殊谬。夫《天元纪大论》原曰:君火以明,非曰以名也,奈何将明字改作名字,牵强为解,大失经旨。盖不改全不相干,义殊不通,必欲引以注此,则不得不改明为名,尤属悖乱矣。

〔12〕【王冰】六十日余八十七刻半也。居本位君火为居,不当间之也。新校正云:详少阴不曰间气,而云居气者,盖尊君火无所不居,不当间之也。王注云:居本位为居,不当间之。则居他位不为居,而可间也。寅申之岁为初之气,丑未之岁为二之气,巳亥之岁为四之气,辰戌之岁为五之气也。

【张介宾】居,所在也。灼,光明也。不曰间气而曰居气者,君之所居,无往不尊,故不敢言间也。如寅申岁居在泉之左,主初之气;丑未岁居司天之右,主二之气;巳亥岁居司天之左,主四之气;辰戌岁居在泉之右,主五之气也。

〔13〕【王冰】丑未之岁,埃郁蒙昧,云雨润湿之化也。

【张介宾】土气在天为湿化,而为埃郁蒙昧,云雨润湿,如丑未岁太阴司天是也。

〔14〕【王冰】辰戌之岁也,土司地气,故甘化先焉。

【张介宾】土气在地则味为甘化,如辰戌岁,太阴在泉

至真要大论篇第七十四

是也。

〔15〕【王冰】土运之气，甲已之岁。黅，黄也。

【张介宾】土运司气，则色化黅黄，甲已年是也。

〔16〕【王冰】湿化行，则庶物柔软。新校正云：详太阴卯酉之岁为初之气，寅申之岁为二之气，子午之岁为四之气，已亥之岁为五之气。

【张介宾】太阴所临之位，湿化行则庶物柔软也。如卯酉岁则为地之左间，主初之气；寅申岁则为天之右间，主二之气；子午岁则为天之左间，主四之气；已亥岁则为地之右间，主五之气也。

〔17〕【王冰】寅申之岁也，炎光赫烈，燔灼焦然，火之化也。

【张介宾】相火在天为火化，而为炎光赫烈，燔灼焦然，如寅申岁少阳司天是也。

〔18〕【王冰】已亥之岁也，火司地气，故苦化先焉。

【张介宾】火气在地则味为苦化，如已亥岁，少阳在泉是也。

〔19〕【王冰】火运之气，戊癸岁也。

【张介宾】火运司气，则色化丹赤，戊癸年是也。

〔20〕【王冰】明，炳明也，亦谓霞烧。新校正云：详少阳辰戌之岁为初之气，卯酉之岁为二之气，寅申之岁为四之气，丑未之岁为五之气。

【张介宾】少阳所临之位，火化行则庶物明灿也，如辰戌岁则为地之左间，主初之气；卯酉岁则为天之右间，主二之气；丑未岁则为天之左间，主四之气；子午岁则为地之右间，主五之气也。

〔21〕【王冰】卯酉之岁，清切高明，雾露萧瑟，燥之化也。

【张介宾】金气在天为燥化，而为清凉劲切，雾露萧瑟，如卯酉岁，阳明司天是也。

〔22〕【王冰】子午之岁也，金司地气，故辛化先焉。

【张介宾】金气在地则味为辛化，如子午岁，阳明在泉是也。

〔23〕【王冰】金运之气，乙庚岁也。

【张介宾】金运司气，则色化素白，乙庚年是也。

〔24〕【王冰】风生高劲，草木清冷，清之化也。新校正云：详阳明巳亥之岁为初之气，辰戌之岁为二之气，寅申之岁为四之气，丑未之岁为五之气。

【张介宾】阳明所临之位，燥化行则清凉至也。如巳亥岁则为地之左间，主初之气；辰戌岁则为天之右间，主二之气；寅申岁则为天之左间，主四之气；丑未岁则为地之右间，主五之气也。

〔25〕【王冰】辰戌之岁，严肃峻整，惨栗凝坚，寒之化也。

【张介宾】水气在天为寒化，而为严肃栗冽，阴惨坚凝，如辰戌岁太阳司天是也。

〔26〕【王冰】丑未之岁，水司地气，故化从咸。

【张介宾】水气在地则味为咸化，如丑未岁太阳在泉是也。

〔27〕【王冰】水运之气，丙辛岁也。

【张介宾】水运司气则色化玄黑，丙辛年是也。

〔28〕【王冰】阴凝而冷，庶物敛容，岁之化也。新校正云：详子午之岁太阳为初之气，巳亥之岁为二之气，卯酉之岁为四之气，寅申之岁为五之气也。

【张介宾】太阳所临之位，寒化行则万物闭藏也。如子午岁则为地之左间，主初之气；巳亥岁则为天之右间，主二之气；卯酉岁则为天之左间，主四之气；寅申岁则为地之右间，主五之气也。

〔29〕【王冰】学不厌备习也。

【张介宾】凡治病者必求其本，六化是也；必察其形，五色是也；必分其主治，五味是也；必辨其宜否，五脏是也。明此数者，而后知孰为气之盛，孰为气之衰，乃可以言盈虚病生之端绪，而治之无失矣。

帝曰：厥阴在泉而酸化，先余知之矣。风化之行也，何如[1]？岐伯曰：风行于地，所谓本也，余气同法[2]。本乎天者，天之气也；本乎地者，地之气也[3]，天地合气，六节分而万物化生矣[4]。故曰：谨候气宜，无失病机，此之谓也[5]。

〔1〕【张介宾】此问厥阴在泉既为酸化，而上文之言地化者，曰

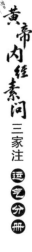

司天同候，则厥阴在泉亦曰风化，然则酸之与风，其辨为何如也？

〔2〕【王冰】厥阴在泉，风行于地。少阴在泉，热行于地。太阴在泉，湿行于地。少阳在泉，火行于地。阳明在泉，燥行于地。太阳在泉，寒行于地。故曰余气同法也。本，谓六气之上元气也。

【张介宾】有风化而后有酸化，是风为酸化之本。其他余气皆同此义，故有热化火化而后苦，有湿化而后有甘，有燥化而后有辛，有寒化而后有咸。凡六气之行乎地者，即化生五味之本也。《天元纪大论》曰：所谓本也，是谓六元。与此本字义同。

〔3〕【王冰】化于天者，为天气；化于地者，为地气。新校正云：按《易》曰：本乎天者，亲上；本乎地者，亲下。此之谓也。

【张介宾】六气之在天，即为天之气，六气之在地，即为地之气，上下之位不同，而气化之本则一。

〔4〕【王冰】万物居天地之间，悉为六气所化生，阴阳之用，未尝有逃生化、出阴阳也。

【张介宾】天气下降，地气上升，会于气交，是谓合气，由是六节气分，而万物化生无穷矣。

〔5〕【王冰】病机，下文具矣。

【张介宾】本于天地者，是为气宜。应于人身者，是为病机。

帝曰：其主病何如[1]？岐伯曰：司岁备物，则无遗主矣[2]。帝曰：先岁物何也？岐伯曰：天地之专精也[3]。帝曰：司气者何如[4]？岐伯曰：司气者主岁同，然有余不足也[5]。帝曰：非司岁物，何谓也？岐伯曰：散也[6]。故质同而异等也[7]，气味有薄厚，性用有燥静，治保有多少，力化有浅深，此之谓也[8]。

〔1〕【王冰】言采药之岁也。

【张介宾】此言药物之主病者。

〔2〕【王冰】谨候司天地所主化者，则其味正当其岁也。故彼药工专司岁气，所收药物，则一岁二岁，其所主用无遗略也。今详"则"字当作"用"。

【张介宾】天地之气，每岁各有所司，因司气以备药物，则

260

主病者无遗矣。如厥阴司岁则备酸物，少阴少阳司岁则备苦物，太阴司岁则备甘物，阳明司岁则备辛物，太阳司岁则备咸物，所谓岁物也，岁物备则五味之用全矣。

〔3〕【王冰】专精之气，药物肥浓，又于使用，当其正气味也。新校正云：详"先岁"疑作"司岁"。

【张介宾】岁物者，得天地精专之化，气全力厚，故备所当先也。此与《六元正纪大论》食岁谷以全其真者同义。

〔4〕【王冰】司运气也。

〔5〕【王冰】五运主岁者，有余不足，比之岁物，恐有薄，有余之岁，药专精也。

【张介宾】司气，即上文五运之司气也。主岁即上文司天在泉之主岁也。运之与气，所主皆同；但五太之运为有余，五少之运为不及，而物性之禀有厚薄矣。

〔6〕【王冰】非专精则散气，散气则物不纯也。

【张介宾】非司岁物，谓非主岁之物也。散者，谓六气之序，不司天地则司四间，故物生之应，亦当随气散见于四方，而各有所禀也。

〔7〕【王冰】形质虽同，力用则异，故不尚之。

【张介宾】惟天地之气变不常，故物生之体质虽同，而性用之厚薄则异。

〔8〕【王冰】物与岁不同者何？以此尔。

【张介宾】此即质同异等之谓。盖司气者与不司气者，其有不同如此。

帝曰：岁主脏害何谓？岐伯曰：以所不胜命之，则其要也[1]。帝曰：治之奈何？岐伯曰：上淫于下，所胜平之，外淫于内，所胜治之[2]。帝曰：善。平气何如[3]？岐伯曰：谨察阴阳所在而调之，以平为期，正者正治，反者反治[4]。

〔1〕【王冰】木不胜金，金不胜火之类是也。

【张介宾】此言天有岁气，人有脏气，而岁主有害于五脏者，

261

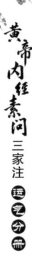

在所不胜者也。如木气淫则脾不胜，火气淫则肺不胜，土气淫则肾不胜，金气淫则肝不胜，水气淫则心不胜，是皆脏害之要。

〔2〕【王冰】淫，谓行所不胜己者也。上淫于下，天之气也。外淫于内，地之气也。随所制胜而以平治之也。制胜，谓五味寒、热、温、凉，随胜用之，下文备矣。新校正云：详天气主岁，虽有淫胜，但当平调之，故不曰治，而曰平也。

【张介宾】淫，太过为害也。上淫于下，谓天以六气而下病六经也。外淫于内，谓地以五味而内销伤五宫也。淫邪为害，当各以所胜者平治之也。

〔3〕【王冰】平，谓诊平和之气。

【张介宾】此问岁气和平，而亦有病者，又当何如治之也？

〔4〕【王冰】知阴阳所在，则知尺寸应与不应。不知阴阳所在，则以得为失，以逆为从。故谨察之也。阴病阳不病，阳病阴不病，是为正病，则正治之，谓以寒治热，以热治寒也。阴位已见阳脉，阳位又见阴脉，是谓反病，则反治之，谓以寒治寒，以热治热也。诸方之制，咸悉不然，故曰反者反治也。

【张介宾】阴阳者，脉有阴阳，证有阴阳，气味有阴阳，经络藏象有阴阳，不知阴阳所在，则以反为正，以逆为从。故宜谨察而调之，以平为期，无令过也。若阳经、阳证而得阳脉，阴经、阴证而得阴脉，是为正病。正者正治，谓当以寒治热，以热治寒，治之正也。若阳经、阳证而得阴脉，阴经、阴证而得阳脉，是为反病。反者反治，谓当以热治热，以寒治寒，治之反也。

帝曰：夫子言察阴阳所在而调之，论言人迎与寸口相应，若引绳小大齐等，命曰平[1]。阴之所在寸口何如[2]？岐伯曰：视岁南北，可知之矣[3]。帝曰：愿卒闻之？岐伯曰：北政之岁，少阴在泉，则寸口不应[4]；厥阴在泉，则右不应[5]；太阴在泉，则左不应[6]。南政之岁，少阴司天，则寸口不应[7]；厥阴司天，则右不应[8]；太阴司天，则左不应[9]。诸不应者，反其诊则见矣[10]。帝曰：尺候何如[11]？岐伯曰：北政之岁，三阴在下，则寸不应；三阴在上，则尺不应[12]。南政之岁，三阴在天，则寸不应；三阴在泉，则尺不应^[13]。左右同^[14]。故曰：知其要者，一言而终；不知其要，流散无穷。此之谓也^[15]。帝曰：善。

〔1〕新校正云：详"论言"至"曰平"，本《灵枢经》之文，今出《甲乙经》，云：寸口主中，人迎主外，两者相应，俱往俱来，若引绳小大齐等，春夏人迎微大，秋冬寸口微大者，故名曰平也。

【张介宾】 论言，《灵枢·禁服篇》也。此引本论之察阴阳者，以人迎寸口为言。盖人迎在头，寸口在手，阴阳相应，则大小齐等，是为平也。

〔2〕**【王冰】** 阴之所在，脉沉不应，引绳齐等，其候颇乖，故问以明之。

【张介宾】 阴，少阴也。少阴所在，脉当不应于寸口，有不可不察也。

〔3〕**【张介宾】** 甲己二岁为南政，乙庚丙辛丁壬戊癸八年为北政。南政居南而定其上下左右，故于人之脉则南应于寸，北应于尺。北政居北而定其上下左右，故北应于寸而南应于尺。一曰：五运以土为尊，故惟甲己土运为南政，其他皆北政也。

〔4〕**【王冰】** 木火金水运，面北受气，凡气之在泉者，脉悉不见，唯其左右之气脉可见之。在泉之气，善则不见，恶者可见，病以气及客主淫胜名之。在天之气，其亦然矣。

【张介宾】 不应者，脉来沉细而伏，不应于指也。北政之岁，其气居北以定上下，则尺主司天，寸主在泉。故少阴在泉居北之中，则两手寸口不应，乙丁辛癸卯酉年是也。

〔5〕**【王冰】** 少阴在右故。

【张介宾】 右，右寸也。北政厥阴在泉，则少阴在右寸，故不应，丙戊庚壬寅申年是也。

〔6〕**【王冰】** 少阴在左故。

【张介宾】 左，左寸也。北政太阴在泉，则少阴在左寸，故不应，丙戊庚壬辰戌年是也。

〔7〕**【王冰】** 土运之岁，面南行令，故少阴司天，则二手寸口不应也。

263

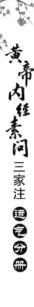

【张介宾】南政之岁，其气居南以定上下，则寸主司天，尺主在泉，故少阴司天居南之中，则两手寸口不应，甲子甲午年是也。

〔8〕【张介宾】右，右寸也。南政厥阴司天，则少阴在右寸，故不应，己巳己亥年是也。

〔9〕【王冰】亦左右义也。

【张介宾】左，左寸也。南政太阴司天，则少阴在左寸，故不应，己丑己未年是也。

〔10〕【王冰】不应皆为脉沉，脉沉下者，仰手而沉，覆其手则沉为浮，细为大也。

【张介宾】凡南政之应在寸者，则北政应在尺；北政之应在寸者，则南政应在尺。以南北相反而诊之，则或寸或尺之不应者，皆可见矣。

〔11〕【张介宾】上文所言，皆两寸之不应，故此复问两尺之候也。

〔12〕【王冰】司天曰上，在泉曰下。

【张介宾】北政之岁，反于南政，故在下者主寸，在上者主尺。上下，即司天在泉也。

〔13〕【张介宾】南政之岁，反于北政，故在天主寸，在泉主尺也。

〔14〕【王冰】天不应寸，左右悉与寸不应义同。

【张介宾】凡左右寸尺之不应者，皆与前同，惟少阴之所在则其位也。愚按：阴之所在，其脉不应，诸家之注，皆谓六气以少阴为君，君象无为，不主时气，故少阴所至，其脉不应也。此说殊为不然。夫少阴既为六气之一，又安有不主气之理？惟《天元纪大论》中君火以明、相火以位之下。王氏注曰：君火在相火之右、但立名于君位、不立岁气一言，此在王氏固已误注，而诸家引以释此，盖亦不得已而为之强解耳，义岂然欤？夫三阳三阴者，天地之气也。如《太阴阳明论》曰：阳者，天气也，主外；阴者，地气也，主内。故阳道实，阴道虚。此阴阳虚实，自然之道也。第以日月证之，则日为阳，其气常盈；月为阴，其光常缺。是以潮汐之盛衰，亦随月而有消长，此阴道当然之义，为可知矣。人之经脉，即天地之潮汐也。故三阳所在，其脉无不应者，气之盈也；三阴所在，其脉有不应者，以阳气有不及，气之虚也。然三阴之列，又惟少阴独居乎中，此又阴中之阴也。所以少阴所在为不应，盖亦应天地之虚耳，岂君不主事之谓乎？明者以为然否？

〔15〕【王冰】要，谓知阴阳所在也。知则用之不惑，不知则尺寸之气，沉浮小大，常三岁一差。欲求其意，犹绕树问枝，虽白首区区，尚未知所诣，况其旬月而可知乎！

【张介宾】要，即阴阳之所在也。知则不惑，不知则致疑，所以流散无穷而莫测其要也。凡此脉之见，尤于时气为病者最多，虽其中有未必全合者，然遇有不应之脉，便当因此以推察其候。知其要者数句，与《六元正纪大论》同，但彼言六元之纪，此言阴阳之要也。

天地之气，内淫而病何如[1]？岐伯曰：岁厥阴在泉，风淫所胜，则地气不明，平野昧，草乃早秀[2]。民病洒洒振寒，善伸数欠，心痛支满，两胁里急，饮食不下，膈咽不通，食则呕，腹胀善噫，得后与气，则快然如衰，身体皆重[3]。岁少阴在泉，热淫所胜，则焰浮川泽，阴处反明，民病腹中常鸣，气上冲胸，喘不能久立，寒热皮肤痛，目瞑齿痛䪼肿，恶寒发热如疟，少腹中痛，腹大[4]，蛰虫不藏[5]。岁太阴在泉，草乃早荣①，湿淫所胜，则埃昏岩谷，黄反见黑，至阴之交[6]。民病饮积心痛耳聋，浑浑焞焞，嗌肿喉痹，阴病血见，少腹痛肿，不得小便，病冲头痛，目似脱，项似拔，腰似折，髀不可以回，腘如结，腨如别[7]。

①新校正云：详此四字疑衍。

〔1〕【张介宾】淫，邪胜也，不务其德，是谓之淫。内淫者，自外而入，气淫于内，言在泉之变病也。

〔2〕【张介宾】厥阴在泉，寅申岁也。风淫于地，则木胜土，风胜湿，尘埃飞扬，故地气不明，平野昏昧。木气有余，故草乃早秀。

〔3〕【王冰】谓甲寅、丙寅、戊寅、庚寅、壬寅，甲申、丙申、戊申、庚申、壬申岁也。气不明，谓天闱之际，气色昏暗，风行地上，

265

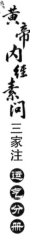

故平野皆然。昧，谓暗也。胁，谓两乳之下及胠外也。伸，谓以欲伸努筋骨也。新校正云：按《甲乙经》洒洒振寒，善伸数欠，为胃病。食则呕，腹胀善噫，得后与气，则快然如衰，身体皆重，为脾病。饮食不下，鬲咽不通，邪在胃脘也。盖厥阴在泉之岁，木王而克脾胃，故病如是。又按《脉解》云：所谓食则呕者，物盛满而上溢，故呕也。所谓得后与气则快然如衰者，十二月阴气下衰，而阳气且出，故曰得后与气，则快然如衰也。

　　【张介宾】按《经脉篇》自洒洒振寒至数欠，为阳明胃病；自食则呕至身体皆重，为太阴脾病。且厥阴肝脉贯膈布胁肋，故又为心痛支满等证，皆木邪淫胜，脾胃受伤之为病。

　　〔4〕**【王冰】**谓乙卯、丁卯、己卯、辛卯、癸卯，乙酉、丁酉、己酉、辛酉、癸酉岁也，阴处，北方也。不能久立，足无力也。腹大，谓心气不足也。金火相薄而为是也。新校正云：按《甲乙经》齿痛颇肿，为大肠病；腹中雷鸣，气常冲胸，喘不能久立，邪在大肠也。盖少阴在泉之岁，火克金，故大肠病也。

　　【张介宾】腹中常鸣者，火气奔动也。气上冲胸者，火性炎上也。喘不能久立、寒热皮肤痛者，火邪乘肺也。目瞑者，热甚阴虚，畏阳光也。齿动颇肿，热乘阳明经也。恶寒发热如疟，金水受伤，阴阳争胜也。热在下焦，故少腹中痛。热在中焦，故腹大。颇音拙。

　　〔5〕**【张介宾】**少阴在泉，卯酉岁也。君火淫胜于下，故焰浮川泽，阴处反明，蛰虫不藏。

　　〔6〕**【张介宾】**太阴在泉，辰戌岁也。土为草木之所资生，故草乃早荣。岩谷者，土厚之处，故埃昏岩谷。黄，土色。黑，水色。土胜湿淫，故黄反见黑。《五常政大论》曰：太阴司天，湿气下临，肾气上从，黑起水变。即土临水应之义。至阴之交，当三气四气之间，土之令也。

　　〔7〕**【王冰】**谓甲辰、丙辰、戊辰、庚辰、壬辰，甲戌、丙戌、戊戌、庚戌、壬戌岁也。太阴为土，色见应黄于天中，而反见于北方黑处也。水土同见，故曰至阴之交，合其气色也。冲头痛，谓脑后、眉间痛也。腘，谓膝后曲脚之中也。腨，骱后软肉处也。新校正云：按《甲乙经》耳聋浑浑焞焞，嗌肿喉痹，为三焦病。为病冲头痛，目

266

似脱，项似拔，腰似折，髀不可以回，腘如结，腨如列，为膀胱足太阳病。又少腹肿痛，不得小便，邪在三焦。盖太阴在泉之岁，土正克太阳，故病如是也。

【张介宾】饮积心痛，寒湿乘心也。自耳聋至喉痹，按《经脉篇》为三焦经病。自阴病至不得小便，以邪湿下流，为阴虚肾病。自冲头痛至腨如别。按：《经脉篇》为膀胱经病。此以土邪淫胜克水，而肾合三焦膀胱，俱为水脏，故病及焉。焞，吞、屯二音。嗌音益。腘音国。腨音篆。

岁少阳在泉，火淫所胜，则焰明郊野，寒热更至[1]。民病注泄赤白，少腹痛溺赤，甚则血便。少阴同候[2]。岁阳明在泉，燥淫所胜，则霿雾清瞑[3]。民病喜呕，呕有苦，善大息，心胁痛不能反侧，甚则嗌干面尘，身无膏泽，足外反热[4]。岁太阳在泉，寒淫所胜，则凝肃惨栗[5]。民病少腹控睾，引腰脊，上冲心痛，血见，嗌痛颔肿[6]。

〔1〕【张介宾】少阳在泉，巳亥岁也。相火淫胜于下，故焰明郊野。热极生寒，故寒热更至。

〔2〕【王冰】谓乙巳、丁巳、己巳、辛巳、癸巳，乙亥、丁亥、己亥、辛亥、癸亥岁也。处寒之时，热更其气，热气既往，寒气后来，故云更至也。余候与少阴在泉正同。

【张介宾】热伤血分则注赤，热伤气分则注白。热在下焦，故少腹痛溺赤血便。其余诸病，皆与前少阴在泉同候。

〔3〕【张介宾】阳明在泉，子午岁也。金气淫胜于下，故霿暗如雾，清冷晦瞑也。

〔4〕【王冰】谓甲子、丙子、戊子、庚子、壬子，甲午、丙午、戊午、庚午、壬午岁也。霿雾，谓雾暗不分，似雾也。清，薄寒也。言雾起霿暗，不辨物形而薄寒也。心胁痛，谓心之傍，胁中痛也。面尘，谓面上如有触冒尘土之色也。新校正云：按《甲乙经》病喜呕，呕有苦，善大息，心胁痛，不能反侧，甚则面尘，身无膏泽，足外反热，为胆病。嗌干面尘，为肝病。盖阳明在泉之岁，金王克木，故病

267

至真要大论篇第七十四

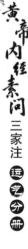

如是。又按《脉解》云：少阳所谓心胁痛者，言少阳盛也。盛者心之所表也，九月阳气尽而阴气盛，故心胁痛。所谓不可反侧者，阴气藏物也，物藏则不动，故不可反侧也。

【张介宾】按《经脉篇》，以口苦善太息、心胁痛不能转侧、甚则面微有尘、体无膏泽、足外反热，为足少阳胆经病。嗌干面尘，为厥阴肝经病。此以金邪淫胜，故肝胆受伤，而为病如此。

〔5〕【张介宾】太阳在泉，丑未岁也。水气淫胜于下，故凝肃惨栗。

〔6〕【王冰】谓乙丑、丁丑、己丑、辛丑、癸丑，乙未、丁未、己未、辛未、癸未岁也。凝肃，谓寒气霩空，凝而不动，万物静肃其仪形也。惨栗，寒甚也。控，引也。睾，阴丸也。颌，颊车前牙之下也。新校正云：按《甲乙经》嗌痛颌肿，为小肠病。又少腹控睾，引腰脊，上冲心肺，邪在小肠也。盖太阳在泉之岁，水克火，故病如是。

【张介宾】寒淫于下，自伤其类，则膀胱与肾受之。膀胱居腹，故少腹痛。肾主阴丸，故控睾。太阳之脉，挟脊抵腰中，故引腰脊。肾脉络心，故上冲心痛。心主血属而寒逼之，故血见。按《经脉篇》以嗌痛颌肿为小肠经病，亦水邪侮火而然。睾音高。颌，何敢切。

帝曰：善。治之奈何[1]？岐伯曰：诸气在泉，风淫于内，治以辛凉，佐以苦，以甘缓之，以辛散之[2]。热淫于内，治以咸寒，佐以甘苦，以酸收之，以苦发之[3]。湿淫于内，治以苦热，佐以酸淡，以苦燥之，以淡泄之[4]。火淫于内，治以咸冷，佐以苦辛，以酸收之，以苦发之[5]。燥淫于内，治以苦温，佐以甘辛，以苦下之[6]。寒淫于内，治以甘热，佐以苦辛，以咸写之，以辛润之，以苦坚之[7]。

〔1〕【张介宾】此下言在泉淫胜之治。

〔2〕【王冰】风性喜温而恶清，故治之凉，是以胜气治之也。佐以苦，随其所利也。木苦急，则以甘缓之；苦抑，则以辛散之。《藏气法时论》曰：肝苦急，急食甘以缓之。肝欲散，急食辛以散之。此之谓也。食，亦音饲。己曰食，他曰饲也。大法正味如此，诸为方者，

不必尽用之，但一佐二佐，病已则止，余气皆然。

【张介宾】风为木气，金能胜之，故治以辛凉。过于辛，恐反伤其气，故佐以苦甘，苦胜辛，甘益气也。木性急，故以甘缓之。风邪胜，故以辛散之。《藏气法时论》曰：肝苦急，急食甘以缓之。肝欲散，急食辛以散之。此之谓也。

〔3〕**【王冰】**热性恶寒，故治以寒也。热之大盛甚于表者，以苦发之；不尽，复寒制之。寒制不尽，复苦发之；以酸收之。甚者再方，微者一方，可使必已。时发时止，亦以酸收之。

【张介宾】热为火气，水能胜之，故宜治以咸寒。佐以甘苦，甘胜咸，所以防咸之过也；苦能泄，所以去热之实也。热盛于经而不敛者，以酸收之。热郁于内而不解者，以苦发之。

〔4〕**【王冰】**湿与燥反，故治以苦热，佐以酸淡也。燥除湿，故以苦燥其湿也。淡利窍，故以淡渗泄也。《藏气法时论》曰：脾苦湿，急食苦以燥之。《灵枢经》曰：淡利窍也。《生气通天论》曰：味过于苦，脾气不濡，胃气乃厚。明苦燥也。新校正云：按《六元正纪大论》曰：下太阴，其化下甘温。

【张介宾】湿为土气，燥能除之，故治以苦热。酸从木化，制土者也，故佐以酸淡。以苦燥之者，苦从火化也。以淡泄之者，淡能利窍也。《藏气法时论》曰：脾苦湿，急食苦以燥之。即此之谓。

〔5〕**【王冰】**火气大行心腹，心怒之所生也。咸性柔软，故以治之，以酸收之。大法候其须汗者，以辛佐之，不必要资苦味令其汗也。欲柔软者，以咸治之。《藏气法时论》曰：心欲软，急食咸以软之。心苦缓，急食酸以收之。此之谓也。

【张介宾】相火，畏火也，故宜治以咸冷。苦能泄火，辛能散火，故用以为佐。以酸收之，以苦发之，义与上文热淫治同。

〔6〕**【王冰】**温利凉性，故以苦治之。下，谓利之使不得也。新校正云：按《藏气法时论》曰：肺苦气上逆，急食苦以泄之。用辛写之，酸补之。又按下文司天燥淫所胜，佐以酸辛。此云甘辛者，甘字疑当作酸。《六元正纪大论》云：下酸热。与苦温之治又异。又云：以酸收之而安其下，甚则以苦泄之也。

【张介宾】燥为金气，火能胜之，治以苦温，苦从火化也。

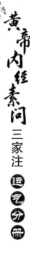

佐以甘辛，木受金伤，以甘缓之；金之正味，以辛写之也。燥结不通，则邪实于内，故当以苦下之。按下文燥淫所胜，佐以酸辛，与此甘辛稍异。又如《六元正纪大论》子午年阳明在泉，亦云下酸温，皆与此不同。考之《藏气法时论》曰：肺苦气上逆，急食苦以泄之。用酸补之，辛写之。正此之辨。

〔7〕【王冰】以热治寒，是为摧胜，折其气用，令不滋繁也。苦辛之佐，通事行之。新校正云：按《藏气法时论》曰：肾苦燥，急食辛以润之。肾欲坚，急食苦以坚之。用苦补之，咸写之。旧注引此在湿淫于内之下，无义，今移于此矣。

【张介宾】寒为水气，土能胜水，热能胜寒，故治以甘热，甘从土化，热从火化也，佐以苦辛等义，如《藏气法时论》曰：肾苦燥，急食辛以润之。肾欲坚，急食苦以坚之。用苦补之，咸写之也。

帝曰：善。天气之变何如[1]？岐伯曰：厥阴司天，风淫所胜，则太虚埃昏，云物以扰，寒生春气，流水不冰。民病胃脘当心而痛，上之两胁，鬲咽不通，欲食不下，舌本强，食则呕，冷泄腹胀，溏泄瘕水闭，蛰虫不去[2]，病本于脾[3]。冲阳绝，死不治[4]。

〔1〕【张介宾】此下言司天淫胜之变病。

〔2〕【张介宾】巳亥岁也。风淫于上，故太虚埃昏，云物扰乱。风木主温，故寒生春气而流水不冰。然风胜则金令承之，清肃气行，故蛰虫不出也。

〔3〕【王冰】谓乙巳、丁巳、己巳、辛巳、癸巳，乙亥、丁亥、己亥、辛亥、癸亥岁也，是岁民病集于中也，风自天行，故太虚埃起。风动飘荡，故云物扰也。埃，青尘也。不分远物是为埃昏。土之为病，其善泄利，若病水，则小便闭而不下。若大泄利，则经水亦多闭绝也。新校正云：按《甲乙经》舌本强，食则呕，腹胀溏泄，瘕水闭，为脾病。又胃病者，腹脾胀，胃脘当心而痛，上支两胁，鬲咽不通，食欲不下。盖厥阴司天之岁，木胜土故病如是也。

【张介宾】胃脘当心而痛等证，病皆在脾。按《经脉篇》以舌本强、食则呕、胃脘痛、腹胀食不下、溏泄瘕水闭，为足太阴脾病。

270

此以木邪乘土，故诸病皆本于脾也。

〔4〕【王冰】冲阳，在足跗上，动脉应手，胃之气也。冲阳脉微，则食欲减少；绝则药食不入，亦下嗌还出也。攻之不入，养之不生，邪气日强，真气内绝，故其必死，不可复也。

【张介宾】冲阳，足阳明胃脉也，在足跗上动脉应手。土不胜木，则脾胃气竭而冲阳绝，故死不治。

少阴司天，热淫所胜，怫热至，火行其政。民病胸中烦热，嗌干，右胠满，皮肤痛，寒热咳喘，大雨且至[1]**，唾血血泄，鼽衄嚏呕，溺色变，甚则疮疡胕肿，肩背臂臑及缺盆中痛，心痛肺䐜，腹大满，膨膨而喘咳，病本于肺**[2]**。尺泽绝，死不治**[3]**。**

〔1〕【张介宾】子午岁也。热淫于上，故火行其政。君火之下，阴精承之，故大雨且至。怫音佛，郁也。

〔2〕【王冰】谓甲子、丙子、戊子、庚子、壬子，甲午、丙午、戊午、庚午、壬午岁也，怫热至，是火行其政乃尔。是岁民病集于右，盖以小肠通心故也，病自肺生，故曰病本于肺也。新校正云：按《甲乙经》：溺色变，肩背臂臑及缺盆中痛，肺胀满膨膨而喘咳，为肺病。鼽衄为大肠病。盖少阴司天之岁，火克金，故病如是。又王注：民病集于右，以小肠通心故。按《甲乙经》，小肠附脊左环，回肠附脊右环。所说不应，得非火胜克金，而大肠病欤。

【张介宾】胸中烦热嗌干等证，皆君火上炎，肺金受伤也。金气主右，故右胠满。按《经脉篇》以溺色变、肩背臂臑及缺盆中痛、肺胀满膨膨而喘咳，为手太阴肺病。鼽衄、肩前臑痛，为手阳明大肠病。盖肺与大肠为表里，金被火伤，故诸病皆本于肺也。膨音彭。

〔3〕【王冰】尺泽在肘内廉大文中，动脉应手，肺之气也。火烁于金，承大之命，金气内绝，故必危亡，尺泽不至，肺气已绝，荣卫之气，宣行无主，真气内竭，生之何有哉！

【张介宾】尺泽，手太阴肺脉也，在肘内廉大文中，动脉应手。金不胜火，则肺气竭而尺泽绝，故死不治。

271

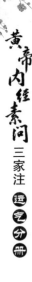

太阴司天，湿淫所胜，则沉阴且布，雨变枯槁[1]。胕肿骨痛阴痹，阴痹者按之不得，腰脊头项痛，时眩，大便难，阴气不用，饥不欲食，咳唾则有血，心如悬，病本于肾[2]。太溪绝，死不治[3]。

〔1〕【张介宾】丑未岁也，湿淫于上，故沉阴且布。沉，深也。沉阴雨变，则浸渍为伤，故物多枯槁。

〔2〕【王冰】谓乙丑、丁丑、己丑、辛丑、癸丑，乙未、丁未、己未、辛未、癸未岁也。沉，久也。肾气受邪，水无能润，下焦枯涸，故大便难也。新校正云：按《甲乙经》，饥不用食，咳唾则有血，心悬如饥状，为肾病。又邪在肾，则骨痛阴痹，阴痹者，按之而不得，腹胀腰痛，大便难，肩背颈项强痛，时眩。盖太阴司天之岁，土克水，故病如是矣。

【张介宾】胕肿骨痛等证，皆肾经病也。按《经脉篇》以腰脊头项痛，为足太阳膀胱病。以饥不欲食、咳唾则有血、心如悬，为足少阴肾病。此以肾与膀胱为表里，水为土克，故诸病皆本于肾也。《五邪篇》阴痹与此略同。

〔3〕【王冰】太溪在足内踝后跟骨上，动脉应手，肾之气也。土邪胜水而肾气内绝，邪甚正微，故方无所用矣。

【张介宾】太溪，足少阴肾脉也，在足内踝后跟上动脉应手。水不胜土，则肾气竭而太溪绝，故死不治。

少阳司天，火淫所胜，则温气流行，金政不平[1]。民病头痛，发热恶寒而疟，热上皮肤痛，色变黄赤，传而为水，身面胕肿，腹满仰息，泄注赤白，疮疡咳唾血，烦心胸中热，甚则鼽衄，病本于肺[2]。天府绝，死不治[3]。

〔1〕【张介宾】寅申岁也。相火淫胜于上，则金受其制，故温气流行，金政不平。

〔2〕【王冰】谓甲寅、丙寅、戊寅、庚寅、壬寅，甲申、丙申、戊申、庚申、壬申岁也。火来用事，则金气受邪，故曰金政不平也。火炎于上，金肺受邪，客热内燔，水无能救，故化生诸病也。制火之客则已矣。新校正云：按《甲乙经》，邪在肺，则皮肤痛，发寒热，盖

272

少阳司天之岁，火克金，故病如是也。

【张介宾】相火用事，金气受邪，客热内燔，水不能制，故为此诸病，皆本于肺也。

〔3〕【王冰】天府，在肘后彼侧上，腋下同身寸之三寸。动脉应手，肺之气也，火胜而金脉绝，故死。

【张介宾】天府，手太阴肺脉也，在臂臑内廉，腋下三寸动脉应手。金不胜火，则肺气竭而天府绝，故死不治。

阳明司天，燥淫所胜，则木乃晚荣，草乃晚生，筋骨内变[1]。民病左胠胁痛，寒清于中，感而疟，大凉革候，咳，腹中鸣，注泄鹜溏，名木敛，生菀于下，草焦上首，心胁暴痛，不可反侧，嗌干面尘腰痛，丈夫㿗疝，妇人少腹痛，目昧眦，疮疡痤痈，蛰虫来见，病本于肝[2]。太冲绝，死不治[3]。

〔1〕【张介宾】卯酉岁也。燥金淫胜于上，则木受其克，故草木生荣俱晚。其在于人，则肝血受伤，不能营养筋骨，故生内变。且金气大凉，能革发生之候，故草木之应如此。然阳明金气在上，则少阴火气在下，故蛰虫来见。大凉革候以下四句，旧在下文感而疟之后，今改移于此。

〔2〕【王冰】谓乙卯、丁卯、己卯、辛卯、癸卯，乙酉、丁酉、己酉、辛酉、癸酉岁也。金胜，故草木晚生荣也。配于人身，则筋骨内应而不用也。大凉之气，变易时候，则人寒清发于中，内感寒气，则为痎疟也。大肠居右，肺气通之，今肺气内淫，肝居于左，故左胠胁痛如刺割也。其岁民自注泄，则无淫胜之疾也。大凉，次寒也。大凉且甚，阳气不行，故木容收敛，草荣悉晚。生气已升，阳不布令，故闭积生气而稽于下也，在人之应，则少腹之内，痛气居之。发疾于仲夏，疮疡之疾犹及秋中，疮痤之类生于上，痈肿之患生于下，疮色虽赤，中心正白，物气之常也。新校正云：按《甲乙经》腰痛不可以俯仰，丈夫㿗疝，妇人少腹肿，甚则咽干面尘，为肝病。又胸满洞泄，为肝病。又心胁痛，不能反侧，目锐眦痛，缺盆中肿痛，掖下肿马刀挟瘿汗出振寒疟，为胆病。盖阳明司天之岁，金克木，故病如是。按

273

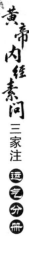

《脉解》云：厥阳所谓癫疝妇人少腹肿者，厥阴者辰也。三月阳中之阴，邪在中，故曰癫疝少腹肿也。

【张介宾】左肢胁痛等证，皆肝经病，肝木主左也。按《经脉篇》以心胁痛不能转侧、面微有尘，为足少阳胆病；腰痛不可俯仰、丈夫㿉疝、妇人少腹痛、嗌干面尘、飧泄，为足厥阴肝病。此以肝与胆为表里，木被金伤，故诸病皆本于肝也。骛，木、务二音。癫音颓。痓，才何切。

〔3〕【王冰】太冲在足大指本节后二寸，脉动应手，肝之气也。金来伐木，肝气内绝，真不胜邪，死其宜也。

【张介宾】太冲，足厥阴肝脉也，在足大指本节后二寸，动脉应手。木不胜金，则肝气竭而太冲绝，故死不治。

太阳司天，寒淫所胜，则寒气反至，水且冰。血变于中，发为痈疡。民病厥心痛，呕血、血泄、鼽衄，善悲，时眩仆。运火炎烈，雨暴乃雹[1]，胸腹满，手热肘挛掖肿，心澹澹大动，胸胁胃脘不安，面赤目黄，善噫嗌干，甚则色焰，渴而欲饮，病本于心[2]。神门绝，死不治[3]。所谓动气知其脏也[4]。

〔1〕【张介宾】辰戌岁也，寒淫于上，故寒反至，水且冰。若乘火运而火气炎烈，则水火相激，故雨暴乃雹。此下二节，旧文似有颠倒，今稍为移正之。

〔2〕【王冰】谓甲辰、丙辰、戊辰、庚辰、壬辰、甲戌、丙戌、戊戌、庚戌、壬戌岁也，太阳司天，寒气布化，故水且冰，而血凝皮肤之间，卫气结聚，故为痈也。若秉火运，而火热炎烈，与水交战，故暴雨半珠形雹也。心气为噫，故善噫，是岁民病集于心胁之中也。阳气内郁，湿气下蒸，故心厥痛而呕血血泄鼽衄，面赤目黄，善噫，手热肘挛掖肿，嗌干。甚则寒气胜阳，水行凌火，火气内郁，故渴而欲饮也。病始心生，为阴凌犯，故云病本手心也。新校正云：按《甲乙经》手热肘挛掖肿，甚则胸胁支满，心澹澹大动，面赤目黄，为手心主病。又邪在心，则病心痛，善悲，时眩仆，盖太阳司天之岁，水克火，故病如是。

274

【张介宾】寒水胜则邪乘心，故为血变于中、发为痈疡等证。按《经脉篇》以手心热、臂肘挛急、腋肿、胸胁支满、心中澹澹大动、面赤目黄，为手厥阴心包络病。盖火受寒伤，故诸病皆本于心也。澹，淡同。焦音台，焦黑色也。

〔3〕【王冰】神门，在手之掌后，锐骨之端，动脉应手，真心气也。水行乘火，而心气内结，神气已亡，不死何待？善知其诊，故不治也。

【张介宾】神门，手少阴心脉也，在手掌后锐骨之端，动脉应手。火不胜水，则心气竭而神门绝，故死不治。

〔4〕【王冰】所以诊视而知死者何？以皆是脏之经脉动气，知神藏之存亡尔。

【张介宾】动气者，气至脉动也。察动脉之有无，则脏气之存亡可知矣。此总结六气之变病也。

帝曰：善。治之奈何[1]？岐伯曰：司天之气，风淫所胜，平以辛凉，佐以苦甘，以甘缓之，以酸写之[2]。热淫所胜，平以咸寒，佐以苦甘，以酸收之[3]。湿淫所胜，平以苦热，佐以酸辛，以苦燥之，以淡泄之[4]。湿上甚而热，治以苦温，佐以甘辛，以汗为故而止[5]。火淫所胜，平以酸冷，佐以苦甘，以酸收之，以苦发之，以酸复之，热淫同[6]。燥淫所胜，平以苦湿，佐以酸辛，以苦下之[7]。寒淫所胜，平以辛热，佐以甘苦，以咸写之[8]。

〔1〕【王冰】谓可攻治者。

【张介宾】此下言司天淫胜之治。

〔2〕【王冰】厥阴之气，未为盛热，故曰凉药平之。夫气之用也，积凉为寒，积温为热。以热少之，其则温也。以寒少之，其则凉也。以温多之，其则热也。以凉多之，其则寒也。各当其分，则寒寒也，温温也，热热也，凉凉也，方书之用，可不务乎。故寒热温凉，迁降多少，善为方者，意必精通，余气皆然，从其制也，新校正云：按本论上文云：上淫于下，所胜平之。外淫于内，所胜治之。故在泉曰治，司天曰平也。

275

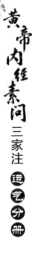

【张介宾】风淫于上，平以辛凉，佐以苦甘，以甘缓之，俱与上文在泉治同。以酸写之者，木之正味，其写以酸也。义见后。

〔3〕【王冰】热气已退，时发动者，是为心虚，气散不敛，以酸收之。虽以酸收，亦兼寒助，乃能除其源本矣。热见太甚，则以苦发之。汗已便凉，是邪气尽，勿寒水之。汗已犹热，是邪气未尽，则以酸收之。已又热，则复汗之。已汗复热，是脏虚也，则补其心可矣。法则合尔，诸治热者，亦未必得再三发三治，况四变而反复者乎。

【张介宾】此与上文在泉治同，但缺以苦发之一句，而下文火淫所胜复言之，则义与此节同也。

〔4〕【王冰】湿气所淫，皆为肿满，但除其湿，肿满自衰。因湿生病，不肿不满者，亦尔治之。湿气在上，以苦吐之，湿气在下，以苦泄之，以淡渗之，则皆燥也。泄，谓渗泄以利水道下小便为法。然酸虽热，亦用利小便，去伏水也。治湿之病，不下小便，非其法也。新校正云：按湿淫于内，佐以酸淡。此云酸辛者，辛疑当做淡。

【张介宾】诸与上文在泉治同，惟佐以酸辛，与彼酸淡少异，盖辛胜酸，所以防酸之过也，故当用以为佐。

〔5〕【王冰】身半以上，湿气余，火气复郁，郁湿相薄，则以苦温甘辛之药，解表流汗而祛之，故云以汗为除病之故而已也。

【张介宾】湿上甚而热者，湿郁于上而成热也，治以苦温，欲其燥也。佐以甘辛，欲其散也。以燥以散，则湿热之在上者，以汗之故而止矣。

〔6〕【王冰】同热淫义，热亦如此法，以酸复其本气也。不复其气，则淫气空虚，招其损。

【张介宾】此与在泉热淫治同。盖水能胜火，故平以咸冷。苦能写火之实，甘能缓火之急，故佐以苦甘，火盛而散越者，以酸收之。火郁而伏留者，以苦发之。然以发去火，未免伤气，故又当以酸复之，而火热二气同治也。

〔7〕【王冰】制燥之胜，必以苦湿，是以火之气味也。宜下必以苦，宜补必以酸，宜泄必以辛。清甚生寒，留而不去，则以苦湿下之。气有余则以辛泄之。诸气同。新校正云：按上文，燥淫于内，治以苦温。此云：苦湿者，湿当为温，文注中湿字三并当作温。又按《六元

276

正纪大论》，亦作苦小温。

【张介宾】此与上文燥淫于内治同，但彼云佐以甘辛，此云酸辛为异，详注见前燥淫条下，苦湿误也，当作苦温。

〔8〕【王冰】淫散止之，不可过也。新校正云：按上文，寒淫于内，治以甘热，佐以苦辛。此云平以辛热，佐以甘苦者，此文为误。又按：《六元正纪大论》云：太阳之政，岁宜苦以燥之也。

【张介宾】辛热足以散寒，苦甘可以胜水。以咸写之，水之正味，其写以咸也。此与在泉治同，而文有颠倒，详见前寒淫于内条下。

帝曰：善。邪气反胜，治之奈何[1]？岐伯曰：风司于地，清反胜之，治以酸温，佐以苦甘，以辛平之[2]。热司于地，寒反胜之，治以甘热，佐以苦辛，以咸平之[3]。湿司于地，热反胜之，治以苦冷，佐以咸甘，以苦平之[4]。火司于地，寒反胜之，治以甘热，佐以苦辛，以咸平之[5]。燥司于地，热反胜之，治以平寒，佐以苦甘，以酸平之，以和为利[6]。寒司于地，热反胜之，治以咸冷，佐以甘辛，以苦平之[7]。

〔1〕【王冰】不能淫胜于他气，反为不胜之气为邪以胜之。

【张介宾】反胜者，以天地气有不足，则间气乘虚为邪而反胜之也。

〔2〕【王冰】厥阴在泉，则风司于地，谓五寅岁、五申岁邪气盛，故先以酸写，佐以苦甘。邪气退则正气虚，故以辛补养而平之。

【张介宾】凡寅申岁，厥阴风木在泉而或气有不及，则金之清气反胜之，故当治以酸温，酸求木之同气，温以制清也。佐以苦甘，苦以温金，甘以缓肝之急也。以辛平之，木之正味，其补以辛；金之正味，其写以辛也。

〔3〕【王冰】少阴在泉，则热司于地，谓五卯、五酉之岁也。先写其邪，而后平其正气也。

【张介宾】凡卯酉岁少阴君火在泉而或气有不及，则水之寒气反胜之，故当治以甘热，甘能胜水，热能制寒也。佐以苦辛，寒得

277

苦而温，得辛而散也。以咸平之，火之正味，其补以咸；水之正味，其写以咸也。

〔4〕【王冰】太阴在泉，则湿司于地，谓五辰、五戌岁也。补写之义，余气皆同。

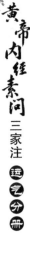

【张介宾】凡辰戌岁，太阴湿土在泉，而或气有不及，则火之热气反胜之，故当治以苦冷，抑火邪也。佐以咸甘，咸寒制热，甘湿补土也。以苦平之，即苦冷之义。

〔5〕【王冰】少阴在泉，则火司于地，谓五巳、五亥岁也。

【张介宾】凡巳亥岁，少阳相火在泉，而气有不及，与上文热司于地者同其治。

〔6〕【王冰】阳明在泉，则燥司于地，谓五子、五午岁也。燥之性，恶热亦畏寒，故以冷热和平为制也。

【张介宾】凡子午岁，阳明燥金在泉，而气有不及，则热反胜之，治以平寒，以金司于地，气本肃杀，若用大寒，必助其惨，故但宜平寒，抑其热耳。佐以苦甘，所以写火也。以酸平之，金之正味，其补以酸也。以和为利，戒过用也，即平寒之意。

〔7〕【王冰】太阳在泉，则寒司于地，谓五丑、五未岁也，此六气方治，与前淫胜法殊贯。云治者，写客邪之胜气也。云佐者，皆所利所宜也。云平者，补已弱之正气也。

【张介宾】凡丑未岁，太阳寒水在泉，而气有不及，则热反胜之，故治以咸冷，抑火邪也。佐以甘辛，甘写火而辛能散也。以苦平之，水之正味，其补以苦也。王氏曰：此六气方治，与前淫胜法殊贯。其云治者，写客邪之胜气也。云佐者，皆所利所宜也。云平者，补已弱之正气也。

帝曰：其司天邪胜何如[1]？岐伯曰：风化于天，清反胜之，治以酸温，佐以甘苦[2]。热化于天，寒反胜之，治以甘温，佐以苦酸辛[3]。湿化于天，热反胜之，治以苦寒，佐以苦酸[4]。火化于天，寒反胜之，治以甘热，佐以苦辛[5]。燥化于天，热反胜之，治以辛寒，佐以苦甘[6]。寒化于天，热反胜之，治以咸冷，佐以苦辛[7]。

278

〔1〕【张介宾】言司天反胜也。

〔2〕【王冰】亥巳岁也。

【张介宾】巳亥岁也。治与上文风同于地大同。

〔3〕【王冰】子午岁也。

【张介宾】子午岁也。治与上文热司于地稍同，但少一咸味，多一酸味，盖火为水胜则心苦缓，故宜食酸以收之。

〔4〕【王冰】丑未岁也。

【张介宾】丑未岁也。苦寒所以祛热，苦酸所以敛热。按：此与上文湿司于地，皆当言风反胜之，而俱言热者，盖风火本属同气，均能胜湿故也。然佐以苦酸，则木之正味，其写以酸，此虽治热，而亦兼乎风矣。

〔5〕【王冰】寅申岁也。

【张介宾】寅申岁也。治与上文热司于地大同。

〔6〕【王冰】卯酉岁也。

【张介宾】卯酉岁也，辛寒所以散热，苦甘所以写火。

〔7〕【王冰】辰戌岁也。

【张介宾】辰戌岁也。治与上文寒司于地大同。

帝曰：六气相胜奈何[1]？岐伯曰：厥阴之胜，耳鸣头眩，愦愦欲吐，胃鬲如寒，大风数举，倮虫不滋，胠胁气并，化而为热，小便黄赤，胃脘当心而痛，上支两胁，肠鸣飧泄，少腹痛，注下赤白，甚则呕吐，鬲咽不通[2]。少阴之胜，心下热善饥，齐下反动，气游三焦，炎暑至，木乃津，草乃萎，呕逆躁烦，腹满痛溏泄，传为赤沃[3]。太阴之胜，火气内郁，疮疡于中，流散于外，病在胠胁，甚则心痛热格，头痛喉痹项强，独胜则湿气内郁，寒迫下焦，痛留顶，互引眉间，胃满，雨数至，燥[4]化乃见，少腹满，腰脽重强，内不便，善注泄，足下温，头重足胫胕肿，饮发于中，胕肿于上[5]。

〔1〕【王冰】先举其用为胜。

【张介宾】相胜者，六气互有强弱，而乘虚相胜也。

279

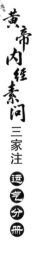

〔2〕【王冰】五巳、五亥岁也。心下齐上，胃之分。胃鬲，谓胃脘之上及大鬲之下，风寒气生也。气并，谓偏著一边。鬲咽，谓食饮入而复出也。新校正云：按《甲乙经》胃病者，胃脘当心而痛，上支两胁，鬲咽不通也。

【张介宾】厥阴之胜，风邪盛也。耳鸣头眩，肝脉会于顶巅而风主动也。愦愦欲吐，胃鬲如寒，以木邪伤胃，胃虚生于寒也。保虫不滋，土气衰也。胠胁气并，肝邪聚也。化热而小便黄赤，邪侵小肠也。其在上则胃脘当心而痛，上支两胁、为呕吐，为鬲咽不通，在下则飧泄少腹痛，注下赤白，皆肝经脉气所及，而木邪乘于肠胃也。愦音贵，心乱也。胠音区。

〔3〕【王冰】五子、五午岁也。沃，沫也。

【张介宾】少阴之胜，君火盛也。少阴之脉起心中，出属心系，故心下热而善饥。少阴之脉络小肠，而热乘之，故齐下反痛。心火盛则热及心包络，包络之脉历络三焦，故气游三焦。其在天则炎暑至，在物则木乃津，草乃萎。火在上焦，则呕逆躁烦，在中焦则腹满痛，在下焦则溏泄，传为赤沃。赤沃者，利血尿赤也。齐，脐同。

〔4〕【张介宾】当作湿。

〔5〕【王冰】五丑、五未岁也。湿胜于上，则火气内郁。胜于中，则寒迫下焦，水溢河渠，则鳞虫离水也。腄，谓臀肉也。不便，谓腰重内强直，屈伸不利也。独胜，谓不兼郁火也。胕肿于上，谓首面也。足胫肿是火郁所生也。新校正云：详注云：水溢河渠，则鳞虫离水也。王作此注，于经文无所解。又按太阴之复云：大雨时行，鳞见于陆。则此文于雨数至下，脱少"鳞见于陆"四字，不然则王注无因为解也。

【张介宾】太阴之胜，湿邪盛也。寒湿外盛，则心火内郁，故疮疡先发于中，而后流散于外。心脉起心中，出腋下，故病在胠胁，甚则心痛。热格于上，则为头痛喉痹项强。若无热而湿独胜，则湿气内郁，寒迫下焦，故痛留巅顶，互引眉间。胃属土，不能制湿则为胀满。其在天则雨数至，在物则湿化见。湿下流则少腹满，腰腄重强。内湿不便则清浊不分。故善注泄。湿郁于下则热生，故足温。湿滞于上，故头重。脾胃不能胜湿，则足胫胕肿，故饮发于中，浮肿于上也。

280

少阳之胜，热客于胃，烦心心痛，目赤欲呕，呕酸善饥，耳痛溺赤，善惊谵妄。暴热消烁，草萎水涸，介虫乃屈，少腹痛，下沃赤白[1]。阳明之胜，清发于中，左胠胁痛溏泄，内为嗌塞，外发癞疝，大凉肃杀，华英改容，毛虫乃殃，胸中不便，嗌塞而咳[2]。太阳之胜，凝栗且至，非时水冰，羽乃后化，痔疟发，寒厥入胃，则内生心痛，阴中乃疡，隐曲不利，互引阴股，筋肉拘苛，血脉凝泣，络满色变，或为血泄，皮肤否肿，腹满食减，热反上行，头项囟顶脑户中痛，目如脱，寒入下焦，传为濡写[3]。

〔1〕【王冰】五寅、五申岁也。热暴甚，故草萎水涸，阴气消铄。介虫，金化也。火气大胜，故介虫屈伏。酸，醋水也。

【张介宾】少阳之胜，相火盛也。热客于胃而上行，则为烦心心痛、目赤欲呕、呕酸善饥、耳痛等病，下行则为溺赤。火盛则伤阴，故善惊谵妄，暴热消烁。热极则害物，故草萎水涸。介虫属金，故遇火而屈。热陷下焦，故少腹为痛。下沃赤白者，热在血分则赤，气分则白，大便曰利，小便曰浊也。

〔2〕【王冰】五卯、五酉岁也。大凉肃杀，金气胜木，故草木华英，为杀气损削，改易形容，而焦其上首也。毛虫木化，气不宜金，故金政大行，而毛虫死耗也。肝木之气，下主为阴，故大凉行而癞疝发也。胸中不便，谓呼吸回转，或痛或缓急，而不利便也。气太盛，故嗌塞而咳也。嗌，谓喉之下，接连胸中，肺两叶之间者也。

【张介宾】阳明之胜，金邪盛也，金气寒肃，故清发于中。木受其制，故左胠胁痛。清气在下则为溏泄，在上则为嗌塞，在少腹则为癞疝，在天则大凉肃杀，在物则华英改容。毛虫，木虫也，故受其殃。胸中，肺所居也，燥胜则肺气敛而失其治节，故有不便而嗌塞为咳也。

〔3〕【王冰】五辰、五戌岁也。寒气凌逼，阳不胜之，故非寒时而止水冰结也。水气大胜，阳火不行，故诸羽虫生化而后也。拘，急也。苛，重也。络，络脉也。太阳之气。标在于巅，故热反上行于头也。以其脉起于目内眦，上额交巅上，入络脑，还出别下项，故囟顶及脑户中痛，目如欲脱也。濡，谓水利也。新校正云：按《甲乙经》

281

痔疟，头项囟顶脑户中痛，目如脱，为太阳经病。

【张介宾】太阳之胜，水邪盛也，故为凝栗水冰。羽虫属火，故后化。太阳经挟脊贯臀。故痔发。寒胜则邪正分争。故为疟。寒气入胃，厥逆于中，上侵君火，故内生心痛。太阳之脉络肾属膀胱，故为阴疡，为隐曲不利而互引阴股，筋肉得寒则为急为痹，故筋急肉苛。血脉得寒则营卫凝涩，经脉不行，故络满色变。血滞于经则妄行，故或为血泄。表寒不行，故皮肤痞肿。里寒为滞，故腹满食减。阴寒在下，则戴阳于上，故热反上行。头项囟顶脑户目内眦，皆太阳经也，寒气居之，故为痛如脱。寒入下焦，则命门阳衰，故传为大便濡写。囟音信。

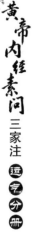

帝曰：治之奈何[1]？岐伯曰：厥阴之胜，治以甘清，佐以苦辛，以酸写之[2]。少阴之胜，治以辛寒，佐以苦咸，以甘写之[3]。太阴之胜，治以咸热，佐以辛甘，以苦写之[4]。少阳之胜，治以辛寒，佐以甘咸，以甘写之[5]。阳明之胜，治以酸温，佐以辛甘，以苦写之[6]。太阳之胜，治以甘热，佐以辛酸，以咸写之[7]。

〔1〕【张介宾】治六气相胜。

〔2〕【张介宾】木胜土败，治以甘清，甘益土，清平木也。佐以苦辛，散风邪也。以酸写之，木之正味，其写以酸也。

〔3〕【张介宾】热胜则乘金，治以辛寒，散火也。佐以苦咸，泄热也。以甘写之，火之正味，其写以甘也。

〔4〕【张介宾】土胜则湿淫，治以咸热，咸能润下，热能燥湿也。湿胜则土寒，佐以辛甘，辛能温土，甘能补土也。以苦写之，土之正味，其写以苦也。

〔5〕【张介宾】此与上少阴治同，但佐有少异，盖甘能写火也。

〔6〕【张介宾】燥金之胜，病在肺肝，治以酸温，润燥暖肺也。佐以辛甘，写肺补肝也。以苦泄之，苦从火化，能泄燥邪之实也。

〔7〕【王冰】六胜之至，皆先归其不胜己者，之故不胜者，当先写之，以通其道，次写所胜之气令其退释也。治诸胜而不写遣之，则胜气浸盛而内生诸病也。新校正云：详此为治，皆先写其不胜，而后

写其来胜，独太阳之胜治以甘热为异，疑"甘"字"苦"之误也。若云治以苦热，则六胜之治皆一贯也。

【张介宾】水胜则火衰，治以甘热，甘益土以制水，热扶阳以逐寒也。佐以辛酸，辛散寒邪之实，酸收心气之伤也。以咸写之，水之正味，其写以咸也。

帝曰：六气之复何如[1]？岐伯曰：悉乎哉问也！厥阴之复，少腹坚满，里急暴痛，偃木飞沙，倮虫不荣，厥心痛，汗发呕吐，饮食不入，入而复出，筋骨掉眩清厥，甚则入脾，食痹而吐[2]。冲阳绝，死不治[3]。

〔1〕【王冰】复，谓报复，报其胜也。凡先有胜，后必有复。新校正云：按《玄珠》云：六气分正化对化，厥阴正司于亥，对化于巳。少阴正司于午，对化于子。太阴正司于未，对化于丑。少阳正司于寅，对化于申。阳明正司于酉，对化于卯。太阳正司于戌，对化于辰。正司化令之实，对司化令之虚。对化胜而复，正化胜而不复。此注云：凡先有胜，后必有复，似未然。

【张介宾】复者，报复之义。六气盛衰不常，有所胜则有所复也。愚按：王氏曰：凡先有胜，后必有复。新校正引《玄珠》正化对化之义云：正司化令之实，对司化令之虚，对化胜而有复，正化胜而不复。反以王注为未然。或又曰：甲丙、戊庚、壬阳年太过，有胜无复；乙丁、己辛、癸阴年不及，有胜必有复。皆未达之言也。夫胜复之道，随气盛衰而见，非有正对之分。考之本经诸篇。原无此言。其于不及有复太过无复之说。盖以《气交变大论》，凡太过之运皆不言复，惟不及之年则有之。《六元正纪大论》所载六十年运气之纪，亦惟不及之岁言复，而太过之年则无。似乎阳年太过，有胜无复也。然《五常政大论》云：发生之纪，不务其德，则收气复。赫曦之纪。暴烈其政，脏气乃复，敦阜之纪，大风迅至，邪伤脾也。坚成之纪，政暴变，长气斯救。流衍之纪，政过则化气大举。是皆以太过之岁为言，由此观之，则阳年未尝无复也。惟是阴年气弱，彼来胜我，故子必起而报之，故谓之复。阳年气强，无胜我者，但以我胜彼，故承乃

283

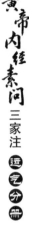

从而制之。然曰承曰复，本一理也，但相继而制者谓之承，因胜而报者谓之复，胜复相仍，本无罅隙，故经曰：有胜则复，无胜则未尝无复也。惟是阴年气弱，彼来胜我，故子必起而报之，故谓之复。阳年气强，无胜我者，但以我胜彼，故承乃从而制之。然曰承曰复，本一理也，但相继而制者谓之承，因胜而报者谓之复，胜复相仍，本无罅隙，故经曰：有胜则复，无胜则否。胜至则复，无常数也。又曰：微者复微，甚者复甚。然则气之微甚，尚不可以假借，又何有阴阳正对复与不复之理哉？故本论无分太过不及之年，皆有淫胜反胜相胜之气，可见阳年未必全盛而反胜者有之，阴年未必全衰而淫胜者亦有之。天地变化，消长无穷，但当随厥气几而察以方月之义，庶得其妙；若必欲因辞害意，则失之远矣。

〔2〕【王冰】里，腹胁之内也。木偃沙飞，风之大也。风为木胜，故土不荣。气厥，谓气冲胸胁而凌及心也，胃受逆气而上攻心痛也。痛甚，则汗发泄。掉，谓肉中动也。清厥，手足冷也。食痹，谓食已心下痛，阴阴然不可名也，不可忍也，吐出乃止，此为胃气逆而不下流也。食饮不入，入而复出，肝乘脾胃，故令尔也。

【张介宾】厥阴风木之复，内应肝气。少腹坚满，肝邪实也。里急暴痛，肝主筋膜，其气急也。偃木飞沙，风之甚也。倮虫不荣，木制土也。厥心痛汗发，肝邪乘胃，上凌于心而阳气泄也。饮食不入，入而复出，脾受肝伤也。掉为颤掉，眩为眩运，风淫所致也。风之甚者，必兼承制之化，故手足清冷而厥也。食痹者，食入不化，入则闷痛呕汁，必吐出乃已也。

〔3〕【王冰】冲阳，胃脉气也。

【张介宾】冲阳，胃脉也，胃绝则脾亦绝矣。按：前章天地淫胜，止言司天六脉绝者不治，而在泉未言；此章于六气之复者复言之，正以明在泉之化，盖四气尽终气，地气主之，复其常也。

少阴之复，懊热内作，烦躁，鼽嚏，少腹绞痛，火见燔焫，嗌燥，分注时止，气动于左，上行于右。咳，皮肤痛，暴瘖心痛，郁冒不知人，乃洒淅恶寒，振栗谵妄，寒已而热，渴而欲饮，少气骨痿，隔肠不便，外为浮肿，哕噫，赤气后化，流水不冰，热气大行，介虫不复，病痱胗疮疡，痈疽痤痔，甚则入肺，咳而鼻渊^[1]。天府绝，死不治^[2]。

〔1〕【王冰】火热之气，自小肠从齐下之左入大肠，上行至左胁，甚则上行于右而入肺，故动于左，上行于右，皮肤痛也。分注，谓大小俱下也。骨痿，言骨弱而无力也。隔肠，谓肠如隔绝而不便写也，寒热甚则然。阳明先胜，故赤气后化。流水不冰，少阴之本司于地也。在人之应，则冬脉不凝。若高山穷谷，已是至高之处，水亦当冰，平下川流，则如经矣。火气内蒸，金气外拒，阳热内郁，故为痱胗疮疡。胗甚，亦为疮也。热少则外生痱胗，热多则内结痈痤，小肠有热则中外为痔，其后热之变，皆病于身后及外侧也。疮疡痱胗生于上，痈疽痤痔生于下，反其处者皆为逆也。

【张介宾】少阴君火之复，燠热内作，烦躁鼽嚏，火盛于中而炎于上也。少腹绞痛，火在阴也。火见燔焫嗌燥，身表焦热而火在喉也。分注时止，谓大肠或泄，膀胱或癃，火居二便也。气动于左，阳升在东也。上行于右，火必乘金也。咳而皮肤痛暴喑，肺主声音，外合皮毛而受火之伤也。心痛郁冒不知人，心邪自实而神明乱也。洒淅恶寒，振栗谵妄，寒已而热，水火相争，热极生寒也。渴而欲饮，亡津液也。少气骨萎，壮火食气，热极伤精也。隔肠不便，热结不通也。外为浮肿、为哕噫，热胜则肿，火逆冲上也。赤气后化，阳明先胜，少阴后复也。流水不冰，热气大行，介虫不福，火盛制金也。痱胗疮疡，痈疽痤痔，火克肺金而皮毛受病也。火甚必伤肺，故咳而鼻渊所由作矣。鼽音求。嚏音帝。焫，如瑞切。哕，于决切。痱音肺。痤，才何切。

〔2〕【王冰】天府，肺脉气也。新校正云：按上文少阴司天，热淫所胜，尺泽绝，死不治。少阳司天，火淫所胜，天府绝，死不治。此云少阴之复，天府绝，死不治，下文少阳之复，尺泽绝，死不治。文如相反者，盖尺泽、天府俱手太阴脉之所发也，故此互文也。

【张介宾】天府，肺经穴也。

太阴之复，湿变乃举，体重中满，食饮不化，阴气上厥，胸中

至真要大论篇第七十四

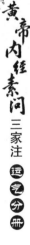

不便，饮发于中，咳喘有声，大雨时行，鳞见于陆，头顶痛重，而掉瘛尤甚，呕而密默，唾吐清液，甚则入肾，窍写无度[1]。太溪绝，死不治[2]。

〔1〕【王冰】湿气内逆，寒气不行，太阳上流。故为是病。头顶痛重，则脑中掉瘛尤甚。肠胃寒湿，热无所行，重灼胸府，故胸中不便，食饮不化。呕而密默，欲静密也。喉中恶冷。故唾吐冷水也。寒气易位，上入肺喉，则息道不利，故咳喘而喉中有声也。水居平泽，则鱼游于市。头顶囟痛，女人亦兼痛于眉间也。新校正云：按上文太阴在泉：头痛顶似拔。又太阴司天云：头项痛。此云头顶痛。"顶"疑当作"项"。

【张介宾】太阴湿土之复，体重中满，饮食不化，自伤同气也。阴气上厥，胸中不便，湿从寒化也。饮发于中，喘咳有声，湿侵脾肺也。大雨时行，鳞见于陆，湿令行也。头顶痛重而掉瘛尤甚，湿在三阳，筋脉濡软也。呕而密默，唾吐清液，寒湿内动也。甚则土邪传肾，窍写无度，以肾开窍于二便，而门户不要也。

〔2〕【张介宾】太溪，肾经穴也。

少阳之复，大热将至，枯燥燔爇，介虫乃耗。惊瘛咳衄，心热烦躁，便数憎风，厥气上行，面如浮埃，目乃瞤瘛，火气内发，上为口糜呕逆，血溢血泄，发而为疟，恶寒鼓栗，寒极反热，嗌络焦槁，渴引水浆，色变黄赤，少气脉萎，化而为水，传为胕肿，甚则入肺，咳而血泄[1]。尺泽绝，死不治[2]。

〔1〕【王冰】火气专暴，枯燥草木，燔焰自生，故燔爇也。爇音焫，火内炽，故惊瘛咳衄，心热烦躁，便数憎风也。火炎于上，则庶物失色，故如尘埃浮于面，而目瞤动也。火烁于内，则口舌糜烂呕逆，及为血溢血泄。风火相薄，则为温疟。气蒸热化，则为水病，传为胕肿。胕，谓皮肉俱肿，按之陷下，泥而不起也。如是之证皆火气所生也。

【张介宾】少阳相火之复，故大热至而枯燥燔爇。介虫属金，

286

所以耗也。其病则惊瘛咳衄，心热烦躁，火乘心肺也。便数憎风，表里皆热也。厥气上行，面如浮埃，目乃𰀪瘛，火气内发，上为口糜呕逆，血溢血泄皆火炎于上，故形色变而逼血妄行也。发而为疟，恶寒鼓栗，寒极反热，以风火相薄而阴阳相并也。嗌络焦槁，渴引水浆，津液涸也。色变黄赤，热在脾则黄，在心则赤也。少气脉萎，气血伤也。化而为水，传为胕肿，以气蒸热化，水道不通，而浮肿如泥也。火盛必伤金，故甚则入肺，咳而血泄。蓺，儒决切。瘛音翅。

〔2〕【王冰】尺泽，肺脉气也。

【张介宾】尺泽，肺经穴也。按：前章少阴司天热淫所胜言尺泽，少阳司天火淫所胜言天府，此章所言与前章相反，然皆系肺经之穴，以火克金，故能互见其害。

阳明之复，清气大举，森木苍干，毛虫乃厉。病生胠胁，气归于左，善太息，甚则心痛否满，腹胀而泄，呕苦咳哕烦心，病在鬲中头痛，甚则入肝，惊骇筋挛[1]。太冲绝，死不治[2]。

〔1〕【王冰】杀气大举，木不胜之，故苍清之叶，不及黄而干燥也。厉，谓疵厉，疾疫死也。清甚于内，热郁于外故也。

【张介宾】阳明燥金之复，故清气大举，森木苍干，毛虫乃厉，金克木也。病生胠胁，气归于左，肝木伤也。金气盛则木郁火衰而阳气不达，故善太息。甚则心痛否满，腹胀而泄，呕吐咳哕烦心，清邪在中也。头痛者，阴寒外束，热聚于经也。金强侮肝，故为惊骇筋挛之病。

〔2〕【王冰】太冲，肝脉气也。

【张介宾】太冲，肝经穴也。

太阳之复，厥气上行，水凝雨冰，羽虫乃死。心胃生寒，胸膈不利，心痛否满，头痛善悲，时眩仆，食减，腰脽反痛，屈伸不便，地裂冰坚，阳光不治，少腹控睾，引腰脊，上冲心，唾出清水，及为哕噫，甚则入心，善忘善悲[1]。神门绝，死不治[2]。

〔1〕【王冰】雨水，谓雹也。寒而遇雹，死亦其宜。寒化于地，

287

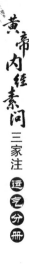

其上复土，故地体分裂，水积冰坚。久而不释，是阳光之气不治寒凝之物也。太阳之复，与不相持，上湿下寒，火无所住，心气内郁，热由是生，火热内燔，故生斯病。新校正云：详注云，与不相持，"不"字疑作"土"。

【张介宾】太阳寒水之复，其气上行，则水凝雨冰。羽虫属火，水盛乃死也。其病心胃生寒，故胸中不利也。心痛否满，寒在膈间也。头痛善悲，寒并于上而阳神虚也。时眩仆食减，清阳失位而胃中寒也。腰脽反痛，屈伸不便，寒归水脏而连水及太阳经也。地裂冰坚，阳光不治，水令行也。少腹控睾，引腰脊，上冲于心，寒克三阴，上侵君火也。唾出清水，及为哕噫，寒水侮土，胃脘无阳也。寒甚者必乘心，心藏神，神不足则善忘善悲。脽音谁。睾音高。

〔2〕【王冰】神门，真心脉气。

【张介宾】神门，心经穴也。

帝曰：善。治之奈何[1]？岐伯曰：厥阴之复，治以酸寒，佐以甘辛，以酸写之，以甘缓之[2]。少阴之复，治以咸寒，佐以苦辛，以甘写之，以酸收，辛苦发之，以咸㮯之[3]。太阴之复，治以苦热，佐以酸辛，以苦写之，燥之，泄之[4]。少阳之复，治以咸冷，佐以苦辛，以咸软之，以酸收之，辛苦发之。发不远热，无犯温凉。少阴同法[5]。阳明之复，治以辛温，佐以苦甘，以苦泄之，以苦下之，以酸补之[6]。太阳之复，治以咸热，佐以甘辛，以苦坚之[7]。治诸胜复，寒者热之，热者寒之，温者清之，清者温之，散者收之，抑者散之，燥者润之，急者缓之，坚者㮯之，脆者坚之，衰者补之，强者写之，各安其气，必清必静，则病气衰去，归其所宗，此治之大体也[8]。

〔1〕【王冰】复气倍胜，故先问以治之。

【张介宾】治六气之复。

〔2〕【王冰】不大缓之，夏犹不已，复重于胜，故治以辛寒也。新校正云：按别本"治以酸寒"作"治以辛寒"也。

【张介宾】厥阴风木之复，治以酸寒，木之正味，其写以酸，

288

木火相生，宜清以寒也。佐以甘辛，木盛土衰，以甘补土，辛从金化，以辛制木也。写者，写肝之实。缓者，缓肝之急也。

〔3〕【王冰】不大发汗，以寒攻之，持至仲秋，热内伏结而为心热，少气少力而不能起矣。热伏不散，归于骨矣。

【张介宾】少阴君火之复，治以咸寒，制以所不胜也。佐以苦辛，发散其热也。以甘写之，甘写火也。以酸收之，敛浮热也。以苦发之，散火之郁也。以咸软之，解热之结也。

〔4〕【王冰】不燥泄之，久而为身肿、腹满、关节不利、腨及伏兔怫满内作，膝腰胫内侧胕肿病。

【张介宾】太阴湿土之复，治以苦热，苦能写土，热能燥湿也。佐以酸辛，酸能制土，辛能温寒也。以苦写之，燥之泄之，写以夺其壅，燥以胜其湿，泄以利其水也。

〔5〕【王冰】不发汗以夺盛阳，则热内淫于四支，而为解㑊，不可名也。谓热不甚，谓寒不甚，谓强不甚，谓弱不甚，不可以名言，故谓之解㑊。粗医呼为鬼气恶病也。骨热髓涸齿干，乃为骨热病也。发汗夺阳，故无留热。故发汗者，虽然生病夏月，及差亦用热药以发之。当春秋时，纵火热胜，亦不得以热药发汗，汗不发而药热内甚，助病为疟，逆伐神灵，故曰无犯温凉。少阴气热，为疗则同，故云与少阴同法也。数夺其汗，则津竭涸，故以酸收，以咸润也。新校正云：按《六元正纪大论》云：发表不远热。

【张介宾】少阳相火之复，与上文少阴之复治同。发不远热，无犯温凉，重明用发者，勿犯寒凉也。少阴之治亦然。

〔6〕【王冰】泄，谓渗泄，汗及小便、汤浴皆是也。秋分前后则亦发之，春有胜则依胜法，或不已，亦汤渍和其中外也。怒复之后，其气皆虚，故补之以安全其气。余复治同。

【张介宾】阳明燥金之复，治以辛温，金之正味，写之以辛；金之清燥，胜之以温也。佐以苦甘，苦从火化，以苦制金，木被金伤，以甘缓急也。以苦泄之下之，开燥结以通实邪；以酸补之，敛津液以滋干涸也。

〔7〕【王冰】不坚则寒气内变，止而复发。发而复止，绵历年岁，生大寒疾。

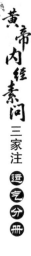

【张介宾】太阳寒水之复，治以咸热，水之正味，其写以咸，而治寒以热也。佐以甘辛，甘从土化，用以制水，而辛能散寒也。寒水通于肾，肾不坚则寒易起，故《藏气法时论》曰：肾欲坚，急食苦以坚之也。

〔8〕【王冰】太阳气寒，少阴、少阳气热，厥阴气温，阳明气清，太阴气湿，有胜复则各倍其气以调之，故可使平也。宗，属也。调不失理，则余之气自归其所属，少之气自安其所居。胜复衰已，则各补养而平定之，必清必静，无妄扰之，则六气循环，五神安泰。若运气之寒热，治之平之，亦各归司天地气也。

【张介宾】此总结前章，淫胜、反胜、相胜、相复之治，皆不外乎此法，则正气得安，病气衰去，阴阳宗主各有所归，自无偏胜之患，而治法尽于此矣。脆音翠。

帝曰：善。气之上下，何谓也？岐伯曰：身半以上，其气三矣。天之分也，天气主之。身半以下，其气三矣，地之分也，地气主之[1]。以名命气，以气命处，而言其病。半，所谓天枢也[2]。故上胜而下俱病者，以地名之，下胜而上俱病者，以天名之[3]。所谓胜至，报气屈伏而未发也，复至则不以天地异名，皆如复气为法也[4]。帝曰：胜复之动，时有常乎，气有必乎？岐伯曰：时有常位，而气无必也[5]。

〔1〕【张介宾】气之上下，司天在泉也，而人身应之，则身半以上，阳气三，阴气亦三，是为手之六经，应天之分，故天气主之。身半以下，亦阳气三，阴气三，是为足之六经，应地之气，故地气主之。《六节藏象论》亦云：其气三，三而成天，三而成地，三而成人，亦是三阴三阳之义。

〔2〕【王冰】身之半，正谓齐中也。或以腰为身半，是以居中为义，过天中也。中原之人悉如此矣。当伸臂指天，舒足指地，以绳量之，中正当齐也，故又日半，所谓天枢也。天枢，正当齐两傍，同身寸之二寸也。其气三者。假如少阴司天，则上有热中有太阳兼之三也。六气皆然。司天者其气三，司地者其气三，故身半以上三气，身半以

290

下三气也。以名言其气，以气言其处，以气处寒热，而言其病之形证也。则如足厥阴气，居足及股胫之内侧，上行于少腹循胁，足阳明气，在足之上，骭之外，股之前，上行腹齐之傍，循胸乳上面。足太阳气，起于目，上额络头，下项背过腰，横过髀枢股后，下行入腘贯腨，出外踝之后，足小指外侧。足太阴气循足及股胫之内侧，上行腹胁之前。足少阴同之。足少阳气，循胫外侧，上行腹胁之侧，循颊耳至目锐眦，在首之侧。此足六气之部主也。手厥阴少阴太阴气，从心胸横出，循臂内侧，至中指小指六指之端。手阳明少阳太阳气，并起手表，循臂外侧，上肩及甲上头。此手六气之部主也。欲知病诊，当随气所在以言之。当阴之分，冷病归之，当阳之分，热病归之，故胜复之作，先言病生寒热者，必依此物理也。新校正云：按《六微旨大论》云：天枢之上，天气主之，天枢之下，地气主之，气交之分，人气从之也。

【张介宾】以名命气，谓正其名则气有所属，如三阴三阳者名也，名既立则六气各有所主。以气命处，谓六经之气各有其位，察其气则中外前后上下左右病处可知矣。半，身半也，上下之中也。以人身言之，则前及于脐，后及于腰，故脐旁二寸名天枢穴，正取身半之义。

〔3〕【王冰】彼气既胜，此未能复，抑郁不畅，而无所行，进则困于仇嫌，退则穷于怫塞，故上胜至则下与俱病，下胜至则上与俱病。上胜下病也，地气郁也，故从地郁以名地病。下胜上病，天气塞也，故从天塞以名天病。夫以天名者，方顺天气为制，逆地气而攻之。以地名者，方从天气为制则可。假如阳明司天，少阴在泉，上胜而下俱病者，是怫于下而生也。天气正，天可逆之。故顺天之气，方同清也。少阴等司天，上下胜同法。新校正云：按《六元正纪大论》云：上胜则天气降而下，下胜则地气迁而上。此之谓也。

【张介宾】上胜则下虚而下俱病者，即名地气也。下胜则上虚而上俱病者，即名天气也。《六元正纪大论》曰：天气不足，地气随之；地气不足，天气随之。亦此之谓。

〔4〕【王冰】胜至未复而病生，以天地异名为式。复气以发，则所生无问上胜下胜，悉皆依复气为病，寒热之主也。

【张介宾】凡胜至为病者，以报气未发也，故病在上则求乎

291

天，病在下则求乎地。若复气已至，则不以天地异名，但求复气所居，随微甚以为治法也。如前章治六气之复，及下文云气之复也，和者平之，暴者夺之，皆治复之法。

〔5〕【王冰】虽位有常，而发动有无，不必定之也。

【张介宾】时有常，气无必，义如下文。

帝曰：愿闻其道也。岐伯曰：初气终三气，天气主之，胜之常也。四气尽终气，地气主之，复之常也[1]。有胜则复，无胜则否[2]。帝曰：善。复已而胜何如？岐伯曰：胜至则复，无常数也，衰乃止耳[3]。复已而胜，不复则害，此伤生也[4]。帝曰：复而反病何也？岐伯曰：居非其位，不相得也。大复其胜则主胜之，故反病也[5]。所谓火燥热也[6]。

〔1〕【张介宾】岁半之前，天气主之，岁半之后，地气主之，胜在前，复在后，故自初气以至三气，乃司天所主之时，太过则胜其不胜，不及则胜者来胜，此胜之常也。自四气以至终气，乃在泉所主之时，太过则承者起而制之，不及则子为母而复之，此复之常也。故曰时有常位。

〔2〕【张介宾】有胜必有复，无胜则无复。《五常政大论》曰：微者复微，甚者复甚。可见胜复之气，或有或无，或微或甚，其变不一，故气无必也。

〔3〕【王冰】胜微则复微，故复已而又胜。胜甚则复甚，故复已则少有再胜者也，假有胜者，亦随微甚而复之尔。然胜复之道，虽无常数，至其衰谢，则胜复皆自止也。

【张介宾】复已而胜，谓既复之后而又胜也。胜至则复，言再胜则再复，本无常数也。胜复之变，本由乎气，若气有余而胜复微，则气有未尽，故不免再胜再复。若胜复甚，则彼此气尽而已，故衰乃止耳。

〔4〕【王冰】有胜无复，是复气已衰，衰不能复，是天真之气已伤败甚，而生意尽。

【张介宾】若有胜无复，则亢而为害，故伤生也。

〔5〕【王冰】舍己宫观，适于他邦，己力已衰，主不相得，怨随其后，唯便是求，故力极而复，主反袭之，反自病者也。

【张介宾】复而反病，谓复反自病也。复气居非其位，则客主之气不相得，气不相得而大复其胜，力极必虚，虚则主气乘之，故反受病也。

〔6〕【王冰】少阳，火也。阳明，燥也。少阴，热也。少阴少阳在泉，为火居水位。阳明司天，为金居火位。金复其胜，则火主胜之。火复其胜，则水主胜之。余气胜复，则无主胜之病气也。故又曰：所谓火燥热也。

【张介宾】此即居非其位也，火，少阳也。燥，阳明也。热，少阴也。少阳少阴在泉，以客之火气，而居主之水位，火气大复，则水主胜之。阳明司天，以客之金气，而居主之火位，金气大复，则火主胜之。余气胜复，则无主胜之反病，故曰所谓火燥热也。按：此以复气反病为言，然燥在三气之前，本非复之时也，但言复则胜可知矣，故胜气不相得者亦当反病，天地之气皆然也。

帝曰：治之何如？岐伯曰：夫气之胜也，微者随之，甚者制之。气之复也，和者平之，暴者夺之。皆随胜气，安其屈伏，无问其数，以平为期，此其道也[1]。

帝曰：善。客主之胜复奈何[2]？岐伯曰：客主之气，胜而无复也[3]。帝曰：其逆从何如？岐伯曰：主胜逆，客胜从，天之道也[4]。

〔1〕【王冰】随，谓随之。安，谓顺胜，气以和之也。制，谓制止。平，谓平调。夺，谓夺其盛气也。治此者，不以数之多少，但以气平和为准度尔。

【张介宾】此总言胜复微甚之治也。微者随之，顺其气以安之也。甚者制之，制以所畏也。和者平之，调其微邪也。暴者夺之，写其强盛也。但随胜气以治，则屈伏之气可安矣。然不计其数之多少，但以得平为期，乃气胜之道。此言皆随胜气者，非单以胜气为言，而复气之至，气亦胜矣，盖兼言之也。

293

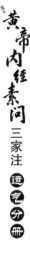

〔2〕【王冰】客，谓天之六气。主，谓五行之位也。气有宜否，故各有胜复之者。

【张介宾】客者，天地之六气。主者，四时之六步。凡前云胜复者，皆客气之变，故此复明主气也。

〔3〕【王冰】客主自有多少，以其为胜与常胜殊。

【张介宾】客气动而变，主气静而常，气强则胜，时去则已，故但以盛衰相胜而无复也。

〔4〕【王冰】客承天命，部统其方，主为之下，固宜祗奉天命。不顺而胜，则天命不行，故为逆也。客胜于主，承天而行，理之道，故为顺也。

【张介宾】客行天令，运动不息，主守其位，只奉天命者也。主胜客，则违天之命而天气不行，故为逆。客胜主，则以上临下而政令乃布，故为从。

帝曰：其生病何如？岐伯曰：厥阴司天，客胜则耳鸣掉眩，甚则咳。主胜则胸胁痛，舌难以言[1]。少阴司天，客胜则鼽嚏颈项强，肩背瞀热，头痛少气，发热耳聋目瞑，甚则胕肿血溢，疮疡咳喘；主胜则心热烦躁，甚则胁痛支满[2]。太阴司天，客胜则首面胕肿，呼吸气喘；主胜则胸腹满，食已而瞀[3]。少阳司天，客胜则丹胗外发，及为丹熛疮疡，呕逆喉痹，头痛嗌肿，耳聋血溢，内为瘛疭；主胜则胸满咳仰息，甚而有血，手热[4]。阳明司天，清复内余，则咳衄嗌塞，心鬲中热，咳不止而白血出者死[5]。太阳司天，客胜则胸中不利，出清涕，感寒则咳；主胜则喉嗌中鸣[6]。

〔1〕【王冰】五巳、五亥岁也。

【张介宾】初气终三气，天气主之也。巳亥年厥阴司天，以风木之客，而加于厥阴少阴少阳之主。若客胜则木气上动而风邪盛，故耳鸣掉眩，甚则为咳。若主胜则火挟木邪，在相火则胸胁痛，心包所居也；在君火则舌难言，心开窍于舌也。

〔2〕【王冰】五子、五午岁也。

【张介宾】子午年少阴司天，以君火之客，而加于木火三气之主。客胜则火在上焦，故热居头项肌表。主胜则火木为邪，故心肝二经为病。瞀音务，闷也。

〔3〕【王冰】五丑、五未岁也。

【张介宾】丑未年太阴司天，以湿土之客，而加于木火之主。客胜则湿热上升，故首面浮肿而喘。主胜则风热侵脾，故胸腹满，食已而瞀。

〔4〕【王冰】五寅、五甲岁也。

【张介宾】寅申年少阳司天，以畏火之客，而加于木火之主。客主互胜，火在上焦，故为热病如此。胗，疹同。熛，飘、标二音。瘛疭音翅纵。按：下文云瘛强拘瘛，是瘛为拘挛，疭为弛纵可知。

〔5〕【王冰】复，谓复旧居也。白血，谓咳出浅红色血，似肉似肺者。五卯、五酉岁也。新校正云：详此不言客胜主胜者，以金居火位，无客胜之理，故不言也。

【张介宾】卯酉年阳明司天，以燥金之客，而加于木火之主。金居火位，则客不胜主，故不言客主之胜。然阳明以清肃为政，若清气复盛而有余于内，则热邪承之，故为咳衄嗌塞等证，皆肺金受伤也。肺伤极则白血出，盖血竭于肺，乃为白涎白液，涎液虽白，实血所化，故曰白血出者死。

〔6〕【王冰】五辰、五戌岁也。

【张介宾】辰戌年太阳司天，以寒水之客，而加于木火之主。客胜则寒气在上，故胸中不利，涕出而咳。主胜则火因寒覆，故阳气欲达而喉嗌鸣也。

厥阴在泉，客胜则大关节不利，内为痉强拘瘛，外为不便；主胜则筋骨繇并，腰腹时痛[1]。少阴在泉，客胜则腰痛，尻股膝髀腨骱足病，瞀热以酸，胕肿不能久立，溲便变；主胜则厥气上行，心痛发热，鬲中，众痹皆作，发于胠胁，魄汗不藏，四逆而起[2]。太阴在泉，客胜则足痿下重，便溲不时，湿客下焦，发而濡写，及为肿隐曲之疾；主胜则寒气逆满，食饮不下，甚则为疝[3]。少阳在泉，客胜则腰腹痛而反恶寒，甚则下白溺白；主胜则热反上行而客于心，心痛发热，格中而呕。少阴同候[4]。阳明在泉，客胜则清气动下，少腹坚满而数便写；主胜则腰重腹痛，少腹生寒，下为鹜溏，则寒厥于肠，上冲胸中，甚则喘不能久立[5]。太阳在泉，寒复内余，则腰尻痛，屈伸不利，股胫足膝中痛[6]。帝曰：善。治之奈何[7]？岐伯曰：高者抑之，下者举之，有余折之，不足补之，佐以所利，和以所宜，必安其主客，适其寒温，同者逆之，异者从之[8]。

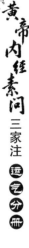

〔1〕【王冰】五寅、五申岁也。大关节，腰膝也。

【张介宾】四气尽终气，地气主之也。寅申年厥阴在泉，以风木之客，而加于太阴阳明太阳之主。客胜主胜，皆以木居土金水之乡，肝木受制于下，故为关节不利，痉强拘瘛筋骨等病。瘛，摇同。并，挛束不开也。

〔2〕【王冰】五卯、五酉岁也。

【张介宾】卯酉年少阴在泉，以君火之客，而加于土金水之主。客胜则腰尻下部，为痛、为热、为溲便变者，火居阴分也。为胕肿不能久立者，火在太阴，脾主肌肉四支也。主胜则君火受制于群阴，故为厥气上行、心痛发热等病。魄汗，阴汗也。四逆，厥冷也。《脉要精微论》曰：阴气有余，为多汗身寒。即此谓也。

〔3〕【王冰】五辰、五戌岁也。隐曲之疾，谓隐蔽委曲之处病也。

【张介宾】辰戌年太阴在泉，以湿土之客，而加于金水之主。客胜而为足痿下重等病，湿挟阴邪在下也。主胜而为寒气逆满、食饮不下者，寒水侮土伤脾也。甚则为疝，即隐曲之疾。盖前阴者，太阴阳明之所合，而寒湿居之，故为是证。

〔4〕【王冰】五巳、五亥岁也。

【张介宾】巳亥年少阳在泉，以相火之客，而加于上金水之主。客胜则火居阴分，故下焦热、腰腹痛而恶寒下白。主胜则阴盛格阳，故热反上行，心痛发热，格中而呕。少阳少阴皆属火，故同候。

〔5〕【王冰】五子、五午岁也。鹜，鸭也。言如鸭之后也。

【张介宾】子午岁阳明在泉，以燥金之客，而加于土金水之主。客胜则清寒之气动于下焦，故少腹坚满而便写。主胜则寒侵金脏，故下在肠腹则为腰重腹痛鹜溏寒厥，上于肺经则冲于胸中，甚则气喘

296

不能久立也。鹜，木、务二音，鸭也。

〔6〕【王冰】五丑、五未岁也。新校正云：详此不言客主胜者，盖太阳以水居水位，故不言也。

【张介宾】丑未年太阳在泉，以寒水之客，而加于金水之主。水居水位，故不言客主之胜。重阴气盛，故寒复内余而为腰尻股胫足膝中痛。

〔7〕【张介宾】治客主之胜。

〔8〕【王冰】高者抑之，制其胜也；下者举之，济其弱也；有余折之，屈其锐也；不足补之，全其气也。虽制胜扶弱，而客主须安，一气失所，则矛循更作，榛棘互兴，各伺其便，不相得志，内淫外并，而危败之由作矣。同，谓寒热温清，气相比和者。异，谓水火金木土不比和者。气相得者，则逆所胜之气以治之。不相得者，则顺，所不胜气以治之。治火胜负，欲益者以其味，欲写者亦以其味，胜与不胜，皆折其气也。何者？以其性躁动也，治热亦然。

【张介宾】高者抑之，欲其降也。下者举之，欲其升也。有余者折之，攻其实也。不足者补之，培其虚也。佐以所利，顺其升降浮沉也。和以所宜，酌其气味薄厚也。安其主客，审强弱以调之也。适其寒温，用寒远寒，用温远温也。同者逆之，客主同气者，可逆而治也。异者从之，客主异气者，或从于客，或从于主也。

帝曰：治寒以热，治热以寒，气相得者逆之，不相得者从之，余以知之矣。其于正味何如[1]？岐伯曰：木位之主，其写以酸，其补以辛[2]。火位之主，其写以甘，其补以咸[3]。土位之主，其写以苦，其补以甘[4]。金位之主，其写以辛，其补以酸[5]。水位之主，其写以咸，其补以苦[6]。厥阴之客，以辛补之，以酸写之，以甘缓之[7]。少阴之客，以咸补之，以甘写之，以咸收之[8]。太阴之客，以甘补之，以苦写之，以甘缓之[9]。少阳之客，以咸补之，以甘写之，以咸耎之[10]。阳明之客，以酸补之，以辛写之，以苦泄之[11]。太阳之客，以苦补之，以咸写之，以苦坚之，以辛润之。开发腠理，致津液通气也[12]。

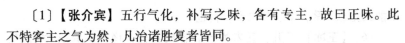

〔1〕【张介宾】五行气化，补写之味，各有专主，故曰正味。此不特客主之气为然，凡治诸胜复者皆同。

〔2〕【王冰】木位春分前六十一日，初之气也。

【张介宾】木之主气，初之气也，在春分前六十日有奇，乃厥阴风木所主之时，故曰木位之主。木性升，酸则反其性而敛之，故为写。辛则助其发生之气，故为补。《藏气法时论》曰：肝欲散，急时辛以散之，用辛补之，酸写之。

〔3〕【王冰】君火之位，春分之后六十一日，二之气也。相火之位，夏至前后各三十日，三之气也。二火之气则殊，然其气用则一矣。

【张介宾】火之主气有二：春分后六十日有奇，少阴君火主之，二之气也；夏至前后各三十日有奇，少阳相火主之，三之气也。火性烈，甘则反其性而缓之，故为写。火欲软，咸则顺其气而软之，故为补。《藏气法时论》曰：心欲软，急食咸以软之，用咸补之，甘写之。

〔4〕【王冰】土之位，秋分前六十一日，四之气也。

【张介宾】土之主气，四之气也，在秋分前六十日有奇，乃太阴湿土所主之时。土性湿，苦则反其性而燥之，故为写。土欲缓，甘则顺其气而缓之，故为补。《藏气法时论》曰：脾欲缓，急食甘以缓之，用苦写之，甘补之。

〔5〕【王冰】金之位，秋分后六十一日，五之气也。

【张介宾】金之主气，五之气也，在秋分后六十日有奇，乃阳明燥金所主之时。金性敛，辛则反其性而散之，故为写。金欲收，酸则顺其气而收之，故为补。《藏气法时论》曰：肺欲收，急食酸以收之，用酸补之，辛写之。

〔6〕【王冰】水之位，冬至前后各三十日，终之气也。

【张介宾】水之主气，终之气也，在冬至前后各三十日有奇，乃太阳寒水所主之时。水性凝，咸则反其性而耎之，故为写。水欲坚，苦则顺其气而坚之，故为补。《藏气法时论》曰：肾欲坚，急食苦以坚之，用苦补之，咸写之。

〔7〕【张介宾】客者，客气之为病也。后仿此。厥阴之客，与上文木位之主同其治。而复曰以甘缓之者，木主肝，《藏气法时论》曰：

肝苦急，急食甘以缓之也。

〔8〕新校正云：按《藏气法时论》云：心苦缓，急食酸以收之。心欲耎，急食咸以耎之。此云以咸收之者误也。

【张介宾】少阴君火之客，与上文火位之主同其治。以咸收之误也，当作酸。《藏气法时论》曰：心苦缓，急食酸以收之者，是其义。

〔9〕【张介宾】太阴湿土之客，与上文土位之主治同。

〔10〕【张介宾】少阳相火之客，与上文火位之主、少阴之客治同。但曰以咸软之者，按《藏气法时论》曰：心欲软，急食咸以软之。虽心非少阳，而君相皆火，故味同也。

〔11〕【张介宾】阳明燥金之客，与上文金位之主治同。复言以苦泄之者，金主肺，《藏气法时论》曰：肺苦气上逆，急食苦以泄之也。

〔12〕【王冰】客之部主，各六十一日，居无常所，随岁迁移。客胜则写客而补主，主胜则写主而补客，应随当缓当急以治之。

【张介宾】太阳寒水之客，与上文水位之主治同。复曰以辛润之者，水属肾，如《藏气法时论》曰：肾苦燥，急食辛以润之也。开发腠理等义，具与彼同。

帝曰：善。愿闻阴阳之三也，何谓[1]？岐伯曰：气有多少，异用也[2]。帝曰：阴阳何谓也？岐伯曰：两阳合明也[3]。帝曰：厥阴何也？岐伯曰：两阴交尽也[4]。

〔1〕【张介宾】厥阴、少阴、太阴，三阴也。少阳、阳明、太阳，三阳也。

〔2〕【王冰】太阴为正阴，太阳为正阳，次少者为少阴，次少者为少阳，又次为阳明，又次为厥阴，厥阴为尽，义具《灵枢·系日月论》中。新校正云：按《天元纪大论》云：何谓气有多少？鬼臾区曰：阴阳之气各有多少，故曰三阴三阳也。

【张介宾】《易》曰：一阴一阳之谓道。而此曰三者，以阴阳之气各有盛衰，盛者气多，衰者气少。《天元纪大论》曰：阴阳之气各有多少，故曰三阴三阳也。按《阴阳类论》以厥阴为一阴，少阴为二阴，太阴为三阴，少阳为一阳，阳明为二阳，太阳为三阳，数各不同，故气亦有异。

〔3〕【王冰】《灵枢·系日月论》曰：辰者三月，主左足之阳明，巳者四月，主右足之阳明，两阳合于前，故曰阳明也。

【张介宾】两阳合明，阳之盛也。《阴阳系日月篇》曰：辰者三月，主左足之阳明；巳者四月，主右足之阳明；此两阳合于前，故曰阳明。丙主左手之阳明，丁主右手之阳明，此两火并合，故曰阳明。

〔4〕【王冰】《灵枢·系日月论》曰：戌者九月，主右足之厥阴，亥者十月，主左足之厥阴，两阴交尽，故曰厥阴也。

【张介宾】厥，尽也。两阴交尽，阴之极也。《阴阳系日月篇》曰：戌者九月，主右足之厥阴；亥者十月，主左足之厥阴。此两阴交尽，故曰厥阴。

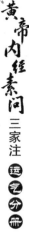

帝曰：气有多少，病有盛衰[1]，治有缓急，方有大小，愿闻其约，奈何[2]？岐伯曰：气有高下，病有远近，证有中外，治有轻重，适其至所为故也[3]。《大要》曰：君一臣二，奇之制也；君二臣四，偶之制也；君二臣三，奇之制也；君二臣六，偶之制也[4]。故曰：近者奇之，远者偶之，汗者不以奇，下者不以偶[5]，补上治上，制以缓，补下治下，制以急，急则气味厚，缓则气味薄，适其至所，此之谓也[6]。病所远，而中道气味之者，食而过之，无越其制度也[7]。是故平气之道，近而奇偶，制小其服也。远而奇偶，制大其服也。大则数少，小则数多。多则九之，少则二之[8]。奇之不去，则偶之，是谓重方。偶之不去，则反佐以取之，所谓寒热温凉，反从其病也[9]。

〔1〕新校正云：按《天元纪大论》曰：形有盛衰。

〔2〕【张介宾】五运六气，各有太过不及，故曰气有多少。人之疾病，必随气而为盛衰，故治之缓急，方之大小，亦必随其轻重而有要约也。

〔3〕【王冰】脏位有高下，腑气有远近，病证有表里，药用有轻重，调其多少，和其紧慢，令药气至病所为故，勿太过与不及也。

300

【张介宾】岁有司天在泉，则气有高下；经有脏腑上下，则病有远近。在里曰中，在表曰外。缓者治宜轻，急者治宜重也。适其至所为故，言必及于病至之所，而务得其以然之故也。

〔4〕**【王冰】**奇，谓古之单方；偶，谓古之复方也。单复一制皆有小大，故奇方云君一臣二，君二臣三；偶方云君二臣四，君二臣六也。病有小大，气有远近，治有轻重所宜，故云之制也。

【张介宾】"君三"之"三"当作"二"，误也。《大要》，古法也。主病之谓君，君当倍用。佐君之谓臣，臣以助之。奇者阳数，即古所谓单方也。偶者阴数，即古所谓复方也。故君一、臣二，其数三；君二、臣三，其数五，皆奇之制也。君二臣四其数六，君二臣六其数八，皆偶之制也。奇方属阳而轻，偶方属阴而重。

〔5〕**【张介宾】**近者为上为阳，故用奇方，用其轻而缓也。远者为下为阴，故用偶方，用其重而急也。汗者不以偶，阴沉不能达表也。下者不以奇，阳升不能降下也。旧本云：汗者不以奇，下者不以偶，而王太仆注云：汗药不以偶方，泄下药不以奇制，是注与本文相反矣，然王注得理，而本文似误，今改从之。按：本节特举奇偶阴阳，以分汗下之概，则气味之阴阳，又岂后于奇偶哉？故下文复言之，此其微意，正不止于品数之奇偶，而实以发明方制之义耳，学者当因之以深悟。奇音箕。

〔6〕**【王冰】**汗药不以偶方，气不足以外发泄；下药不以奇制，药毒攻而致过。治上补上，方迅急则止不住而迫下；治下补下，方缓慢则滋道路而力又微；制急方而气味薄，则力与缓等。制缓方而气味厚，则势与急同。如是为缓不能缓，急不能急，厚而不厚，薄而不薄，则大小非制。轻重无度，则虚实寒热，脏腑纷扰，无由致理。岂神灵而可望安哉！

【张介宾】补上治上，制以缓；欲其留布上部也。补下治下，制以急，欲其直达下焦也。故欲急者须气味之厚，欲缓者须气味之薄。若制缓方而气味厚，则峻而去速；用急方而气味薄，则柔而不前。惟缓急厚薄得其宜，是适其病至之所，而治得其要矣。

〔7〕**【王冰】**假如病在肾而心之气味，饲而冷足，仍急过也。不饲以气味，肾药凌心，心复益衰。余上下远近倒同。

301

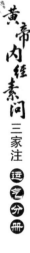

【张介宾】言病所有深远，而药必由于胃，设用之无法，则药未及病而中道先受其气味矣。故当以食为节，而使其远近皆达，是过之也。如欲其远者，药在食前，则食催药而致远矣。欲其近者，药在食后，则食隔药而留止矣。由此类推，则服食之疾徐，根稍之升降，以及汤膏丸散各有所宜，故云无越其制度也。

〔8〕【王冰】汤丸多少，凡如此也。近远，谓腑脏之位也。心肺为近，肾肝为远，脾胃居中。三阳胞腜胆亦有远近，身三分之上为近，下为远也。或识见高远，权以合宜，方奇而分两偶，方偶而分两奇，如是者近而偶制，多数服之，远而奇制，少数服之，则肺服九，心服七，脾服五，肝服三，肾服二为常制矣。故曰小则数多，大则数少。新校正云：详注云："三阳胞腜胆"，一本作"三肠胞腜胆"。再详"三阳"无义，三肠亦未为得。肠有大小，并腜肠为三，今已云胞腜，则不得云三肠，"三"当作"二"。

【张介宾】平气之道，平其不平之谓也。如在上为近，在下为远，远者近者，各有阴阳表里之分，故远方近方，亦各有奇偶相兼之法。如方奇而分两隅，方隅而分两奇，皆互用之妙也。故近而奇偶，制小其服，小则数多，而尽于九。盖数多则分两轻，分两轻则性力薄而仅及近处也。远而奇偶，制大其服，大则数少而止于二，盖少则分两重，分两重则性力专而直达深远也。是皆奇偶兼用之法，若病近而大其制，则药胜于病，是谓诛伐无过。病远而小其制，则药不及病，亦犹风马牛不相及耳。上文云近者奇之，远者偶之，言法之常也。此云近而奇偶，远而奇偶，言用之变也。知变知常，则应变可以无方矣。

〔9〕【王冰】方与其重也宁轻，与其毒也宁善，与其大也宁小。是以奇方不去，偶方主之，偶方病在，则反一佐，以同病之气而取之也。夫热与寒背，寒与热远。微小之热，为寒所折，微小之冷，为热所消。甚大寒热，则必能与远性者争雄，能与异气者相格，声不同不相应，气不同不相合，如是则且惮而不敢攻之，攻之则病气与药气抗行，而自为寒热以开闭固守矣。是以圣人反其佐以同其气，令声气应合，复令寒热参合，使其终异始同，燥润而败，坚刚必折，柔脆自消尔。

【张介宾】此示人以圆融通变也。如始也用奇，奇之而病不

302

去，此其必有未合，乃当变而为偶，奇偶迭用，是曰重方，即后世所谓复方也。若偶之而又不去，则当求其微甚真假而反佐以取之。反佐者，谓药同于病而顺其性也。如以热治寒而寒拒热，则反佐以寒而入之；以寒治热而热格寒，则反佐以热而入之。又如寒药热用，借热以行寒，热药寒用，借寒以行热，是皆反佐变通之妙用。盖欲因其势而利导之耳。王太仆曰：夫热与寒背、寒与热违。微小之热，为寒所折，微小之冷，为热所消。甚大寒热，则必能与违性者争雄，能与异气者相格，声不同不相应，气不同不相合，如是则且惮而不敢攻之，攻之则病气与药气抗衡，而自为寒热以开闭固守矣。是以圣人反其佐以同其气，令声气应合，复令寒热参合，使其始同终异，凌润而败，坚刚必折，柔脆同消尔。

帝曰：善。病生于本，余知之矣。生于标者，治之奈何[1]？岐伯曰：病反其本，得标之病，治反其本，得标之方[2]。帝曰：善。六气之胜，何以候之[3]？岐伯曰：乘其至也[4]，清气大来，燥之胜也，风木受邪，肝病生焉[5]。热气大来，火之胜也，金燥受邪，肺病生焉[6]。寒气大来，水之胜也，火热受邪，心病生焉[7]，湿气大来，土之胜也，寒水受邪，肾病生焉[8]。风气大来，木之胜也，土湿受邪，脾病生焉[9]。所谓感邪而生病也[10]。乘年之虚，则邪甚也[11]。失时之和，亦邪甚也[12]。遇月之空，亦邪甚也[13]。重感于邪，则病危矣[14]，有胜之气其必来复也[15]。

〔1〕【张介宾】病之先受者为本，病之后变者为标。生于本者，言受病之原根。生于标者，言目前之多变也。

〔2〕【王冰】言少阴太阳之二气，余四气标本同。

【张介宾】谓病有标本，但反求其所致之本，则见在之标病，可得其阴阳表里之的矣。治有本末，但反求其拔本之道，则治标之运用，可得其七方十剂之妙矣。此无他，亦必求于本之意。

〔3〕【张介宾】候者，候其气之应见也。

〔4〕【张介宾】乘其气至而察之也。

〔5〕【王冰】流于胆也。

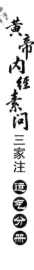

【张介宾】金气克木，故肝木受邪，肝病则并及于胆。

〔6〕【王冰】流于回肠大肠。新校正云：详注云：回肠大肠，按《甲乙经》回肠即大肠。

【张介宾】火气克金，故肺金受邪，肺病则并及于大肠。

〔7〕【王冰】流于三焦小肠。

【张介宾】水气克火，故心火受邪，心病则并及小肠、包络、三焦。

〔8〕【王冰】流于膀胱。

【张介宾】土气克水，故肾水受邪，肾病则并及膀胱。

〔9〕【王冰】流于胃。

【张介宾】木气克土，故脾土受邪，脾病则并及于胃。

〔10〕【王冰】外有其气，而内恶之，中外不喜，因而遂病，是谓感也。

【张介宾】不当至而至者，谓之邪气，有所感触，则病生矣。

〔11〕【王冰】年木不足，外有清邪；年火不足，外有寒邪；年土不足，外有风邪；年金不足，外有热邪；年水不足，外有湿邪。是年之虚也，岁气不足，外邪凑甚。

【张介宾】凡岁气不及，邪胜必甚，如乙、丁、己、辛、癸年是也。

〔12〕【王冰】六气临统，与位气相克，感之而病，亦随所不胜而与内脏相应，邪复甚也。

【张介宾】客主不和，四时失序，感而为病，则随所不胜而与脏气相应也，其邪亦甚。

〔13〕【王冰】谓上弦前，下弦后，月轮中空也。

【张介宾】《八正神明论》曰：月始生，则血气始精，卫气始行；月廓满，则血气实，肌肉坚；月廓空，则肌肉减，经络虚，卫气去，形独居。是即月空之义，亦邪之所以甚也。以上三节，曰乘、曰失、曰遇，皆以人事为言，是谓三虚。

〔14〕【王冰】年已不足，邪气大至，是一感也。年已不足，天气克之，此时感邪，是重感也。内气召邪，天气不佑，病不危可乎？

304

【张介宾】如《岁露论》云：冬至之日，中于虚风而不发，至立春之日，又皆中于虚风，此两邪相搏。即重感之谓。

〔15〕【王冰】天地之气不能相无，故有胜之气，其必来复也。

【张介宾】天地之气，不能相过也，有胜则有复也。

帝曰：其脉至何如[1]？岐伯曰：厥阴之至其脉弦[2]，少阴之至其脉钩[3]，太阴之至其脉沉[4]，少阳之至大而浮[5]，阳明之至短而涩[6]，太阳之至大而长[7]。至而和则平[8]，至而甚则病[9]，至而反者病[10]，至而不至者病[11]，未至而至者病[12]。阴阳易者危[13]。

〔1〕【张介宾】言六气胜至之脉体。

〔2〕【王冰】软虚而滑，端直以长，是谓弦。实而强则病，不实而微亦病，不端直长亦病，不当其位亦病，位不能弦亦病。

【张介宾】厥阴之至，风木气也。木体端直以长，故脉弦。弦者，长直有力，如弓弦也。

〔3〕【王冰】来盛去衰，如偃带钩，是谓钩。来不盛，去反盛则病，来盛去盛亦病，来不盛去不盛亦病，不偃带钩亦病，不当其位亦病，位不能钩亦病。

【张介宾】少阴之至，君火气也。火性升浮，故脉钩。钩者，来盛去衰，外实内虚，如带之钩也。

〔4〕【王冰】沉，下也。按之乃得，下诸位脉也。沉甚则病，不沉亦病，不当其位亦病，位不能沉亦病。

【张介宾】太阴之至，湿土气也。土体重实，故脉沉。沉者，行于肌肉之下也。

〔5〕【王冰】浮，高也。大，谓稍大，诸位脉也。大浮甚则病，浮而不大亦病，大而不浮亦病，不大不浮亦病，不当其位亦病，位不能大浮亦病。

【张介宾】少阳之至，相火气也。火热盛长于外，故脉来洪大而浮于肌肤之上也。

〔6〕【王冰】往来不利，是谓涩也。往来不远，是谓短也。短甚则病，涩甚则病，不短不涩亦病。不当其位亦病，位不能短涩亦病。

【张介宾】阳明之至，燥金气也。金性收敛，故脉来短而涩也。

〔7〕【王冰】往来远是谓长。大甚则病，长甚则病，长而不大亦病，大而不长亦病，不当其位亦病，位不能长大亦病。

【张介宾】太阳之至，寒水气也。水源长而生意广，故其脉至，大而且长。

〔8〕【王冰】去太甚，则为平调。不弱不强，是为和也。

【张介宾】以上六脉之至，各无太过不及，是为和平之脉，不平则为病矣。

〔9〕【王冰】弦似张弓弦，滑如连珠，沉而附骨，浮高于皮，涩而止住，短如麻黍，大如帽簪，长如引绳，皆谓至而太甚也。

【张介宾】甚，谓过甚而失其中和之气，如但弦无胃之类是也。

〔10〕【王冰】应弦反涩，应大反细，应沉反浮，应浮反沉，应短涩反长滑，应㯥虚反强实，应细反大，是皆谓气反常平之候，有病乃如此见也。

【张介宾】反者，反见胜己之脉，如应弦反涩，应大反小之类是也。

〔11〕【王冰】气位已至，而脉气不应也。

【张介宾】时已至而脉不应，来气不足也，故病。

〔12〕【王冰】按历占之，凡得节气，当年六位之分，当如南北之岁，脉象改易而应之。气序未移而脉先变易，是先天而至，故病。

【张介宾】时未至而脉先至，来气太过也，故病。凡南北政之岁，脉象变易皆然。

〔13〕【王冰】不应天常，气见交错，失其恒位，更易见之，阴位见阳脉，阳位见阴脉，是易位而见也，二气之乱故气危。新校正云：按《六微旨大论》云：帝曰：其有至而至，有至而不至，有至而太过，何也？岐伯曰：至而至者和，至而不至来气不及也，未至而至来气有余也。帝曰：至而不至，未至而至何如？岐伯曰：应则顺，否则逆，逆则变生，变生则病。帝曰：请言其应。岐伯曰：物生其应也，气脉其应也，所谓脉应，即此脉应也。

306

【张介宾】阴阳易，即《五运行大论》阴阳交之义，阴阳错乱，故谓之危。

帝曰：六气标本，所从不同，奈何[1]？岐伯曰：气有从本者，有从标本者，有不从标本者也。帝曰：愿卒闻之[2]。岐伯曰：少阳太阴从本[3]，少阴太阳从本从标[4]，阳明厥阴，不从标本从乎中也[5]。故从本者，化生于本；从标本者，有标本之化；从中者，以中气为化也[6]。帝曰：脉从而病反者，其诊何如[7]？岐伯曰：脉至而从，按之不鼓，诸阳皆然[8]。帝曰：诸阴之反，其脉何如？岐伯曰：脉至而从，按之鼓甚而盛也[9]。

〔1〕【张介宾】六气者，风寒暑湿火燥，天之令也。标，末也。本，原也。犹树木之有根枝也。分言之则根枝异形，合言之则标出乎本。此篇当与《六微旨大论》少阳之上，火气治之。

〔2〕【张介宾】不从标本者，从中气也。

〔3〕【张介宾】六气少阳为相火，是少阳从火而化，故火为本，少阳为标。太阴为湿土，是太阴从湿而化，故湿为本，太阴为标。二气之标本同，故经病之化皆从乎本。

〔4〕【张介宾】少阴为君火，从热而化，故热为本，少阴为标，是阴从乎阳也。太阳为寒水，从寒而化，故寒为本，太阳为标，是阳从乎阴也。二气之标本异，故经病之化，或从乎标，或从乎本。

〔5〕【王冰】少阳之本火，太阴之本湿，本末同，故从本也。少阴之本热，其标阴，太阳之本寒，其标阳，本末异，故从本从标。阳明之中太阴，厥阴之中少阳，本末与中不同，故不从标本从乎中也。从本从标从中，皆以其为化主之用也。

【张介宾】阳明为燥金，从燥而化，故燥为本，阳明为标。厥阴为风木，从风而化，故风为本，厥阴为标。但阳明与太阴为表里，故以太阴为中气，而金从湿土之化。厥阴与少阳为表里，故以少阳为中气，而木从相火之化。是皆从乎中也。

〔6〕【王冰】化，谓气之元主也。有病以元主气用寒热治之。新校正云：按《六微旨大论》云：少阳之上，火气治之，中见厥阴。阳

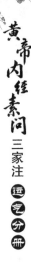

明之上，燥气治之，中见太阴。太阳之上，寒气治之，中见少阴。厥阴之上，风气治之，中见少阳。少阴之上，热气治之，中见太阳。太阴之上，湿气治之，中见阳明。所谓本也，本之下，中之见也，见之下，气之标也，本标不同，气应异象，此之谓也。

【张介宾】六气之太过不及皆能为病，病之化生必有所因，故或从乎本，或从乎标，或从乎中气，知其所从，则治无失矣。

〔7〕【张介宾】谓脉之阴阳必从乎病，其有脉病不应而相反者，诊当何如也。

〔8〕【王冰】言病热而脉数，按之不动，乃寒盛格阳而致之，非热也。

【张介宾】阳病见阳脉，脉至而从也。若浮洪滑大之类，本皆阳脉，但按之不鼓，指下无力便非真阳之候，不可误认为阳。凡诸阳证得此者，似阳非阳皆然也。故有为假热，有为格阳等证，此脉病之为反也。

〔9〕【王冰】形证是寒，按之而脉气鼓击于手下盛者，此为热盛据阴而生病，非寒也。

【张介宾】阴病见阴脉，脉至而从矣。若虽细小而按之鼓甚有力者，此则似阴非阴也。凡诸阴病而得此，有为假寒，有为格阳，表里异形，所以为反。凡此相反者，皆标本不同也。如阴脉而阳证，本阴标阳也。阳脉而阴证，本阳标阴也。故治病当必求其本。

是故百病之起，有生于本者，有生于标者，有生于中气者。有取本而得者，有取标而得者，有取中气而得者，有取标本而得者，有逆取而得者，有从取而得者[1]。逆，正顺也；若顺，逆也[2]。故曰：知标与本，用之不殆，明知逆顺，正行无问，此之谓也。不知是者，不足以言诊，足以乱经[3]。故《大要》曰：粗工嘻嘻，以为可知。言热未已，寒病复始，同气异形，迷诊乱经，此之谓也[4]。夫标本之道，要而博，小而大，可以言一而知百病之害；言标与本，易而勿损，察本与标，气可令调。明知胜负，为万民式，天之道毕矣[5]。

308

〔1〕【王冰】反佐取之，是为逆取，奇偶取之，是为从取。寒病治以寒，热病治以热，是为逆取。从，顺也。

【张介宾】百病之生于本标中气者，义见前篇。中气，中见之气也。如少阳厥阴互为中气，阳明太阴互为中气，太阳少阴互为中气，以其相为表里，故其气互通也。取，求也。病生于本者，必求其本而治之。病生于标者，必求其标而治之。病生于中气者，必求中气而治之。或生于标，或生于本者，必或标或本而治之。取有标本，治有逆从。以寒治热，治真热也。以热治寒，治真寒也，是为逆取。以热治热，治假热也，以寒治寒，治假寒也，是为从取。

〔2〕【王冰】寒盛格阳，治热以寒，热盛拒阴，治寒以寒之类，皆时谓之逆，外虽用逆，中乃顺也，此逆乃正顺也。若寒格阳而治以寒，热拒寒而治以热，外则虽顺，中气乃逆，故方若顺，是逆也。

【张介宾】病热而治以寒，病寒而治以热，于病似逆，于治为顺，故曰逆，正顺也。病热而治以热，病寒而治以寒，于病若顺，于治为反，故曰若顺，逆也。本论曰：逆者正治，从者反治。是亦此意。

〔3〕【张介宾】用，运用也。殆，危也。正行，执中而行，不偏不倚也。无问，无所疑问以资惑乱也。不有真见，乌能及此？错乱经常，在不知其本耳。

〔4〕【王冰】嘻嘻，悦也。言心意怡悦，以为知道终尽也。六气之用，粗之与工，得其半也。厥阴之化，粗以为寒，其乃是温。太阳之化，粗以为热，其乃是寒。由此差互，用失其道，故其学问识用不达，工之道半矣。夫太阳少阴，各有寒化热，量其标本应用则正反矣。何以言之？太阳本为寒，标为热，少阴本为热，标为寒，方之用亦如是也。厥阴阳明，中气矣尔。厥阴之中气为热，阳明之中气为湿，此二气亦反，其类太阳少阴也。然太阳与少阴有标本，用与诸气不同，故曰同气异形也。夫一经之标本，寒热既殊。本当究其标，论标合寻其本。言气不穷其标本，论病未辨其阴阳，虽同一气而生，且阻寒温之候，故心迷正理，治益乱经，呼曰粗工，允膺其称尔。

【张介宾】粗工，浅辈也。嘻嘻，自得貌。妄谓道之易知，故见标之阳，辄从火治，假热未除，真寒复起。虽阴阳之气若同，而

309

变见之形则异。即如甲乙同为木化，而甲阳乙阴；一六同为水数，而一阳六阴，何非同气异形者？粗工昧此，未有不迷乱者矣。

〔5〕【王冰】天地变化，尚可尽知，况一人之诊，而云冥昧，得经之要，持法之宗，为天下师，尚卑其道，万民之式，岂曰大哉。新校正云：按《标本病传论》云：有其在标而求之于标，有其在本而求之于本，有其在本而求之于标，有其在标而求之于本。故治有取标而得者，有取本而得者，有逆取而得者，有从取而得者。故知逆与从，正行无问，知标本者，万举万当，不知标本，是为妄行。夫阴阳逆从标本之为道也，小而大，言一而知百病之害；少而多，浅而博，可以言一而知百也；以浅知深，察近而知远，言标与本，易而勿及。治反为逆，治得为从。先病而后逆者，治其本；先逆而后病者，治其本；先寒而后生病者，治其本；先热而后生病者，治其本；先热而后生中满者，治其标；先病而后泄者，治其本；先泄而后生他病者，治其本。必且调之，乃治其他病。先病而后生中满者，治其标；先中满而后烦心者，治其本。人有客气，有同气，小大利治其标，小大利治其本，病发而有余，本而标之，先治其本后治其标；病发而不足，标而本之，先治其标后治其本。谨察间甚，以意调之，间者并行，甚者独行，先小大不利而后生病者，治其本。此经论标本尤详。

【张介宾】要而博，小而大者，谓天地之运气，人身之疾病，变化无穷，无不有标本在也。如三阴三阳，皆由六气所化，故六气为本，三阴三阳为标。知标本胜复之化，则气可令调，而天之道毕矣。然疾病之或生于本，或生于标，或生于中气，凡病所从生，即皆本也。夫本者，一而已矣。故知其要则一言而终，不知其要则流散无穷也。

帝曰：胜复之变，早晏何如[1]？岐伯曰：夫所胜者，胜至已病，病已愠愠，而复已萌也[2]。夫所复者，胜尽而起，得位而甚，胜有微甚，复有少多，胜和而和，胜虚而虚，天之常也[3]。帝曰：胜复之作，动不当位，或后时而至，其故何也[4]？岐伯曰：夫气之生，与其化衰盛异也[5]。寒暑温凉盛衰之用，其在四维[6]。故阳之动，始于温，盛于暑；阴之动，始于清，盛于寒。春夏秋冬，各差其分[7]。故《大要》曰：彼春之暖，为夏之暑，彼秋之忿，为冬之怒，谨按四维，斥候皆归，其终可见，起始可知，此之谓也^[8]。帝曰：差有数乎？岐伯曰：又凡三十度也^[9]。

〔1〕【张介宾】言迟速之应。

〔2〕【王冰】复心之慑，不远而有。

【张介宾】胜气之至，既已病矣。病将已，尚慑慑未除，而复气随之已萌矣。故凡治病者，于阴阳先后之变，不可不察也。慑因酓，又上声，积貌。

〔3〕【张介宾】胜尽而起，随而至也。得位而甚，专其令也。胜有微甚，则复有少多，报和以和，报虚以虚，故胜复之道，亦犹形影声应之不能爽也。

〔4〕【王冰】言阳盛于夏，阴盛于冬，清盛于秋，温盛于春，天之常候。然其胜复气用，四序不同，其何由哉？

【张介宾】胜复之动，有不应时者也。

〔5〕【张介宾】生者发生之始，化者气化大行，故衰盛异也。气有衰盛，则胜复之动，有不当位而后先至矣。

〔6〕【张介宾】寒暑温凉，四季之正气也。四维，辰戌丑未之月也。春温盛于辰，夏暑益于未，秋凉盛于戌，冬寒盛于丑，此四季盛衰之用。

〔7〕【王冰】言春夏秋冬四正之气，在于四维之分也。即事验之，春之温正在辰巳之月，夏之暑正在午未之月，秋之凉正在戌亥之月，冬之寒正在寅丑之月。春始于仲春，夏始于仲夏，秋始于仲秋，冬始于仲冬。故丑之月，阴结层冰于厚地；未之月，阳焰电掣于天垂；戌之月，霜清肃杀而庶物坚；辰之月，风扇和舒而陈柯荣秀。此则气差其分，昭然而不可蔽也。然阴阳之气，生发收藏，与常法相会，征其气化及在人之应，则四时每差其日数，与常法相连，从差法，乃正当之也。

【张介宾】始于温，阳之生也。盛于暑，阳之化也。始于清，阴之生也。盛于寒，阴之化也。气至有微甚，故四季各有分差也。

〔8〕【王冰】言气之少壮也。阳之少为暖，其壮也为暑；阴之少为忿，其壮也为怒。此悉谓少壮之异气，证用之盛衰，但立盛衰于四

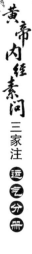

维之位，则阴阳终始应用皆可知矣。

【张介宾】斥候，四时之大候也。春之暖即夏暑之渐，秋之忿即冬寒之渐，但按四维之正，则四时斥候之所归也，故见其始，即可知终矣。

〔9〕【王冰】度者，日也。新校正云：按《六元正纪大论》曰：差有数乎？曰：后皆三十度而有奇也。此云三十度也者，此文为略。

【张介宾】凡气有迟蚤，总不出一月之外，三十度即一月之日数也。此二句与《六元正纪大论》同。

帝曰：其脉应皆何如？岐伯曰：差同正法，待时而去也[1]。《脉要》曰：春不沉，夏不弦，冬不涩，秋不数，是谓四塞[2]。沉甚曰病，弦甚曰病，涩甚曰病，数甚曰病[3]。参见曰病，复见曰病，未去而去曰病，去而不去曰病[4]，反者死[5]。故曰：气之相守司也，如权衡之不得相失也[6]。夫阴阳之气，清静则生化治，动则苛疾起，此之谓也[7]。

〔1〕【王冰】脉亦差，以随气应也。待差日足，应王气至而乃去也。

【张介宾】气至脉亦至，气去脉亦去。气有差分，脉必应之，故曰差同正法。

〔2〕【王冰】天地四时之气，闭塞而无所运行也。

【张介宾】此即脉之差分也。春脉宜弦，然自冬而至，冬气犹存，故尚有沉意；夏脉宜数，然自春而至，春气犹存，故尚有弦意；秋脉宜涩，然自夏而至，夏气犹存，故尚有数意；冬脉宜沉，然自秋而至，秋气犹存，故尚有涩意。若春不沉，夏不弦，秋不数，冬不涩，是失其所生之气，气不交通，故曰四塞，皆非脉气之正。

〔3〕【王冰】但应天和气，是则为平，形见太甚，则为力致，以力而至，安能久乎！故甚皆病。

【张介宾】此又其差之甚者也。故春可带沉而沉甚则病，夏可带弦而弦甚则病，秋可带数而数甚则病，冬可带涩而涩甚则病，以盛非其时也。

〔4〕【王冰】参见，谓参和诸气来见。复见，谓再见已衰已死之气也。去，谓王已而去者也。日行之度未出于差，是为天气未出。日度过差，是谓天气已去，而脉尚在，既非得应，故曰病也。

【张介宾】参见者，气脉乱而杂至也。复见者，脉随气去而再来也。时未去而脉先去，本气不足，来气有余也。时已去而脉不去，本气有余，来气不足也。皆不可免于病。

〔5〕【王冰】夏见沉，秋见数，冬见缓，春见涩，是谓反也。犯违天命，生其能久乎！新校正云：详上文秋不数，是谓四塞，此注云：秋见数，是谓反，何以脉差只在仲月，差之度尽而数不去，谓秋之季月而脉尚数，则为反也。

【张介宾】春得秋脉，夏得冬脉，秋得夏脉，冬得长夏脉，长夏得春脉，反见胜己之化，失天和也，故死。

〔6〕【王冰】权衡，秤也。天地之气，寒暑相对，温清相望，如持秤也。高者否，下者否，两者齐等，无相夺伦，则清静而生化各得其分也。

【张介宾】权衡，称也。凡六气之用，亦犹权衡之平而不可失也。

〔7〕【王冰】动，谓变动常平之候，而为灾眚也。苛，重也。新校正云：按《六微旨大论》云：成败倚伏生乎动，动而不已则变作矣。

【张介宾】阴阳之气，平则清静而生化治，不平则动而苛疾起。《六微旨大论》曰：成败倚伏生乎动，动而不已则变作矣。

帝曰：幽明何如？岐伯曰：两阴交尽故曰幽，两阳合明故曰明，幽明之配，寒暑之异也[1]。**帝曰：分至何如？岐伯曰：气至之谓至，气分之谓分，至则气同，分则气异，所谓天地之正纪也**[2]。

〔1〕【王冰】两阴交尽于戌亥，两阳合明于辰巳，《灵枢·系日月论》云：亥，十月，左足之厥阴。戌，九月，右足之厥阴。此两阴交尽，故曰厥阴。辰，三月，左足之阳明。巳，四月，右足之阳明。此两阳合于前，故曰阳明。然阴交则幽，阳合则明，幽明之象，当由是也。寒暑位西南、东北，幽明位西北、东南。幽明之配，寒暑之位，

313

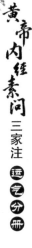

诚斯异也。新校正云：按《太始天元册文》云：幽明既位，寒暑弛张。

【张介宾】幽明者，阴阳盛极之象也。故《阴阳系日月篇》以辰巳为阳明，戌亥为厥阴。夫辰巳之气暑，戌亥之气寒。如夜寒昼热，冬寒夏热，西北寒，东南热，无非辰巳戌亥之气，故幽明之配，为寒暑之异。

〔2〕【王冰】因幽明之问，而形斯义也。言冬夏二至是天地气主岁至其所在也。春秋二气，是问气初二四五四气各分其政于主岁左右也。故曰至则气同，分则气异也。所言二至二分之气配者，此所谓是天地气之正纪也。

【张介宾】分言春秋二分，至言冬夏二至。冬夏言至者，阴阳之至极也。如司天主夏至，在泉主冬至，此六气之至也。夏至热极凉生，而夜短昼长之极，冬至寒极温生，而昼短夜长之极，此阴阳盈缩之至也。春秋言分者，阴阳之中分也。初气居春分之前，二气居春分之后，四气居秋分之前，五气居秋分之后，此问之分也。春分前寒而后热，前则昼短夜长，后则夜短昼长；秋分前热而后寒，前则夜短昼长，后则昼短夜长，此寒热昼夜之分也。至则纯阴纯阳，故曰气同。分则前后更易，故曰气异。此天地岁气之正纪也。

帝曰：夫子言春秋气始于前，冬夏气始于后，余已知之矣。然六气往复，主岁不常也，其补写奈何[1]？岐伯曰：上下所主，随其攸利，正其味，则其要也，左右同法[2]。《大要》曰：少阳之主，先甘后咸；阳明之主，先辛后酸；太阳之主，先咸后苦；厥阴之主，先酸后辛；少阴之主，先甘后咸；太阴之主，先苦后甘[3]。佐以所利，资以所生，是谓得气[4]。

〔1〕【王冰】以分至明六气分位，则初气四气，始于立春立秋前各一十五日为纪法。三气六气，始于立夏、立冬后各一十五日为纪法。由是四气前后之纪，则三气六气之中，正当二至日也。故曰春秋气始于前，冬夏气始于后也。然以三百六十五日易一气，一岁已往，气则改新，新气既来，旧气复去，所宜之味，天地不同，补写之方，应知先后，故复以问之也。

【张介宾】初之气，始于立春前十五日，四之气，始于立秋前十五日，故春秋气始于前。三之气，始于立夏后十五日，终之气，始于立冬后十五日，故冬夏气始于后，此不易之次序也。然六气迭为进退，旧者去而新者来，往复不常，则其补写之味，亦用有先后也。

〔2〕**【张介宾】**司天在泉，上下各有所主，应补应写。但随所利而用之，其要以正味为主也，上者同于司天，下者同于在泉，故曰同法。

〔3〕**【张介宾】**主，谓主岁，非客主之主也。按此即六气补写之正味，六气胜至，必当先去其有余，后补其不足，故诸味之用，皆先写而后补。

〔4〕**【王冰】**主，谓主岁。得，谓得其性用也。得其性用，则舒卷由人；不得性用，则动生乖忤，岂袪邪之可望乎！适足以伐天真之妙气尔。如是先后之味，皆谓有病先写而后补之也。

【张介宾】自补写正味之外，而复佐以所利，兼其所宜也。资以所生，助其化源也。是得六气之和平矣。

帝曰：善。夫百病之生也，皆生于风寒暑湿燥火，以之化之变也[1]**。经言盛者写之，虚者补之，余锡以方士，而方士用之，尚未能十全。余欲令要道必行，桴鼓相应，犹拔刺雪污，工巧神圣，可得闻乎**[2]**？岐伯曰：审察病机，无失气宜，此之谓也**[3]**。

〔1〕**【王冰】**风寒暑湿燥火，天之六气也。静而顺者为化，动而变者为变，故曰之化之变也。

【张介宾】风寒暑湿燥火，天之六气也。气之正者为化，气之邪者为变，故曰之化之变也。

〔2〕**【王冰】**针曰工巧，药曰神圣。新校正云：按《难经》云：望而知之谓之神，闻而知之谓之圣，问而知之谓之工，切脉而知之谓之巧。以外知之曰圣，以内知之曰神。

【张介宾】锡，赐也。十全，无一失也。桴，鼓槌也。由，犹同。拔刺雪污，去病如拾也。《难经》曰：问而知之谓之工，切脉而知之谓之巧，望而知之谓之神，闻而知之谓之圣。又曰：以外知之

315

曰圣，以内知之曰神。桴音孚。

〔3〕【王冰】得其机要，则动小而功大，用浅而功深也。

【张介宾】病随气动，必察其机，治之得其要，是无失气宜也。愚按：《气交变》、《五常政》、《至真要》等论，皆详言五运六气各有太过不及，而天时民病变必因之，故有淫胜、反胜、客胜、主胜之异。盖气太过则亢极而实，气不及则被侮而虚，此阴阳盛衰自然之理也。本篇随《至真要大论》之末，以统言病机，故脏五气六，各有所主，或实或虚，则亦无不随气之变而病有不同也。即如诸风掉眩皆属于肝矣，若木胜则四肢强直而为掉，风动于上而为眩，脾土受邪，肝之实也；木衰则血不养筋而为掉，气虚于上而为眩，金邪乘木，肝之虚也。又如诸痛痒疮皆属于心矣，若火盛则炽热为痛，心之实也；阳衰则阴胜为疮，心之虚也。五脏六气，虚实皆然，故本篇首言盛者写之，虚者补之；末言有者求之，无者求之，盛者责之，虚者责之。盖既以气宜言病机矣，有特以盛虚有无四字，贯一篇之首尾，以尽其义，此正先圣心传，精妙所在，最为吃紧纲领。奈何刘完素未之详审，略其颠末，独取其中一十九条，演为《原病式》，皆偏言盛气实邪，且于十九条中，凡归重于火者十之七八，至于不及虚邪则全不相顾。又曰：其为治者，但当写其过甚之气，以为病本，不可反误人治其兼化也。立言若此，虚者何堪？故楼氏指其治法之偏，诚非过也。夫病机为人道之门，为跬步之法，法有未善，而局人心目，初学得之，多致终身不能超脱，习染既久，流弊日深，所以近代医家，举动皆河间遗风，其于写假热，伐真虚，复人于反掌间者，比比皆然，不忍见也。或释之曰：河间当胡元之世，其风声气习，本有不同，因时制宜，故为是论。即或有之，则世变风移，今非昔比，设欲率由其旧，恐冰炭锯绳，不相符也。心切悯之，不容不辨。

帝曰：愿闻病机何如？岐伯曰：诸风掉眩，皆属于肝[1]。诸寒收引，皆属于肾[2]。诸气膹郁，皆属于肺[3]。诸湿肿满，皆属于脾[4]。诸热瞀瘛，皆属于火[5]。诸痛痒疮，皆属于心[6]。诸厥固泄，皆属于下[7]。诸痿喘呕，皆属于上[8]。诸禁鼓栗，如丧神守，皆属于火[9]。诸痉项强，皆属于湿[10]。诸逆冲上，皆属于火[11]。

诸胀腹大，皆属于热[12]。诸躁狂越，皆属于火[13]。诸暴强直，皆属于风[14]。诸病有声，鼓之如鼓，皆属于热[15]。诸病胕肿，疼酸惊骇，皆属于火[16]。诸转反戾，水液浑浊，皆属于热[17]。诸病水液，澄澈清冷，皆属于寒[18]。诸呕吐酸，暴注下迫，皆属于热[19]。

〔1〕【王冰】风性动，木气同之。

【张介宾】风类不一，故曰诸风。掉，摇也。眩，运也。风主动摇，木之化也，故属于肝。其虚其实，皆能致此。如发生之纪，其动掉眩颠疾，厥阴之复，筋骨掉眩之类者，肝之实也。又如阳明司天，掉振鼓栗，筋痿不能久立者，燥金之盛，肝受邪也；太阴之复，头顶痛重而掉瘈尤甚者，木不制土，湿气反胜，皆肝之虚也。故《卫气篇》曰：下虚则厥，上虚则眩。亦此之谓。凡实者宜凉宜写，虚则宜补宜温，反而为之，祸不旋踵矣。余治仿此。掉，提料切。

〔2〕【王冰】收，谓敛也。引，谓急也。寒物收缩，水气同也。

【张介宾】收，敛也。引，急也。肾属水，其化寒，凡阳气不达，则营卫凝聚，形体拘挛，皆收引之谓也。如太阳之胜为筋肉拘苛，血脉凝泣，岁水太过为阴厥、为上下中寒，水之实也。岁水不及为足痿清厥，涸流之纪其病癃闭，水之虚也。水之虚实，皆本于肾。诸气膹郁，皆属于肺。膹，喘急也。郁，否闷也。肺属金，其化燥，燥金盛则清，邪在肺而肺病有余，如岁金太过，甚则喘咳逆气之类是也。金气衰则火邪胜之而肺病不足，如从革之纪发喘咳之类是也。肺主气，故诸气膹郁者，其虚其实，皆属于肺。膹音愤。

〔3〕【王冰】高秋气凉，雾气烟集，凉至则气热，复甚则气殚，征其物象属可知也。膹，谓膹满；郁，谓奔迫也。气之为用，金气同之。

〔4〕【王冰】土薄则水浅，土厚则水深；土平则乾，土高则湿，湿气之有，土气从之。

【张介宾】脾属土，其化湿，土气实则湿邪盛行，如岁土太过，则饮发中满食减，四支不举之类是也。土气虚则风木乘之，寒水侮之，如岁木太过，脾土受邪，民病肠鸣腹支满；卑监之纪，其病流满否塞；岁水太过，甚则腹大胫肿之类是也。脾主肌肉，故诸湿肿满

317

等证，虚实皆属于脾。

〔5〕【王冰】火象微。

【张介宾】瞀，昏闷也。瘛，抽掣也。邪热伤神则瞀，亢阳伤血则瘛，故皆属于火。然岁火不及，则民病两臂内痛，郁冒蒙昧；岁水太过，则民病身热烦心躁悸，渴而妄冒。此义火之所以有虚实也。瞀，茂、务二音。瘛音翅。

〔6〕【王冰】心寂则痛微，心躁则痛甚，百端之起，皆自心生，痛痒疮疡生于心也。

【张介宾】热身则疮痛，热微则疮痒。心属火，其化热，故疮疡皆属于心火也。然赫曦之纪，心邪盛也，太阳司天，亦发为痈疡，寒水盛也。火盛则心实，水盛则心虚，于此可见。论曰：太阳脏独至，厥喘虚气逆，是阴不足阳有余也。有在冲督者，如《骨空论》曰：冲脉为病，逆气里急。督脉生病，从少腹上冲心而痛，不得前后，为冲疝也。凡此者，皆诸逆冲上之病。虽诸冲上皆属于火，但阳盛者火之实，阳衰者火之虚，治分补写，当于此详察之矣。

〔7〕【王冰】下，谓下焦肝肾气也。夫守司于下，肾之气也，门户束要，肝之气也，故厥固泄，皆属于下也。厥，谓气逆也。固，谓禁固也。诸有气逆上行，及固不禁，出入无度，燥湿不恒，皆由下焦之主守也。

【张介宾】厥，逆也。厥有阴阳二证：阳衰于下则为寒厥，阴衰于下则为热厥。固，前后不通也。阴虚则无气，无气则清浊不化，寒闭也；火盛则水亏，水亏则精液干涸，热结也。泄，二阴不固也。命门火衰则阳虚失禁，寒泄也；命门水衰则火迫注遗，热泄也。下言肾气，盖肾居五脏之下，为水火阴阳之宅，开窍于二阴，故诸厥固泄，皆属于下。

〔8〕【王冰】上，谓上焦心肺气也。炎热薄烁，心之气也，承热分化，肺之气也。热郁化上，故病属上焦。新校正云：详痿之为病，似非上病，王注不解所以属上之由，使后人疑议，今按《痿论》云：五脏使人痿者，因肺热叶焦，发为痿躄，故云属于上也。痿，又谓肺痿也。

【张介宾】痿有筋痿、肉痿、脉痿、骨痿之辨，故曰诸痿。

318

凡支体痿弱多在下部，而曰属于上者，如《痿论》云：五脏使人痿者，因肺热叶焦，发为痿躄也。肺居上焦，故属于上。气急曰喘，病在肺也。吐而有物有声曰呕，病在胃口也。逆而不降，是皆上焦之病。

〔9〕【王冰】热之内作。

【张介宾】禁，噤也，寒厥咬牙曰噤。鼓，鼓颔也。栗，战也。凡病寒战而精神不能主持，如丧失神守者，皆火之病。然火有虚实之辨，若表里热甚而外生寒栗者，如《阴阳应象大论》所谓热极生寒、重阳必阴也。河间曰：心火热甚，亢极而战，反兼水化制之，故为寒栗者，皆言火之实也。若阴盛阳虚而生寒栗者，如《调经论》曰：阳虚则外寒。《刺节真邪论》曰：阴胜则为寒，寒则真气去，去则虚，虚则寒搏于皮肤之间者，皆言火之虚也。有伤寒将解而为战汗者，如仲景曰：其人本虚，是以作战。成无己曰：战栗者，皆阴阳之争也。伤寒欲解将汗之时，正气内实，邪不能与之争，则便汗出而不发战；邪气欲出，其人本虚，邪与正争，微者为振，甚者则战。皆言伤寒之战汗，必因于虚也。有痎疟之为寒栗者，如《疟论》曰：疟之始发也，阳气并于阴，当是之时，阳虚而阴盛，外无气，故先寒栗也。夫疟气者，并于阳则阳胜，并于阴则阴胜，阴胜则寒，阳盛则热。又曰：阳并于阴则阴实阳虚，阳明虚则寒栗鼓颔也。由此观之，可见诸禁鼓栗虽皆属于火，但火实者少，火虚者多耳。

〔10〕【王冰】太阳伤湿。

【张介宾】痉，风强病也。项为足之太阳，湿兼风化而侵寒水之经，湿之极也。然太阳所至为屈伸不利，太阳之复为腰脽反痛，屈伸不便者，是又为寒水反胜之虚邪矣。痉音敬。

〔11〕【王冰】炎上之性用也。

【张介宾】火性炎上，故诸逆冲上者皆属于火。然诸脏诸经皆有逆气，则其阴阳虚实有不同矣。其在心脾胃者，如《脉解篇》曰：太阴所谓上走心为噫者，阴盛而上走于阳明，阳明络属心，故曰上走心为噫也。有在肺者，如《藏气法时论》曰：肺苦气上逆也。有在脾者，如《经脉篇》曰：足太阴厥气上逆则霍乱也。有在肝者，如《脉要精微论》曰：肝脉若搏，令人喘逆也。有在肾者，如《脉解篇》曰：少阴所谓呕咳上气喘者，阴气在下，阳气在上，诸阳气浮，无所

319

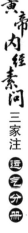

依从也。又《缪刺篇》曰：邪客于足少阴之络，令人无故善怒，气上走贲上也。又《示从容论》曰：咳喘烦冤者，是肾气之逆也。又《邪气脏腑病形篇》曰：胃脉微缓为洞，洞者食不化，下咽还出也。有在胃者，如《宣明五气篇》曰：胃为气逆为哕。又《阴阳别论》曰：二阳之病发心脾，其传为息奔也。有在胆胃者，如《四时气篇》曰：善呕，呕有苦，长太息，心中憺憺，恐人将捕之，邪在胆，逆在胃也。有在小肠者，曰少腹控睾引腰脊，上冲心也。有在大肠者，曰腹中常鸣，气上冲胸，喘不能久立也。又《缪刺篇》曰：邪客于手阳明之络，令人气满胸中喘息也。有在膀胱者，如《经脉别论》曰：太阳脏独至，厥喘虚气逆，是阴不足阳有余也。有在冲督者，如《骨空论》曰：冲脉为病，逆气里急。督脉生病，从少腹上冲心而痛，不得前后，为冲疝也。凡此者，皆论逆冲上之病。虽诸冲上皆属于火，但阳盛者火之实，阳衰者火之虚，治分补写，当于此详察之矣。

〔12〕【王冰】热郁于内，肺胀所生。

【张介宾】热气内盛者，在肺则胀于上，在脾胃则胀于中，在肝肾则胀于下，此以火邪所至，乃为烦满，故曰诸胀腹大，皆属于热。如岁火太过，民病胁支满，少阴司天，肺䐜腹大满膨膨而喘咳，少阳司天，身面胕肿满仰息之类，皆实热也。然岁水太过，民病腹大胫肿；岁火不及，民病胁支满胸腹大；流衍之纪，其病胀；水郁之发，善厥逆痞坚腹胀；太阳之胜，腹满食减；阳明之复，为腹胀而泄。又如《五常政大论》曰：适寒凉者胀。《异法方宜论》曰：脏寒生满病。《经脉篇》曰：胃中寒则胀满。是皆言热不足寒有余也。仲景曰：腹满不减，减不足言，须当下之，宜与大承气汤。言实胀也。腹胀时减复如故，此为寒，当与温药。言虚胀也。东垣曰：大抵寒胀多，热胀少。岂虚语哉？故治此者，不可以诸胀腹大，悉认为实热，而不察之盛衰之义。

〔13〕【王冰】热盛于胃，及四末也。

【张介宾】躁，烦躁不宁也。狂，狂乱也。越，失常度也。热盛于外，则支体躁扰；热盛于内，则神志躁烦。盖火入于肺则烦，火入于肾则躁，烦为热之轻，躁为热之甚耳。如少阴之胜，心下热，呕逆躁烦；少阳之复，心热烦躁，便数憎风之类，是皆火盛之躁也。

320

然有所谓阴躁者，如岁水太过，寒气流行，邪害心火，民病心热烦心躁悸、阴厥谵妄之类，阴之胜也。是为阴盛发躁，名曰阴躁。成无己曰：虽躁欲坐井中，但欲水不得入口是也。东垣曰：阴躁之极，欲坐井中，阳已先亡，医犹不悟，复指为热，重以寒药投之，其死也何疑焉？况寒凉之剂入腹，周身之火，得水则升走矣。且凡内热而躁者，有邪之热也，病多属火；外热而躁者，五根之火也，病多属寒。此所以热躁宜寒，阴躁宜热也。狂，阳病也。《宣明五气篇》曰：邪入于阳则狂。《难经》曰：重阳则狂。如赫曦之纪，血流狂妄之类，阳狂也。然复有虚狂者，如《本神篇》曰：肝悲哀动中则伤魂，魂伤则狂妄不精。肺喜乐无极则伤魄，魄伤则狂，狂者意不存人。《通天篇》曰：阳重脱者阳狂。《腹中论》曰：石之则阳气虚，虚则狂。是又狂之有虚实补写，不可误用也。

〔14〕【王冰】阳内郁而阴行于外。

【张介宾】暴，猝也。强直，筋病强劲不柔和也。肝主筋，其化风，风气有余，如木郁之发，善暴僵仆之类，肝邪实也。风气不足，如委和之纪，其动缓戾拘缓之类，肝气虚也。此皆肝木本气之化，故曰属风，非外来虚风八风之谓。凡诸病风而筋为强急者，正以风位之下，金气乘之，躁逐风生，其躁益甚。治宜补阴以制阳，养营以润燥，故曰治风先治血，血行风自灭，此最善之法也。设误认为外感之邪，而用疏风愈风等剂，则益躁其躁，非惟不能去风，而适所以致风矣。

〔15〕【王冰】谓有声也。

【张介宾】鼓之如鼓，胀而有声也。为阳气所逆，故属于热。然《师传篇》曰：胃中寒则腹胀，肠中寒则肠鸣飧泄。《口问篇》曰：中气不足，肠为之苦鸣。此又皆寒胀之有声者也。

〔16〕【王冰】热气多也。

【张介宾】胕肿，浮肿也。胕肿疼酸者，阳实于外，火在经也。惊骇不宁者，热乘阴分，火在脏也。故如少阴少阳司天，皆为疮疡胕肿之类，是火之实也。然伏明之纪其发痛，太阳司天为胕肿身后痛，太阴所至为重胕肿，太阳在泉，寒复内余则腰屁股胫足膝中痛之类，皆以寒湿之胜而为肿为痛，是又火之不足也。至于惊骇，虚实亦

321

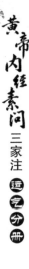

然。如少阴所至为惊骇，君火盛也。若委和之纪，其发惊骇，阳明之复亦为惊骇，此又以木衰金胜，肝胆受伤，火无生气，阳虚所致当知也。胕音附。

〔17〕【王冰】反戾，筋转也。水液，小便也。

【张介宾】诸转反戾，转筋拘挛也。水液，小便也。河间曰：热气燥烁于筋则挛瘛为痛，火主燔灼燥动故也。小便浑浊者，天气热则水浑浊，寒则清洁，水体清而火体浊故也。又如清水为汤，则自然浊也。此所谓皆属于热，宜从寒者是也。然其中亦各有虚实之不同者，如伤暑霍乱而为转筋之类，宜用甘凉调和等剂清其亢烈之火，热之属也。如感冒非时风寒，或因暴雨之后，湿毒中脏而为转筋霍乱，宜用辛温等剂，理中气以逐阴邪者，寒之属。大抵热胜者必多烦躁焦渴，寒胜者必多厥逆畏寒。故太阳之至为痉，太阳之复为腰脽反痛、屈伸不便，水郁之发为大关节不利，是皆阳衰阴胜之病也。水液之浊，虽为属火，然思虑伤心，劳倦伤脾，色欲伤肾，三阴亏损者多有是病。治宜慎起居，节劳欲，阴虚者壮其水，阳虚者益其气，金水既足，便当自清，若用寒凉，病必益甚。故《玉机真脏论》曰：冬脉不及则令人少腹满，小便变。《口问篇》曰：中气不足，溲便为之变。阴阳盛衰，义有如此，又岂可尽以前证为实热。

〔18〕【王冰】上下所出，及吐出、溺出也。

【张介宾】水液者，上下所出皆是也。水体清，其气寒，故凡或吐或利，水谷不化而澄澈清冷者，皆得寒水之化，如秋冬寒冷，水必澄清也。

〔19〕【王冰】酸，酸水及味也。

【张介宾】河间曰：胃膈热甚则为呕，火气炎上之象也。酸者肝木之味也，由火盛制金，不能平木，则肝木自甚，故为酸也。暴注，卒暴注泄也。肠胃热甚而传化失常，火性疾速，故如是也。下迫，后重里急迫痛也，火性急速而能燥物故也。是皆就热而言耳。不知此云皆属于热者，言热之本也；至于阴阳盛衰，则变如冰炭，胡可偏执为论。如《举痛论》曰：寒气客于肠胃，厥逆上出，故痛而呕也。《至真要》等论曰：太阳司天，民病呕血善噫；太阳之复，心胃生寒，胸中不和，唾出清水，及为哕噫；太阳之胜，寒入下焦，传为濡泄之类，是皆寒胜之为病也。又如岁木太过，民病飧泄肠鸣，反胁痛而吐甚；发生之纪，其病吐利之类，是皆木邪乘土，脾虚病也。又如岁土不及，民病飧泄霍乱；土郁之发，为呕吐注下；太阴所至为霍乱吐下之类，是皆湿胜为邪，脾脏本病，有湿多成热者，有寒湿同气者，湿热宜清，寒湿宜温，无失气宜，此之谓也。至于吐酸一证，在本节则明言属热，又如少阳之胜为呕酸，亦相火证也，此外别无因寒之说。惟东垣曰：呕吐酸水者，甚则酸水浸其心，其次则吐出酸水，令上下牙酸涩不能相对，以大辛热剂疗之必减。酸味者收气也，西方肺金旺也，寒水乃金之子，子能令母实，故用大咸热之剂写其子，以辛热为之佐，以写肺之实，若以河间病机之法作热攻之者，误矣。盖杂病酸心，浊气不降，欲为中满，寒药岂能治之乎？此东垣之说，独得前人之未发也。又丹溪曰：或问：吞酸《素问》明以为热，东垣又以为寒，何也？曰：《素问》言热者，言其本也；东垣言寒者，言其末也。但东垣不言外得风寒，而作收气立说，欲写肺金之实；又谓寒药不可治酸，而用安胃汤、加减二陈汤，俱犯丁香，且无治热湿郁积之法，为未合经意。余尝治吞酸，用黄连、茱萸各制炒，随时令迭为佐使，苍术、茯苓为辅，汤浸蒸饼为小丸吞之，仍教以粝食蔬果自养，则病亦安。此又二公之说有不一也。若以愚见评之，则吞酸虽有寒热，但属寒者多，属热者少。故在东垣则全用温药，在丹溪虽用黄连而亦不免茱萸、苍术之类，其义可知。盖凡留饮中焦，郁久成积，湿多生热，则木从火化，因而作酸者，酸之热也，当用丹溪之法；若客寒犯胃，顷刻成酸，本非郁热之谓，明是寒气，若用清凉，岂其所宜？又若饮食或有失节，及无故而为吞酸嗳腐等证，此以木味为邪，肝乘脾也；脾之不化，火之衰也。得热则行，非寒而何？欲不温中，其可得乎？故余愿为东垣之左祖而特表出之，欲人之视此者，不可谓概由乎实热。

故《大要》曰：谨守病机，各司其属，有者求之，无者求之，盛者责之，虚者责之，必先五胜[1]。疏其血气，令其调达，而致和平。此之谓也[2]。帝曰：善。五味阴阳之用何如？岐伯曰：辛甘发散为阳，酸苦涌泄为阴，咸味涌泄为阴，淡味渗泄为阳。六者或收或散，或缓或急，或燥或润，或软或坚，以所利而行之，调其气使

323

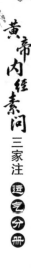

其平也[3]。帝曰：非调气而得者，治之奈何？有毒无毒，何先何后？愿闻其道[4]。岐伯曰：有毒无毒，所治为主，适大小为制也[5]。帝曰：请言其制？岐伯曰：君一臣二，制之小也；君一臣三佐五，制之中也；君一臣三佐九，制之大也[6]。

〔1〕【张介宾】疎得水则升走矣。且凡内热而躁者，有邪之热也，病多属火。上文一十九条，即病机也。机者，要也、变也，病变所由出也。凡或有或无，皆谓之机，有者言其实，无者言其虚。求之者，求有无之本也。譬犹寻物一般，必得其所，取之则易。如太阴雨化，施于太阳；太阳寒化，施于少阴；少阴热化，施于阳明，阳明燥化，施于厥阴；厥阴风化，施于太阴。凡淫胜在我者，我之实也，实者真邪也。反胜在彼者，我之虚也，虚者假邪也，此六气之虚实，即所谓有无也。然天地运气，虽分五六，而阴阳之用，水火而已。故阳胜则阴病，阴胜则阳病。

〔2〕【王冰】深乎圣人之言，理宜然也。有无求之，虚盛责之，言悉由也。夫如大寒而甚，热之不热，是无火也；热来复去，昼见夜伏，夜发昼止，时节而动，是无火也，当助其心。又如大热而甚，寒之不寒，是无水也；热动复止，倏忽往来，时动时止，是无水也，当助其肾。内格呕逆，食不得入，是有火也。病呕而吐，食久反出，是无火也。暴速注之下，食不及化，是无水也。溏泄而久，止发无恒，是无水也。故心盛则生热，肾盛则生寒，肾虚则寒动于中，心虚则热收于内。又热不得寒，是无火也。寒不得热，是无水也。夫寒之不寒，责其无水。热之不热，责其无火。热之不久，责心之虚。寒之不久，责肾之少。有者写之，无者补之，虚者补之，盛者写之，居其中间疏者壅塞，令上下无碍，气血通调则寒热自和，阴阳调达矣。是以方有治热以寒，寒之而水食不入，攻寒以热，热之而昏躁以生，此则气不疏通，壅而为是也。纪于水火，余气可知。故曰：有者求之，无者求之，盛者责之，虚者责之，令气通调，妙之道也。五胜，谓五行更胜也。先以五行寒、暑、温、凉、湿，酸、咸、甘、辛、苦，相胜为法也。

【张介宾】写其盛气，责其有也。培其衰气，责其无也。求得所本而直探其赜，则排难解纷，如拾芥也。设不明逆顺盈虚之道，立言之意，而凿执不移，所谓面东者不见西墙，面南者不睹北方，察一曲者不可与言化，察一时者不可与言大，未免实实虚虚，遗人害矣。故余于本篇，但引经释经，冀以明夫大义耳，非谓病机之变，止于是也。夫规矩准绳，匠氏之法，一隅三反，巧则在人，知此义者，惟王太仆乎！究其所注最妙，而人多忽者何也？余深佩之，谨附于后。王氏曰：深乎圣人之言，理宜然也。有无求之，虚盛责之，言悉由也。夫如大寒而甚，热之不热，是无火也；热来复去，昼见夜伏，夜发昼止，时节而动，是无火也，当助其心。又如大热而甚，寒之不寒，是无水也；热动复止，倏忽往来，时动时止，是无水也，当助其肾。内格呕逆，食不得入，是有火也。病呕而吐，食入反出，是无火也。暴速注下，食不及化，是无水也。溏泄而久，止发无恒，是无水也。故心盛则生热，肾盛则生寒。肾虚则寒动于中，心虚则热收于内。又热不得寒，是无水也。寒不得热，是无火也。夫寒之不寒，责其无水。热之不热，责其无火。热之不久，责心之虚。寒之不久，责肾之少。有者写之，无者补之，虚者补之，盛者写之，适其中外，疏其壅塞，令上下无碍，气血通调，则寒热自和，阴阳调达矣。是以方有治热以寒，寒之而火食不入，攻寒以热，热之而昏躁以生，此则气不疏通，壅而为是也。纪于水火，余气可知。故曰有者求之，无者求之，盛者责之，虚者责之，令气通调，妙之道也。五胜，谓无行更胜也。先以五行寒、暑、温、凉、湿，酸、咸、甘、辛、苦，相胜为法也。

〔3〕【王冰】涌，吐也。泄，利也。渗泄，小便也。言水液自回肠，泌别汁，渗入膀胱之中，自胞气化之，而为溺以泄出也。新校正云：按《藏气法时论》云：辛散，酸收，甘缓，苦坚，咸软。又云：辛、酸、甘、苦、咸，各有所利，或散，或收，或缓，或急，或坚，或耎。四时五脏，病随五味所宜也。

【张介宾】涌，吐也。泄，写也。渗泄，利小便及通窍也。辛、甘、酸、苦、咸、淡六者之胜：辛主散、主润，甘主缓，酸主收、主急，苦主燥、主坚，咸主耎，淡主渗泄。《藏气法时论》曰：辛散，酸收，甘缓，苦坚，咸耎。故五味之用，升而轻者为阳，降而重者为阴，各因其利而行之，则气可调而平矣。涌音湧，如泉涌也。耎，软同。

〔4〕【王冰】夫病生之类，其有四焉，一者始因气动而内有所成，二者不因气动而外有所成，三者始因气动而病生于内，四者不因气动而病生于外。夫因气动而内成者，谓积聚癥瘕，瘤气瘿起，结核、癫痫之类也。外成者，谓痈肿疮疡，痂疥疽痔，掉瘛浮肿，目赤瘭胗胕肿痛痒之类也。不因气动而病生于内者，谓留饮澼食，饥饱劳损，宿食霍乱，悲恐喜怒，想慕忧结之类也。生于外者，谓瘴气贼魅，虫蛇蛊毒，蜚尸鬼击，冲薄坠堕，风寒暑湿，斫射刺割捶朴之类也。如是四类，有独治内而愈者，有兼治内而愈者，有独治外而愈者，有兼治外而愈者，有先治内后治外而愈者，有先治外后治内而愈者，有须齐毒而攻击者，有须无毒而调引者。凡此之类，方法所施，或重或轻，或缓或急，或收或散，或润或燥，或软或坚，方士之用，见解不同，各擅己心，好丹非素，故复问之者也。

【张介宾】非调气，谓病有不因于气而得者也。王太仆曰：病生之类有四：一者始因气动而内有所成，谓积聚癥瘕，瘤气瘿气，结核癫痫之类也；二者因气动而外有所成，谓痈肿疮疡，疣疥疽痔，掉瘛浮肿，目赤瘭疹，胕肿痛痒之类也；三者不因气动而病生于内，谓留饮澼食，饥饱劳损，宿食霍乱，悲恐喜怒，想慕忧结之类也；四者不因气动而病生于外，谓瘴气贼魅，虫蛇蛊毒，蜚尸鬼击，冲薄隧堕，风寒暑湿，斫射刺割捶朴之类也。凡此四类，有独治内而愈者，有兼治内而愈者，有独治外而愈者，有兼治外而愈者，有先治内后治外而愈者，有先治外后治内而愈者，有须齐毒而攻击者，有须无毒而调引者。其于或重或轻，或缓或急，或收或散，或润或燥，或耎或坚，用各有所宜也。

〔5〕【王冰】言但能破积愈疾，解急脱死，则为良方，非必要言以先毒为是，后毒为非，无毒为非，有毒为是，必量病轻重，大小制之者也。

【张介宾】治之之道，有宜毒者，有不宜毒者，但以所治为主，求当于病而已，故其方之大小轻重，皆宜因病而为之制也。

〔6〕【张介宾】君臣佐义见下章。

326

寒者热之，热者寒之[1]，微者逆之，甚者从之[2]。坚者削之，客者除之，劳者温之，结者散之，留者攻之，燥者濡之，急者缓之，散者收之，损者温之，逸者行之，惊者平之，上之下之，摩之浴之，薄之劫之，开之发之，适事为故[3]。帝曰：何谓逆从？岐伯曰：逆者正治，从者反治，从少从多，观其事也[4]。

〔1〕【张介宾】治寒以热，治热以寒，此正治法也。

〔2〕【王冰】夫病之微小者，犹水火也。遇草而焫，得水而燔，可以湿伏，可以水灭，故逆其性气以折之攻之。病之大甚者，犹龙火也，得湿而焰，遇水而燔，不知其性以水湿折之，适足以光焰诰天，物穷方止矣；识其性者，反常之理，以火逐之，则燔灼自消，焰火扑灭。然逆之，谓以寒攻热，以热攻寒。从之，谓攻以寒热，虽从其性，用不必皆同。是以下文曰：逆者正治，从者反治，从少从多，观其事也。此之谓乎。新校正云：按《神农》云：药有君臣佐使，以相宣宣摄，合和宜用一君二臣，三佐五使；又可一君二臣，九佐使也。

【张介宾】病之微者，如阳病则热，阴病则寒，真形易见，其病则微，故可逆之，逆即上文之正治也。病之甚者，如热极反寒，寒极反热，假证难辨，其病则甚，故当从之，从即下文之反治也。王太仆曰：夫病之微小者，犹人火也，遇草而焫，得木而燔，可以湿伏，可以水灭，故逆其性气以折之攻之。病之大甚者，犹龙火也，得湿而焰，遇水而燔，不知其性，以水折之，适足以光焰诰天，物穷方止矣；识其性者，反常之理，以火逐之，则燔灼自消，焰火扑灭。然逆之，谓以寒攻热，以热攻寒。从之，谓攻以寒热，虽从其性用，不必皆同。

〔3〕【王冰】量病证候，适事用之。

【张介宾】温之，温养之也。逸者，奔逸溃乱也。行之，行其逆滞也。平之，安之也。上之，吐之也。摩之，按摩之也。薄之，追其隐藏也。劫之，夺其强盛也。适事为故，适当其所事之故也。

〔4〕【王冰】言逆者，正治也。从者，反治也。逆病气而正治，则以寒攻热，以热攻寒。虽从顺病气，则反治法也。从少，谓一同而二异。从多，谓二同而三异也。言尽同者，是奇制也。

【张介宾】以寒治热，以热治寒，逆其病者，谓之正治。以

327

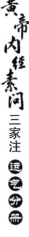

寒治寒，以热治热，从其病者，谓之反治。从少谓之一同而二异，从多谓二同而一异，必观其事之轻重而为之增损。然则宜于全反者，自当尽同无疑矣。愚按：治有逆从者，以病之微甚；病有微甚者，以证有真假也。寒热有真假，虚实亦有真假，真者正治，知之无难，假者反治，乃为难耳。如寒热之真假者，真寒则脉沉而细，或弱而迟，为厥逆，为呕吐，为腹痛，为飧泄下利，为小便清频，即有发热，必欲得衣，此浮热在外而沉寒在内也。真热则脉数有力，滑大而实，为烦躁喘满，为声音壮厉，或大便秘结，或小水赤涩，或发热掀衣，或胀疼热渴。此皆真病，真寒者宜温其寒，真热者直解其热，是当正治者也。至若假寒者，阳证似阴，火极似水也，外虽寒而内则热，脉数而有力，或沉而鼓击，或身寒恶衣，或便热秘结，或烦渴引饮，或肠垢臭秽，此则恶寒非寒，明是热证，所谓热极反兼寒化，亦曰阳盛隔阴也。假热者，阴证似阳，水极似火也。外虽热而内则寒，脉微而弱，或数而虚，或浮大无根，或弦芤断续，身虽炽热而神则静，语虽谵妄而声则微，或虚狂起倒而禁之即止，或蚊迹假斑而浅红细碎，或喜冷水而所用不多，或舌苔面赤而衣被不撤，或小水多利，或大便不结，此则恶热非热，明是寒证，所谓寒极反兼热化，亦曰阴盛隔阳也。此皆假病，假寒者清其内热，内清则浮阴退舍矣；假热者温其真阳，中温则虚火归原矣，是当从治者也。又如虚实之治，实则写之，虚则补之，此不易之法也。然至虚有盛候，则有假实矣；大实有羸状，则有假虚矣。总之，虚者，正气虚也，为色惨形疲，为神衰气怯，或自汗不收，或二便失禁，或梦遗精滑，或呕吐隔塞，或病久攻多，或气短似喘，或劳伤过度，或暴困失志，虽外证似实而脉弱无神者，皆虚证之当补也。实者，邪气实也，或外闭于经络，或内结于脏腑，或气壅而不行，或血留而凝滞，必脉病俱盛者，乃实证之当攻也。然而虚实之间，最多疑似，有不可不辨其真耳。如《通评虚实论》曰：邪气盛则实，精气夺则虚。此虚实之大法也。设有人焉，正已夺而邪方盛者，将顾其正而补之乎？抑先其邪而攻之乎？见有不得，则死生系之，此其所以宜慎也。夫正者本也，邪者标也。若正气既虚，则邪气虽盛，亦不可攻，盖恐邪未去而正先脱，呼吸变生，则措手无及。故治虚邪者，当先顾正气，正气存则不致于害。且补中自有攻意，盖补阴即所以攻热，补阳即所以攻寒，世未有正气复而邪不退者，亦未有正气竭而命不倾者。如必不得已，亦当酌量缓急，暂从权宜，从少从多，寓战于守斯可矣，此治虚之道也。若正气无损者，邪气虽微，自不宜补，盖补之则正无与而邪反盛，适足以借寇兵而资盗粮。故治实证者，当直去其邪，邪去则身安，但法贵精专，便臻速效，此治实之道也。要之，能胜攻者，方是实证。实者可攻，何虑之有？不能胜攻者，便是虚证。气去不返，可不寒心。此邪正之本末，有不可不知也。惟是假虚之证不多见，而假实之证最多也；假寒之证不难治，而假热之治多误也。然实者多热，虚者多寒。如丹溪曰：气有余便是火。故实能受寒。而余续之曰：气不足便是寒。故虚能受热。世有不明真假本末而曰之医者，余则未敢许也。

帝曰：反治何谓？岐伯曰：热因寒用，寒因热用，塞因塞用，通因通用，必伏其所主，而先其所因，其始则同，其终则异，可使破积，可使溃坚，可使气和，可使必已[1]。帝曰：善。气调而得者何如？岐伯曰：逆之从之，逆而从之，从而逆之，疏气令调，则其道也[2]。

〔1〕【王冰】夫大寒而内结，稽聚疝瘕，以热攻除，除寒格热，反纵，反纵之则痛发尤甚，攻之则热不得前，方以蜜煎乌头，佐之以热蜜，多其药，服已便消。是则张公从此而以热因寒用也。有火气动，服冷已过，热为寒格，而身冷呕哕，嗌干口苦，恶热好寒，众议攸同，咸呼为热，冷治则甚，其如之何？逆其好则拒治，顺其心则加病，若调寒热逆，冷热必行，则热物冷服，下嗌之后，冷体既消，热性便发，由是病气随愈，呕哕皆除。情且不违，而致大益，醇酒冷饮，则其类矣，是则以热因寒用也。所谓恶热者，凡诸食余气主于王者。新校正云：详王字疑误上。见之已呕也。又病热者，寒攻不入，恶其寒胜，热乃消除。从其气则热增，寒攻之则不入。以豉豆诸冷药酒渍或熅而服之，酒热气同，固无违忤，酒热既尽，寒药已行，从其服食，热便随散，此则寒因热用也。或以诸冷物、热齐和之，服之食之，热复围解，是亦寒因热用也。又热食猪肉及粉葵乳，以椒姜橘热齐和之，亦

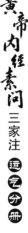

其类也。又热在下焦，治亦然。假如下气虚乏，中焦气拥，胠胁满甚，食已转增。粗工之见无能断也，欲散满则恐虚其下，补下则满甚于中，散气则下焦转虚，补虚则中满滋甚。医病参议，言意皆同，不救其虚，且攻其满，药入则减，药过依然，故中满下虚，其病常在。乃不知疏启其中，峻补于下，少服则资壅，多服则宣通，由是而疗，中满自除，下虚斯实，此则塞因塞用也。又大热内结，注泄不止，热宜寒疗，结复须除，以寒下之，结散利止，此则通因通用也。又大热凝内，久痢溏泄，愈而复发，绵历几年，以热下之，寒去利止，亦其类也。投寒以热，凉而行之，投热以寒，温而行之，始同终异，斯之谓也。诸如此等，其徒实繁，略举宗兆，犹是反治之道，斯其类也。新校正云：按《五常政大论》云：治热以寒，温而行之，治寒以热，凉而行之。亦热因寒用，寒因热用之义也。

【张介宾】此节从王氏及新校正等注云：热因寒用者，如大寒内结，当治以热，然寒甚格热，热不得前，则以热药冷服，下嗌之后，冷体即消，热性便发，情且不违，而致大益，此热因寒用之法也。寒因热用者，如大热在中，以寒攻治则不入，以热攻治则病增，乃以寒药热服，入腹之后，热气即消，寒性遂行，情且协和，而病以减，此寒因热用之法也。如《五常政大论》云：治热以寒，温而行之；治寒以热，凉而行之。亦寒因热用、热因寒用之义。塞因塞用者，如下气虚乏，中焦气壅，欲散满则更虚其下，欲补下则满甚于中。治不知本而先攻其满，药入或减，药过依然，气必更虚，病必渐甚。乃不知少服则资壅，多服则宣通，峻补其下以疏启其中，则下虚自实，中满自除，此塞因塞用之法也。通因通用者，如大热内蓄，或大寒内凝，积聚留滞，写利不止，寒滞者以热下之，热滞者以寒下之，此通因通用之法也。以上四治，必伏其所主者，制病之本也。先其所因者，求病之由也。既得其本而以真治真，以假治假，其始也类治似同，其终也病变则异矣，是为反治之法，故可使破积溃坚，气和而病必已也。塞，人声。

〔2〕【王冰】逆，谓逆病气以正治。从，谓从病气而反疗。逆其气以正治，使其从顺，从其病以反取，令彼和调，故曰逆从也。不疏其气，令道路开通，则气感寒热而为变，始生化多端也。

330

【张介宾】气调而得者，言气调和而偶感于病，则或因天时，或因意料之外者也。若其治法，亦无过逆从而已，或可逆者，或可从者，或先逆而后从者，或先从而后逆者，但疏其邪气而使之调和，则治道尽矣。

帝曰：善。病之中外何如？岐伯曰：从内之外者，调其内；从外之内者，治其外[1]；从内之外而盛于外者，先调其内而后治其外；从外之内而盛于内者，先治其外而后调其内[2]；中外不相及，则治主病[3]。帝曰：善。火热复，恶寒发热，有如疟状，或一日发，或间数日发，其故何也[4]？岐伯曰：胜复之气，会遇之时，有多少也。阴气多而阳气少，则其发日远；阳气多而阴气少，则其发日近。此胜复相薄，盛衰之节。疟亦同法[5]。

〔1〕【王冰】各绝其源。

　　【张介宾】从内之外者内为本，从外之内者外为本。但治其本，无不愈矣。

〔2〕【王冰】皆谓先除其根属，后削其枝条也。

　　【张介宾】病虽盛于标，治必先其本，而后可愈，此治病之大法也，故曰治病必求其本。

〔3〕【王冰】中外不相及，自各一病也。

　　【张介宾】中外不相及，谓既不从内，又不从外，则但求其见在所主之病而治之。愚按：此篇即三因之义也。如《金匮玉函要略》曰：千般疢难，不越三条：一者经络受邪入脏腑，为内所因也；二者四肢九窍，血脉相传，壅塞不通，为外皮肤所中也；三者房室金刃虫兽所伤也。故陈无择著《三因方》曰：有内因，有外因，有不内外因。盖本于仲景之三条，而仲景之论实本诸此耳。疢，昌震切，病也。

〔4〕【张介宾】凡病寒热，多由外感，然有不因风寒而火热内盛者，亦为恶寒发热，其作有期，状虽似疟而实非疟证，故特为问辨也。

〔5〕【王冰】阴阳齐等，则一日之中，寒热相半。阳多阴少，则一日一发而但热不寒。阳少阴多，则隔日发而先寒后热。虽复胜之气，

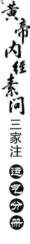

若气微则一发后六七日乃发，时谓之愈而复发，或频三日发而六七日止，或隔十日发而四五日止者，皆由气之多少，会遇与不会遇也。俗见不远，乃谓鬼神暴疾，而又祈祷避匿，病势已过，旋至其毙，病者殒殁，自谓其分，致今冤魂塞于冥路，夭死盈于旷野，仁爱鉴兹，能不伤楚，习俗既久，难卒厘革，非复可改，未如之何，悲哉！悲哉！

【张介宾】夫寒热者，阴阳之气也。迟速者，阴阳之性也。人之阴阳则水火也，营卫也。有热而反寒者，火极似水也。寒而反热者，阴极似阳也。阴阳和则血气匀，表里治；阴阳不和，则胜复之气，会遇之时，各有多少矣。故阳入之阴，则阴不胜阳而为热；阴出之阳，则阳不胜阴而为寒。又若阴多阳少，则阴性缓而会遇迟，故其发日远；阳多阴少，则阳性速而会遇蚤，故其发日近。此胜复盛衰之节，虽非疟证，而多变似疟，法亦同然。所谓同者，皆阴阳出入之理也。然同中自有不同，则曰是疟，曰非疟。是疟非疟者，在有邪无邪之辨耳。真疟有邪，由卫气之会以为止作；似疟无邪，由水火争胜以为盛衰。此则一责在表，一责在里，一治在邪，一治在正，勿谓法同而治亦同也。同与不同之间，即杀人生人之歧也，学者于此，不可不察。

帝曰：论言治寒以热，治热以寒，而方士不能废绳墨而更其道也。有病热者寒之而热，有病寒者热之而寒，二者皆在，新病复起，奈何治[1]？岐伯曰：诸寒之而热者取之阴，热之而寒者取之阳，所谓求其属也[2]。帝曰：善。服寒而反热，服热而反寒，其故何也？岐伯曰：治其王气，是以反也[3]。帝曰：不治王而然者何也？岐伯曰：悉乎哉问也！不治五味属也。夫五味入胃，各归所喜，故酸先入肝，苦先入心，甘先入脾，辛先入肺，咸先入肾[4]。久而增气，物化之常也。气增而久，夭之由也[5]。

〔1〕【王冰】谓治之而病不衰退，反因药寒热，而随生寒热病之新者也。亦有止而复发者，亦有药在而除，药去而发者，亦有全不息者。方士若废此绳墨，则无更新之法，欲依标格，则病势不除，舍之则阻彼凡情，治之则药无能验，心迷意惑，无由通悟，不知其道，何恃而为，因药病生，新旧相对，欲求其愈，安可奈何？

【张介宾】寒之而热，言治热以寒而热如故。热之而寒，言治寒以热而寒如故。及有以寒治热者，旧热尚在而新寒生；以热攻寒者，旧寒未除而新热起。皆不得不求其详也。

　　〔2〕【王冰】言益火之源，以消阴翳；壮水之主，以制阳光。故曰求其属也。夫粗工偏浅，学未精深，以热攻寒，以寒疗热。治热未已，而冷疾已生，攻寒日深而热病更起；热起而中寒尚在，寒生而外热不除；欲攻寒则惧热不前，欲疗热则思寒又止，进退交战，危亟已臻；岂知脏腑之源，有寒热温凉之主哉。取心者，不必齐以热；取肾者，不必齐以寒。但益心之阳，寒亦通行；强肾之阴，热之犹可。观斯之故，或治热以热，治寒以寒，万举万全，孰知其意？思方智极，理尽辞穷。呜呼！人之死者，岂谓命，不谓方士愚昧而杀之耶？

　　【张介宾】诸寒之而热者，谓以苦寒治热而热反增，非火之有余，乃真阴之不足也。阴不足则阳有余而为热，故当取之于阴，谓不宜治火也，只补阴以配其阳，则阴气复而热自退矣。热之而寒者，谓以辛热治寒而寒反甚，非寒之有余，乃真阳之不足也。阳不足则阴有余而为寒，故当取之于阳，谓不宜攻寒也，但补水中之火，则阳气复而寒自消也。故启玄子注曰：益火之源，以消阴翳；壮水之主，以制阳光。又曰：脏腑之原，有寒热温凉之主。取心者不必齐以热，取肾者不必齐以寒；但益心之阳，寒亦通行，强肾之阴，热之犹可。故或治热以热，治寒以寒，万举万全，孰知其意？此王氏之心得也。然求其所谓益与壮者，即温养阳气，填补真阴也。求其所谓源与主者，即所谓求其属也。属者根本之谓，水火之本，则皆在命门之中耳。

　　〔3〕【王冰】物体有寒热，气性有阴阳，触王之气，则强其用也。夫肝气温和，心气暑热，肺气清凉，肾气寒冽，脾气兼并之。故春以清治肝而反温，夏以冷治心而反热，秋以温治肺而反清，冬以热治肾而反寒，盖由补益王气太甚也。补王太甚，则脏之寒热气自多矣。

　　【张介宾】此承上文而详求其服寒反热、服热反寒之所以然也。治其王气者，谓病有阴阳，气有衰王，不明衰王，则治之反甚。如阳盛阴衰者，阴虚火王也，治之者不知补阴以配阳，而专用苦寒治火之王，岂知苦寒皆沉降，沉降皆亡阴，阴愈亡则火愈盛，故服寒反热者，阴虚不宜降也。又如阳衰阴盛者，气弱生寒也，治之者不知补

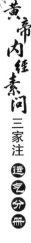

阳以消阴，而专用辛温治阴之王，岂知辛温多耗散，耗散则亡阳，阳愈亡则寒愈甚，故服热反寒者，阳虚不宜耗也。此无他，皆以专治王气，故其病反如此。又如夏令本热，而伏阴在内，故每多中寒，冬令本寒，而伏阳在内，故每多内热。设不知此而必欲用寒于夏，治火之王，用热于冬，治寒之王，则有中寒隔阳者，服寒反热，中热隔阴者，服热反寒矣。是皆治王之谓，而病之所以反也。春秋同法。

〔4〕新校正云：按《宣明五气篇》云：五味所入：酸入肝，辛入肺，苦入心，咸入肾，甘入脾，是谓五入也。

【张介宾】此言不因治王而病不愈者，以五味之属，治有不当也。凡五味必先入胃，而后各归所喜攻之脏。喜攻者，谓五味五脏各有所属也。如《九针论》曰：病在筋，无食酸；病在气，无食辛；病在骨，无食咸；病在血，无食苦；病在肉，无食甘。犯之者，即所谓不治五味属也。

〔5〕**【王冰】**夫入肝为温，入心为热，入肺为清，入肾为寒，入脾为至阴而四气兼之，皆为增其味而益其气，故各从本脏之气用尔。故久服黄连、苦参而反热者，此其类也。余味皆然。但人疏忽，不能精候矣。故曰久而增气，物化之常也。气增不已，益岁年则脏气偏胜，气有偏胜则有偏绝，脏有偏绝则有暴夭者。故曰气增而久，夭之由也。是以《正理观化药集·商较服饵》曰：药不具五味，不备四气，而久服之，虽且获胜，久必致暴夭。此之谓也。绝粒服饵，则不暴亡，斯何由哉？无五谷味资助故也。复今食谷，其亦夭焉。

【张介宾】凡五味之性，各有所入，苦味有偏用，则气有偏病，偏用即久，其气必增，此物化之常也。气增而久，则脏有偏胜，脏有偏胜，则必有偏绝矣，此致夭之由也，如《生气通天论》曰：味过于酸，肝气以津，脾气乃绝；味过于咸，大骨气劳，短肌，心气抑之类是也。此篇前言寒热者，言病机也；后言五味者，言药饵也。药饵病机必审其真，设有谬误，鲜不害矣。

帝曰：善。方制君臣，何谓也？岐伯曰：主病之谓君，佐君之谓臣，应臣之谓使，非上下三品之谓也[1]。帝曰：三品何谓？岐伯曰：所以明善恶之殊贯也[2]。帝曰：善。病之中外，何如[3]？帝曰：善[4]。岐伯曰：调气之方，必别阴阳，定其中外，各守其乡，内者内治，外者外治，微者调之，其次平之，盛者夺之，汗之下之，寒热温凉，衰之以属，随其攸利[5]，谨道如法，万举万全，气血正平，长有天命[6]。帝曰：善。

〔1〕【王冰】上药为君，中药为臣，下药为佐使，所以异善恶之名位。服饵之道当从此为法，治病之道，不必皆然。以主病者为君，佐君者为臣，应臣之用者为使，皆所以赞成方用也。

【张介宾】主病者，对证之要药也，故谓之君。君者，味数少而分两重，赖之以为主也。佐君者谓之臣，味数稍多而分两稍轻，所以匡君之不逮也。应臣者谓之使，数可出入而分两更轻，所以备通行向导之使也。此则君臣佐使之义，非上下三品如下文善恶殊贯之谓。使，去声。

〔2〕【王冰】三品，上、中、下品，此明药善恶不同性用也。新校正云：按《神农》云：上药为君，主养命以应天；中药为臣，养性以应人；下药为佐使，主治病以应地也。

【张介宾】前言方制，言处方之制，故有君臣佐使；此言三品，言药性善恶，故有上中下之殊。《神农》云：上药为君，主养命以应天；中药为臣，主食性以应人；下药为佐使，主治病以应地也。故在《本草经》有上、中、下三品之分，此所谓善恶之殊贯也。

〔3〕【王冰】前问病之中外，谓调气之法，今此未尽，故复问之。此下对，当次前求其属也之下，应古之错简也。

〔4〕【张介宾】此下与前本出同篇，但前篇问病之中外，伯答以标本之义，故此复答者，盖欲明阴阳法治之详也。

〔5〕【王冰】病者中外，治有表里。在内者，以内治法和之；在外者，以外治法和之；气微不和，以调气法调之；其次大者，以平气法平之；盛甚不已，则夺其气，令甚衰也。假如小寒之气，温以和之；大寒之气，热以取之；甚寒之气，则下夺之，夺之不已则逆折之；折之不尽，则求其属以衰之。小热之气，凉以和之；大热之气，寒以取之；甚热之气，则汗发之；发不尽则逆制之；制之不尽则求其属以衰之。故曰：汗之下之，寒热温凉，衰之以属，随其攸利。攸，所以也。

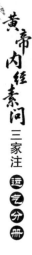

【张介宾】方，法也。阴阳之道，凡病治脉药皆有关系，故必当详别之。中外，表里也。微者调之，谓小寒之气，和之以温；小热之气，和之以凉也。其次平之，谓大寒之气，平之以热；大热之气，平之以寒也。盛者夺之，谓邪之甚者当攻而取之，如甚于外者汗之，甚于内者下之。凡宜寒宜热，宜温宜凉，当各求其属以衰去之，惟随其攸利而已。攸，所也。别，必列切。

〔6〕【王冰】守道以行，举无不中，故能驱役草石，召遣神灵，调御阴阳，蠲除众疾，血气保平之候，天真无耗竭之由。夫如是者，盖以舒卷在心，去留从意，故精神内守，寿命灵长。

【张介宾】能谨于道而如其法，则举无不当，而天命可以永昌矣。

卷第二十三

著至教论篇第七十五①

黄帝坐明堂，召雷公而问之曰：子知医之道乎[1]？雷公对曰：诵而颇②能解，解而未能别，别而未能明，明而未能彰[2]，足以治群僚，不足至侯王[3]。愿得受树天之度，四时阴阳合之，别星辰与日月光，以彰经术，后世益明[4]，上通神农，著至教，疑于二皇[5]。帝曰：善。无失之③，此皆④阴阳、表里、上下、雌雄相输应⑤也[6]，而道上知天文，下知地理，中知人事，可以长久[7]，以教众庶，亦不疑殆，医道论篇，可传后世，可以为宝[8]。

①新校正云：按全元起本在《四时病类论》篇末。
②颇：《素问》守山阁校本作"未"字。
③无失之：《太素》作"毋失"。
④此皆：《太素》无"皆"字。
⑤相输应：《太素》无"相"字。

〔1〕【王冰】明堂，布政之宫也，八窗四闼，上圆下方，在国之南，故称明堂。夫求民之瘼，恤民之隐，大圣之用心，故召引雷公，问拯济生灵之道也。

【张介宾】明堂，天子布政之所，圣人向明而治，故曰明堂。

〔2〕【王冰】言所知解，但得法、守数而已，犹未能深尽精微之妙用也。新校正云：按杨上善云：习道有五：一诵，二解，三别，四明，五彰。

【张介宾】颇能解，粗解其义耳。别者别其条理，明者明其精微，彰则利于用矣。杨上善曰：习道有五：一诵，二解，三别，四明，五彰。

〔3〕【王冰】公不敢自高其道，然则布衣与血食主，疗亦殊矣。

【杨上善】明堂，天子所居室也。习道有五：一诵，二解，三别，四明，五章。子能诵之，未能解别。且可行之士群僚。不可之进尊贵。

【张介宾】群僚之情易通，侯王之意难测，所以有不同也。然则膏粱藜藿，其为难易亦然。

〔4〕【王冰】树天之度，言高远不极。四时阴阳合之，言顺气序也。别星辰与日月光，言别学者二明大小异也。新校正云：按《太素》"别"作"列"字。

〔5〕【王冰】公欲其经法明著，通于神农，使后世见之，疑是二皇并行之教。新校正云：按全元起本及《太素》"疑"作"拟"。

【杨上善】树，立也。雷公所愿，立天之道，以章经术，益明后代，上通神农，至教拟于古之伏羲、神农二皇大道也。疑当为拟者也。

【张介宾】树，立也。天度立则四时阴阳之序可以合，星辰日月之光可以别，用以彰经术，令后世益明，是上通神农之道，著为至教，则拟德于二皇矣。二皇，伏羲、神农也。

〔6〕【杨上善】试令至诚。

〔7〕【杨上善】言其所教，合道行之，长生久视也。

〔8〕【王冰】以明著故。

【杨上善】诚令至传宝也。

【张介宾】阴阳、表里、上下、雌雄相输应者，即指上文天度四时阴阳星辰日月光言，所以医道合于三才，必尽知之，斯可以垂教后世，不致疑殆，永传为宝矣。而道上知天文等四句，与《气交变大论》同。

雷公曰：请受道，讽诵用解[1]。帝曰：子不闻《阴阳传》乎？曰：不知。曰：夫三阳天为业①[2]，上下无常，合而病至，偏害②阴阳[3]。

①天为业：《太素》作"太阳为叶"。

338

②偏害：《太素》作"偏周"。

〔1〕【王冰】诵，亦谕也。讽谕者，所以比切近而令解也。

〔2〕【王冰】天为业，言三阳之气，在人身形，所行居上也。《阴阳传》，上古书名也。新校正云：按《太素》"天"作"太"。

【张介宾】《阴阳传》，古经也。此三阳者，统手足六阳为言。三阳在上，应天之气而卫乎周身，故曰天为业者，谓业同乎天也。

〔3〕【王冰】上下无常，言气乖通不定在上下也。合而病至，谓手足三阳气相合而为病至也。阳并至则精气微，故偏害阴阳之用也。

【杨上善】三阳，太阳也。诸阳之行，从头至足。若上下行不能依度数，合而为病则内伤五脏，外害六腑，无所不周也。

【张介宾】三阳主表，而虚邪中之，则应变不定，故其气上下无常。若三阳相合而病至，阳胜伤阴，则自外而内，偏害阴阳矣。《禁服》篇曰：审察卫气，为百病母。盖亦此义。

雷公曰：三阳莫当，请闻其解[1]**。帝曰：三阳独至者，是三阳并至，并至如风雨，上为巅疾**①**，下为漏病**[2]**。外无期，内无正，不中**②**经纪，诊无上下，以书别**[3]**。**

①巅疾：《太素》作"癫疾"。
②不中：《太素》作"不正中"。

〔1〕【王冰】莫当，言气并至而不可当。

【杨上善】莫当，言其力大。

【张介宾】此必古经语也。言三阳并至，则邪变之多，气有莫可当者。

〔2〕【王冰】并至，谓手三阳足三阳气并合而至也。足太阳脉起于目内眦，上额交巅上；其支别者，从巅至耳上角；其直行者，从巅入络脑，还出别下项，从肩髆内夹脊抵腰中，入循膂络肾属膀胱。手太阳脉起于手，循臂上行交肩上，入缺盆络心，循咽下膈抵胃属小肠。故上为巅疾，下为漏病也。漏，血脓出。所谓并至如风雨者，言无常准也。故下文曰：新校正云：按杨上善云：漏病，谓膀胱漏泄，大小

339

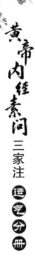

便数，不禁守也。

【张介宾】此三阳独至者，虽兼手足太阳为言，而尤以足太阳为之主，故曰独至。盖足太阳为三阳之纲领，故凡太阳之邪独至者，则三阳气会，皆得随而并至也。阳邪之至，疾速无期，故如风雨。且足太阳之脉，上从巅入络脑，下络肾属膀胱；手太阳之脉，上循颈颊，下抵胃属小肠。故上为顶巅之疾，下为漏病。漏病者，二阴不禁，凡水谷精血之类皆是也。

〔3〕【王冰】言三阳并至，上下无常，外无色气可期，内无正经常尔。所至之时，皆不中经脉纲纪，所病之证，又复上下无常，以书记铨量，乃应分别尔。

【杨上善】三阳独至，谓太阳独至也。太阳独至，即太阳、阳明、少阳并于太阳，以太阳为首而至，故曰并至也。阳气好升，上走于头，如风雨暴疾，上盛下虚。上盛故为癫疾，下虚发为漏病。漏病，谓膀胱漏洩，大小便数，不禁守也。

【张介宾】三阳并至，倏如风雨，故外无证据可期，内无名目可正，病变之至，不中于经常纲纪。故其诊也，亦无上下一定之法及可以书记先别之者。

雷公曰：臣治疎愈说意①而已[1]。帝曰：三阳者，至阳也[2]。积并则为惊，病起疾风②，至如砺砺，九窍皆塞，阳气滂溢，干嗌喉塞[3]。并于阴，则上下无常，薄为肠澼③[4]。此谓三阳④直心，坐不得起，卧者便身全⑤，三阳之病[5]。且以知天下，何以⑥别阴阳，应四时，合之五行[6]。

①疎愈说意：《太素》作"疎輱脱意"。
②病起疾风：《太素》作"病起而如风"。
③肠澼：《太素》作"肠辟"。
④三阳：《太素》作"二阳"，下同。
⑤便身全：《太素》作"身重"。
⑥何以：《太素》作"可以"。

〔1〕【王冰】雷公言，臣之所治，稀得痊愈，请言深意而已疑心。

已，止也，谓得说则疑心乃止。

【张介宾】言臣之治病鲜愈者，正如帝之所教，然愿言其意而已。

〔2〕【王冰】六阳并合，故曰至盛之阳也。

〔3〕【王冰】积，谓重也。言六阳重并，洪盛莫当，阳愤郁惟盛，是为滂溢无涯，故干嗌窍塞也。

【杨上善】太阴之极，以为至阴。太阳之极，以为至阳也。太阳与阳明、少阳为揔，若别用则无病，若并聚揔用则阳气盛，故为惊也。惊狂起速，故如风也。病作甚重，如礔砺也。阳气热盛，傍泜上下，则九窍不通。嗌干，喉塞也。泜，溢也。

【张介宾】太阳为至盛之阳，故曰至阳。若诸阳更为积并，则阳盛之极，必伤阴气。手太阳之阴心也，足太阳之阴肾也，心伤其神，肾伤其志，则为惊骇，疾风礔砺，皆速暴之谓。其为九窍嗌喉之干塞者，以手太阳手足少阴之脉，皆循咽喉。礔砺，霹雳同。

〔4〕【王冰】阴，谓脏也。然阳薄于脏为病，亦上下无常定之诊。若在下为病，便数赤白。

【杨上善】阴，谓脾肾。阳盛并于脾肾，则肠胃中气上下无常。若盛气停薄肠胃之中，发为肠澼。肠澼，下利脓血，是伤寒热者也。

【张介宾】阴，脏也。阳邪自表入脏，并聚于阴，则或上或下，亦无定诊。若留薄下焦，则为肠澼而下利。

〔5〕【王冰】足太阳脉，循肩下至腰，故坐不得起，卧便身全也。所以然者，起则阳盛鼓，故常欲得卧，卧则经气均，故身安全。新校正云：按《甲乙经》"便身全"作"身重也"。

【杨上善】二阳，阳明也。阳明正别之脉，属胃散脾，上通于心，故曰直心。阳明脉，胃也。脾胃生病，四支不用，坐卧身重，即阳明之病也。

【张介宾】直心，谓邪气直冲心膈也。手太阳之脉，循臂外廉，出绕肩胛，交肩上，入缺盆络心；足太阳之脉，夹脊贯臀，入腘中；其别者散之肾，循膂当心入散。故凡病邪气直心，及坐不得起，起不得卧者，便身全三阳之病也。愚按：三阳之邪多自外入，故伤寒

341

家多有直心不得起卧之证。凡诊外感者，不可不察此节之义。

〔6〕【王冰】言知未备也。

【杨上善】上雷公请愿受树天度，四时阴阳，今已为子具言之耳也。

【张介宾】且，犹将也。谓欲知天下之要道，尤当别阴阳、应四时，以合之五行之理也。

雷公曰^①：阳言不别，阴言不理，请起受解，以为至道^[1]。帝曰：子若受传，不知合至道以惑师教，语子至道之要^[2]。病伤五脏，筋骨以消，子言不明不别，是世主学尽矣^[3]。肾且绝，惋惋日暮，从容不出，人事不殷^[4]。

①新校正云：按自此至篇末，全元起本别为一篇，名《方盛衰》也。

〔1〕【王冰】帝未许为深知，故重请也。

【张介宾】不别不理，言未明也。公因帝问，故自歉而复请。

〔2〕【王冰】不知其要，流散无穷，后世相习，去圣久远，而学者各自是其法，则惑乱于师氏之教旨矣。

【张介宾】受传于师而未明其道，适足以惑师之教，故语以其要也。

〔3〕【王冰】言病之深重，尚不明别，然轻微者，亦何开愈今得遍知耶？然由是不知，明世主学教之道从斯尽矣。

【张介宾】邪并于阳则阳病，并于阴则阴病，阴阳俱病，故伤五脏。脏伤于内，则筋骨消于外也。医道司人之命，为天下之所赖，故曰世主。不明不别，于道何有，是使圣人之学泯矣。

〔4〕【王冰】举脏之易知者也。然肾脉且绝，则心神内烁，筋骨脉肉日晚酸空也。暮，晚也。若以此之类，诸脏气俱少。不出者，当人事萎弱，不复殷多。所以尔者，是则肾不足，非伤损故也。新校正云：按《太素》作"肾且绝死，死日暮也"。

【张介宾】肾与足太阳为表里，至阴之脏也。《上古天真论》曰：肾者主水，受五脏六腑之精而藏之。今如上文所云：三阳并至，

342

而病伤五脏，则精虚气竭，筋骨以消矣。且太阳传里，必至少阴，是以肾气受伤，真阴且绝，故惋惋不已，忧疑终日，宜其窘窘乎从容之不出，岌岌乎人事之不殷也。然则阳邪之至，害必归阴，五脏之伤，穷必及肾，此所谓阴阳、表里、上下、雌雄相输应也，即所谓至道之要也。学者于此知救其原，则回天之手矣。故论名著至教者，夫岂徒然也哉？惋，乌贯切。

示从容论篇第七十六^①

黄帝燕坐，召雷公而问之曰：汝受术诵书者^②，若能^③览观杂学，及于比类，通合道理，为余言子所长^[1]。五脏六腑，胆胃大小肠^④，脾胞膀胱^⑤。脑髓涕唾，哭泣悲哀。水所从行，此皆人之所生，治之过失^[2]。子务明之，可以^⑥十全。即不能知，为世所怨^[3]。雷公曰：臣请诵《脉经》上下篇，甚众多矣，别异比类，犹^⑦未能以十全，又安足以明之^[4]。

①新校正云：按全元起本在第八卷，名《从容别白黑》。
②者：《太素》无此字。
③若能：《太素》作"善能"。
④大小肠：《太素》作"大肠"。
⑤膀胱：《太素》无此二字。
⑥可以：《太素》作"不以"。
⑦犹：《太素》作"由"。

〔1〕【杨上善】帝令雷公言己所长。
〔2〕【王冰】《五脏别论》：黄帝问曰：余闻方士，或以髓脑为脏，或以肠胃为脏，或以为腑。敢问更相反，皆自谓是，不知其道，愿闻其说。岐伯曰：脑髓骨脉胆女子胞，此六者地气所生也，皆藏于阴而象于地，故藏而不写，名曰奇恒之府。夫胃大肠小肠三焦膀胱，此五者天气之所生也，其气象天，写而不藏，此受五脏浊气，故名曰传化之府。是以古之治病者，以为过失也。

343

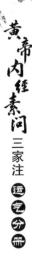

【张介宾】比类者，比异别类以测病情也。水，五液也，即指胆胃以下十四端血气而言，皆人之所赖以生者。此而不明，动必多误，故凡治过于病谓之过，治不及病谓之失，不得其中，皆治之过失也。

〔3〕【王冰】不能知之，动伤生者，故人闻议论，多有怨咎之心焉。

【杨上善】脾胃糟粕入于小肠，小肠盛受，即是脾之胞也。并脑髓，此众人有为六腑，并涕、唾、泣诸津液等，众人莫不以此为生也。其理生失者，子乃欲明理生之术，使病者十全，而不能明，必为天下人所怨也。

【张介宾】不能十全，必有过失，故招人之怨。

〔4〕【王冰】言臣所请诵《脉经》两篇众多，别异比类例，犹未能以义而会见十全，又何足以心明至理乎？安，犹何也。

【杨上善】臣之所诵《脉经》，比类甚众多，疗疾病犹未能病十全十，又安能调人未病之病，以为开明乎也？

【张介宾】古有《脉经》，意即《脉要精微》、《平人气象》等论之义。

帝曰：子别试①通五脏之过，六腑之所不和②，针石之败，毒药所宜，汤液滋味，具言其状，悉言以对，请问不知[1]。雷公曰：肝虚肾虚脾虚，皆令人体重烦冤，当投毒药、刺灸、砭石、汤液，或已或不已，愿闻其解[2]。帝曰：公何年之长而问之少，余真问以自谬也[3]。吾问子窈冥，子言《上下篇》以对，何也[4]？夫脾虚浮似肺，肾小浮似脾，肝急沉散似肾，此皆工之所时乱也，然③从容得之④[5]。若夫三脏，土木水参居，此童子之所知，问之何也[6]？

①别试：《太素》作"试别"。
②不和：《太素》作"不知"。
③然：《太素》作"然恐"。
④得之：《太素》作"得也"。

344

〔1〕**【王冰】**过，谓过失，所谓不率常候而生病者也。毒药攻邪，滋味充养，试公之问，知与不知尔。新校正云：按《太素》"别试"作"诚别"而已。

【杨上善】诚，至审也。过，不知五脏之失也。五脏六腑、针石毒药、汤液滋味，子所不通者，可具言其状，当悉为言，对子所不知也。

【张介宾】别试通者，谓素之所通也，其有未通者，当请问其所不知耳。

〔2〕**【王冰】**公以帝问，使言五脏之过，毒药汤液滋味，故问此病也。

【杨上善】此三阴脏，其脉从足上行，太阴、少阴上至于口，厥阴上至头顶，所以此三阴脉虚，多参居为病，故令体重烦悗。疗之有差，请闻其解也。悗音闷也。

【张介宾】肝主筋，筋病则不能收持，肾主骨，骨病则艰于举动，脾主四支，四支病则倦怠无力，故皆令人体重，然三脏皆阴，阴虚则阳亢，故又令人烦冤满闷也。

〔3〕**【王冰】**言问之不相应也。以问不相应，故言余真发问以自招谬误之对也。

〔4〕**【王冰】**窈冥，谓不可见者，则形气荣卫也。《八正神明论》：岐伯对黄帝曰：观其冥冥者，言形气荣卫之不形于外，而工独知之，以日之寒温，月之虚盛，四时气之浮沉，参伍相合而调之，工常先见之，然而不形于外，故曰观于冥冥焉。由此，帝故曰吾问子窈冥也。然肝虚肾虚脾虚，则《上下篇》之旨，帝故曰子言《上下篇》以对何也耳。

【杨上善】子之年长所问须高，今问卑少，是所怪也。余真问子脉之浮沉，窈冥之道，子以《上下篇》中三脏虚理以答余者，未为当之也。

【张介宾】言对非所问，反若问者之自谬也。窈冥，玄微之谓，如《八正神明论》曰：观其冥冥者，言形气营卫之不形于外，而工独知之，以日之寒温，月之虚盛，四时气之浮沉，参伍相合而调之，

345

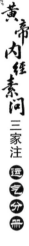

工常先见之，然而不形于外，故曰观于冥冥焉。此即帝之所问，而公对则误，故非之也。窈音杳。

〔5〕【王冰】脾虚脉浮候则似肺，肾小浮上候则似脾，肝急沉散候则似肾者，何以然？以三脏相近，故脉象参差而相类也，是以工惑乱之，为治之过失矣。虽尔乎，犹宜从容安缓，审比类之，而得三脏之形候矣。何以取之？然浮而缓曰脾，浮而短曰肺，小浮而滑曰心，急紧而散曰肝，搏沉而滑曰肾。不能比类，则疑乱弥甚。

【杨上善】言四脏之脉，浮沉相似，难以别知，名曰窈冥。肺脉浮虚如毛，脾之病脉浮虚相似。肾脉虽沉，血气少时，虚浮似脾。肝脉弦急沉散，似肾脉沉，此皆工人时而不知，唯有从容安审得之，名曰窈冥也。

【张介宾】脾本微耎，病而虚浮，则似肺矣。肾本微沉，病而小浮，则似脾矣。肝本微弦，病而急沉散，则似肾矣。脉有相类，不能辨之，则以此作彼，致于谬误，此皆工之不明，所以时多惑乱也。若能知《从容》篇之道，而比类求之，则窈冥之妙可得矣。按：王氏曰：浮而缓曰脾，浮而短曰肺，小浮而滑曰心，急紧而散曰肝，搏沉而滑曰肾，此详言五脏脉体，以明本节之义也，所以诊法有从部位察脏气者，有从脉体察脏气者，得其义则妙无不在，学者当于此而贯通焉。

〔6〕【王冰】脾合土，肝合木，肾合水，三脏皆在鬲下，居止相近也。

【杨上善】土脾，木肝，水肾，三气参居受邪，令人体重者，此乃初学未足深也。

【张介宾】脾合土，肝合木，肾合水，三脏皆在鬲下，气脉相近，故曰参居。

雷公曰：于此有人，头痛，筋挛骨重，怯然少气，哕噫①腹满，时惊，不嗜卧，此何脏之发也[1]？脉浮而弦，切之石坚，不知其解，复问所以②三脏者，以知其比类也③[2]。帝曰：夫从容之谓也[3]。夫年长则求之于腑[4]，年少则求之于经[5]，年壮则求之于脏[6]。今子所言皆失，八风菀熟，五脏消烁，传邪相受[7]。夫浮而弦者，是肾不足也[8]。沉而石者，是肾气内著也[9]。怯然少气者，是水道不行④，形气消索⑤也[10]。咳嗽烦冤者，是肾气之逆也[11]。一人之气，病在一脏也。若言三脏俱行，不在法也[12]。

①哕噫：《太素》作"噫哕"。

②复问所以：《太素》作"问以"。

③其比类也：《太素》作"比类"。

④不行：《太素》作"不通"。

⑤消索：《太素》无"消"字。

〔1〕【杨上善】举此八病，问所生处。

〔2〕【王冰】脉有浮、弦、石、坚，故云问所以三脏者，以知其比类也。

【杨上善】问三脏之脉，浮、弦、石等，比类同异也。

【张介宾】此下言肾病之疑似也。脉浮类肺，脉弦类肝，脉石坚类肾，难以详辨，故复问三脏之比类也。哕，于决切，又音海。噫，伊、隘二音。

〔3〕【王冰】言比类也。

【杨上善】三脏之脉，安审知之，故曰从容也。

【张介宾】引经语也，如下文。

〔4〕【杨上善】五十已上曰长，如前三脏脉病，有年五十已上者，疗在六腑，以其年长，血气在于六腑之中，故求之腑也。

〔5〕【杨上善】男子十六已上、女子四十已上，血气在五脏之中，故求之脏也。

〔6〕【王冰】年之长者甚于味，年之少者劳于使，年之壮者过于内。过于内则耗伤精气，劳于使则经中风邪，恣于求则伤于腑，故求之异也。

【张介宾】此总言比异别类之法也。夫年长者每多口味，六腑所以受物，故当求之于腑以察其过。年少者每忽风寒劳倦，所受在经，故当求之于经以察其伤。年壮者多纵房欲，五脏所以藏精，故当求之于脏以察其虚实。

〔7〕【杨上善】八风，八邪、虚邪风也。八邪虚风苑熟，次传入

347

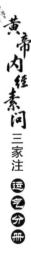

于脏，令五脏消也。铄，式药反，销也。菀熟，言蓄积，故为病也。

【张介宾】帝言公之所问，但据病而言，而不知其所以然，故于八风菀热之故，五脏消铄之由，及邪传相受之次，则皆失之也。菀，郁同。铄，式灼切。

〔8〕【王冰】脉浮为虚，弦为肝气，以肾气不足，故脉浮弦也。

【杨上善】肾脉沉石，今反弦浮，故肾不足也。

【张介宾】肾脉宜沉，浮则阴虚，水以生木，弦则气泄，故为肾之不足。

〔9〕【王冰】石之言坚也。著，谓肾气内薄，著而不行也。

【杨上善】肾脉微石，是其平也。今沉而复石，是肾真脉，无有胃气，内着骨髓也。

【张介宾】沉而石，沉甚而坚也，阴中无阳则肾气不达，故内著不行也。

〔10〕【王冰】肾气不足，故水道不行。肺脏被冲，故形气消散。索，尽也。

【杨上善】怯，心不足也。肾气虚，故肾间动气微弱，致使膀胱水道不得通利也。肾间动气乃是身形性命之气，真气不足，动形取气，故曰形气乘也。

【张介宾】精所以成形，所以化气。水道不行则形气消索，故怯然少气也。

〔11〕【王冰】肾气内著，上归于母也。

【杨上善】水道不利，气循肾脉上入心肺，故咳嗽烦悗，是肾气之逆也。

【张介宾】水脏空虚则上窃母气，故令人咳嗽烦冤，是肾气之上逆也。

〔12〕【王冰】经不然也。

【杨上善】此为一人之气，病在肾脏，非一人之病，在肾、脾、肝三脏者也。

【张介宾】凡此皆一人之气，病在肾之一脏耳，即如上文雷公所问头痛者，以水亏火炎也。筋挛者，肾水不能养筋。骨重者，肾主骨也。哕噫者，肾脉上贯肝膈，阴气逆也。腹满者，水邪侮土也。

时惊者，肾藏志，志失则惊也。不嗜卧者，阴虚目不瞑也。病本于肾，而言三脏俱行，故非法也。

雷公曰：于此有人，四支解惰，喘咳血泄，而愚①诊之，以为伤肺；切脉浮大而紧，愚不敢治。粗工下砭石②，病愈多出血，血止身轻，此何物也[1]？帝曰：子所能治，知亦众多，与此病失矣[2]。譬以鸿飞，亦冲于天[3]。夫圣人之治病，循法守度，援物比类，化之冥冥，循上及下，何必守经[4]。今夫脉浮大虚者，是脾气之外绝，去胃外归阳明也[5]。夫二火不胜三水，是以③脉乱而无常也[6]。四支解惰，此脾精之不行也[7]。喘咳者，是水气并阳明也[8]。血泄者，脉急，血无所行也[9]。若夫以为伤肺者，由失以狂④也。不引比类，是知不明也[10]。夫伤肺者，脾气不守，胃气不清⑤，经气⑥不为使，真脏坏决，经脉⑦傍绝，五脏漏泄⑧，不衄则呕，此二者不相类也[11]。譬如天之无形，地之无理，白与黑相去远矣[12]。是失吾过矣⑨。以子知之，故不告子[13]，明引《比类》、《从容》，是以名曰诊轻⑩，是谓至道也[14]。

①而愚：《太素》作"愚人"。

②砭石：《太素》无"石"字。

③是以：《太素》无"以"字。

④由失以狂：《太素》无"失"字。

⑤不清：《太素》作"不轻"。

⑥经气：《太素》作"精气"。

⑦经脉：《太素》无"经"字。

⑧漏泄：《太素》作"满泄"。

⑨是失吾过矣：《太素》作"是吾失过"。

⑩诊轻：《太素》作"诊经"。《素问》新校正云：按《太素》"轻"作"经"。

[1]【张介宾】此下言脾病之疑似也。砭，标兼切。

[2]【王冰】以为伤肺而不敢治，是乃狂见，法所失也。

【杨上善】懈惰、喘咳、洩血，而脉当沉细，今反洪大而紧，愚人虽谓以为肺伤，疑不敢疗也。有粗工不量，所以直下砭石出血，病差众多，然于大病不当而出血，即能除差，其义何也。

〔3〕【王冰】鸿飞冲天，偶然而得，岂其羽翮之所能哉？粗工下砭石，亦犹是矣。

【张介宾】言子之所能，余亦知其多，但以此病为伤肺，则失之矣。譬之鸿飞，亦冲于天，虽所之任意，而终莫能得其际，亦犹长空浩渺之难测耳。

〔4〕【王冰】经，谓经脉，非经法也。

【杨上善】鸟行无章，故鸿飞而得冲天。圣人不守于经，适变而有所当，故粗工于经虽有所失，于病遇所当，斯亦不足以为怪也。

【张介宾】循守法度，遵古人之绳墨也；援物比类，格事物之情状也。化之冥冥，握变化于莫测之间而神无方也。能如是则循上可也，及下亦可也。然则法不可废，亦不可泥，弗拘形迹，何必守经，是乃所谓圣人之至治。

〔5〕【王冰】足太阴络支别者，入络肠胃，是以脾气外绝，不至胃外归阳明也。

【张介宾】此言所问脉证，皆脾胃病也。夫脾属阴，为胃之里；胃属阳，为脾之表。今脉来浮大而虚，则外有余，内不足，是脾气之外绝于胃也。脾已去胃，故气归阳明而脉见如此。按《血气形志》篇曰：阳明常多气多血，刺阳明出血气。故雷公问粗工下砭石而愈者，正所以泄阳明之邪实耳。

〔6〕【王冰】二火，谓二阳脏。三水，谓三阴脏。二阳脏者，心肺也，以在鬲上故。三阴脏者，肝脾肾也，以在鬲下故。然三阴之气上胜二阳，阳不胜阴，故脉乱而无常也。

【杨上善】以其脾病，其气不行于胃，故脉浮大也。脾气去胃外乘阳明也。二火者，二阳，即阳明也。三水者，三阴，即太阴也。今太阴病气外乘阳阴，即二火不胜三水也。阳明不胜太阴，故脉乱无常之也。

【张介宾】二火，谓二阳脏，心肺居于鬲上也。三水，谓三阴脏，肝脾肾居于鬲下也。此五脏之象，阴多于阳，故曰二火不胜三

350

水。是以脾为阴土，须赖火生。今之脾气去胃，外绝阳明，故脉乱无常者，以脾中无胃气也

〔7〕【王冰】土主四支，故四支解惰。脾精不化，故使之然。

【杨上善】脾之精气出散，故出行也。出散不营也，故四支懈惰也。

【张介宾】脾主四支也。

〔8〕【王冰】肾气逆入于胃，故水气并于阳明。

【杨上善】太阳三水并于阳明也。手阳明胳肺，故喘也。

【张介宾】脾病不能制水，则水邪泛溢，并于胃腑，气道不利，故为喘为咳，盖五脏六腑，皆能令人咳也。

〔9〕【王冰】泄，谓泄出也。然脉气数急，血溢于中，血不入经，故为血泄。以脉奔急而血溢，故曰血无所行也。

【杨上善】阳明血脉盛急不行，故欧血也。

【张介宾】经脉者，所以行血气而营阴阳也。脉之急疾，由于气乱，气乱则血乱，故注泄于便，无所正行矣。血不守中，主在肺也。

〔10〕【王冰】言所识不明，不能比类，以为伤肺，犹失狂言耳。

【张介宾】狂，妄也。不引比类，故因喘咳为伤肺，是知之不明也。若参合脉证而求之，则病在脾而不在肺，可类察之矣。

〔11〕【王冰】肺气伤则脾外救，故云脾气不守。肺脏损则气不行，不行则胃满，故云胃气不清。肺者主行荣卫阴阳，故肺伤则经脉不能为之行使。真脏，谓肺脏也。若肺脏损坏，皮膜决破，经脉傍绝而不流行，五脏之气上溢而漏泄者，不衄血则呕血也。何者？肺主鼻，胃应口也。然口鼻者，气之门户也。今肺脏已损，胃气不清，不上衄则血下流于胃中，故不衄出则呕出也。然伤肺伤脾，衄血、泄血，标出且异，本归亦殊，故此二者不相类也。

【张介宾】此明伤肺之候也。肺金受伤，窃其母气，故脾不能守。人受气于谷，谷入于胃，以传于肺，肺病则谷气无以行，故胃不能清。肺者所以行营卫、通阴阳，肺伤则营卫俱病，故经气不为使。真脏，言肺脏也，肺脏损坏，则治节不通，以致经脉有所偏绝，而五脏之气皆失其守，因为漏泄，故不衄血于鼻，则呕血于口。此其在脾

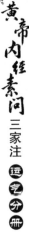
在肺，所本不同，故二者不相类也。愚按：人有五脏，曰心肺肝脾肾，皆为阴也。本篇发明三阴为病之义，独不及心肝二脏者。盖心为君主，邪不可伤，伤则死矣，不待言也，肝为将军之官，木气多强，故于篇首但言脾肝肾相似之脉，土木水参居之理，亦不详言其病也。舍此二者，则肾为藏精之本，肺为藏气之本，脾为水谷之本。水病则及肺，金病则及脾，盗母气也，土病则败及诸脏，失化生之原也。凡犯三阴亏损者，皆在此三脏耳，三脏俱伤，鲜能免矣。故圣帝特言于此，学者当深察其义。

〔12〕【王冰】言伤肺伤脾，形证悬别，譬天地之相远，如黑白之异象也。

【张介宾】天有象，地有位，若不知之，则天若无形，地若无理，此言三脏之伤，形证悬别，不能明辨，亦犹是也，黑白混淆，相去远矣。

〔13〕【王冰】是，犹此也。言雷公子之此见病疏者，是吾不告子《比类》之道，故自谓过之。

【张介宾】是，此也。言雷公之失，以吾不告之过耳。

〔14〕【王冰】明引形证，比量类例，合《从容》之旨，则轻微之者亦不失矣。所以然者何哉？以道之至妙而能尔也。《从容》，上古经篇名也。何以明之？《阴阳类论》：雷公曰：臣悉尽意，受传经脉，颂得《从容》之道，以合《从容》。明古文有《从容》矣。

【杨上善】轻，清也。不清，胃气浊也。是伤肺洩血，与脾虚洩血，其理不同。以为同者，是失也。谓子知之，不告子者，吾之过也。如能明引《比类》，安审得之，是谓诊经道也。

【张介宾】谓此篇明引形证，比量异同，以合《从容》之法，故名曰诊经，乃至道之所在也。

疏五过论篇第七十七 ①

黄帝曰：呜呼远哉！闵闵乎若视深渊，若迎浮云。视深渊尚可测，迎浮云莫知其际[1]。圣人之术，为万民式。论裁志意，必有法则，循经守数，按循医事，为万民副，故事有五过四德，汝知之乎[2]？雷公避席再拜曰：臣年幼小，蒙愚以惑，不闻五过与四德，比类形名，虚引其经，心无所对[3]。

①新校正云：按全元起本在第八卷，名《论过失》。

〔1〕【王冰】呜呼远哉！叹至道之不极也。闵闵乎，言妙用之不穷也。深渊清澄，见之必定，故可测。浮云飘寓，际不守常，故莫知。新校正云：详此文与《六微旨大论》文重。

【张介宾】闵闵，玄远无穷之谓。深渊有底，故可测。浮云无定，故莫知其际。《六微旨大论》亦有此数句，盖此言医道，彼言天道也。

〔2〕【王冰】慎五过，则敬顺四时之德气矣。然德者，道之用，生之主，故不可不敬顺之也。《上古天真论》曰：所以能年皆度百岁而动作不衰者，以其德全不危故也。《灵枢经》曰：天之在我者德也。由此则天降德气，人赖而生，主气抱神，上通于天。《生气通天论》曰：夫自古通天者，生之本。此之谓也。新校正云：按"为万民副"，杨上善云：副，助也。

【张介宾】裁，度也。循经之循，因也。按循之循，察也。副，助也。医辨贤愚，愚者误多，故有五过。贤者道全，故有四德。王氏曰：德者，道之用，生之本。故不可不敬慎也。

〔3〕【王冰】经未师受，心匪生知，功业微薄，故卑辞也。

【张介宾】比类形名，公自言虽能比类形证名目，然亦皆虚引经义，而心则未明其深远，故无以对也。

帝曰：凡未诊病者，必问尝贵后贱，虽不中邪，病从内生，名曰脱营[1]；尝富后贫，名曰失精，五气留连，病有所并[2]。医工诊之，不在脏腑，不变躯形，诊之而疑，不知病名[3]；身体日减，气虚无精[4]，病深无气，洒洒然时惊[5]，病深者，以其外耗于卫，内夺于荣[6]。良工所失，不知病情，此亦治之一过也[7]。

〔1〕【王冰】神屈故也。贵之尊荣，贱之屈辱，心怀眷慕，志结

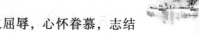

353

忧惶，故虽不中邪，而病从内生，血脉虚减，故曰脱营。

【张介宾】尝贵后贱者，其心屈辱，神气不伸，虽不中邪而病生于内。营者，阴气也。营行脉中，心之所主，心志不舒，则血无以生，脉日以竭，故为脱营。中，去声。

〔2〕【王冰】富而从欲，贫夺丰财，内结忧煎，外悲过物。然则心从想慕，神随往计，荣卫之道，闭以迟留，气血不行，积并为病。

【张介宾】尝富后贫者，忧煎日切，奉养日廉，故其五脏之精，日加消败，是为失精。精失则气衰，气衰则不运，故为留聚而病有所并矣。

〔3〕【王冰】言病之初也。病由想恋所为，故未居脏腑。事因情念所起，故不变躯形。医不悉之，故诊而疑也。

【张介宾】如前二病者，求之内证则脏腑无可凭，求之外证则形躯无所据。诊者不明其故，则未有不疑而莫识其为何病也。

〔4〕【王冰】言病之次也。气血相逼，形肉消烁，故身体日减。《阴阳应象大论》曰：气归精，精食气。今气虚不化，精无所滋故也。

【张介宾】其病渐深，则体为瘦减；其气日虚，则精无以生。《阴阳应象大论》曰：气归精，精食气故也。

〔5〕【王冰】言病之深也。病气深，谷气尽，阳气内薄，故恶寒而惊。洒洒，寒貌。

【张介宾】及其病深，则真气消索，故曰无气。无气则阳虚，故洒然畏寒也。阳虚则神不足，故心怯而惊也。

〔6〕【王冰】血为忧煎，气随悲减，故外耗于卫，内夺于荣。病深者何？以此耗夺故尔也。新校正云：按《太素》"病深者以其"作"病深以甚也"。

【张介宾】精气俱损，则表里俱困，故外耗于卫，内夺于荣，此其所以为深也。

〔7〕【王冰】失，谓失问其所始也。

【张介宾】虽曰良工，而不能察此则不得其情，焉知其本，此过误之一也。

凡欲诊病者，必问饮食居处[1]，暴乐暴苦，始乐后苦①，皆伤

354

精气，精气竭绝，形体毁沮[2]。暴怒伤阴，暴喜伤阳[3]。厥气上行，满脉去形[4]。愚医治之，不知补写，不知病情，精华日脱，邪气乃并，此治之二过也[5]。

①新校正云：按《太素》作"始苦"。

〔1〕【王冰】饮食处居，其有不同，故问之也。《异法方宜论》曰：东方之域，天地之所先生，鱼盐之地，海滨傍水，其民食鱼而嗜咸，皆安其处，美其食。西方者，金玉之域，沙石之处，天地之所收引，其民陵居而多风，水土刚强，其民不衣而褐荐，其民华食而脂肥。北方者，天地所闭藏之域，其地高陵居，风寒冰列，其民乐野处而乳食。南方者，天地所长养，阳之所盛处，其地下，水土弱，雾露之所聚，其民嗜酸而食胕。中央者，其地平以湿，天地所以生万物也众，其民食杂而不劳。由此则诊病之道，当先问焉。故圣人杂合以法，各得其所宜。此之谓矣。

【张介宾】饮食有膏粱、藜藿之殊，居处有寒温、燥湿之异，因常知变，必详问而察之。

〔2〕【王冰】喜则气缓，悲则气消。然悲哀动中者，竭绝而失生，故精气竭绝，形体残毁，心神沮丧矣。

【张介宾】乐则喜，喜则气缓；苦则悲，悲者气消。故苦乐失常皆伤精气，甚至竭绝，则形体毁沮。沮，坏也。乐音洛。沮，将鱼切。

〔3〕【王冰】怒则气逆，故伤阴。喜则气缓，故伤阳。

【张介宾】怒伤肝，肝藏血，故伤阴。喜伤心，心藏神，故伤阳。

〔4〕【王冰】厥，气逆也。逆气上行，满于经络，则神气惮散，去离形骸矣。

【张介宾】厥气，逆气也。凡喜怒过度而伤其精气者，皆能令人气厥逆而上行。气逆于脉，故满脉。精脱于中，故去形。《阴阳应象大论》有此四句。

〔5〕【王冰】不知喜怒哀乐之殊情，概为补写而同贯，则五脏精华之气日脱，邪气薄蚀而乃并于正真之气矣。

355

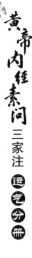

【张介宾】不明虚实，故不知补写。不察所因，故不知病情。以致阴阳败竭，故精华日脱。阳脱者邪并于阴，阴脱者邪并于阳，故曰邪气乃并。此愚医之所误，过之二也。

　　善为脉者，必以比类奇恒从容知之，为工而不知道，此诊之不足贵，此治之三过也[1]。诊有三常，必问贵贱，封君败伤，及欲侯王[2]。故贵脱势，虽不中邪，精神内伤，身必败亡[3]。始富后贫，虽不伤邪，皮焦筋屈，痿躄为挛[4]。医不能严，不能动神，外为柔弱，乱至失常，病不能移，则医事不行，此治之四过也[5]。

　　〔1〕【王冰】奇恒，谓气候奇异于恒常之候也。从容，谓分别脏气虚实，脉见高下，几相似也。《示从容论》曰：脾虚浮似肺，肾小浮似脾，肝急沉散似肾，此皆工之所时乱，然从容分别而得之矣。

　　【张介宾】比类，比别例类也。奇恒，异常也。从容，古经篇名，盖法在安详静察也。凡善诊者，必比类相求，故能因阴察阳，因表察里，因正察邪，因此察彼，是以奇恒异常之脉证，皆自《从容》之法而知之矣。《易》曰：引而伸之，触类而长之，天下之能事毕矣。其即比类之谓欤。工不知此，何诊之有，此过误之三也。又《示从容论》曰：脾虚浮似肺，肾小浮似脾，肝急沉散似肾，此皆工之所时乱也。然从容得之。

　　〔2〕【王冰】贵则形乐志乐，贱则形苦志苦，苦乐殊贯，故先问也。封君败伤，降君之位，封公卿也。及欲侯王，谓情慕尊贵，而妄为不已也。新校正云：按《太素》“欲”作“公”。

　　【张介宾】三常，即常贵贱、常贫富、常苦乐之义。封君败伤者，追悔已往。及欲侯王者，妄想将来。皆致病之因。

　　〔3〕【王冰】忧惶煎迫，怫结所为。

　　【张介宾】抑郁不伸，故精神内伤。迷而不达，不亡不已也。

　　〔4〕【王冰】以五脏气留连，病有所并而为是也。

　　【张介宾】忧愁思虑，则心肺俱伤，气血俱损，故为是病。躄音璧，足不能行也。

　　〔5〕【王冰】严，谓戒，所以禁非也。动，所以令从命也。外为

柔弱，言委随而顺从也。然戒不足以禁非，动不足以从令，委随任物，乱失天常，病且不移，何医之有！

【张介宾】戒不严，则无以禁其欲。言不切，则无以动其神。又其词色外为柔弱，而委随从顺，任其好恶，则未有不乱而至失其常者。如是则病不能移，其于医也何有？此过误之四也。

凡诊者，必知终始，有知余绪，切脉问名，当合男女[1]。离绝菀结，忧恐喜怒，五脏空虚，血气离守，工不能知，何术之语[2]。尝富大伤，斩筋绝脉，身体复行，令泽不息[3]。故伤败结，留薄归阳，脓积寒炅[4]。粗工治之，亟刺阴阳，身体解散，四支转筋，死日有期[5]，医不能明，不问所发，唯言死日，亦为粗工。此治之五过也[6]。

〔1〕【王冰】终始，谓气色也。《脉要精微论》曰：知外者终而始之。明知五气色象，终而复始也。余绪，谓病发端之余绪也。切，谓以指按脉也。问名，谓问病证之名也。男子阳气多而左脉大为顺，女子阴气多而右脉大为顺，故宜以候，常先合之也。

【张介宾】必知终始，谓原其始，要其终也。有知余绪，谓察其本，知其末也。切其脉必问其名，欲得其素履之详也。男女有阴阳之殊，脉色有逆顺之别，故必辨男女而察其所合也。

〔2〕【王冰】离，谓离间亲爱。绝，谓绝念所怀。菀，谓菀积思虑。结，谓结固余怨。夫间亲爱者魂游，绝所怀者意丧，积所虑者神劳，结余怨者志苦，忧愁者闭塞而不行，恐惧者荡惮而失守，盛忿者迷惑而不治，喜乐者惮散而不藏。由是八者，故五脏空虚，血气离守，工不思晓，又何言哉！新校正云：按"荡惮而失守"，《甲乙经》作"不收"。

【张介宾】离者，失其亲爱。绝者，断其所怀。菀，谓思虑抑郁。结，谓深情难解。忧则气沉，恐则气怯，喜则气缓，恚则气逆。凡此皆伤其内，故令五脏空虚，血气离守。医不知此，何术之有。菀，郁同。

〔3〕【王冰】斩筋绝脉，言非分之过损也。身体虽以复旧而行，

且今津液不为滋息也。何者？精气耗减也。泽者，液也。

【张介宾】大伤，谓甚劳、甚苦也。故其筋如斩，脉如绝，以耗伤之过也。虽身体犹能复旧而行，然令泽不息矣。泽，精液也。息，生长也。

〔4〕【王冰】阳，谓诸阳脉及六腑也。炅，谓热也。言非分伤败筋脉之气，血气内结，留而不去，薄于阳脉，则化为脓，久积腹中，则外为寒热也。

【张介宾】故，旧也。言旧之所伤，有所败结，血气留薄不散，则郁而成热，归于阳分，故脓血蓄积，令人寒炅交作也。炅，居永切，热也。

〔5〕【王冰】不知寒热为脓积所生，以为常热之疾，概施其法，数刺阴阳经脉，气夺病甚，故身体解散而不用，四支废运而转筋，如是故知死日有期，岂谓命不谓医耶？

【张介宾】粗工不知寒热为积脓所生，积脓以劳伤所致，乃治以常法，急刺阴阳，夺而又夺，以致血气复伤，故身体解散，四支转筋，则死日有期，谓非粗工之误之者耶？！亟音棘。

〔6〕【王冰】言粗工不必谓解。不备学者，纵备尽三世经法，诊不备三常，疗不慎五过，不求余绪，不问特身，亦足为粗略之医尔。

【张介宾】但知死日，而不知致死者，由于施治之不当，此过误之五也。

凡此五者，皆受术不通，人事不明也[1]。故曰：圣人之治病也，必知天地阴阳，四时经纪[2]，五脏六腑，雌雄表里，刺灸砭石、毒药所主[3]，从容人事，以明经道，贵贱贫富，各异品理，问年少长，勇怯之理[4]，审于分部，知病本始，八正九候，诊必副矣[5]。

〔1〕【王冰】言是五者，但名受术之徒，未足以通悟精微之理，人间之事尚犹懵然。

【张介宾】不通者，不通于理也。物理不通，焉知人事。以上五条，所不可不知也。

358

〔2〕【张介宾】阴阳气候之变，人身应之，以为消长，此天道之不可不知也。

〔3〕【张介宾】脏腑有雌雄，经络有表里，刺灸砭药各有所宜，此藏象之不可不知也。

〔4〕【张介宾】经道，常道也。不从容于人事，则不知常道，不能知常，焉能知变？人事有不齐，品类有同异，知之则随方就圆，因变而施，此人事之不可不知也。

〔5〕【王冰】圣人之备识也如此，工宜勉之。

【张介宾】八正，八节之正气也。副，称也。能察形色于分部，则病之本始可知；能察邪正于九候，则脉之顺逆可据。明斯二者，诊必称矣。此色脉之不可不知也。按：本篇详言五过，未明四德，而此四节一言天道，一言藏象，一言人事，一言脉色，即四德也。明此四者，医道全矣，诚缺一不可也。

治病之道，气内为宝，循求其理，求之不得，过在表里[1]。**守数据治，无失俞理，能行此术，终身不殆**[2]。**不知俞理，五脏菀熟，痈发六腑**[3]。**诊病不审，是谓失常**[4]。**谨守此治，与经相明**[5]，**《上经》、《下经》，揆度阴阳，奇恒五中，决以明堂，审于终始，可以横行**[6]。

〔1〕【王冰】工之治病，必在于形气之内求有过者，是为圣人之宝也。求之不得，则以脏腑之气，阴阳表里而察之。新校正云：按全元起本及《太素》作"气内为实"。杨上善云：天地间气为外气，人身中气为内气，外气裁成万物，是为外实。内气荣卫裁生，故为内实。治病能求内气之理，是治病之要也。

【张介宾】气内者，气之在内者也，即元气也。凡治病者，当先求元气之强弱，元气既明，大意见矣。求元气之病而无所得，然后察其过之在表在里以治之，斯无误也。此下五节，亦皆四德内事。愚按：气有外气，天地之六气也。有内气，人身之元气也。气失其和则为邪气，气得其和则为正气，亦曰真气。但真气所在，其义有三：曰上、中、下也。上者所受于天，以通呼吸者也；中者生于水谷，以

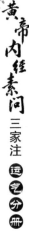

养荣卫者也；下者气化于精，藏于命门，以为三焦之根本者也。故上有气海，曰膻中也，其治在肺；中有水谷气血之海，曰中气也，其治在脾胃；下有气海，曰丹田也，其治在肾。人之所赖，惟此气耳，气聚则生，气散则死，故帝曰气内为宝，此诚最重之辞，医家最切之旨也。即如本篇始末所言，及《终始》等篇，皆惓惓以精气重虚为念，先圣惜人元气至意，于此可见。奈何今之医家，但知见病治病，初不识人根本。凡天下之理，亦焉有根本受伤而能无败者，伐绝生机，其谁之咎？所以余之治人，既察其邪，必观其正，因而百不失一，存活无算。故于诸章之注，亦必以元气为首务，实本诸此篇，非亿见也。凡心存仁爱者，其毋忽于是焉。

〔2〕【王冰】守数，谓血气多少及刺深浅之数也。据治，谓据穴俞所治之旨而用之也。但守数据治而用之，则不失穴俞之理矣。殆者，危也。

【张介宾】此承上文而言表里阴阳，经络脏腑，皆有其数，不可失也。俞理，周身俞穴之理也。殆，危也。

〔3〕【王冰】菀，积也。熟，热也。五脏积热，六腑受之，阳热相薄，热之所过则为痈矣。

【张介宾】菀，积也。不知俞穴之理，妄施刺灸，则五脏菀积，其热痈乃发于六腑矣。是以上文故伤败结、留薄归阳之义。

〔4〕【王冰】谓失常经术正用之道也。

〔5〕【王冰】谓前气内循求俞会之理也。

【张介宾】若不详加审察，必失经常中正之道，故欲谨守治法者，在求经旨以相明也。《经》，即下文《上经》、《下经》之谓。

〔6〕【王冰】所谓《上经》者，言气之通天也。《下经》者，言病之变化也。言此二经，揆度阴阳之气，奇恒五中，皆决于明堂之部分也。揆度者，度病之深浅也。奇恒者，言奇病也。五中者，谓五脏之气色也。夫明堂者，所以视万物、别白黑、审短长，故曰决以明堂也。审于终始者，谓审察五色因王，终而复始也。夫道循如是，应用不穷，目牛无全，万举万当，由斯高远，故可以横行于世间矣。

【张介宾】《上经》、《下经》，古经名也。《病能论》曰：《上经》者，言气之通天。《下经》者，言病之变化也。揆度，切度之也。

奇恒，言奇病也。五中，五内也。明堂，面鼻部位也。《终始》，《灵枢》篇名也。凡诊病者，能明《上经》、《下经》之理以揆度阴阳，能察奇恒五中之色而决于明堂，能审脉候针刺之法于《终始》等篇之义；夫如是则心通一贯，应用不穷，目牛无全，万举万当，斯则高明无敌于天下，故可横行矣。

征四失论篇第七十八①

黄帝在明堂，雷公侍坐。黄帝曰：夫子所通书受事众多矣，试言得失之意，所以得之，所以失之[1]。雷公对曰：循经受业，皆言十全，其时有过失者，请闻其事解也[2]。帝曰：子年少智未及邪？将言以杂合耶[3]？夫经脉十二，络脉三百六十五，此皆人之所明知，工之所循用也[4]。所以不十全者，精神不专，志意不理，外内相失，故时疑殆[5]。诊不知阴阳逆从之理，此治之一失也[6]。受师不卒，妄作杂术，谬言为道，更名自功②，妄用砭石，后遗身咎，此治之二失也[7]。不适贫富贵贱之居，坐之薄厚，形之寒温，不适饮食之宜，不别人之勇怯，不知比类，足以自乱，不足以自明，此治之三失也[8]。诊病不问其始，忧患饮食之失节，起居之过度，或伤于毒。不先言此，卒持寸口，何病能中？妄言作名，为粗所穷，此治之四失也[9]。

①新校正云：按全元起本在第八卷，名《方论得失明著》。
②新校正云：按《太素》"功"作"巧"。

〔1〕【张介宾】明堂，王者南面以朝诸侯、布政令之所，非前篇《明堂》之谓。得失之意，言学力功用之何如也。夫音扶。

〔2〕【王冰】言循学经师，受传事业，皆谓十全于人庶，及乎施用正术，宣行至道，或得失之于世中，故请闻其解说也。

【张介宾】言依经受学，谓已十全，而用以诊治，则时有过失，莫知所以，愿闻其事之解说也。

361

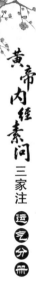

〔3〕【王冰】言谓年少智未及而不得十全耶？为复且以言而杂合众人之用耶？帝疑先知而反问也。

【张介宾】智未及，谓计虑之未周也。言以杂合，谓己无定见，故杂合众说而不能独断也。然则皆言十全者，正以其未全耳。邪，耶同。

〔4〕【王冰】谓循学而用也。

【张介宾】循，依顺也。此言经络之略，谁不能知？即循经受业之谓耳。

〔5〕【王冰】外，谓色。内，谓脉也。然精神不专于循用，志意不从于条理，所谓粗略，揆度失常，故色脉相失而时自疑殆也。

【张介宾】既已循经受业，而犹不能十全者何也？盖道统之传，载由经籍，圆通运用，妙出吾心。使必欲按图索骥，则后先易辙，未有不失者矣。故精神不能专一者，以中无主而杂合也。志意不分条理者，以心不明而纷乱也。外内相失者，以彼我之神不交，心手之用不应也。故时有疑惑，致乎危殆。《孟子》曰：梓匠轮舆，能与人规矩，不能使人巧。然则循经受业，徒读父书，奚益哉？此过失之解也。

〔6〕【王冰】《脉要精微论》曰：冬至四十五日，阳气微上，阴气微下。夏至四十五日，阴气微上，阳气微下。阴阳有时，与脉为期。又曰：微妙在脉，不可不察，察之有纪，从阴阳始。由此故诊不知阴阳逆从之理，为一失矣。

【张介宾】阴阳逆从之理，脉色证治，无不赖之。不知此者，恶足言诊？此一失也。

〔7〕【王冰】不终师术，惟妄是为，易古变常，自功循己，遗身之咎，不亦宜乎？故为失二也。《老子》曰：无遗身殃，是谓袭常。盖嫌其妄也。

【张介宾】受师不卒者，学业未精，苟且自是也。妄作离术者，不明正道，假借异端也。谬言为道，更名自功者，侈口妄谭，巧立名色以欺人也。及有不宜砭石而妄用者，是不明针灸之理，安得免于灾咎？此二失也。

〔8〕【王冰】贫贱者劳，富贵者佚。佚则邪不能伤，易伤以劳；劳则易伤以邪。其于劳也，则富者处贵者之半。其于邪也，则贫者居

贱者之半。例率如此。然世禄之家，或此殊矣。夫勇者难感，怯者易伤，二者不同，盖以其神气有壮弱也。观其贫贱富贵之义，则坐之薄厚，形之寒温，饮食之宜，理可知矣。不知此类，用必乖衰，则适足以汨乱心绪，岂通明之可妄乎？故为失三也。

【张介宾】适，察其所便也。坐，处也。察贫富贵贱之常，则情志劳佚可知。察处之薄厚，则奉养丰俭可知。察形之寒温，则强弱坚脆，受邪微甚可知。察饮食之宜否，则五味之损益、用药之寒热可知。凡此者，使不能比别例类以求其详，则未免自乱矣，明者固如是乎？此三失也。

〔9〕【王冰】忧，谓忧惧也。患，谓患难也。饮食失节，言其饱也。起居过度，言溃耗也。或伤于毒，谓病不可拘于脏腑相乘之法而为疗也。卒持寸口，谓不先持寸口之脉和平与不和平。然工巧备识，四术犹疑，故诊不能中病之形名，言不能合经而妄作，粗略医者，尚能穷妄谬之违背，况深明者见而不谓非乎！故为失四也。

【张介宾】凡诊病之道，必先察其致病之因，而后参合以脉，则其阴阳虚实，显然自明，使不问其始，是不求其本也。又若忧患饮食之失节，内因也。起居之过度，外因也。或伤于毒，不内外因也。不先察其因而卒持寸口，自谓脉神，无待于问，亦焉知真假逆从，脉证原有不合，仓卒一诊，安能尽中病情？必无定见，故妄言作名。误治伤生，损德孰甚，人己皆为所劳，盖粗疏不精所致，此四失也。

是以世人之语者，驰千里之外[1]，不明尺寸之论，诊无人事[2]。治数之道，从容之葆[3]，坐持寸口，诊不中五脉，百病所起，始以自怨，遗师其咎[4]。是故治不能循理，弃术于市，妄治时愈，愚心自得[5]。呜呼！窈窈冥冥，熟知其道[6]？道之大者，拟于天地，配于四海[7]，汝不知道之论，受以明为晦[8]。

〔1〕【张介宾】工之得失，则毁誉之远闻也。

〔2〕【王冰】言工之得失毁誉在世人之言语，皆可至千里之外，然其不明尺寸之诊，论当以何事知见于人耶！

〔3〕【王冰】治，王也。葆，平也。言诊数当王之气，皆以气高

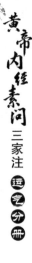

下而为比类之原本也。故下文曰：

〔4〕【王冰】自不能深学道术，而致诊差违始上申怨谤之词，遗过咎于师氏者，未之有也。

【张介宾】人事治数之道，即前篇贵贱贫富，守数据治之谓。从容，周详也。葆，韬藏也。知周学富，即从容之葆也。若理数未明而徒持寸口，则五脏之脉且不能中，又焉知百病之所起？是以动多过失，乃始知自怨其无术，而归咎于师传之未尽，岂其然哉？语云：学到知羞处，方知艺不精。今之人多有终身不知羞者，果何如其人也？葆音保。

〔5〕【王冰】不能修学至理，乃炫卖于市厘，人不信之，谓乎虚谬，故云弃术于市也。然愚者百虑而一得，何自功之有耶？新校正云：按全元起本"自"作"巧"。《太素》作"自功"。

【张介宾】市，多人处也。不能循理，焉能济人？人不相信，如弃术于市，言见弃于众人也。然亦有妄施治疗，偶或一愈，愚者不知为侥幸，而忻然信为心得，则未免以非为是，而后人踵其害矣。

〔6〕【王冰】今详"熟"当作"孰"。

〔7〕【张介宾】窈窈冥冥，道深玄也。"熟"当作"孰"。拟于天地，言高厚之无穷；配于四海，言深广之难测。见不可以易言也。

〔8〕【王冰】鸣呼，叹也。窈窈冥冥，言玄远也。至道玄远，谁得知之？孰，谁也。拟于天地，言高下之不可量也。配于四海，言深广之不可测也。然不能晓论于道，则授明道而成暗昧也。晦，暗也。

【张介宾】不知道之谕，不得其旨也。失其旨则未免因辞害意，反因明训而为晦，此医家之大戒也。晦，不明之谓。

卷第二十四

阴阳类论篇第七十九^①

　　孟春始至，黄帝燕坐，临观八极，正八风之气，而问雷公曰：阴阳之类，经脉之道，五中所主，何脏最贵^[1]？雷公对曰：春甲乙青，中主肝，治七十二日，是脉之主时，臣以其脏最贵^[2]。帝曰：却念《上下经》，阴阳从容，子所言贵，最其下也^[3]。

　　①新校正云：按全元起本在第八卷。

　　〔1〕【王冰】孟春始至，谓立春之日也。燕，安也。观八极，谓视八方远际之色。正八风，谓候八方所至之风，朝会于太一者也。五中，谓五脏。新校正云：详八风朝太一，具《天元玉册》中。又按杨上善云：夫天为阳，地为阴，人为和。阴无其阳，衰杀无已，阳无其阴，生长不止。生长不止则伤于阴，阴伤则阴灾起。衰杀不已则伤于阳，阳伤则阳祸生矣。故须圣人在天地间，和阴阳气，令万物生也。和气之道，谓先修身为德，则阴阳气和；阴阳气和，则八节风调；八节风调，则八虚风止。于是疵疠不起，嘉祥竟集。此亦不知所以然而然也。故黄帝问身之经脉贵贱，依之调摄，修德于身，以正八风之气。

　　【杨上善】八极，即八方也。八方之风，即八风也。夫天为阳也，地为阴也，人为和。阴而无其阳，衰杀无已；阳无其阴，生长不止，生长不止则伤于阴，阴伤则阴灾起矣；衰杀不已则伤于阳，阳伤则阳祸生矣。故须圣人在人在天地间，和阴阳气，令万物生也，和气之也。道谓先修身为德，则阴阳气和，阴阳气和则八节风调，八节风调正则八虚风正，于是疵疠不起，嘉祥竟集。此不和所以然，而然亦也。故黄帝问身之经脉贵贱，依之调摄，修德于身，以正八风之气。斯是广成所问之道也。

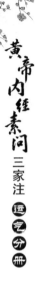

【张介宾】孟春始至，立春日也。燕，闲也。八极，八方远际也。正八风，察八方之风候也。五中，五内也。何脏最贵，欲见所当重也。

〔2〕【王冰】东方甲乙，春气主之，自然青色内通肝也。《金匮真言论》曰：东方青色，入通于肝。故曰青，中主肝也。然五行之气，各王七十二日，五积而乘之，则终一岁之数三百六十日，故云治七十二日也。夫四时之气，以春为始，五脏之应，肝脏合之，公故以其脏为最贵。"脏"，或为"道"，非也。

【杨上善】雷公以肝主春甲乙，万物之始，故五脏脉中，谓肝脏脉为贵。

【张介宾】四时之序，以春为首，五脏之气，惟肝应之，故公意以肝脏为最贵，盖指厥阴也。

〔3〕【王冰】从容，谓安缓比类。帝念《脉经》上下篇，阴阳比类形气，不以肝脏为贵。故谓公之所贵，最其下也。

【张介宾】《上下经》，古经也。阴阳从容，其篇名也。帝谓念此经义，则贵不在肝，盖特其最下者耳。

雷公致斋七日，旦①复侍坐[1]。帝曰：三阳为经[2]，二阳为维[3]，一阳为游部[4]。此知五脏终始[5]。三阳为表[6]，二阴为里[7]，一阴至绝，作朔晦②，却具合以正其理[8]。雷公曰：受业未能明[9]。

①旦：《太素》作"且"。
②朔晦：《太素》作"明晦"。

〔1〕【王冰】悟非，故斋以洗心；愿益，故坐而复请。

【杨上善】三阴三阳，五脏终始之揔，此最为贵，肝脉主时为下，故雷公自以为未通，致斋得诏之也。

【张介宾】悟己之非，积诚复请也。

〔2〕【杨上善】三阳，足太阳也，膀胱脉也。足太阳从二目内眦上头，分为四道下顶，并正别脉上下六道，以行于背，与身为经也，以是诸阳之主，故得揔名也。

【张介宾】经，大经也。周身之脉，惟足太阳为巨，通巅下背，独统阳分，故曰经。

〔3〕【杨上善】二阳，足阳明脉也。以是二阳之揔，故得名也。足阳明脉，胃者脉也，为经络海，从鼻而起，下咽分为四道，并正别脉六道，上下行腹，纲维于身，故曰为维也。

【张介宾】维，维络也。阳明经上布头面，下循胸腹，独居三阴之中，维络于前，故曰维。

〔4〕【王冰】经，谓经纶，所以济成务。维，谓维持，所以系天真。游，谓游行。部，谓身形部分也。故主气者济成务，化谷者系天真，主色者散布精微，游行诸部。新校正云：按杨上善云：三阳，足太阳脉也，从目内眦上头，分为四道下项，并正别脉上下六道，以行于背，与身为经。二阳，足阳明脉也，从鼻而起，下咽，分为四道，并正别脉六道，上下行腹，纲维于身。一阳，足少阳脉也。起目外眦，络头，分为四道，下缺盆，并正别脉六道，上下生经营百节，流气三部，故曰游部。

【杨上善】一阳，足少阳胆脉者也。足少阳脉以是少阳，故曰一阳游部，有三部：头法于天，以为上部；腰下法地，以为下部；腰中法人，以为中部。此一少阳起目外眦络头，分为四道，下缺盆并正别脉，上下主经营一节，流气三部，故曰游部也。

【张介宾】少阳在侧，前行则会于阳明，后行则会与太阳，出入于二阳之间，故曰游部。杨上善曰：三阳，足太阳脉也，从目内眦上头，分为四道下项，并正别脉上下六道以行于背，与身为经。二阳，足阳明脉也，从鼻而起，下咽分为四道，并正别脉六道，上下行腹，纲维于身。一阳，足少阳脉也，起目外眦络头，分为四道，下缺盆，并正别脉六道上下，主经营百节，流气三部，故曰游部。

〔5〕【王冰】观其经纶维系游部之义，则五脏之终始可谓知矣。

【杨上善】此三阳脉起于五脏，终于五脏，故知此脉者，知五脏终始之也。

【张介宾】有阳则有阴，有表则有里，睹此三阳之义，则五脏之终始，可类求而知矣。三阳为表，三阳，误也，当作三阴。三阴，太阴也。太阴为诸阴之表，故曰三阴为表。按《阴阳离合论》曰：太

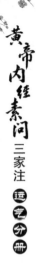

阴为开。《痿论》曰：肺主身之皮毛。《师传》篇曰：肺为之盖。脾者主为卫。是手足三阴，皆可言表也。据下文所谓三阳三阴者，明列次序，本以释此，故此节当为三阴无疑。按：王氏而下，凡注此者，皆曰：三阳，太阳也。二阴，少阴也。少阴与太阳为表里，故曰三阳为表，二阴为里。其说若是，然六经皆有表里，何独言二经之表里于此耶？盖未之详察耳。

〔6〕【王冰】三阳，太阳；二阴，少阴也。少阴与太阳为表里，故曰三阳为表，二阴为里。

〔7〕【张介宾】二阴，少阴肾也。肾属水，其气沉，其主骨，故二阴为里。

〔8〕【王冰】一阴，厥阴也。厥，犹尽也。《灵枢经》曰：亥为左足之厥阴，戌为右足之厥阴，两阴俱尽，故曰厥阴。夫阴尽为晦，阴生为朔。厥阴者，以阴尽为义也，征其气王则朔，适言其气尽则晦，既见其朔，又当其晦。故曰一阴至绝作朔晦也。然征彼俱尽之阴，合此发生之木，以正应五行之理，而无替循环，故云：却具合以正其理也。新校正云：按注言："阴尽为晦，阴生为朔。"疑是"阳生为朔"。

【杨上善】三阳，太阳也。太阳在外，故也为表也。二阴，少阴也，少阴居中，故为里也。一阴，厥阴也。厥阴脉至十二经脉绝，环之终寸口，人迎亦然，故曰至绝。如此三阳三阴之脉，见于寸口、人迎，表里作日夜之变，却审委具共相合会，以政身之理之也。

【张介宾】一阴，厥阴也。厥者，尽也。按《阴阳系日月》篇曰：戌主右足之厥阴，亥主左足之厥阴，此两阴交尽，故曰厥阴也。夫厥阴之气，应在戌亥，六气不几于绝矣；然阴阳消长之道，阴之尽也如月之晦，阳之生也如月之朔，既晦而朔则绝而复生，此所谓一阴至绝作朔晦也。由是而终始循环，气数俱合，故得以正其造化之理矣。按六经之分少太者，以微盛言，故谓厥阴为尽阴。其分一二三者，以六气之次言耳。如三阴之序，首厥阴一也，次少阴二也，又次太阴三也。三阳之序，首少阳，次阳明，又次太阳，是三阳之次也。

〔9〕【王冰】言未明气候之应见。

【杨上善】雷公自申不通之意。

【张介宾】按上文雷公以肝为最贵，而不知肝属一阴，为阴之尽，帝谓最其下者以此，故公曰受业未能明也。

帝曰：所谓三阳者，太阳为经[1]，三阳脉至手太阴，弦浮而不沉，决以度，察以心，合之阴阳之论[2]。所谓二阳者，阳明也[3]，至手太阴，弦而沉急不鼓，炅至以病皆死[4]。一阳者，少阳也[5]，至手太阴，上连人迎，弦急悬不绝，此少阳之病也[6]，专阴则死[7]。

〔1〕【王冰】阳气盛大，故曰太阳。

【张介宾】此下详分六经，并明六脉皆至于太阴也。太阳为经，即所以释上文之义。

〔2〕【王冰】太阴为寸口也。寸口者，手太阴也，脉气之所行。故脉皆至于寸口也。太阳之脉，洪大以长，今弦浮不沉，则当约以四时高下之度而断决之，察以五脏异同之候而参合之，以应阴阳之论，知其藏否耳。

【杨上善】太阳揔于三阳之气，卫气将来，至手太阴寸口中，见洪大以长，是太阳平也。今至寸口弦浮不沉，此为病也。如此商量，可决之以度数，察之以心神也。

【张介宾】手太阴，肺经也。本属三阴之脉，然诸脉皆会于气口，故特以三阳脉至手太阴为言也。下仿此。太阳之脉本洪大以长，今其弦浮不沉，是邪脉也，乃当决其衰王之度，察以吾心，而合之阴阳之论，则善恶可明矣。

〔3〕【王冰】《灵枢经》曰：辰为左足之阳明，巳为右足之阳明。两阳合明，故曰二阳者阳明也。

【张介宾】前所谓二阳者，即阳明也。《阴阳系日月》篇曰：两阳合明，故曰阳明。

〔4〕【王冰】鼓，谓鼓动。炅，热也。阳明之脉浮大而短，今弦而沉急不鼓者，是阴气胜阳，木来乘土也。然阴气胜阳，木来乘土，而反热病至者，是阳气之衰败也，犹灯之焰欲灭反明，故皆死也。

【杨上善】炅音桂，貌也，此经热也。阳明之气揔于二阳也。阳明脉至于寸口，见时浮大而短，是其阳明平也。今至寸口弦而沉急

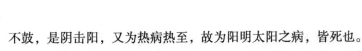

不鼓，是阴击阳，又为热病热至，故为阳明太阳之病，皆死也。

【张介宾】阳明胃脉本浮大而短，今则弦而沉急，不能振鼓，是木邪侮土，阴气乘阳也。若热至为病者，尤忌此阴脉，犯之为逆，必皆死也。灵，居永切，热也。

〔5〕【王冰】阳气未大，故曰少阳。

【张介宾】即前所谓一阳也。

〔6〕【王冰】人迎，谓结喉两傍同身寸之一寸五分，脉动应手者也。弦为少阳之脉，今急悬不绝，是经气不足，故曰少阳之病也。悬者，谓如悬物之动摇也。

〔7〕【王冰】专，独也。言其独有阴气而无阳气，则死。

【杨上善】阳气始生，故曰少阳，少阳脉至寸口，乍疏乍数，乍长乍短，平也。今见手太阴寸口并及喉侧，胃脉人迎二处之脉，并弦急悬微不断绝，是为少阳之病也。若弦急实，专阴无阳，悬而绝者，死也。

【张介宾】人迎，足阳明脉也，在结喉两旁，故曰上连人迎。悬，浮露如悬也。少阳之脉，其体乍数乍疏，乍短乍长，今则弦急如悬，其至不绝，兼之上乘胃经，此木邪之胜，少阳病也。然少阳厥阴皆从木化，若阳气竭绝，则阴邪独盛，弦搏至极，是曰专阴，专阴者死也。按：以上三阳为病皆言弦急者，盖弦属于肝，厥阴脉也，阴邪见于阳分，非危则病，故帝特举为言，正以明肝之不足贵也。

三阴者，六经之所主也[1]，交于太阴[2]，伏鼓不浮，上空志心[3]。二阴至肺，其气归膀胱，外连脾胃[4]。一阴独至，经绝①气浮不鼓，钩而滑[5]。此六脉者，乍阴乍阳②，交属相并，缪通五脏，合于阴阳[6]，先至为主，后至为客[7]。

①经绝：《太素》无"经"字。
②乍阴乍阳：《太素》作"乍阳乍阴"。

〔1〕【王冰】三阴者，太阴也。言所以诸脉皆至手太阴者何耶？以是六经之主故也。六经，谓三阴三阳之经脉也。所以至手太阴者何？以肺朝百脉之气，皆交会于气口也。故下文曰：

【杨上善】三阴，太阴也。六经，谓太阴、少阴、厥阴之脉。手足两箱合，有六经脉也。此六经脉摠以太阴为主。太阴有二，足太阴受于胃气，与五脏六腑以为资粮，手太阴主五脏六腑之气，故曰六经所主也。

【张介宾】三阴，太阴也。上文云三阳为表，当作三阴者，其义即此。三阴之脏，脾与肺也，肺主气，朝会百脉，脾属土，为万物之母，故三阴为六经之主。

〔2〕【王冰】此正发明肺朝百脉之义也。《经脉别论》曰：肺朝百脉。

〔3〕【王冰】脉伏鼓击而不上浮者，是心气不足，故上控引于心而为病也。志心，谓小心也。《刺禁论》曰：七节之傍，中有小心。此之谓也。新校正云：按杨上善云：肺脉浮涩，此为平也。今见伏鼓，是肾脉也。足少阴脉贯脊属肾，上入肺中，从肺出络心。肺气下入肾志，上入心神也。王氏谓“志心”为“小心”，义未通。

【杨上善】交，会也。三阴六经之脉，脉皆会于手太阴寸口也，肺气手太阴脉，寸口见时浮涩，此为平也。今见寸口浮鼓不浮，是失其常也。肾脉足少阴，贯脊属肾，络膀胱，从肾贯肝，上鬲入肺中，从肺出络心，肺气下入肾志，上入心神之空也。

【张介宾】交于太阴，谓三阴脉至气口也。肺主轻浮，脾主和缓，其本脉也，今见浮鼓不浮，则阴盛阳衰矣，当病上焦空虚，而脾肺之志以及心神，为阴所伤，皆致不足，故曰上空志心。按《阴阳应象大论》曰：肺在志为忧，脾在志为思，心在志为喜。是皆五脏之志也。

〔4〕【王冰】二阴，谓少阴肾之脉。少阴之脉，别行者，入跟中，以上至股内后廉，贯脊属肾络膀胱；其直行者，从肾上贯肝鬲，入肺中，故上至于肺，其气归于膀胱，外连于脾胃。

【杨上善】二阴，少阴也。少阴上入于肺，下合膀胱之腑也，外连脾胃者，脾胃为脏腑之海，主出津液，以资少阴。少阴在内，外与脾胃脏腑相之者也。

【张介宾】二阴至肺者，言肾脉之至气口也。《经脉别论》曰：二阴搏至，肾沉不浮者是也。肾脉上行，其直者从肾上贯肝膈，

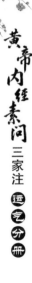

入肺中，出气口，是二阴至肺也。肾主水，得肺气以行降下之令，通调水道，其气归膀胱也。肺在上，肾在下，脾胃居中，主其升降之柄，故曰外连脾胃也。外者，肾对脾言，即上文三阴为表，二阴为表里之义。

〔5〕【王冰】若一阴独至肺，经气内绝则气浮不鼓于手，若经不内绝则钩而滑。新校正云：按杨上善云：一阴，厥阴也。

【杨上善】一阴，厥阴也。厥阴之脉不兼余脉，故为独也。在寸口亦至绝，虽浮动，不鼓盛也。勾，实邪来乘也；滑者，气盛而微热之也。

【张介宾】一阴独至，厥阴脉胜也。《经脉别论》曰：一阴至，厥阴之治是也。厥阴本脉，当软滑弦长，阴中有阳，乃其正也。若一阴独至，则经绝于中，气浮于外，故不能鼓钩而滑，而但弦无胃，生意竭矣。

〔6〕【王冰】或阴见阳脉，阳见阴脉，故云乍阴乍阳也。所以然者，以气交会故尔，当审比类，以知阴阳也。

【杨上善】五脏六腑，三阴三阳，气之盛衰，故见寸口则乍阴乍阳也。缪，牙也。脏脉别走入腑，腑脉别走入脏，皆交相属，可通脏腑，合阴阳之也。

【张介宾】六脉者，乍阴乍阳，皆至于手太阴，是寸口之脉，可以交属相并，缪通五脏，故能合于阴阳也。

〔7〕【王冰】脉气乍阴见阳，乍阳见阴，何以别之？当以先至为主，后至为客也。至，谓至寸口也。

【杨上善】阴阳之脉见寸口时，先至为主，后至为客也，假令先得肝脉，肝脉为主，后有余脉来乘，则为客也。

【张介宾】六脉之交，至有先后，有以阴见阳者，有以阳见阴者。阳脉先至，阴脉后至，则阳为主而阴为客，阴脉先至，阳脉后至，则阴为主而阳为客，此先至为主，后至为客之谓也。然至有常变，变有真假。常阳变阴，常阴变阳，常者主也，变者客也。变有真假，真变则殆，假变无虞，真者主也，假者客也。客主之义，有脉体焉，有运气焉，有久暂焉，有逆顺焉，有主之先而客之后者焉。诊之精妙，无出此矣，非精于此者，不能及也，脉岂易言哉？

372

雷公曰：臣悉尽意，受^①传经脉，颂得^②从容之道，以合《从容》^③，不知阴阳^④，不知雌雄^[1]。帝曰：三阳为父^[2]，二阳为卫^[3]，一阳为纪^[4]，三阴为母^[5]，二阴为雌^[6]，一阴为^⑤独使^[7]。

①悉尽意，受：《太素》作"悉书，尝受"。
②颂得：《太素》作"诵得"。
③从容：此下《太素》有"之道"二字。
④不知阴阳：《太素》作"不知次第阴阳"。
⑤为：《太素》无此字。

〔1〕【王冰】颂，今为诵也。公言臣所颂诵今从容之妙道，以合上古《从容》，而比类形名，犹不知阴阳尊卑之次，不知雌雄殊目之义，请言其旨，以明著至教，阴阳、雌雄相输应也。

【杨上善】三阴三阳，经脉容从之道，悉尽以读之，未知阳造物次第及雄雌之别也。从容，审理也。雷公自谓得审理之经，行之合理身之理也。

【张介宾】颂，诵同。从容之道可诵，其为古今篇名可知，如《示从容论》之类是也。以合从容，合其法也。雌雄，如下文云二阴为雌，又《顺气一日分为四时》篇曰：肝为牡脏，脾为牝脏。皆雌雄之义。

〔2〕【王冰】父，所以督济群小，言高尊也。

【杨上善】三阳，太阳也。太阳阳脉在背，管五脏六腑气输，以生身尊，比之于天，故为父也。

【张介宾】此详明六经之贵贱也。太阳总领诸经，独为尊大，故称乎父。

〔3〕【王冰】卫，所以却御诸邪，言扶生也。

【杨上善】二阳，阳明也。阳明脉在腹，经络于身，故为卫。

【张介宾】捍卫诸经阳气也。

〔4〕【王冰】纪，所以纲纪形气，言其平也。

【杨上善】一阳，少阳也。少阳之脉在身两侧，经营百节，纲纪于身，故为纪者之。

【张介宾】纪于二阳之间，即《阴阳离合论》少阳为枢之义。

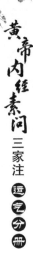

〔5〕【王冰】母，所以育养诸子，言滋生也。

【杨上善】三阴，太阴也。太阴脉气内资脏腑，以生身尊，比之内地，故为母也。

【张介宾】太阴滋养诸经，故称为母。

〔6〕【王冰】雌者，阴之目也。

【杨上善】二阴，少阴也。少阴既非其长，又非其下，在内居中，故为雌也。

【张介宾】少阴属水，水能生物，故曰雌，亦上文二阴为里之义。

〔7〕【王冰】一阴之脏，外合三焦，三焦主谒导诸气，名为使者，故云独使也。

【杨上善】一阴，厥阴也。厥阴之脉，唯一独行，故曰独使也。

【张介宾】使者，交通终始之谓。阴尽阳生，惟厥阴主之，故为独使。

二阳一阴，阳明主病，不胜一阴，软而动，九窍皆沉[1]。三阳一阴，太阳脉胜，一阴不能止，内乱五脏，外为惊骇[2]。二阴二阳①，病在肺，少阴脉沉，胜肺伤脾，外伤四支[3]。二阴二阳，皆交至，病在肾，骂詈妄行，巅疾为狂②[4]。二阴一阳，病出于肾，阴气③客游于心脘④，下空窍堤，闭塞不通，四支别离[5]。一阴一阳代绝，此阴气至心，上下无常，出入不知，喉咽⑤干燥，病在土脾[6]。二阳三阴，至阴皆在，阴不过阳，阳气不能止阴，阴阳并绝，浮为血瘕，沉为脓胕[7]。阴阳皆壮，下至阴阳⑥[8]，上合昭昭，下合冥冥[9]，诊决死生之期，遂合岁首⑦[10]。

①二阳：《太素》作"一阳"。

②巅疾为狂：《太素》作"癫疾为狂阴"。

③阴气：《太素》作"阳气"。

④心脘：《太素》作"心管"。

⑤喉咽：《太素》作"喉嗌"。

374

⑥下至阴阳：《太素》作"以下至阴"。

⑦遂合岁首：《太素》作"遂次含岁年"。

〔1〕【王冰】一阴，厥阴肝木气也。二阳，阳明胃土气也。木土相薄，故阳明主病也。木伐其土，土不胜木，故云不胜一阴。脉软而动者，软为胃气，动谓木形，土木相持，则胃气不转，故九窍沉滞而不通利也。

【杨上善】奭，当动义，蠕动，轻动。二阳，阳明也，一阴，厥阴也。是阳明、厥阴二脉至者，即阳明为病，以阳明不胜厥阴，以厥阴蠕动胜阳，故九窍沉塞不利也。

【张介宾】此下言诸经合病有胜制也。二阳，土也。一阴，木也。阳明厥阴相薄，则肝邪侮胃，故阳明主病，不胜一阴。脉软者，胃气也。动者，肝气也。土受木邪，则软而兼动也。九窍之气，皆阳明所及，阳明病则胃气不行，故九窍皆为皆为沉滞不通利矣。

〔2〕【王冰】三阳，足太阳之气，故曰太阳胜也。木生火，今盛阳燔木，木复受之，阳气洪盛，内为狂热，故内乱五脏也。肝主惊骇，故外形惊骇之状也。

【杨上善】三阳，太阳也。一阴，厥阴也。诊得太阳、厥阴之脉，是为外阳胜阴，阴气内虚，厥阴不能止阳，则阳乘于内，五脏气乱，外阳复发，盛为惊骇之病之。

【张介宾】三阳一阴，膀胱与肝合病也。肝木生火，而膀胱以寒水侮之，故太阳脉盛，一阴肝气虽强，不能禁止，由是而风寒相挟，内乱五脏，肝气受伤，故发为惊骇之病。

〔3〕【王冰】二阴，谓手少阴心之脉也。二阳，亦胃脉也。心胃合病，邪上下并，故内伤脾，外胜肺也。所以然者，胃为脾腑，心火胜金故尔。脾主四支，故脾伤则外伤于四支矣。少阴脉，谓手掌后同身寸之五分，当小指神门之脉也。新校正云：详此二阳，乃手阳明大肠，肺之腑也。少阴心火胜金之腑，故云病在肺。王氏以二阳为胃，义未甚通。况又以见胃病肾之说，此乃是心病肺也。又全元起本及《甲乙经》、《太素》等并云：二阴一阳。

【杨上善】二阴，少阴也。一阳，少阳也。少阴气盛，少阳气微，少阴脉气，上乘于肺，傍及于脾，故使四支不用也。

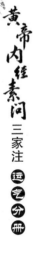

【张介宾】二阴，手少阴也。二阳，足阳明也。少阴为心火之脏，火邪则伤金，故病在肺。阳明为胃土之腑，土邪必伤水，故足少阴之脉沉。沉者，气衰不振之谓。然胃为脾腑，脾主四支，火既胜肺，胃复连脾，脾病则四支亦病矣。

〔4〕【王冰】二阴为肾，水之脏也。二阳为胃，土之腑也。土气刑水，故交至而病在肾也。以水肾不胜，故胃胜而颠，为狂。

【杨上善】二阴，少阴也。二阳，阳明也。少阴、阳明俱至交会，则阴虚阳胜，遂发为狂，骂詈驰走，若上实则为癫疾倒仆也。

【张介宾】二阴之至，邪在肾也。二阳之至，邪在胃也。水土之邪交至，则土胜水亏，水亏则阴不胜阳，故病在肾。土胜则阳明邪实，故骂詈妄行，巅疾为狂。

〔5〕【王冰】一阳，谓手少阳三焦。心，主火之腑也。水上干火，故火病出于肾，阴气客游于心也。何者？肾之脉，从肾上贯肝膈入肺中，其支别者，从肺中出络心，注胸中，故如是也。然空窍阴客上游，胃不能制，胃不能制是土气衰，故脘下空窍皆不通也。言堤者，谓如堤堰不容泄漏。胃脉循足，心脉络手，故四支如别离而不用也。新校正云：按王氏云："胃脉循足"，按此二阴一阳，病出于肾，"胃"当作"肾"。

【杨上善】二阴，少阴也。一阳，少阳也。诊得少阴、少阳二脉，是为阴实为病，故曰出肾也。足少阳正别之脉，上肝贯心，故少阳客于心管之下，阳实为病，故心管下空窍皆悉堤障，闭塞不通利也。心管，心系。心腑手太阳之脉，络心循咽抵胃，胃主四支，故不通为四支之病也。手足各不用，不相得，故曰别离之也。

【张介宾】二阴，肾也。一阳，三焦也。肾与三焦合病，则相火受水之制，故病出于肾，肾脉之支者，从肺出络心，注胸中，故阴气盛则客游于心脘也。阴邪自下而上，阳气不能下行，故下焦空窍若有堤障而闭塞不通。清阳实四支，阳虚则四支不为用，状若别离于身者矣。

〔6〕【王冰】一阴，厥阴脉。一阳，少阳脉。并木之气也。代绝者，动而中止也。以其代绝，故为病也。木气生火，故病生而阴气至

376

心也。夫肝胆之气，上至头首，下至腰足，中主腹胁，故病发上下无常处也。若受纳不知其味，窍写不知其度，而喉咽干燥者，喉咙之后属咽，为胆之使，故病则咽喉干燥。虽病在脾土之中，盖由肝胆之所为尔。

【杨上善】一阴，厥阴也。一阳，少阳也。厥阴，肝脉也。少阳，胆脉也。少阳之脉，上肝贯心。诊得二脉，更代上绝，阴脉盛时，乘阳至心，从心更代，上下无常，不可定其阳出阴入，故曰出入不知也。厥阴上抵少腹，从胃上贯膈，布胁肋，循喉咙，故其病喉嗌干燥，病在于脾，脾胃同气也。厥阴之气连土脾胃之也。

【张介宾】一阴，足厥阴肝也。一阳，足少阳胆也。代绝者，二脏气伤，脉来变乱也。肝胆皆木，本生心火，病以阳衰，则阴气至心矣。然木病从风，善行数变，故或上或下，无有常处，或出或入，不知由然。其为喉咽干燥者，盖咽为肝胆之使，又脾脉结于咽也，故病在土脾。正以风木之邪，必克土耳。

〔7〕【王冰】二阳，阳明。三阴，手太阴。至阴，脾也。故曰至阴皆在也。然阴气不能越于阳，阳气不能制心，今阴阳相薄，故脉并绝断，而不相连续也。脉浮为阳气薄阴，故为血瘕。脉沉为阴气薄阳，故为脓聚而胕烂也。

【杨上善】二阳，阳明也。三阴，太阴也。至阴，脾也。足阳明络脾，故与太阴皆在阴也。其阴不能过入出土阳，阳复不能过土阴，是为阴阳隔绝，阳脉独浮，故结为血瘕，阴脉独沉，结以为脓。胕，扶雨反，义当腐坏也。

〔8〕【王冰】若阴阳皆壮而相薄不已者，渐下至于阴阳之内，为大病矣。阴阳者，男子为阳道，女子为阴器者，以其能盛受故而也。

【杨上善】太阴、阳明皆盛，以下入脾为病。

【张介宾】二阳，胃也。三阴，肺也。至阴，脾也。皆在，皆病也。脾胃相为表里，病则仓廪不化，肺布气于脏腑，病则治节不行。故至阴不过阳，则阴自为阴，不过入于阳分也。阳气不能止阴，则阳自为阳，不留止于阴分也。若是者，无复交通，阴阳并绝矣。故脉浮者病当在外而为血瘕，脉沉者病当在内而为脓胕，正以阴阳表里不相交通，故脉证之反若此。至若阴阳皆壮，则亢而为害，或以孤阴，

377

或以孤阳，病之所及，下至阴阳。盖男为阳道，女为阴器，隐曲不调，俱成大病也。

〔9〕【王冰】昭昭，谓阳明之上。冥冥，谓至阴之内，幽暗之所也。

〔10〕【王冰】谓下短期之旨。

【杨上善】如前《经脉·阴阳论解》解道：言其生也，上合昭昭，阳之明也。语其死也，下合冥冥，阴之暗也。如此许诊，决死生，不失其候，遂得次第，各合日月岁年之期之也。

【张介宾】昭昭可见，冥冥可测，有阴阳之道在也。故欲决死生之期者，必当求至岁首。如甲己之年，丙寅作首，则二月丁卯，三月戊辰；子午之年，君火司天，则初气太阳，二气厥阴之类。以次求之，则五行衰王，可得其逆顺之期矣。

雷公曰：请问短期[1]。黄帝不应[2]。雷公复问。黄帝曰：在经论中[3]。雷公曰：请闻①短期。黄帝曰：冬三月之病，病②合于阳③者，至春正月脉有死征，皆归出春[4]。冬三月之病，在理已尽，草与柳叶皆杀[5]。春④阴阳皆绝，期在孟春[6]。春三月之病，曰阳杀⑤[7]，阴阳皆绝，期在草干[8]。夏三月之病，至阴不过十日[9]，阴阳交，期在濂水[10]。秋三月之病，三阳俱起，不治自已[11]。阴阳交合者，立不能坐，坐不能起⑥[12]。三阳独至，期在石水[13]。二阴独至，期在盛水[14]。

①闻：《太素》作"问"。

②病：《太素》无此字。

③合于阳：《太素》作"合土阳"。

④春：《太素》无此字。《素问》新校正云：《太素》无"春"字。

⑤曰阳杀：《太素》作"阳病日杀"。

⑥不能起：《太素》作"不得起"。

〔1〕【杨上善】请问短期之论。

378

〔2〕【王冰】欲其复问而宝之也。

〔3〕【王冰】上古经之中也。新校正云：按全元起本自"雷公"已下，别为一篇，名《四时病类》。

【杨上善】指在此经论短期中者也。

〔4〕【王冰】病合于阳，谓前阴合阳而为病者也。虽正月脉有死征，阳已发生，至王不死，故出春三月而至夏初也。

【杨上善】冬，阴也。时有病，有阳气来乘，至正月少阳王时，阴气将尽，故脉有死其征，死。冬三月，病皆归出春，春时出，王万物，故曰出春也。

【张介宾】冬三月者，阴盛时也。病合于阳者，阳证阳脉也。出春，春尽夏初也。以水王之时而病合于阳者，时气不足，病气有余也。及至孟春正月，阳气发生，则阳邪愈胜，阴气愈竭。若脉有死征，则出春交夏而阳盛阴衰俱已至极，无所逃矣。

〔5〕【王冰】里，谓二阴，肾之气也。然阴病而正月脉有死征者，以枯草尽青，柳叶生出而皆死也。理，里也。已，以也。古用同。

【张介宾】在理已尽，谓察其脉证之理，已无生意也。以冬月之病而得此，则凡草色之青，柳叶之见，阴阳气易，皆其死期，故云皆杀也。杀，少戒切。

〔6〕【王冰】立春之后而脉阴阳皆悬绝者，期死不出正月。

【杨上善】理，中也。冬时阳气在肉，冬之阴气为阳所伤已尽，在草柳叶，火时反而死，若阴阳隔绝，正月时死之者也。

【张介宾】阴阳皆绝，谓阴中无阳，阳中无阴，彼此相绝，不交通也。病由冬月而春犹若此，是生气之竭也，短期当在孟春矣。

〔7〕【王冰】阳病，不谓伤寒温热之病，谓非时病热，脉洪盛数也。然春三月中，阳气尚少，未当全盛，而反病热脉应夏气者，经云脉不再见，夏脉当洪数，无阳外应，故必死于夏至。以死于夏至阳气杀物之时，故云阳杀也。

【张介宾】春月阳气方升，而病在阳者，故曰阳杀。杀者，衰也。

〔8〕【王冰】若不阳病，但阴阳之脉皆悬绝者，死在于霜降草干之时也。

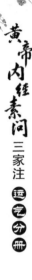

【杨上善】春为阳也，春阳气王。今阳病者，是阳衰，故死也。若阴阳隔绝，不相得者，至土季，秋金气王时，被克而死之也。

【张介宾】以三春阳杀之病，而阴阳否绝者，期在深秋草干之时，金气胜而病发于春者死矣。

〔9〕【王冰】谓热病也。脾热病则五脏危。土成数十，故不过十日也。

【张介宾】脾肾皆为至阴，夏三月以阳盛之时而脾肾伤极，则真阴败绝，天干易气不能堪矣，故不过十日也。

〔10〕【王冰】《评热病论》曰：温病而汗出，辄复热，而脉躁疾，不为汗衰，狂言不能食者，病名曰阴阳交。六月病暑，阴阳复交，二气相持，故乃死于立秋之候也。新校正云：按全元起本云：濂水者，七月也。建申，水生于申，阴阳逆也。杨上善云：濂，廉检反，水静也。七月水生时也。

【杨上善】夏，阳也。至阴，脾也。夏阳脾病，为阳所伤，故不过脾之成数，十日而死，若阴阳交击，期在濂水。廉检反，水静也。七月水生时之也。

【张介宾】阴阳交者，阴脉见于阳，则阳气失守；阳脉见于阴，则阴气失守。若是者，虽无危证而脉象已逆，见于夏月，则危于仲秋濂水之时也。濂音敛，清也。

〔11〕【王冰】秋阳气衰，阴气渐出，阳不胜阴，故自已也。

【张介宾】秋时阳气渐衰，阴气渐长，虽三阳脉病俱起，而阳不胜阴，故自已也。

〔12〕【王冰】以气不由其正用故尔。

【张介宾】秋气将敛未敛，故有阴阳交合为病者，则或精或气必有所伤，而致动止不利，盖阳胜阴，故立不能坐，阴胜阳，故坐不能起。

〔13〕【王冰】有阳无阴，故云独至也。《著至教论》曰：三阳独至者，是三阳并至。由此则但有阳而无阴也。石水者，谓冬月水冰如石之时，故云石水也。火墓于戌，冬阳气微，故石水而死也。新校正云：详石水之解，本全元起之说，王氏取之。

【杨上善】三阳，太阳、阳明、少阳也。秋三月病，诊得三阳之脉同时而起，是阳向衰少，阴虽病不疗自已，若阴阳交事一上下，故立不能坐，不能起也。若三阳之脉各别独至者，阳不胜阴，故至十月水冻时死也，寒甚水冻如石，故曰石水也。

【张介宾】三阳独至即三阳并至，阳亢阴竭之候也。阴竭在冬，本无生意，而孤阳遇水，终为扑灭，故期在冰坚如石之时也。

〔14〕【王冰】亦所谓并至而无阳也。盛水，谓雨雪皆解为水之时，则止谓正月中气也。新校正云：按全元起本"二阴"作"三阴"。

【杨上善】二阴，少阴也。少阴独至则阴不胜阳，故至春月冰解，水盛时死之也。

【张介宾】二阴，全元起本作"三阴"。即所谓三阴并至，有阴无阳也。盛水者，正月雨水之候。孤阴难以独立，故遇阳胜之时，则不能保其存也。

方盛衰论篇第八十

雷公请问：气之多少，何者为逆？何者为从？黄帝答曰：阳从左，阴从右[1]，老从上，少从下[2]。是以春夏归阳为生，归秋冬为死[3]。反之，则归秋冬为生[4]。是以气多少，逆皆为厥[5]。

〔1〕【王冰】阳气之多少皆从左，阴气之多少皆从右。从者为顺，反者为逆。《阴阳应象大论》曰：左右者，阴阳之道路也。

【张介宾】多少，言盛衰也。阳气主升，故从乎左。阴气主降，故从乎右。从者为顺，反者为逆。

〔2〕【王冰】老者谷衰，故从上为顺；少者欲甚，故从下为顺。

【张介宾】老人之气，先衰于下，故从上者为顺。少壮之气，先盛于下，故从下者为顺。盖天之生气，必自下而升，而人气亦然也。故凡以老人而衰于上者，其终可知，少壮而衰于下者，其始可知，皆逆候也。

〔3〕【王冰】归秋冬，谓反归阴也，归阴则顺杀伐之气故也。

【张介宾】春夏以阳盛之时，或证或脉皆当归阳为生。若得

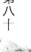

381

阴候如秋冬者，为逆为死。

〔4〕【王冰】反之，谓秋冬。秋冬则归阴为生也。

【张介宾】反之，谓秋冬也。秋冬以阴盛阳衰之时，故归阴为顺曰生。然不曰归春夏为死者，可见阴中有阳，未必至害，而阳为阴贼，乃不免矣。

〔5〕【王冰】阳气之多少反从右，阴气之多少反从左，是为不顺，故曰气少多逆也。如是从左从右之不顺者，皆为厥。厥，谓气逆。故曰皆为厥也。

【张介宾】气有多少，则阴阳不和，不和则逆，故为厥也。

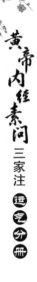

问曰：有余者厥耶[1]？答曰：一上不下，寒厥到膝，少者秋冬死，老者秋冬生[2]。气上不下，头痛巅疾[3]。求阳不得，求阴不审，五部隔无征，若居旷野，若伏空室，绵绵乎属不满日[4]。

〔1〕【王冰】言少之不顺者为逆，有余者则成厥逆之病乎？

【张介宾】有其少，必有其多，故以阳厥多阳，阴厥多阴，皆疑其为有余也。

〔2〕【王冰】一经之气厥逆上，而阳气不下者，何以别之？寒厥到膝是也。四支者，诸阳之本，当温而反寒上，故曰寒厥也。秋冬，谓归阴，归阴则从右发生其病也。少者以阳气用事，故秋冬死。老者以阴气用事，故秋冬生。新校正云：按杨上善云：虚者，厥也。阳气一上于头，不下于足，足胫虚，故寒厥至膝。

【张介宾】阳逆于上而不下，则寒厥到膝，老人阳气从上，膝寒犹可；少年阳气从下，膝寒为逆。少年之阳不当衰而衰者，故最畏阴胜之时。老人阳气本衰，是其常也，故于秋冬无虑焉。

〔3〕【王冰】巅，谓身之上。巅疾，则头首之疾也。

【张介宾】巅，顶巅也。上实下虚，故病如此。

〔4〕【王冰】谓之阳乃脉似阴盛，谓之阴又脉似阳盛，故曰求阳不得，求阴不审也。五部，谓五脏之部。隔，谓隔远。无征，犹无可信验也。然求阳不得其热，求阴不审是寒，五脏部分又隔远而无可信验，故曰求阳不得，求阴不审，五部隔无征也。夫如是者，乃从气久

382

逆所作，非由阴阳寒热之气所为也。若居旷野，言心神散越。若伏空室，谓志意沉潜。散越以气逆而痛甚未止，沉潜以痛定而复恐再来也。緜緜乎，谓动息微也。身虽緜緜乎且存，然其心所属望，将不得终其尽日也。故曰緜緜乎属不满日也。新校正云：按《太素》云："若伏空室，为阴阳之一。"有此五字，疑此脱漏。

【张介宾】厥之在人也，谓其为阳，则本非阳盛，谓其为阴，则又非阴盛，故皆不可得，盖以五脏隔绝，无征可验，若居旷野无所闻，若伏空室无所见，乃病则緜緜不解，热甚雕敝，若弗能终其日者，岂真阴阳之有余者耶？緜，古绵字。

是以少气之厥，令人妄梦，其极至迷[1]。三阳绝，三阴微，是谓少气[2]。是以肺气虚，则使人梦见白物，见人斩血藉藉[3]，得其时则梦见兵战[4]。肾气虚，则使人梦见舟船溺人[5]；得其时则梦伏水中，若有畏恐[6]。肝气虚，则梦见菌香生草[7]，得其时则梦伏树下不敢起[8]。心气虚，则梦救火阳物[9]；得其时则梦燔灼[10]。脾气虚，则梦饮食不足[11]；得其时则梦筑垣盖屋[12]。此皆五脏气虚，阳气有余，阴气不足[13]。合之五诊，调之阴阳，以在《经脉》[14]。

〔1〕【王冰】气之少有厥逆，则令人妄为梦寐。其厥之盛极，则令人梦至迷乱。

【张介宾】手少阴，心也。心主阳，其藏神。足少阴，肾也，肾主阴，其藏精。是以少阴厥逆，则心肾不交而精神散越，故为妄梦，若其至极，乃令人迷乱昏昧也。

〔2〕【王冰】三阳之脉悬绝，三阴之诊细微，是为少气之候也。新校正云：按《太素》云：至阳绝阴，是为少气。

【张介宾】三阳隔绝则阴亏于上，三阴微弱则阳亏于下，阴阳不相生化，故少气不足以息。

〔3〕【王冰】白物，是象金之色也。斩者，金之用也。藉藉，梦死状也。

【张介宾】此下言五脏阴虚之梦兆也。肺虚者梦白物，金色白也。斩者，金之用也。虚者必怯，故见人斩血藉藉，多惊惕也。

〔4〕【王冰】得时，谓秋三月也。金为兵革，故梦见兵战也。

　　【张介宾】得金王之时也。

〔5〕【王冰】舟船溺人，皆水之用，肾象水，故梦形之。

　　【张介宾】肾合水，故梦应之。

〔6〕【王冰】冬三月也。

　　【张介宾】得水王之时也。

〔7〕【王冰】菌香草生，草木之类也。肝合草木，故梦见之。新校正云：按全元起本云：菌香是桂。

　　【张介宾】肝合木也。菌，区允切。

〔8〕【王冰】春三月也。

　　【张介宾】虽得木王之时，而肝气本虚，故梦伏而不敢起。

〔9〕【王冰】心合火，故梦之。阳物，亦火之类。

　　【张介宾】心合火也。阳物，即属火之类。

〔10〕【王冰】夏三月也。

　　【张介宾】得火王之时也。燔音凡。

〔11〕【王冰】脾纳水谷，故梦饮食不足。

　　【张介宾】仓廪空虚，故欲得饮食。

〔12〕【王冰】得其时，谓辰、戌、丑、未之月各王十八日。筑垣盖屋，皆土之用也。

　　【张介宾】得土王之时也。

〔13〕【王冰】腑者阳气，脏者阴气。

　　【张介宾】五脏气虚，即阴不足也。阴气不足则虚阳独浮，故云阳气有余。无根之阳，其虚可知，所以为厥为梦者，皆阳不附阴之所致。

〔14〕【王冰】《灵枢经》备有调阴阳合五诊，故引之曰以在经脉也。《经脉》则《灵枢》之篇目也。

　　【张介宾】合之五诊，则五脏可察，调之阴阳，则六经可和。以在《经脉》，谓义如《灵枢》之《经脉》篇也。

　　诊有十度，度人：脉度、脏度、肉度、筋度、俞度[1]，阴阳气尽，人病自具[2]。脉动无常，散阴颇阳，脉脱不具，诊无常行[3]。

诊必上下，度民君卿[4]。受师不卒，使术不明，不察逆从，是为妄行，持雌失雄，弃阴附阳，不知并合，诊故不明[5]。传之后世，反论自章[6]。

〔1〕【王冰】度各有其二，故二五为十度也。

【张介宾】诊法虽有十度，而总不外乎阴阳也。十度，谓脉脏肉筋俞，是为五度，左右相同，各有其二，二五为十也。脉度者，如《经脉》、《脉度》等篇是也。脏度，如《本脏》、《肠胃》、《平人绝谷》等篇是也。肉度，如《卫气失常》等篇是也。筋度，如《经筋》篇是也。俞度，如《气府》、《气穴》、《本输》等篇是也。度，数也。度人之度音铎，余音杜。

〔2〕【王冰】诊备盖阴阳虚盛之理，则人病自具知之。

【张介宾】凡此十度者，人身阴阳之理尽之矣，故人之疾病亦无不具见于此。

〔3〕【张介宾】脉动无常，言脉无常体也。散阴颇阳，言阴气散失者，脉颇类阳也。何也？如仲景曰：若脉浮大者，气实血虚也。叔和曰：诸浮脉无根者皆死。又曰：有表无里者死。谓真阴散而孤阳在，脉颇似阳而无根者，非真阳之脉也，此其脉有所脱而阴阳不全具矣，诊此者有不可以阴阳之常法行也，盖谓其当慎耳。

〔4〕【王冰】脉动无常数者，是阴散而阳颇调理也。若脉诊脱略而不具备者，无以常行之诊也。察候之，则当度量民及君卿三者，调养之殊异尔。何者？忧乐苦分，不同其秩故也。

【张介宾】贵贱尊卑，劳逸有异，膏粱藜藿，气质不同，故当度民君卿，分别上下以为诊。度，入声。

〔5〕【王冰】皆谓学不该备。

【张介宾】卒，尽也。雌雄，即阴阳之义。《生气通天论》曰：阴阳离决，精神乃绝。故凡善诊者，见其阴必察其阳，见其阳必察其阴。使不知阴阳逆从之理，并合之妙，是真庸庸者耳，诊焉得明？

〔6〕【王冰】章，露也。以不明而授与人，反古之迹，自然章露也。

【张介宾】理既不明，而妄传后世，则其谬言反论，终必自

385

章露也。

　　至阴虚，天气绝；至阳盛，地气不足[1]。阴阳并交，至人之所行[2]。阴阳并交者，阳气先至，阴气后至[3]。是以圣人持诊之道，先后阴阳而持之[4]，《奇恒之势》乃六十首，诊合微之事，追阴阳之变，章五中之情，其中之论，取虚实之要，定五度之事，知此乃足以诊[5]。是以切阴不得阳，诊消亡，得阳不得阴，守学不湛，知左不知右，知右不知左，知上不知下，知先不知后，故治不久[6]。知丑知善，知病知不病，知高知下，知坐知起，知行知止，用之有纪，诊道乃具，万世不殆[7]。

　　〔1〕【王冰】至阴虚，天气绝而不降；至阳盛，地气微而不升。是所谓不交通也。至，谓至盛也。

　　【张介宾】至阴至阳，即天地之道也，设有乖离，败乱乃至。《六微旨大论》曰：气之升降，天地之更用也。升已而降，降者谓天；降已而升，升者谓地。天气下降，气流于地；地气上升，气腾于天。故《易》以地在天上而为泰，言其交也；天在地上而为否，言其不交也。此云至阴虚者，言地气若衰而不升，不升则无以降，故天气绝。至阳盛者，言天气若亢而不降，不降则无以升，故地气不足。盖阴阳二气，互藏其根，更相为用，不可偏废。此借天地自然之道，以喻人之阴阳贵和也。丹溪引此虚盛二字，以证阳常有余，阴常不足，其说左矣。

　　〔2〕【王冰】交，谓交通也。唯至人乃能调理使行也。

　　【张介宾】并交者，阴阳不相失而得其和平也。此其调摄之妙，惟至人者乃能行之。

　　〔3〕【王冰】阴阳之气，并行而交通于一处者，则当阳气先至，阴气后至。何者？阳速而阴迟也。《灵枢经》曰：所谓交通者，并行一数也。由此则二气亦交会于一处也。

　　〔4〕【张介宾】凡阴阳之道，阳动阴静，阳刚阴柔，阳倡阴随，阳施阴受，阳升阴降，阳前阴后，阳上阴下，阳左阴右，数者为阳，迟者为阴，表者为阳，里者为阴，至者为阳，去者为阴，进者为阳，

退者为阴，发生者为阳，收藏者为阴，阳之行速，阴之行迟。故阴阳并交者，必阳先至而阴后至。是以圣人之持诊者，在察阴阳先后以测其精要也。

〔5〕【王冰】《奇恒势》六十首，今世不传。

【张介宾】奇，异也。恒，常也。六十首，即《禁服》篇所谓通于《九针》六十篇之义，今失其传矣。诊合微之事者，参诸诊之法而合其精微也。追阴阳之变者，求阴阳盛衰之变也。章，明也。五中，五脏也。五度，即前十度也。必能会此数者而参伍其妙，斯足以言诊矣。

〔6〕【张介宾】切阴不得阳、诊消亡者，言人生以阳为主，不得其阳，焉得不亡？如《阴阳别论》曰：所谓阴者，真脏也。见则为败，败必死矣。所谓阳者，胃脘之阳也。《平人气象论》曰：人无胃气死，脉无胃气死。是皆言此阳字。湛，明也。若但知得阳，而不知阳中有阴，及阴平阳秘之道者，是为偏守其学，亦属不明。如左右、上下、先后者，皆阴阳之道也。使不知左右，则不明升降之理；不知上下，则不明清浊之宜；不知先后，则不明缓急之用，安望其久安长治而万世不殆哉？

〔7〕【王冰】圣人持诊之明诫也。

【张介宾】凡此数者，皆有对待之理，若差之毫厘，则缪以千里。故凡病之善恶，形之动静，皆所当辨。能明此义而用之有纪，诊道斯备，故可万世无殆矣。纪，条理也。殆，危也。

起所有余，知所不足[1]。度事上下，脉事因格[2]。是以形弱气虚，死[3]；形气有余，脉气不足，死[4]；脉气有余，形气不足，生[5]。

〔1〕【王冰】《宝命全形论》曰：内外相得，无以形先。言起己身之有余，则当知病人之不足也。

【张介宾】起，兴起也。言将治其有余，当察其不足。盖邪气多有余，正气多不足。若只知有余，而忘其不足，则取败之道也。此示人以根本当慎之意。

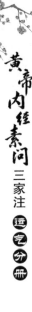

〔2〕【王冰】度事上下之宜，脉事因而至于微妙矣。格，至也。

【张介宾】能度形情之高下，则脉事因之可格至而知也。

〔3〕【王冰】中外俱不足也。

【张介宾】中外俱败也。

〔4〕【王冰】脏衰，故脉不足也。

【张介宾】外貌无恙，脏气已坏也。

〔5〕【王冰】脏盛，故脉气有余。

【张介宾】脏气未伤者，形衰无害，盖以根本为主也。又如《三部九候论》曰：形肉已脱，九候虽调犹死。盖脱与不足，本自不同，而形肉既脱，脾元绝矣，故脉气虽调，亦所不治。当与此节互求其义。

是以诊有大方，坐起有常[1]，出入有行，以转神明[2]。必清必净，上观下观[3]，司八正邪，别五中部[4]。按脉动静[5]，循尺滑涩，寒温之意[6]，视其大小，合之病能[7]，逆从以得，复知病名[8]，诊可十全，不失人情[9]。故诊之或视息视意，故不失条理[10]。道甚明察，故能长久。不知此道，失经绝理，亡言妄期，此谓失道[11]。

〔1〕【王冰】坐起有常，则息力调适，故诊之方法，必先用之。

【张介宾】大方者，医家之大法也。坐起有常，则举动不苟而先正其身，身正于外，心必随之，故诊之大方必先乎此。

〔2〕【王冰】言所以贵坐起有常者何？以出入行运，皆神明随转也。

【张介宾】行，德行也。医以活人为心，其于出入之时，念念皆真，无一不敬，则德能动天，诚能格心，故可以转运周旋，而无往弗神矣。行，去声。

〔3〕【张介宾】必清必净，则心专志一而神明见，然后上观之，以察其神色声音；下观之，以察其形体逆顺。

〔4〕【张介宾】司，候也。别，审也。候八节八风之正邪，以察其表；审五脏五行之部位，以察其里。

388

〔5〕【王冰】上观，谓气色。下观，谓形气也。八正，谓八节之正候。五中，谓五脏之部分。然后按寸尺之动静而定死生矣。

〔6〕【张介宾】按脉动静，可别阴阳。滑涩寒温，可知虚实。凡脉滑则尺之皮肤亦滑，脉涩则尺之皮肤亦涩，脉寒则尺之皮肤亦寒，脉温则尺之皮肤亦温，故循尺即可以知之。循，揣摩也。

〔7〕【张介宾】大小，二便也。二便为约束之门户，门户不要则仓廪不藏。得守者生，失守者死。故视其大小以合病能。能，情状之谓。

〔8〕【张介宾】反者为逆，顺者为从，必得逆从，必知病名，庶有定见而无差谬。

〔9〕【张介宾】诊如上法，庶可十全，其于人情，尤不可失也。愚按：不失人情，为医家最一难事，而人情之说有三：一曰病人之情，二曰傍人之情，三曰同道人之情。所谓病人之情者，有素禀之情，如五脏各有所偏，七情各有所胜，阳脏者偏宜于凉，阴脏者偏宜于热；耐毒者缓之无功，不耐毒者峻之为害，此脏气之有不同也。有好恶之情者，不惟饮食有憎爱，抑且举动皆关心，性好吉者危言见非，意多忧者慰安云伪，未信者忠告难行，善疑者深言则忌，此情性之有不同也。有富贵之情者，富多任性，贵多自尊，任性者自是其是，真是者反成非是，自尊者遇士或慢，自重者安肯自轻，此交际之有不同也，有贫贱之情者，贫者衣食不能周，况乎药饵，贱者焦劳不能释，怀抱可知，此调摄之有不同也。又若有良言甫信，谬说更新，多歧亡羊，终成画饼，此中无主而易乱者之为害也。有最畏出奇，惟求稳当，车薪杯水，宁甘败亡，此内多惧而过慎者之为害也。有以富贵而贫贱，或深情而挂牵，戚戚于心，心病焉能心药，此得失之情为害也。有以急性而遭迟病，以更医而致杂投，皇皇求速，速变所以速亡，此缓急之情为害也。有偏执者，曰吾乡不宜补，则虚者受其祸，曰吾乡不宜写，则实者被其伤，夫十室且有忠信，一乡焉得皆符，此习俗之情为害也。有参术入唇，惧补心先否塞，硝黄沾口，畏攻神即飘扬，夫杯影亦能为祟，多疑岂法之良，此成心之情为害也。有讳疾而不肯言者，终当自误，有隐情而不敢露者，安得其详？然尚有故隐病情，试医以脉者，使其言而偶中，则信为明良；言有弗合，则目为庸劣，抑孰知

389

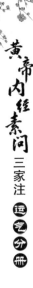

脉之常体，仅二十四，病之变象，何啻百千？是以一脉所主非一病，一病所见非一脉。脉病相应者，如某病得某脉则吉；脉病相逆者，某脉值某病则凶。然则理之吉凶，虽融会在心；而病之变态，又安能以脉尽言哉？故知一知二知三，神圣谆谆于参伍；曰工、曰神、曰明，精详岂独于指端？彼俗人之浅见，固无足怪，而士夫之明慧，亦每有蹈此弊者。故忌望闻者，诊无声色之可辨；恶详问者，医避多言之自惭。是于望闻问切，已舍三而取一，且多有并一未明，而欲得夫病情者，吾知其必不能也。所以志意未通，医不免为病困，而朦胧猜摸，病不多为医困乎？凡此皆病人之情，不可不察也。所谓傍人之情者，如浮言为利害所关，而人多不知检。故或为自负之狂言，则医中有神理，岂其能测？或执有据之凿论，而病情多亥豕，最所难知。或操是非之柄，则同于我者是之，异于我者非之，而真是真非，不是真人不识；或执见在之见，则头疼者云救头，脚疼者云救脚，而本标纲目，反为迂远庸谈。或议论于贵贱之间，而尊贵执言，孰堪违抗，故明哲保身之士，宁与好好先生，或辩析于亲疏之际，而亲者主持，牢不可拨，虽真才实学之师，亦当唯唯而退。又若荐医为死生之攸系，而人多不知慎，有或见轻浅之偶中而为之荐者，有意气之私厚而为之荐者，有信其便便之谈而为之荐者，有见其外饰之貌而为之荐者，皆非知之真者也。又或有贪得而荐者，阴利其酬；关情而荐者，别图冀望。甚有斗筲之辈者，妄自骄矜，好人趋奉，薰莸不辨，擅肆品评，誉之则盗跖可为尧舜，毁之则鸾凤可为鸱鸮，洗垢索瘢，无所不至，而怀真抱德之士，必其不俦。若此流者，虽其发言容易，欣戚无关，其于淆乱人情，莫此为甚，多致明医有掣肘之怯，病家起刻骨之疑，此所以千古是非之不明，总为庸人扰之耳，故竭力为人任事者，岂不岌岌其危哉！凡此皆傍人之情，不可不察也。所谓同道人之情者，尤为闪灼，更多隐微。如管窥蠡测，醯鸡笑天者，固不足道；而见偏性拗，必不可移者，又安足论？有专恃口给者，牵合支吾，无稽信口，或为套语以诳人，或为甘言以悦人，或为强辩以欺人，或为危词以吓人，俨然格物君子，此便佞之流也。有专务人事者，典籍经书，不知何物，道听途说，拾人唾余，然而终日营营，绰风求售，不邀自赴，僛媚取容，偏投好者之心，此阿谄之流也。有专务奇异者，腹无藏墨，眼不识丁，乃诡言神授，伪托秘传，或假脉以言祸福，或弄巧以乱经常，最觉新奇，动人甚易，此欺诈之流也。有务饰外观者，夸张侈口，羊质虎皮，不望色，不闻声，不详问，一诊而药，若谓人浅我深，人愚我明，此粗疏孟浪之流也。有专务排挤者，阳若同心，阴为浸润。夫是曰是，非曰非，犹避隐恶之嫌；第以死生之际，有不得不辨者，固未失为真诚之君子。若以非为是，以是为非，颠倒阴阳，掀翻祸福，不知而然，庸庸不免，知而故言，此其良心已丧，谗妒之小人也。有贪得无知，藐人性命者，如事已疑难，死生反掌，斯时也，虽在神良，未必其活，故一药不敢苟，一着不敢乱，而仅仅冀于挽回，忽遭若辈，求速贪功，谬妄一投，中流失楫，以致必不可救，因而嫁谤自文，极口反噬，虽朱紫或被混淆，而苍赤何辜受害，此贪幸无知之流也。有道不同不相为谋者，意见各持，异同不决。夫轻者不妨少谬，重者难以略差。故凡非常之病，非非常之医不能察，用非常之治，又岂常人之所知，故独闻者不侔于众，独见者不合于人，大都行高者谤多，曲高者和寡。所以一齐之传，何当众楚之咻，直至于败，而后群然退散，付之一人，则事已无及矣，此庸庸不揣之流也。又有久习成风，苟且应命者，病不关心，些须惟利。盖病家既不识医，则俟赵俟钱；医家莫肯任怨，则惟苓惟梗。或延医务多，则互为观望；或利害攸系，则彼此避嫌。故爬之不痒，挝之不痛，医称稳当，诚然得矣；其于坐失机宜，奚堪耽误乎！此无他，亦惟知医者不真，而任医者不专耳。诗云：发言盈庭，谁执其咎？筑室于道，不溃于成。此病家医家近日之通弊也。凡若此者，孰非人情？而人情之详，尚多难尽。故孔子曰：恶紫之夺朱也，恶郑声之乱雅乐也，恶利口之覆邦家者。然则人情之可畏，匪今若是，振古如兹矣。故圣人以不失人情为戒，而不失二字最难措力。必期不失，未免迁就；但迁就则碍于病情，不迁就则碍于人情。有必不可迁就之病情，而复有不得不迁就之人情，其将奈之何哉？甚矣人情之难言也。故余发此，以为当局者详察之备。设彼三人者，倘亦有因余言而各为儆省，非惟人情不难于不失，而相与共保天年，同登寿域之地，端从此始，惟明者鉴之。

〔10〕【王冰】数息之长短，候脉之至数，故诊之法，或视喘息也。知息合脉，病处必知，圣人察候条理，斯皆合也。

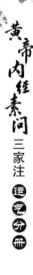

【张介宾】视息者，察呼吸以观其气。视意者，察形色以观其情。凡此诸法，皆诊有大方、诊可十全之道，知之者故能不失条理。条者犹干之有枝，理者犹物之有脉，即脉络纲纪之谓。

〔11〕【王冰】谓失精微至妙之道也。

【张介宾】不知此道，则亡言妄期，未有不殆者矣。

解精微论篇第八十一

黄帝在①明堂，雷公请曰：臣授业，传之行教②，以③经论，从容形法，阴阳刺灸，汤药所滋④，行治有贤不肖，未必能十全⑤[1]。若⑥先言悲哀喜怒，燥湿寒暑，阴阳妇女[2]，请问其所以然者；卑贱富贵，人之形体所从，群下通使，临事以适道术，谨闻命矣[3]。请问有龟愚仆漏⑦之问，不在经者，欲闻⑧其状[4]。帝曰：大矣[5]。

①在：《太素》作"坐"。

②行教：《太素》作"以教"。

③以：《太素》作"皆以"。

④汤药所滋：《太素》作"汤液药滋"。

⑤十全：此下《太素》有"谨闻命矣"四字。

⑥若：《太素》此上有"黄帝曰"三字。

⑦龟愚仆漏：《太素》作"偌愚仆偏"。

⑧欲闻：《太素》作"敢问"。

〔1〕【王冰】言所自授，用可十全，然传所教习，未能必尔也。贤，谓心明智远。不肖，谓拥造不法。

【杨上善】天地之间，四方上下，六合宇间，有神明居中，以明造化，故号明堂。法天地为室，圣人居中，以明道教，称为明堂。从容者，详审貌也。所受《太素》经论，摄生、安形、详审之法，是谓阴阳、刺灸、汤液、药滋，四种之术，莫不要妙。然□不肖行之，不能十全。谨受诏命，雷公言已领解之。

【张介宾】言授业于人而传之行教，惟借此经论诸法，然犹

392

有不能十全，故更问其详也。

〔2〕【杨上善】若，汝也。先所言人悲哀等事，请问所由者，贫富贱贵及诸群下通使临事之徒，使之适于道术，闻其命。

〔3〕【王冰】皆以先闻圣旨，犹未究其意端。

【张介宾】谓先日之所闻者若此，已皆适其当也。

〔4〕【王冰】言不智狡见，顿问多也。漏，脱漏也，谓经有所未解者也。狨，狡也。愚，不智见也。仆，犹顿也，犹不渐也。新校正云：按全元起本"仆"作"朴"。

【杨上善】雷公问有偃仆偏问，虽合于道，然不在经者，欲知其状也。

【张介宾】狨，妄也。"漏"当作"陋"。问不在经，故曰狨愚仆陋。自谦之辞也。"朴"旧作"仆"，按全元起本作"朴"，于义为妥，今改从之。狨音逸。

〔5〕【王冰】人之所大要也。

【杨上善】仆偏所问之义大矣也。

【张介宾】谓亦有大要存也。

公①请问：哭泣而泪不出者，若出而少涕，其故何也[1]？帝曰：在经有也②[2]。复问：不知水所从生，涕所从出也[3]。帝曰：若问此者，无益于治也。工之所知，道之所生也[4]。夫心者，五脏之专精也[5]，目者其窍也[6]，华色者其荣也[7]。是以人有德③也，则气和于目，有亡，忧知于色[8]。是以悲哀则泣下，泣下水所由生[9]。水宗者④积水也，积水者⑤至阴也。至阴者肾之精也。宗精之水所以不出者，是精持之也。辅之⑥裹之，故水不行也[10]。

①公：《太素》作"曰"。
②在经有也：《太素》作"在经"。
③有德：《太素》作"有得"。
④水宗者：新校正云：按《甲乙经》"水宗"作"众精"。
⑤积水也，积水者：《太素》作"精水者"。
⑥辅之：《太素》无"之"字。

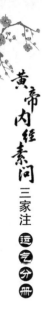

〔1〕【王冰】言何脏之所为而致是乎？

【杨上善】泣从目下，涕自鼻出，间为一液也，故人哭之时，涕泣交连；然有哭而无泣，纵有泣涕少，何也？涕，洟也。

〔2〕【王冰】《灵枢经》有悲哀涕泣之义。

【杨上善】□是此在经已陈之义，非仆偏之问也。

【张介宾】《口问》篇具载此义，故曰在经有也。

〔3〕【王冰】复问，谓重问也。欲知水涕所生之由也。

【杨上善】水者，泣也。请问涕泣何所从生也？

【张介宾】泣与涕所出不同，故复问其故。

〔4〕【王冰】言涕水者，皆道气之所生，问之何也。

【杨上善】若，汝也。汝之问者，无益于人。仁义教有益于身，道德之道，故斯二者，道之生也。

【张介宾】言此虽无益于医治，而工所当知，亦无往非道也。

〔5〕【王冰】专，任也。言五脏精气，任心之所使，以为神明之府，是故能焉。

【张介宾】心为五脏六腑之大主，精神之所舍也，故为五脏之专精。

〔6〕【王冰】神内守，明外鉴，故目其窍也。

【张介宾】目即专精之外窍也。

〔7〕【王冰】华色，其神明之外饰。

【张介宾】华色，即专精之外荣也。

〔8〕【王冰】德者，道之用，人之生也。《老子》曰：道生之，德畜之。气者，生之主，神之舍也。天布德，地化气，故人因之以生也。气和则神安，神安则外鉴明矣。气不和则神不守，神不守则外荣减矣。故曰：人有德也气和于目；有亡也忧知于色也。新校正云：按《太素》"德"作"得"。

【张介宾】人有道德则心和，心和则和气见于目。人有亡失则心忧，心忧则忧气知于色也。

〔9〕【杨上善】心为五脏身之总主，故为专精。目为心之通窍，华色为心之荣显。故有得通于心者，气见于目，睹目可知其人喜也；

394

有亡于己者，气见于色，视色可见其人忧也。心哀悲者，泣下水生也。

【张介宾】目为宗脉所聚而众水归之，故悲则泣下。《五癃津液别》篇曰：五脏六腑之津液，尽上渗于目，心悲气并则心系急，心系急则肺举，肺举则液上溢，故泣出矣。

〔10〕【杨上善】宗，本也。水之本是肾之精，至阴者也。则知人之哭泣不出者，是至阴本精辅裹持之，故不得出之矣。

【张介宾】水宗，水之原也。五液皆宗于肾，故又曰宗精。精能主持水道，则不使之妄行矣。

夫水之精为志，火之精为神，水火相感，神志俱悲①，是以目之水生②也[1]。故谚言曰：心悲名曰③志悲。志与心精④，共凑于目也[2]。是以俱悲则神气传于心精，上不传于志而志独悲，故泣出也[3]。泣涕者脑也，脑者阴⑤也[4]。髓者，骨之充也[5]，故脑渗为涕[6]。志者，骨之主也，是以水流而涕从之者，其行类也⑥[7]。夫涕之与泣者，譬如人之兄弟，急则俱死，生则俱生⑦[8]，其志以早悲⑧，是以涕泣俱出而横行也[9]。夫人涕泣俱出而相从者⑨，所属之类也[10]。雷公曰：大矣。

①水火相感，神志俱悲：《太素》无此八字。
②水生：《太素》作"水不生"三字。
③名曰：《太素》无"曰"字。
④志与心精：《太素》作"心与精"。
⑤阴：《太素》作"阳"。
⑥其行类也：《太素》作"行其类也"。
⑦生则俱生：《太素》作"出则俱亡"。
⑧早悲：《太素》作"摇悲"。
⑨相从者：《太素》作"相从，志"。

〔1〕【王冰】目为上液之道，故水火相感，神志俱悲，水液上行，方生于目。

【杨上善】水阴精者，志也。火阴精者，神也。两精持之，故泣不下也。

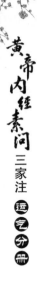

【张介宾】志藏于肾，肾属水也。神藏于心，心属火也。目为上液之道，故神志相感则水生于目。

〔2〕【王冰】水火相感，故曰心悲名曰志悲。神志俱升，故志与心神共奔凑于目。

【张介宾】神悲于心，则志应于肾，故心悲名曰志悲，而水火之精皆上凑也。

〔3〕【杨上善】彦，美言也。人之美言有当，故取以为信也。彦言心悲名曰志悲，有所以也。良以心与精在于目，俱为悲者，神气传于心精，不传于志，亦无神持，故阴精独用为悲，所以泣水下也。

【张介宾】悲则心系急，故神气传于心，传于心则精不下传于志，精聚于上，志虚于下，则志独生悲而精无所持，此所以水不藏于下，而泣出于上也。

〔4〕【王冰】《五脏别论》以脑为地气所生，皆藏于阴而象于地。故言脑者阴，阳上铄也，铄则消也。新校正云：按全元起本及《甲乙经》、《太素》"阴"作"阳"。

【张介宾】泣涕者，因泣而涕也，涕出于脑，脑者精之类，为髓之海，故属乎阴。

〔5〕【王冰】充，满也。言髓填于骨，充而满也。

【张介宾】髓充满于骨空。诸髓者，皆属于脑。

〔6〕【王冰】鼻窍通脑，故脑渗为涕，流于鼻中矣。

【张介宾】鼻窍上通于脑也。

〔7〕【王冰】类，谓同类。

【张介宾】志与骨皆属于肾，故志为骨之主，而涕亦从乎水也。

〔8〕【王冰】同源，故生死俱。新校正云：按《太素》"生则俱生"作"出则俱亡"。

【张介宾】水液同类，故如兄弟。

〔9〕【王冰】行，恐当为"流"。

【张介宾】横行，言其多也。

〔10〕【王冰】所属，谓于脑也。何者？上文云：涕泣者，脑也。

【杨上善】夫涕泣之出，本于脑也。头髓为阳，充骨之阴也。志为骨主，脑深为涕。涕之与泣，同为水类，故泣之水出，涕即从之，比之兄弟，有急有出，死生是同，相随不离，涕泣亦尔，志动而悲，则涕泣横之也。

【张介宾】相从以类，由势有弗容已者。

请问人哭泣而泪不出者，若出而少，涕不从之，何也[1]？帝曰：夫泣不出①者，哭不悲也。不泣者，神不慈也。神不慈则②志不悲，阴阳相持，泣安能独来[2]？夫志悲者惋③，惋则冲阴，冲阴则志去目，志去则神不守精，精神去目，涕泣出也[3]。

①不出：《太素》作"不下"。

②也。神不慈则：《太素》无此五字。

③惋：此下《太素》不重出"惋"字。

〔1〕【王冰】怪其所属同，而行出异也。

【杨上善】赞帝所言，并重问前哭涕泣之事。

〔2〕【王冰】泣不出者，谓泪也。不泣者，泣谓哭也。水之精为志，火之精为神。水为阴，火为阳。故曰阴阳相持，安能独来也。

【杨上善】神者为阳，志者为阴。神之失守，故慈志之失守，故悲，悲故泣出。今阴阳相持无失，泣安从生也？

【张介宾】泣不出，泪不下也。哭者以其心悲，心悲以其神慈，神慈则志悲，志悲所以泣出，夫神不慈，志不悲者，正以神为阳，志为阴，阴阳相持之固，则难于感动，所以泣涕不能独至。

〔3〕【王冰】惋，谓内烁也。冲，犹升也。神志相感，泣由是生，故内烁则阳气升于阴也。阴，脑也。去目，谓阴阳不守目也。志去于目，故神亦浮游。夫志去目则光无内照，神失守则精不外明，故曰精神去目，涕泣出也。

【杨上善】冲，虚也。志悲既甚，即虚于阴，阴虚则志亡，志亡去目则可神次守精，今神亦去目，故涕泣俱出。

【张介宾】惋，惨郁也。阴，精也。阴气受冲则志去于目，故精神不守而涕泣弗能禁也。惋，乌贯切。

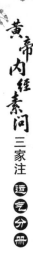

　　且子独不诵不念夫经言乎，厥则目无所见。夫人厥则阳气并于上，阴气并于下[1]。阳并于上，则火独光也。阴并于下，则足寒①，足寒则胀也[2]。夫一水不胜五火②，故目眦盲③[3]。是以气冲风④，泣下而不止⑤[4]。夫风之中目也，阳气内守⑥于精，是火气燔目⑦，故见风则泣下也[5]。有以比之，夫火疾风生⑧乃能雨，此之类⑨也[6]。

①足寒：《太素》作"手足寒"，下同。
②五火：《太素》作"两火"。
③故目眦盲：《太素》作"故目眦而盲"。
④气冲风：《太素》作"卫气之风"。
⑤而不止：《太素》作"而止"。
⑥内守：《太素》作"下守"。
⑦燔目：《太素》作"循目"。
⑧夫火疾风生：《太素》作"天之疾风"。
⑨之类：《太素》作"其类"。

　　〔1〕【王冰】并，谓各并于本位也。
　　〔2〕【张介宾】并，偏聚也。火独光，阳之亢也。厥因气逆，故阴阳各有所并，并则阳气不降，阴气不升，故上为目无所见而下为足寒。阴中无阳，故又生胀满之疾。
　　〔3〕【王冰】眦，视也。一水，目也。五火，谓五脏之厥阳也。新校正云：按《甲乙经》无"盲"字。
　　【杨上善】厥，逆也。人气逆者，阳气并阴，归上于头，阴气并阳，归下手足。归下手足，则手足冷；归上于头，遂至目盲。以其目是阳，已是一火，下阳并上，则是二火，志精在目，则是一水，一水不胜二火，故热盛争而盲也。
　　【张介宾】一水，目之精也。五火，即五脏之厥，阳并于上者也。眦，当作视。
　　〔4〕【杨上善】是卫气将于邪风至目，遂令泣下，风乃止也。
　　〔5〕【王冰】风迫阳伏不发，故内燔也。
　　【张介宾】天之阳气为风，人之阳气为火，风中于目，则火

398

气内燔而水不能守，故泣出也。燔音凡。

〔6〕【王冰】故阳并，则火独光盛于上，不明于下。是故目者，阳之所生，系于脏，故阴阳和则精明也。阳厥则光不上，阴厥则足冷而胀也。言一水不可胜五火者，是手足之阳为五火，下一阴者肝之气也。冲风泣下而不止者，言风之中于目也，是阳气内守于精，故阳气盛而火气燔于目，风与热交故泣下。是故火疾而风生乃能雨，以阳火之热而风生于泣，以此譬之类也。新校正云：按《甲乙经》无"火"字。《太素》云："天之疾风乃能雨。"无"生"字。

【杨上善】风者，阳也、火也。风之守精，是火循目，阳气动阴，阴作泣出。比天疾风，其雨必降之也。

【张介宾】火疾风生，阳之极也。阳极则阴生承之，乃能致雨，人同天地之气，故风热在目而泣出，义亦无两。

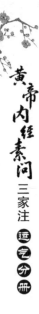

附一：素问遗篇

刺法论篇第七十二

黄帝问曰：升降不前，气交有变，即成暴郁，余已知之。如何预救生灵，可得却乎[1]？岐伯稽首再拜对曰：昭乎哉问！臣闻夫子言：既明天元，须穷刺法，可以折郁扶运，补弱全真，泻盛蠲余，令除斯苦[2]。帝曰：愿卒闻之。岐伯曰：升之不前，即有甚凶也[3]。木欲升而天柱窒抑之，木欲发郁，亦须待时[4]，当刺足厥阴之井[5]。火欲升而天蓬窒抑之，火欲发郁，亦须待时[6]，君火相火，同刺包络之荥[7]。土欲升而天冲窒抑之，土欲发郁，亦须待时[8]，当刺足太阴之俞[9]。金欲升而天英窒抑之，金欲发郁，亦须待时[10]，当刺手太阴之经[11]。水欲升而天芮窒抑之，水欲发郁，亦须待时[12]，当刺足少阴之合[13]。

〔1〕【张介宾】却，言预却其气，以免病也。

〔2〕【张介宾】夫子，岐伯之师，僦贷季也。天元即《天元纪大论》所谓六元等义。

〔3〕【张介宾】六元主岁，周流互迁，其有天星中运抑之不前，则升不得升，降不得降，气交有变，故主甚凶。

〔4〕【张介宾】升者自右而升于天，凡旧岁在泉之右间，必升为新岁司天之左间。后仿此。天柱，金星也。辰戌岁，木欲上升而金胜抑之，则木不能前而暴郁为害，木郁欲发，亦必待其得位之时而后作。如《六元正纪大论》曰：郁极乃发，待时而作。此之谓也。

〔5〕【张介宾】木郁不升，则人病在肝，故当刺足厥阴之井，大敦穴也。刺三分，留六呼，得气急出之，先刺左，后刺右。又可于春分日吐之。

〔6〕【张介宾】天蓬，水星也。巳亥岁，君火当升为天之左间，

丑未岁，相火当升为天之左间，而水胜抑之，则火郁不升而为害，火郁之发，必待其得位之时也。

〔7〕【张介宾】火郁不升，则人病在心，凡诸邪之在心者，皆在于心之包络，故当刺包络之荥，劳宫穴也。刺三分，留六呼，得气急出之，先左后右。又法，当春三泄汗也。

〔8〕【张介宾】天冲，木星也。子午岁，湿土当升为天之左间，而木胜抑之，则土郁为害而发必待时也。

〔9〕【张介宾】土郁不升，则人病在脾，故当刺足太阴之俞，太白穴也。刺二分，留七呼，气至急出之。先左后右。

〔10〕【张介宾】天英，火星也。寅申岁，燥金当升为天之左间，而火胜抑之，则金郁为害，待时而发也。

〔11〕【张介宾】金郁不升，则人病在肺，故当刺手太阴之经，经渠穴也。刺三分，留三呼，气至急出之，先左后右。

〔12〕【张介宾】天芮，土星也。卯酉岁，寒水当升为天之左间，而土胜抑之，则水郁为害，待时而发也。

〔13〕【张介宾】水郁不升，则人病在肾，故当刺足少阴之合，阴谷穴也。刺四分，留三呼，气至急出之，先左后右。

帝曰：升之不前，可以预备；愿闻其降，可以先防。岐伯曰：既明其升，必达其降也。升降之道，皆可先治也[1]。木欲降而地晶窒抑之，降而不入，抑之郁发，散而可得位[2]，降而郁发，暴如天间之待时也，降而不下，郁可速矣[3]，降可折其所胜也[4]，当刺手太阴之所出，刺手阳明之所入[5]。火欲降而地玄窒抑之，降而不入，抑之郁发，散而可矣[6]，当折其所胜，可散其郁[7]，当刺足少阴之所出，刺足太阳之所入[8]。土欲降而地苍窒抑之，降而不下，抑之郁发，散而可入[9]，当折其胜，可散其郁[10]，当刺足厥阴之所出，刺足少阳之所入[11]。金欲降而地彤窒抑之，降而不下，抑之郁发，散而可入[12]，当折其胜，可散其郁[13]，当刺心包络所出，刺手少阳所入也[14]。水欲降而地阜窒抑之，降而不下，抑之郁发，散而可入[15]，当折其土，可散其郁[16]，当刺足太阴之所出，刺足阳明之所入[17]。

〔1〕【张介宾】降者自左而入于地，凡旧岁司天之右间，必降为新岁在泉之左间。其有被抑不降者，亦可以刺治先防也。

〔2〕【张介宾】地晶，金星也。丑未岁，厥阴当降为地之左间，而金胜窒之，降不得入，则郁发为变，必待郁散，木乃得位也。

〔3〕【张介宾】暴如天间之待时，言与司天之间气同也。可速者，当速治之谓。

〔4〕【张介宾】治降之法，当折其所胜，如木郁则治金、金郁则治火之类也。与上文升之不前治其本经者异。

〔5〕【张介宾】木郁不降，则肝胆受病，当治金之胜，故刺手太阴之所出，少商穴也。刺一分，留三呼，气至急出之。手阳明之所入，曲池穴也。刺五分，留七呼，气至急出之。

〔6〕【张介宾】地玄，水星也。寅申岁，少阴当降为地之左间，辰戌岁，少阳当降为地之左间，而水胜窒之，故郁发为变，必散而后可。

〔7〕【张介宾】火郁不降，则心主受病，当治水之胜也。

〔8〕【张介宾】足少阴之所出，涌泉穴也。刺三分，留三呼，气至急出之，先左后右。足太阳之所入，委中穴也。刺五分，留七呼，气至急出之，先左后右。

〔9〕【张介宾】地苍，木星也。卯酉岁，太阴当降为地之左间，而木胜窒之，欲其郁散，当速刺也。

〔10〕【张介宾】土郁不降，则脾胃受病，故当折木之胜。

〔11〕【张介宾】足厥阴之所出，大敦穴也。刺三分，留十呼，气至急出之。足少阳之所入，阳陵泉也。刺六分，留十呼，得气急出之。

〔12〕【张介宾】地彤，火星也。巳亥岁，阳明当降为地之左间，而火胜窒之，则郁发为变也。彤音同。

〔13〕【张介宾】金郁不降，则肺与大肠受病，当折火之胜也。

〔14〕【张介宾】心包络所出，中冲穴也。刺一分，留二呼，气至急出之。手少阳所入，天井穴也。刺一分，留十呼，得气急出之。

〔15〕【张介宾】地阜，土星也。子午岁，太阳当降为地之左间，而土胜窒之为郁，必散之而后降也。

〔16〕【张介宾】水郁不降，则肾与膀胱受病，故折土之胜，则水郁可散矣。

〔17〕【张介宾】足太阴之所出，隐白穴也。刺一分，留三呼，气至急出之。足阳明之所入，三里穴也。刺五分，留十呼，气至急出之。

帝曰：五运之至，有前后与升降往来，有所承抑之，可得闻乎刺法[1]？岐伯曰：当取其化源也[2]。是故太过取之，不及资之[3]。太过取之，次抑其郁，取其运之化源，令折郁气[4]；不及扶资，以扶运气，以避虚邪也[5]。资取之法令出密语[6]。

〔1〕【张介宾】五运之气，各有所承所制也。

〔2〕【张介宾】取，治也。化源，气化之本源也，此取字，总言当治之谓，与下文资取之取不同。

〔3〕【张介宾】治化源之法，亦盛者当写，虚者当补也。

〔4〕【张介宾】次抑其郁者，在取其致抑之化源，则郁气可折矣。

〔5〕【张介宾】不及扶资，在扶其本气之衰，则虚邪可避矣。

〔6〕【张介宾】资取化源之法，详出《玄珠密语》第一卷中。前《六元正纪大论》所载六十年运气之纪，有言资其化源，有言取其化源者，正此之谓。

黄帝问曰：升降之刺，以知其要，愿闻司天未得迁正，使司化之失其常政，即万化之或其皆妄；然与民为病，可得先除，欲济群生，愿闻其说[1]。岐伯稽首再拜曰：悉乎哉问！言其至理，圣念慈悯，欲济群生，臣乃尽陈斯道，可申洞微[2]。太阳复布，即厥阴不迁正，不迁正气塞于上，当写足厥阴之所流[3]。厥阴复布，少阴不迁正，不迁正即气塞于上，当刺心包络脉之所流[4]。少阴复布，太阴不迁正，不迁正即气留于上，当刺足太阴之所流[5]。太阴复布，少阳不迁正，不迁正则气塞未通，当刺手少阳之所流[6]，少阳复布，则阳明不迁正，不迁正则气未通上，当刺手太阴之所流[7]。阳明复布，太阳不迁正，不迁正则复塞其气，当刺足少阴之所流[8]。

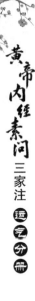

〔1〕【张介宾】知其气有不正，故当预防。

〔2〕【张介宾】申，明也。洞，幽也。

〔3〕【张介宾】辰戌岁太阳司天之后，厥阴继之。若寒水既退而复布，则巳亥之厥阴不得迁正，风化不行，木气郁塞于上，人病在肝，故当写足厥阴之所流，行间穴也。刺六分，留七呼，气至急出之。

〔4〕【张介宾】巳亥岁厥阴司天之后，少阴继之。若风气既退而复布，则子午之少阴不得迁正，火化不行，热气郁塞于上，人病在心主，故当写包络之所流，劳宫穴也。刺三分，留六呼，气至急出之。

〔5〕【张介宾】子午岁少阴司天之后，太阴继之。若君火复布，则丑未之太阴不得迁正，雨化不行，土气留滞于上，人病在脾，故当刺足太阴之所流，大都穴也。刺三分，留七呼，气至急出之。

〔6〕【张介宾】丑未岁太阴司天之后，少阳继之。若湿气复布，则寅申之少阳不得迁正，火化不行，热气郁塞，人病在三焦，故当刺手少阳之所流，液门穴也。刺二分，留三呼，气至急出之。

〔7〕【张介宾】寅申岁少阳司天之后，阳明继之。若相火复布，则卯酉之阳明不得迁正，金化不行，燥气郁滞，人病在肺，故当刺手太阴之所流，鱼际穴也，刺二分，留三呼，得气急出之。

〔8〕【张介宾】卯酉岁阳明司天之后，太阳继之。若燥气复布，则辰戌之太阳不得迁正，水化不行，寒气复塞，人病在肾，故当刺足少阴之所流，然谷穴也。刺三分，留三呼，得气急出之。

帝曰：迁正不前，以通其要，愿闻不退，欲折其余，无令过失，可得明乎？岐伯曰：气过有余，复作布正，是名不过位也[1]。使地气不得后化，新司天未可迁正，故复布化令如故也[2]。巳亥之岁，天数有余，故厥阴不退位也，风行于上，木化布天[3]，当刺足厥阴之所入[4]。子午之岁，天数有余，故少阴不退位也，热行于上，火余化布天[5]，当刺手厥阴之所入[6]。丑未之岁，天数有余，故太阴不退位也，湿行于上，雨化布天[7]，当刺足太阴之所入[8]。寅申之岁，天数有余，故少阳不退位也，热行于上，火化布天[9]，当刺手少阳之所入[10]。卯酉之岁，天数有余，故阳明不退位也，金行于上，燥化布天[11]，当刺手太阴之所入[12]。辰戌之岁，天数

404

有余，故太阳不退位也，寒行于上，凛，水化布天^[13]，当刺足少阴之所入^[14]。故天地气逆，化成民病，以法刺之，预可平痾^[15]。

〔1〕【张介宾】气数有余不退，故复作布正，而新旧不能过位。

〔2〕【张介宾】天气不退，则地气不得后化，故新岁司天不能迁正，仍布旧岁之令。

〔3〕【张介宾】以子午年犹行巳亥之令，热化不行，风反为灾也。

〔4〕【张介宾】曲泉穴也。刺六分，留七呼，气至急出之。按上文云复布者，以旧气再至，新气被郁，郁散则病除，故当刺新气之经。此下言不退者，以旧气有余，非写不除，旧邪退则新气正矣，故当刺旧气之经。二治不同，各有深意。

〔5〕【张介宾】以丑未之年，犹行子午之令，雨化不行，热气尚治也。

〔6〕【张介宾】曲泽穴也。刺三分，留七呼，得气急出之。

〔7〕【张介宾】以寅申之岁，犹行丑未之政，火气不行，湿仍布天也。

〔8〕【张介宾】阴陵泉也。刺五分，留七呼，动气至，急出之。

〔9〕【张介宾】以卯酉之岁，犹行寅申之政，火尚布天，金化不行也。

〔10〕【张介宾】天井穴也。刺三分，留七呼，气至急出之。

〔11〕【张介宾】以辰戌之岁，犹行卯酉之令，燥尚布天，寒化不行也。

〔12〕【张介宾】尺泽穴也。刺三分，留三呼，气至急出之。

〔13〕【张介宾】巳亥年，犹行辰戌之令，寒气布天，风化不行也。

〔14〕【张介宾】阴谷穴也。刺四分，留三呼，动气至，急出之。

〔15〕【张介宾】痾，安戈切，疾苦也。

黄帝问曰：刚柔二干，失守其位，使天运之气皆虚乎？与民为病，可得平乎^[1]？岐伯曰：深乎哉问！明其奥旨，天地迭移，三年化疫，是谓根之可见，必有逃门^[2]。假令甲子刚柔失守^[3]，刚未

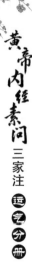

正，柔孤而有亏[4]，时序不令，即音律非从[5]，如此三年，变大疫也[6]。详其微甚，察其浅深，欲至而可刺，刺之[7]，当先补肾俞[8]，次三日，可刺足太阴之所注[9]。又有下位己卯不至而甲子孤立者，次三年作土疠，其法补写，一如甲子同法也[10]。其刺以毕，又不须夜行及远行，令七日洁，清净斋戒。所有自来肾有久病者，可以寅时面向南，净神不乱思，闭气不息七遍，以引颈咽气顺之，如咽甚硬物，如此七遍后，饵舌下津令无数[11]。

〔1〕【张介宾】十干五运，分属阴阳。阳干气刚，甲丙戊庚壬也。阴干气柔，乙丁己辛癸也。故曰刚柔二干。

〔2〕【张介宾】根，致病之本也。逃门，即治之之法。

〔3〕【张介宾】甲与己合，皆土运也。子午则少阴司天，凡少阴司天，必阳明在泉，阳明属卯酉，而配于土运，则己卯为甲子年在泉之化。故上甲则下己，上刚则下柔，此天地之合，气化之常也。甲午己酉，其气皆同。

〔4〕【张介宾】若上年癸亥，厥阴司天，木不退位，则甲子虽以阳年，土犹不正，甲子刚土未正于上，则己卯在泉亦柔孤而有亏也。

〔5〕【张介宾】甲子阳律，太宫也。己卯阴吕，少宫也。刚失守则律乖音，刚孤虚则吕不应。

〔6〕【张介宾】土气被抑，至三年后，必发而为土疫。疫，温疫也。

〔7〕【张介宾】郁微则病浅，郁甚则病深，察其欲至之期，可刺即刺之。

〔8〕【张介宾】肾俞穴，在足太阳经。土疫将至，恐伤水脏，故当先补肾俞。旧注曰：未刺时，先口衔针暖而用之，用圆利针。临刺时咒曰：五帝上真，六甲玄灵，气符至阴，百邪闭理。念三遍。自口中取针，先刺二分，留六呼，次入针至三分，动气至而徐徐出针，以手扪之，令受针人咽气三次，又可定神魂者也。按：《病能论》末王氏注曰：世本既阙第七二篇。盖指《刺法》、《本病》二论也。可见二篇亡在王氏之前。新校正云：今世有《素问》亡篇，仍托名王氏为注，辞理鄙陋，无足取者，久为明证。故此下用针咒语，其非王氏之

笔可知。但临时诵之，或亦令人神定心专耳，故并录之以备择用。

〔9〕【张介宾】太白穴也。土郁之甚，故当刺此以泄土气。旧注曰：先以口衔针令温，欲下针时咒曰：帝扶天形，护命成灵。诵之三遍，乃刺三分，留七呼，动气至，急出其针。

〔10〕【张介宾】甲子年在泉，阳明己卯之化也。若己卯之柔不至于下，则甲子之刚亦孤立于上，三年之后，必作土疬。疬，杀疬也，即瘟疫之类。针法亦同。凡甲己土运之年上下失守者，其治皆然。

〔11〕【张介宾】此即养气还精之法也。旧注曰：仙家咽气，令腹中鸣至脐下，子气见母元气，故曰返本还元。久饵之，令深根固蒂也。故咽气津者，名天池之水，资精气血，荡涤五脏，先溉元海，一名离宫之水，一名玉池，一名神水，不可唾之，但可饵之，以补精血，可益元海也。愚按：人生之本，精与气耳，精能生气，气亦生精，气聚精盈则神王，气散精衰则神去，故修真诸书，千言万语，无非发明精气神三字。然三者之用，尤先于气。故《悟真篇》曰：道自虚无生一气，便从一气产阴阳。又古歌曰：气是添年药，津为续命芝。世上慢忙兼慢走，不知求我更求谁？盖以天地万物皆由气化，气存数亦存，气尽数亦尽，所以生者由乎此，所以死者亦由乎此，此气之不可不宝，能宝其气，则延年之道也。故晋道成论长生养性之旨曰：其要在于存三、抱元、守一。三者，精气神，其名曰三宝。抱元者，抱守元阳真气也。守一者，神灵也。神在心，心有性，属阳，是为南方丙丁之火。肾者能生元阳为真气，其泄为精，是为北方壬癸之水。水为命，命系于阴也。此之谓性命。为三一之道，在于存想，下入丹田，抱守元阳，逾三五年，自然神定气和，功满行毕，其道成矣。诸如此类，虽道家议论尽多，然无非祖述本经精气之义耳。此章言闭气者，即所以养气也。饵津者，即所以益精也。其下手工夫，惟《蒋氏调气篇》、《苏氏养生诀》、《李真人长生十六字诀》皆得其法，足为入门之阶。如《蒋氏调气篇》曰：天地虚空中皆气，人身虚空处皆气。故呼出浊气，身中之气也；吸入清气，天地之气也。人在气中，如鱼游水中，鱼腹中不得水出入即死，人腹中不得气出入亦死，其理一也。善摄生者，必明调气之故。欲修调气之术者，当设密室闭户，安床暖席，偃卧瞑目，先习闭气，以鼻吸入，渐渐腹满，及闭之久，不可忍，乃从口细细吐

407

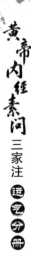

出，不可一呼即尽，气定复如前闭之，始而十息，或二十息，不可忍，渐熟渐多，但能闭至七八十息以上，则脏腑胸膈之间，皆清气之布濩矣。至于纯熟，当其气闭之时，鼻中惟有短息一寸余，所闭之气，在中如火，蒸润肺宫，一纵则身如委蛇，神在身外，其快其美，有不可言之状，盖一气流通表里上下彻泽故也。其所闭之气渐消，则恍然复旧。此道以多为贵，以久为功，但能于日夜间行得一两度，久久耳目聪明，精神完固，体健身轻，百病消灭矣。凡调气之初，务要体安气和，无与气意争。若不安和且止，俟和乃为之，久而弗倦则善矣。闭气如降龙伏虎，须要达其神理。胸膈常宜虚空，不宜饱满。若气有结滞，不得宣流，觉之，便当用吐法以除之，如咽呵呼嘻嘘吹，六字诀之类是也。不然则泉源壅遏，恐致逆流，疮疡中满之患作矣。又如《苏氏养生诀》曰：每夜于子时之后，寅时之前，披衣拥被，面东或南，盘足而坐，叩齿三十六通，两手握固，拄腰腹间，先须闭目静心，扫除妄念，即闭口并鼻，不令出气，谓之闭息，最是道家要妙。然后内观五脏，存想心为炎火，光明洞彻，降下丹田中，待腹满气极，则徐徐出气，不得令耳闻声，候出息匀调，即以舌搅唇齿内外，漱炼津液，津液满口，即低头咽下，令津与气谷谷然有声，须用意精猛，以气送入丹田中。气定又依前法为之，凡九闭气、三咽津而止。然后以左右手擦摩两脚心，使涌泉之气，上彻顶门，及脐下腰脊间皆令热彻。次以两手摩熨眼角耳项皆令极热，仍按捏鼻梁左右五七次，梳头百余梳而卧，熟卧至明。又如《李氏十六字诀》云：一吸便提，气气归脐，一提便咽，水火相见。注曰：上十六字，仙家名为十六锭金，乃至简至易之妙诀也。无分在官不妨政事，在俗不妨家务，在士不妨本业。只于二六时中，略得空闲，及行住坐卧，意一到处，便可行之。口中先须漱及三五次，舌搅上下腭，仍以舌抵上腭，满口津生，连津咽下，汨然有声。随于鼻中吸清气一口，以意会及心目，寂地直送至腹脐下一寸三分丹田气海之中，略存一存，谓之一吸。随用下部轻轻如忍便状，以意力提起，使气归脐，连及夹脊双关、肾门，一路提上，直至后顶玉枕关，透入泥丸顶内，其升而上之，亦不觉气之上出，谓之一呼。一呼一吸，谓之一息。气既上升，随又似前汨然有声咽下，鼻吸清气，送至丹田，稍存一存，又自下部如前轻轻提上，与脐相接而上，所谓气气归脐，寿与天齐矣。凡咽时口中有液愈妙，无液亦要汩然有声咽之。如是一咽一提，或三五口、或七或九、或十二、或二十四口。要行即行，要止即止，只要不忘，作为正事，不使间断，方为精进。如有疯疾，见效尤速。久久行之，却病延年，形体变，百疾不作，自然不饥不渴，安健胜常。行之一年，永绝感冒痞积逆滞，不生痈疽疮毒等疾，耳聪目明，心力强记，宿疾俱瘳，长生可望。如亲房事，于欲泄未泄之际，亦能以此提呼咽吸，运而使之归于元海，把牢春汛，不放龙飞，甚有益处。所谓造化吾手，宇宙吾心，功莫能述也。按此三家之法，若依蒋氏，则卧亦可，昼亦可；依苏氏，则坐亦可，夜亦可；依李氏，则闲亦可，忙亦可。此三说者，惟苏氏稍繁，较难为力，然其中亦有可用者，但不当抱泥耳。故或用此，或用彼，取长舍短，任意为之，贵得自然，第无勉强，则一身皆道，何滞之有？久而精之，诚不止于却病已也。又观之彭祖曰：和气导气之道，密室闭户，安床暖席，枕高二寸半，正身偃卧，瞑目闭气，以鸿毛著鼻上不动，经三百息，耳无所闻，目无所见，心无所思，如此则寒暑不能侵，蜂虿不能毒，寿百六十岁，邻于真人也。夫岂虚语哉？然总之，金丹之术百数，其要在神水华池，玉女之术百数，其要在还精采气，斯言得之矣。此外有云转辘轳、运河车、到玉关、上泥丸者，皆言提气也。有云进用武火、出用文火者，谓进欲其壮，出欲其徐，皆言呼吸也。有云赤龙搅水混、神水满口匀者，皆言津液也。有想火入脐轮、放火烧遍身者，皆言阳气欲其自下而升，以温元海三焦也。再如或曰龙虎，或曰铅汞，或曰坎离，或曰夫妇，或云导引，或云栽接，迹其宗旨，无非此耳。虽其名目极多，而可以一言蔽之者，则曰出少入多而已。医道通仙，斯其为最，闻者勿谓异端，因以资笑柄云。濩音护，流散也。

假令丙寅，刚柔失守[1]，上刚干失守，下柔不可独主之[2]，中水运非太过，不可执法而定之[3]，布天有余而失守上正，天地不合，即律吕音异[4]，如此即天运失序，后三年变疫[5]。详其微甚，差有大小，徐至即后三年，至甚即首三年[6]，当先补心俞[7]，次五日，可刺肾之所入[8]。又有下位地甲子，辛巳柔不附刚，亦名失

409

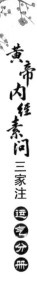

守，即地运皆虚，后三年变水疠，即刺法皆如此矣[9]。其刺如毕，慎其大喜欲情于中，如不忌，即其气复散也，令静七日[10]，心欲实，令少思[11]。

〔1〕【张介宾】丙与辛合，皆水运也。寅申年少阳司天，必厥阴在泉，厥阴属巳亥而配于水运，则辛巳为在泉之化。故上丙则下辛，丙刚辛柔，一有不正，皆失守矣。丙申辛亥，其气大同。

〔2〕【张介宾】若上年之乙丑司天土不退位，则丙寅之水运虽刚，亦不迁正，其气反虚。丙不得正，则辛柔在泉独居于下，亦失守矣。

〔3〕【张介宾】丙虽阳水，若或有制，即非太过，不可谓为有余而执其法也。

〔4〕【张介宾】阳年布天虽有余，若上下失守，则天地不合，在丙寅阳律，则太羽无声，在辛巳阴吕，则少羽不应。

〔5〕【张介宾】水郁之发，三年后变为水疫。

〔6〕【张介宾】气微则疫小，气甚则疫大，疫有小大，故至有迟速。

〔7〕【张介宾】心俞，在足太阳经。水邪之至，恐伤火脏，故当先补心俞以固其本。旧注曰：用圆利针，于口中令温暖，次以手按穴，得其气动，乃咒曰：太始上清，丹元守灵。诵之三遍。先想火光于穴下，然后刺可同身寸之一分半，留七呼，得气至，次进针三分，以手弹之，令气至针，得动气至而徐徐出针，次以手扪其穴，令受针人闭气三息而咽气也。

〔8〕【张介宾】足少阴经阴谷穴也。水邪之至，故当刺此以泄其气。旧注曰：用圆利针，令口中温暖，先以手按穴，乃咒曰：太微帝君，五气反真，六辛都司，符扶黑云。诵之一遍。刺可入同身寸之四分，得动气至而急出之。

〔9〕【张介宾】地甲子，总言在泉之化也。后仿此。丙寅年在泉，厥阴辛巳治之。若辛巳不得迁正于下，是谓柔不附刚，三年之后，水郁发而为疠，其针法皆如前。凡丙辛水运之年上下失守者其治皆然。

〔10〕【张介宾】用针之后，当忌如此，否则无效。

〔11〕【张介宾】思则神劳，神劳则心虚，水胜之时，尤所当慎。

假令庚辰，刚柔失守^[1]，上位失守，下位无合，乙庚金运，故非相招^[2]，布天未退，中运胜来，上下相错，谓之失守^[3]，姑洗林钟，商音不应也^[4]，如此即天运化易，三年变大疫^[5]。详其天数，差有微甚，微即微，三年至，甚即甚，三年至^[6]，当先补肝俞^[7]，次三日，可刺肺之所行^[8]。刺毕，可静神七日，慎勿大怒，怒必真气却散之^[9]。又或在下地甲子，乙未失守者，即乙柔干，即上庚独治之，亦名失守者，即天运孤主之，三年变疠，名曰金疠^[10]，其至待时也，详其地数之等差，亦推其微甚，可知迟速尔^[11]。诸位乙庚失守刺法同^[12]，肝欲平，即勿怒^[13]。

　　〔1〕【张介宾】乙庚皆金运也。辰戌年太阳司天，必太阴在泉，太阴属丑未而配于金运，则乙未为在泉之化。庚刚乙柔，设有不正，则失守矣。庚戌乙丑，其气皆同。

　　〔2〕【张介宾】若上年己卯天数有余，阳明不退位，则本年庚辰失守于上，乙未无合于下，金运不全，非相招矣。

　　〔3〕【张介宾】上年己卯天数不退，则其在泉之火，来胜今年中运也。

　　〔4〕【张介宾】庚辰阳律，太商也，其管姑洗。乙未阴吕，少商也，其管林钟。金气不调，则商音不应。

　　〔5〕【张介宾】三年之后，金气发而为疫。

　　〔6〕【张介宾】微则徐，三年后；甚则速，三年首也。

　　〔7〕【张介宾】肝俞在足太阳经。金邪之至，恐伤木脏，故先补之。旧注曰：用圆利针，以口温暖，先以手按穴，得动气，欲下针而咒曰：气从始清，帝符六丁，左施苍城，右入黄庭。诵之三遍。先想青气于穴下，然后刺之三分，得气而进针，针入五分，动气至而徐徐出针，以手扪其穴，令受针人咽气。

　　〔8〕【张介宾】手太阴经，经渠穴也。金邪之至，故当刺其所行，以写金气。旧注曰：用圆利针，于口内温令暖，先以左手按穴而咒曰：太始上真，五符帝君，元和气令，司入其神。诵之三遍。刺可同身寸之三分，留二呼，动气至而出针。

　　〔9〕【张介宾】怒复伤肝，故当慎之。

411

〔10〕【张介宾】庚辰年在泉，太阴乙未之化也。若乙未不得迁正，而庚辰孤主于上，亦名失守，三年之后，必气变而为金疠。

〔11〕【张介宾】疠之至也，其微甚迟速亦如天数。

〔12〕【张介宾】凡乙庚之年上下失守者，刺法皆同前。

〔13〕【张介宾】保守肝气，防金胜也。

假令壬午，刚柔失守[1]，上壬未迁正，下丁独然，即虽阳年，亏及不同[2]，上下失守，相招其有期，差之微甚，各有其数也[3]，律吕二角，失而不和，同音有日[4]，微甚如见，三年大疫[5]。当刺脾之俞[6]，次三日，可刺肝之所出也[7]。刺毕，静神七日，勿大醉歌乐，其气复散，又勿饱食，勿食生物[8]，欲令脾实，气无滞饱，无久坐，食无太酸，无食一切生物，宜甘宜淡[9]。又或地下甲子，丁酉失守其位，未得中司，即气不当位，下不与壬奉合者，亦名失守，非名合德，故柔不附刚，即地运不合，三年变疠[10]，其刺法一如木疫之法[11]。

〔1〕【张介宾】丁壬皆木运也。子午年少阴司天，必阳明在泉，以阳明配合木运，则丁卯丁酉为在泉之化。刚柔不正，则皆失守矣。

〔2〕【张介宾】若上年辛巳司天有余，厥阴不退位，则本年壬丁不合，木运太虚，刚不正于上，柔孤立于下，虽曰阳年，亏则不同也。

〔3〕【张介宾】招，合也。得位之日，即其相招之期，微者远，甚者速，数有不同耳。

〔4〕【张介宾】阳律太角，木音上管，阴吕少角，木音下管，壬丁失守，则二角不和。必上下迁正之日，其音乃同也。

〔5〕【张介宾】微至乙酉，甚在甲申，木疫发也。

〔6〕【张介宾】脾俞，在足太阳经。木疫之至，恐伤土脏，当先补之。旧注曰：用圆利针，令口中温暖而刺之，即咒曰：五精智精，六甲玄灵，帝符元首，太始受真。诵之三遍。先想黄气于穴下，然后刺之二分，得气至而次进之，又得动气次进之，二进各一分，留五呼，即徐徐出针，以手扪之，令其人闭息三遍而咽津也。

〔7〕【张介宾】足厥阴经，大敦穴也。木邪之至，故当刺此所出，

412

以写木气。旧注曰：用圆利针，令口中温暖而刺之，即咒曰：真灵至玄，天道冥然，五神各位，气守三田。诵之，然后可刺入同身寸之三分，留十呼，动气至而出其针。

〔8〕【张介宾】皆防其伤脾也。

〔9〕【张介宾】畏木侵脾，故宜保之如此。

〔10〕【张介宾】本年丁酉未得迁正于下，则不能上奉壬午，亦名失守，非合德也。三年之后，必气变而为木疠。

〔11〕【张介宾】凡诸丁壬之年，上下失守，其刺法皆同前。

假令戊申，刚柔失守[1]，戊癸虽火运，阳年不太过也[2]，上失其刚，柔地独主，其气不正，故有邪干[3]，迭移其位，差有浅深，欲至将合，音律先同[4]，如此天运失时，三年之中，火疫至矣[5]，当刺肺之俞[6]。刺毕，静神七日，勿大悲伤也，悲伤即肺动，而真气复散也[7]，人欲实肺者，要在息气也[8]。又或地下甲子，癸亥失守者，即柔失守位也，即上失其刚也，即亦名戊癸不相合德者也，即运与地虚，后三年变疠，名曰火疠[9]。是故立地五年，以明失守，以穷法刺，于是疫之与疠，即是上下刚柔之名也，穷归一体也，即刺疫法只有五法，即总其诸位失守，故只归五行而统之也[10]。

〔1〕【张介宾】戊癸皆火运之年，寅申岁必少阳司天，厥阴在泉，以厥阴而配火运，刚癸亥为在泉之化。戊申之刚在上，癸亥之柔在下，一有不正，俱失守矣。戊寅癸巳，其气皆同。

〔2〕【张介宾】戊癸虽为火运，若刚柔失守，即在阳年亦非太过也。

〔3〕【张介宾】若上年丁未司天有余，太阴不退位，则本年戊申失守于上，癸亥独主于下，火运不正，水必犯之，故有邪干。

〔4〕【张介宾】气有微甚，故差有浅深。若刚柔将合，故音律先同。盖戊申阳律，太徵也。癸亥阴吕，少徵也。其气和，其音叶矣。

〔5〕【张介宾】戊癸失守，故变火疫，速在庚戌，迟则辛亥当至矣。

413

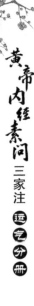

〔6〕【张介宾】肺俞，在足太阳经。火疫之至，恐伤金脏，故当先补之。旧注曰：用圆利针，令口中温暖，先以手按穴，乃刺之，咒曰：真邪用搏，气灌元神，帝符反本，位合其亲。诵之三遍。刺之二分，候气欲至，想白气在穴下，次进一分，得气至而徐徐出其针，以手扪其穴。按：此下当云次三日，可刺手厥阴之所流。必脱失也。

〔7〕【张介宾】用针补肺，故忌其伤。

〔8〕【张介宾】肺主气，息气乃可以补肺，即闭气存神之道。义见前。

〔9〕【张介宾】又若癸亥在泉不得迁正，下柔失位，上刚无合，戊虽阳火，亦失守矣，后之三年，发而为病，名曰火疠。

〔10〕【张介宾】上文五年，言天即地在其中矣。虽疫自天来，疠从地至，若乎有辨，然不过上下刚柔之分耳，其穷归于病，则一体也，故其刺法，亦惟此五者而已。此章以甲丙戊庚壬五阳年为例，阳刚失守，则阴柔可知，故可以五行为言而统之也。

　　黄帝曰：余闻五疫之至，皆相染易，无问大小，病状相似，不施救疗，如何可得不相移易者[1]？岐伯曰：不相染者，正气存内，邪不可干，避其毒气，天牝从来，复得其往，气出于脑，即不邪干[2]。气出于脑，即室先想心如日[3]。欲将入于疫室，先想青气自肝而出，左行于东，化作林木[4]。次想白气自肺而出，右行于西，化作戈甲[5]。次想赤气自心而出，南行于上，化作焰明[6]。次想黑气自肾而出，北行于下，化作水[7]。次想黄气自脾而出，存于中央，化作土[8]。五气护身之毕，以想头上如北斗之煌煌，然后可入于疫室[9]。

　　〔1〕【张介宾】五疫，即五运疫疠之气。如何可得不相移易者，谓欲禁止其传染也。

　　〔2〕【张介宾】疫疠乃天之邪气，若吾身正气内固，则邪不可干，故不相染也。天牝，鼻也。鼻受天之气，故曰天牝。老子谓之玄牝，是亦此义。气自空虚而来，亦欲其自空虚而去，故曰避其毒气，天牝从来，复得其往也。盖以气通于鼻，鼻连与脑中，流布诸经，令人相

染矣。气出于脑，谓嚏或张鼻泄之，则邪从鼻出，毒气可令散也。

〔3〕【张介宾】日为太阳之气，应人之心，想心如日，即所以存吾之气，壮吾之神，使邪气不能犯也。

〔4〕【张介宾】心之所至，气必至焉，故存想之，则神有所注而气可王矣。左行于东，化作林木之状，所以壮肝气也。

〔5〕【张介宾】所以壮肺气也。

〔6〕【张介宾】所以壮心气也。

〔7〕【张介宾】所以壮肾气也。

〔8〕【张介宾】所以壮脾气也。

〔9〕【张介宾】煌煌，辉耀貌。天行疫疠传染最速，故当谨避之如此。

又一法，于春分之日，日未出而吐之[1]。又一法，于雨水日后，三浴以药泄汗[2]。又一法，小金丹方：辰⑤砂二两，水磨雄黄一两，叶子雌黄一两，紫金半两[3]，同入合中，外固了，地一尺筑地实，不用炉，不须药制，用火二十斤煅之也，七日终[4]，候冷七日取，次日出合子，埋药地中七日，取出顺日研之三日，炼白沙蜜为丸，如梧桐子大，每日望东吸日华气一口，冰水下一丸，和气咽之，服十粒，无疫干也[5]。

〔1〕【张介宾】旧注曰：用远志去心，以水煎之，饮二盏，吐之，不疫。

〔2〕【张介宾】谓以祛邪散毒之药，煎汤三浴，以泄其汗也。

〔3〕【张介宾】以金箔同研之，可为细末。

〔4〕【张介宾】常令火不断。

〔5〕【张介宾】合子，即磁罐之属。顺日研之，谓左旋也。按：此遗篇之言，乃出后人增附，法非由古，未足深信。

黄帝问曰：人虚即神游失守位，使鬼神外干，是致天亡，何以全真？愿闻刺法[1]。岐伯稽首再拜曰：昭乎哉问！谓神移失守，虽在其体，然不致死；或有邪干，故令夭寿[2]。只如厥阴失守，天以

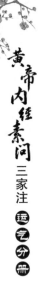

虚。人气肝虚，感天重虚，即魂游于上^[3]，邪干厥大气，身温犹可刺之^[4]，刺其足少阳之所过^[5]，次刺肝之俞^[6]。

〔1〕【张介宾】全其真即保其神，神全则邪不能干也。

〔2〕【张介宾】虚而无邪，未必致死。若神气既虚，邪复干之，则夭寿矣。

〔3〕【张介宾】厥阴属木，在人应肝，人之肝虚，复感天虚，则肝不藏魂。魂属阳，故游散于上。神光不聚，而白尸鬼犯之，令人暴亡也。

〔4〕【张介宾】厥，逆也。大气，元气也。肝木失守，金邪犯之。若神气未脱，四肢虽冷，心腹尚温，口中无涎，舌卵不缩者，尚可刺救复苏。后仿此。

〔5〕【张介宾】丘墟穴也。肝胆相为表里，故宜刺之。旧注曰：用毫针，于人近体暖针至温，以左手按穴，咒曰：太上元君，常居其左，制之三魂。诵之三遍。次呼三魂名：爽灵、胎光、幽精。诵之三遍，次想青龙于穴下，刺入同身寸之三分，留三呼，徐徐出针，令亲人授气于口中，腹中鸣者可治之。

〔6〕【张介宾】肝俞，足太阳经穴，刺此所以补肝。旧注曰：用毫针，着身温之，左手按穴，咒曰：太微帝君，元英制魂，真元反本，令人青云。又呼三魂，各如前三遍。刺三分，留三呼，次进二分，留三呼，复取针至三分，留一呼，徐徐出之，即气反而复活。

人病心虚，又遇君相二火司天失守，感而三虚^[1]，遇火不及，黑尸鬼犯之，令人暴亡^[2]，可刺手少阳之所过^[3]，复刺心俞^[4]。人脾病，又遇太阴司天失守，感而三虚^[5]，又遇土不及，青尸鬼邪犯之于人，令人暴亡^[6]，可刺足阳明之所过^[7]，复刺脾之俞^[8]。

〔1〕【张介宾】人之心虚，而遇司天二火失守，又或惊而夺精，汗出于心，是为三虚，则神光不聚，邪必犯之。

〔2〕【张介宾】黑为水色，火运不及则水胜之，故见黑尸鬼。

〔3〕【张介宾】阳池穴也。手少阳为相火之经，故宜补之。旧注曰：用毫针，于人身温暖，以手按穴，咒曰：太乙帝君，泥丸总神，

丹无黑气，来复其真。诵之三遍。想赤风于穴下，刺入二分，留七呼，次进一分，留三呼，复退留一呼，徐徐出针，手扪其穴，即令复活也。

〔4〕【张介宾】足太阳经穴，刺之以补君火。旧注曰：用毫针，着身温暖，以手按穴，咒曰：丹房守灵，五帝上清，阳和布体，来复黄庭。诵之三遍。刺入同身寸之二分，留一呼，次进一分，留一呼，退至二分，留一呼，徐徐出针，以手扪其穴。

〔5〕【张介宾】土气重虚，又或汗出于脾胃，是为三虚，则智意二神失守其位。

〔6〕【张介宾】青尸鬼，木邪也，脾土虚者乃见之。

〔7〕【张介宾】冲阳穴也，刺此所以补胃。旧注曰：用毫针，着人身温暖，以手按穴，咒曰：常在魂庭，始清太宁，元和布气，六甲反真。诵之三遍。先想黄庭于穴下，刺入三分，留三呼，次进二分，留一呼，徐徐退出，以手扪之。

〔8〕【张介宾】脾俞，在足太阳经，补脾也。旧注曰：用毫针，以手按之，咒曰：太始干位，总统坤元，黄庭真气，来复来全。诵之三遍。刺之三分，留二呼，进至五分，动气至，徐徐出针。

人肺病，遇阳明司天失守，感而三虚[1]，又遇金不及，有赤尸鬼干人，令人暴亡[2]，可刺手阳明之所过[3]，复刺肺俞[4]。人肾病，又遇太阳司天失守，感而三虚[5]，又遇水运不及之年，有黄尸鬼干犯人正气，吸人神魂，致暴亡[6]，可刺足太阳之所过[7]，复刺肾俞[8]。

〔1〕【张介宾】肺与阳明皆属金，人虚天虚，又或汗出于肺，是为三虚，而火邪犯之。

〔2〕【张介宾】赤尸鬼，火邪也。金为火胜，故见赤鬼。

〔3〕【张介宾】合谷穴也。肺与大肠为表里，故当刺此以补金。旧注曰：用毫针，着人身温暖，先以手按穴，咒曰：青气真全，帝符日元，七魄归右，今复本田。诵之三遍。想白气于穴下，刺入三分，留三呼，次进至五分，留三呼，复退一分，留一呼，徐徐出针，以手扪其穴，可复活也。

417

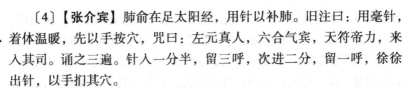

〔4〕【张介宾】肺俞在足太阳经，用针以补肺。旧注曰：用毫针，着体温暖，先以手按穴，咒曰：左元真人，六合气宾，天符帝力，来入其司。诵之三遍。针入一分半，留三呼，次进二分，留一呼，徐徐出针，以手扪其穴。

〔5〕【张介宾】人之水脏，天之水气既皆不足，又遇汗出于肾，是为三虚而肾神失守，土邪必相犯也。

〔6〕【张介宾】黄为土色，水脏神虚，故见土鬼。神魂散荡，若为所吸，多致暴亡。若四肢厥冷气脱，但得心腹微温，眼色不易，唇口及舌不变，口中无涎，尚可救也。

〔7〕【张介宾】京骨穴也。肾与膀胱为表里，故当刺此以补水脏。旧注曰：用毫针，着人身温暖，以手按穴，咒曰：元阳育婴，五老反真，泥丸玄华，补精长存。想黑气于穴下，刺入一分半，留三呼，乃进至三分，留一呼，徐徐出针，以手扪其穴。

〔8〕【张介宾】在足太阳经，用针补之。旧注曰：用毫针，先以手按穴，咒曰：天玄日晶，太和昆灵，贞元内守，持入始清。诵之三遍。刺之三分，留三呼，次又进至五分，留三呼，徐徐出针，以手扪之。

黄帝问曰：十二脏之相使，神失位，使神彩之不圆，恐邪干犯，治之可刺，愿闻其要[1]。岐伯稽首再拜曰：悉乎哉！问至理，道真宗，此非圣帝，焉究斯源？是谓气神合道，契符上天[2]。

〔1〕【张介宾】十二脏各有其神，相通运用，故曰相使。一有失位，则神光亏缺，是谓不圆。邪因得而犯之，刺治之法如后。

〔2〕【张介宾】天地之道，气与神耳，人生之道，亦惟此也，故曰契符上天。

心者，君主之官，神明出焉[1]，可刺手少阴之源[2]。
肺者，相傅之官，治节出焉[3]，可刺手太阴之源[4]。
肝者，将军之官，谋虑出焉[5]，可刺足厥阴之源[6]。
胆者，中正之官，决断出焉[7]，可刺足少阳之源[8]。

418

膻中者，臣使之官，喜乐出焉[9]，可刺心包络所流[10]。

脾为谏议之官，知周出焉[11]，可刺脾之源[12]。

胃为仓廪之官，五味出焉[13]，可刺胃之源[14]。

大肠者，传道之官，变化出焉[15]，可刺大肠之源[16]。

小肠者，受盛之官，化物出焉[17]，可刺小肠之源[18]。

肾者，作强之官，伎巧出焉[19]，刺其肾之源[20]。

三焦者，决渎之官，水道出焉[21]，刺三焦之源[22]。

膀胱者，州都之官，精液藏焉，气化则能出矣[23]，刺膀胱之源[24]。

〔1〕【张介宾】心为一身之主，万几之舍，故神明出焉。若情欲伤心，最为五劳之首，心伤则神不守舍，损抑元阳，夭人长命，莫此为甚，而实人所不知。澄心则养神，抱元守一之道，端从此始。

〔2〕【张介宾】神门穴也。用长针，口中温之，刺三分，留三呼，次进一分，留一呼，徐徐出针，以手扪其穴。凡刺各经之源者，皆所以补之也。后准此。

〔3〕【张介宾】肺藏气，主行营卫，故治节由之。若形寒饮冷，悲忧过度，则肺气受伤，神失守位。

〔4〕【张介宾】太渊穴也。用长针，口中温之，以手按穴，刺入三分，留三呼，动气至，徐徐出针，以手扪其穴。

〔5〕【张介宾】气强而勇，故号将军。性多变动，故主谋虑。若恚怒气逆，上而不下，则肝神受伤也。

〔6〕【张介宾】太冲穴也。用长针，于口中先温，以手按穴，刺入三分，留三呼，次进二分，留二呼，徐徐出针，以手扪其穴。

〔7〕【张介宾】胆气刚果，故官为中正而主决断。若大惊卒怒，其气必伤，神光散失，病为惶惧膈噎等证。

〔8〕【张介宾】丘墟穴也。用长针，温于口内，先以左手按穴，刺三分，留三呼，进至五分，留二呼，徐徐出针，以手扪其穴。

〔9〕【张介宾】膻中者，心包络所居，相火之位，故为臣使。卫护君主，故喜乐出焉。若五情不节，皆能伤之，令人失志恍惚，神光不聚，则邪犯之。

419

〔10〕【张介宾】劳宫穴也。用长针，于口中温之，先以左手按穴，刺入三分，留二呼，徐徐出针，以手扪其穴。

〔11〕【张介宾】脾藏意，神志未定，意能通之，故为谏议之官。虑周万事，皆由乎意，故智周出焉。若意有所着，思有所伤，劳倦过度，则脾神散失矣。

〔12〕【张介宾】太白穴也。用长针，口内温之，先以左手按穴，刺入二分，留五呼，进至三分，留五呼，徐徐出针，以手扪之。

〔13〕【张介宾】饥饱失宜，饮食无度，偏于嗜好，其神乃伤。

〔14〕【张介宾】冲阳穴也。用长针，于口中温之，先以左手按穴，刺入三分，留三呼，进二分，徐徐出针，以手扪其穴。

〔15〕【张介宾】食物至此，变化其形而出，闭结则肠胃壅滞，泄利则门户不要，传道失守，三焦元气之所关也。

〔16〕【张介宾】合谷穴也。用长针，口中温之，刺入三分，留三呼，进至二分，留一呼，徐徐出之。

〔17〕【张介宾】受盛水谷而分清浊，故曰化物出焉。清浊不分，则小肠失其化矣。

〔18〕【张介宾】腕骨穴也。用长针，口中温针，先以左手按穴，刺三分，留三呼，进二分，留一呼，徐徐出针，以手扪其穴。

〔19〕【张介宾】色欲恐惧，强力入水，皆能伤肾。肾伤则作强伎巧，神失其职矣。

〔20〕【张介宾】太溪穴也。用长针，于口中先温，以左手按穴，刺入三分，留一呼，进一分，留一呼，徐徐出针，以手扪其穴。

〔21〕【张介宾】决渎者，水道流通之义。如江河淮济，不变其道，百川归之，以入于海，故曰四渎。人之三焦，在上主纳，在中主运，在下主出。若出纳运行不得其正，则三焦失守，神气不聚，邪乘虚而犯之矣。

〔22〕【张介宾】阳池穴也。用长针，于口中温之，先以左手按穴，刺三分，留三呼，进一分，留一呼，徐徐出针，以手扪之。

〔23〕【张介宾】膀胱为三焦之下渎，津液所聚，故曰州都。然赖下焦之气，施化而通，若其不约而遗，不利而癃，皆气海之失职也。

〔24〕【张介宾】京骨穴也。用长针，先温于口中，以左手按穴，

刺入三分，留三呼，进二分，留三呼，徐徐出针，以手扪其穴。

凡此十二官者，不得相失也^[1]。是故刺法有全神养真之旨，亦法有修真之道，非治疾也，故要修养和神也^[2]。道贵常存，补神固根，精气不散，神守不分^[3]。然即神守，而虽不去亦全真^[4]。人神不守，非达至真^[5]。至真之要，在乎天玄^[6]，神守天息，复入本元，命曰归宗^[7]。

〔1〕【张介宾】不相失者谓之相使，失则神气散乱，有邪干犯，灾害至矣，宜用刺法以全其真也。

〔2〕【张介宾】此言针法有如此之妙，其要在修养和神而已。

〔3〕【张介宾】道贵常存者，贵其不衰也。不衰之道，在补神以固根。欲全其神，在精气不散，则神守不分矣。

〔4〕【张介宾】言神守者，岂惟神不去，正所以全真也。

〔5〕【张介宾】至真之道，要在守神，不知守神，非达道也。

〔6〕【张介宾】玄者，水之色。天玄者，天一之义。以至真之要，重在精也。

〔7〕【张介宾】天息者，鼻息通乎天也。守息则气存，气存则神存，故曰神守天息。以上三节，首言神，次言精，此言气。夫人始生，先成精，精其本也。儿在母腹，先通胎息，气其元也。既宝其精，又养其气，复本，返其元矣。精气充而神自全，谓之内三宝。三者合一，即全真之道也，故曰归宗。

本病论篇第七十三

黄帝问曰：天元九窒，余已知之，愿闻气交，何名失守？岐伯曰：谓其上下升降，迁正退位，各有经论，上下各有不前，故名失守也^[1]。是故气交失易位，气交乃变，变易非常，即四时失序，万化不安，变民病也^[2]。帝曰：升降不前，愿闻其故，气交有变，何以明知？岐伯曰：昭乎问哉！明乎道矣。气交有变，是谓天地

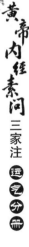

机^[3]。但欲降而不得降者，地窒刑之^[4]。又有五运太过，而先天而至者，即交不前^[5]，但欲升而不得其升，中运抑之，但欲降而不得其降，中运抑之^[6]。于是有升之不前、降之不下者，有降之不下、升而至天者，有升降俱不前，作如此之分别，即气交之变，变之有异，常各各不同，灾有微甚者也^[7]。

〔1〕【张介宾】此篇承前篇而详言左右间气之升降不前也。《天元玉册》云：六气常有三气在天，三气在地。每一气升天作左间气，一气入地作左间气，一气迁正作司天，一气迁正作在泉，一气退位作天右间气，一气退位作地右间气。气交有合，常得位所在，至当其时，即天地交，乃变而泰，天地不交，乃作病也。

〔2〕【张介宾】当正不正，当迁不迁，则气交有变。天地失其常政，则万民为病。

〔3〕【张介宾】气交之变，吉凶之征也，故谓天地机。

〔4〕【张介宾】地星胜之不降，义详下文。

〔5〕【张介宾】五阳年中运太过，亦能抑升降之气。

〔6〕【张介宾】甲年土运太过，能抑水之升降。丙年水运太过，能抑二火之升降。戊年火运太过，能抑金之升降。庚年金运太过，能抑木之升降。壬年木运太过，能抑土之升降。

〔7〕【张介宾】有天星窒于上者，有地气窒于下者，有中运抑于中者。凡此三者之分，则气交之变各各不同，而灾有微甚矣。

帝曰：愿闻气交遇会胜抑之由，变成民病轻重何如？岐伯曰：胜相会，抑伏使然^[1]。是故辰戌之岁，木气升之，主逢天柱，胜而不前^[2]；又遇庚戌金运先天，中运胜之，忽然不前，木运升天，金乃抑之^[3]。升而不前，即清生风少，肃杀于春，露霜复降，草木乃萎；民病温疫蚤发，咽嗌乃干，四肢满，肢节皆痛^[4]。久而化郁，即大风摧拉，折陨鸣紊；民病卒中偏痹，手足不仁^[5]。

〔1〕【张介宾】六气有遇有会，有胜有抑，则抑伏者为变。

〔2〕【张介宾】辰戌岁，太阳当迁正司天，而厥阴风木，以上年

422

在泉之右间，当升为今岁司天之左间，故畏天柱，金星胜之也。

〔3〕【张介宾】庚以阳金有余，其气先天而至，岁运遇之，又能胜木也。庚戌庚辰皆同。

〔4〕【张介宾】清生风少等候，金胜木衰之化也。金气肃杀于春，阴盛抑阳，故民病为温疫节痛等证。

〔5〕【张介宾】木郁既久，其极必发，故为大风摧拉等变，而民病为中风等证也。

是故巳亥之岁，君火升天，主窒天蓬，胜之不前[1]；又厥阴未迁正，则少阴未得升天[2]；水运以至其中者，君火欲升，而中水运抑之[3]。升之不前，即清寒复作，冷生旦暮；民病伏阳，而内生烦热，心神惊悸，寒热间作[4]。日久成郁，即暴热乃至，赤风肿翳化疫，温疠暖作，赤气瘴而化火疫，皆烦而躁渴，渴甚，治之以泄之可止[5]。

〔1〕【张介宾】巳亥岁，厥阴当迁正司天，而少阴君火，以上年在泉之右间，当升为新岁司天之左间，故畏天蓬，水星胜之也。

〔2〕【张介宾】巳亥阴年，气多不及，故凡司天厥阴不得迁正，则左间少阴亦不得其位，而阳年则不然也。后仿此。

〔3〕【张介宾】辛巳辛亥，皆水运之不及者，而亦能制抑君火，以巳亥阴年，气本不及，则弱能制弱。然或以天蓬窒之，或以水运抑之，有一于此，皆能胜火不前也。后仿此。

〔4〕【张介宾】天蓬水胜，火升不前，故气候清寒，民病则热郁不散。

〔5〕【张介宾】火郁之发，故暴热至而民为疫疠温瘴等病。泄去其火热，病可止矣。

是故子午之岁，太阴升天，主窒天冲，胜之不前[1]；又或遇壬子木运先天而至者，中木运抑之也[2]。升天不前，即风埃四起，时举埃昏，雨湿不化；民病风厥涎潮，偏痹不随，胀满[3]。久而伏郁，即黄埃化疫也，民病夭亡，脸肢胕黄疸满闭；湿令弗布，雨化

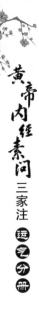

乃微^[4]。

〔1〕【张介宾】子午年，少阴当迁正司天，而太阴湿土，以上年在泉之右间，当升为新岁少阴之左间，故畏天冲，木星胜之也。

〔2〕【张介宾】壬以阳木有余，其气先天而至，岁运遇之，乃能胜土，壬子壬午皆同。

〔3〕【张介宾】土郁不前，木之胜也，故在天则风起，雨湿不化，在民则肝强脾病。

〔4〕【张介宾】土主脾胃，胃气受抑，故至夭亡。脸为阳明之经，四肢皆主于脾，腑言大肠小肠，皆属于胃，故为黄疸满闭等证。湿令弗布，皆土郁之化。

是故丑未之年，少阳升天，主窒天蓬，胜之不前^[1]；又或遇太阴未迁正者，即少阳未升天也^[2]。水运以至者，升天不前，即寒雰反布，凛冽如冬，水复涸，冰再结，暄暖乍作，冷复布之，寒暄不时；民病伏阳在内，烦热生中，心神惊骇，寒热间争^[3]。以久成郁，即暴热乃生；赤风气瞳翳，化成郁疠，乃化作伏热内烦，痹而生厥，甚则血溢^[4]。

〔1〕【张介宾】丑未年，太阴当迁正司天，而少阳相火，以上年在泉之右间，当升为新岁太阴之左间，故畏天蓬，水胜也。

〔2〕【张介宾】丑未阴年不及，故太阴司天或未迁正，则少阳左间亦不得其位。

〔3〕【张介宾】辛丑辛未，皆水运之年，又遇天蓬，则相火被抑，升天不前，其气令民病，较前巳亥年君火不升者尤甚。

〔4〕【张介宾】此相火郁发为病，亦与前君火之郁者大同。

是故寅申之年，阳明升天，主窒天英，胜之不前^[1]；又或遇戊申戊寅，火运先天而至，金欲升天，火运抑之^[2]。升之不前，即时雨不降，西风数举，咸卤燥生；民病上热，喘嗽血溢^[3]。久而化郁，即白埃翳雾，清生杀气；民病胁满悲伤，寒鼽嚏嗌干，手拆皮肤燥[4]。

〔1〕【张介宾】寅申年，少阳当迁正司天，而阳明燥金，以上年在泉之右间，当升为新岁司天之左间，故畏天英，火胜制之也。

〔2〕【张介宾】戊为阳火有余，其气先天而至，岁运遇之，亦抑阳明。

〔3〕【张介宾】燥金气郁于地，故时雨不降、硝咸白见而燥生。火胜于上，故肺金受伤而喘嗽血溢。

〔4〕【张介宾】金郁之发，肃杀气行，民病为胁满悲伤，金邪伐肝也。金气寒敛而燥，故为寒鼽嚏嗌干等证。

是故卯酉之年，太阳升天，主窒天芮，胜之不前[1]；又遇阳明未迁正者，即太阳未升天也[2]；土运以至，水欲升天，土运抑之[3]。升之不前，即湿而热蒸，寒生两间；民病注下，食不及化[4]。久而成郁，冷来客热，冰雹卒至；民病厥逆而哕，热生于内，气痹于外，足胫瘮疼，反生心悸懊热，暴烦而复厥[5]。

〔1〕【张介宾】卯酉年，阳明当迁正司天，而太阳寒水，以上年在泉之右间，当升为新岁司天之左间，故畏天芮土胜也。

〔2〕【张介宾】卯酉阴年，气有不及，凡司天阳明未得迁正，则左间太阳亦不得其位。

〔3〕【张介宾】己卯己酉，皆土运之年，亦能制抑太阳。

〔4〕【张介宾】湿胜于上，寒郁于下，故气令民病如此。

〔5〕【张介宾】水郁之发，寒气乃行，故民病寒束于外，热生于中，为气痹厥逆等证。

黄帝曰：升之不前，余已尽知其旨，愿闻降之不下，可得明乎？岐伯曰：悉乎哉问！是之谓天地微旨，可以尽陈斯道，所谓升已必降也[1]。至天三年，次岁必降，降而入地，始为左间也[2]。如此升降往来，命之六纪者矣[3]。

〔1〕【张介宾】六气之运，右者升而左者降也。

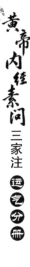

〔2〕【张介宾】每气在天各三年，凡左间一年，司天一年，右间一年。三年周尽，至次岁乃降而入地，为在泉之左间，亦周三年而复升于天也。

〔3〕【张介宾】此六气之纪也。

是故丑未之岁，厥阴降地，主窒地晶，胜而不前[1]；又或遇少阴未退位，即厥阴未降下[2]，金运以至中，金运承之，降之不下，抑之变郁[3]。木欲降下，金承之，降而不下，苍埃远见，白气承之，风举埃昏，清躁行杀，霜露复下，肃杀布令[4]。久而不降，抑之化郁，即作风躁相伏，暄而反清，草木萌动，杀霜乃下，蛰虫未见，惧清伤脏[5]。

〔1〕【张介宾】丑未岁，太阳当迁正在泉，而厥阴风木，以上年司天之右间，当降为今岁在泉之左间，故畏地晶，金气窒之也。

〔2〕【张介宾】如上年子午岁气有余，司天少阴不退位，则右间厥阴亦不能降下也。

〔3〕【张介宾】即乙丑乙未岁也，亦能制抑厥阴，郁而为病。

〔4〕【张介宾】木郁金胜，故苍埃见而杀令布。

〔5〕【张介宾】清寒胜木，故草木萌动，霜乃杀之而蛰虫不见。其在民病亦惧清气之伤肝脏也。旧本无"下"、"虫"二字，必脱简也，今增补之。

是故寅申之岁，少阴降地，主窒地玄，胜之不入[1]；又或遇丙申丙寅，水运太过，先天而至[2]。君火欲降，水运承之，降而不下，即彤云才见，黑气反生，暄暖如舒，寒常布雪，凛冽复作，天云惨凄[3]。久而不降，伏之化郁，寒胜复热，赤风化疫；民病面赤心烦，头痛目眩也，赤气彰而温病欲作也[4]。

〔1〕【张介宾】寅申岁，厥阴当迁正在泉，而少阴君火，以上年司天之右间，当降为今岁厥阴之左间，故畏地玄，木胜窒之也。

〔2〕【张介宾】丙以阳水，其气先天而至，亦能制抑君火，使之

426

不降。

〔3〕【张介宾】皆寒水胜火之化。彤音同，赤也。

〔4〕【张介宾】热郁于上，久而不降，故民多温热之病。

是故卯酉之岁，太阴降地，主窒地苍，胜之不入[1]；又或少阳未退位者，即太阴未得降也[2]；或木运以至[3]。木运承之，降而不下，即黄云见而青霞彰，郁蒸作而大风，雾翳埃胜，折损乃作[4]。久而不降也，伏之化郁，天埃黄气，地布湿蒸；民病四肢不举，昏眩肢节痛，腹满填臆[5]。

〔1〕【张介宾】卯酉年，少阴当迁正在泉，而太阴湿土，以上年司天之右间，当降为今岁少阴之左间，故畏地苍，木胜窒之也。

〔2〕【张介宾】如上年寅申，岁气有余，司天少阳不退位，则右间太阴亦不能降下。

〔3〕【张介宾】丁卯丁酉年也。

〔4〕【张介宾】皆风木胜土之化。

〔5〕【张介宾】土气久郁不降，故天为黄气，地为湿蒸，人病在脾胃，故为四肢不举、满填胸臆等病。

是故辰戌之岁，少阳降地，主窒地玄，胜之不入[1]；又或遇水运太过，先天而至也[2]。水运承之，降而不下，即彤云才见，黑气反生，暄暖欲生，冷气卒至，甚即冰雹也[3]。久而不降，伏之化郁，冷气复热，赤风化疫；民病面赤心烦，头痛目眩也，赤气彰而热病欲作也[4]。

〔1〕【张介宾】辰戌年，太阴当迁正在泉，而少阳相火，以上年司天之右间，当降为今岁在泉之左间，故畏地玄，水胜窒之也。

〔2〕【张介宾】丙辰丙戌年也。

〔3〕【张介宾】皆寒水胜火之化。此与上文寅申岁少阴不降者同义。

〔4〕【张介宾】少阳火郁为病，亦与上文少阴不降同。

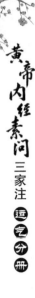

　　是故巳亥之岁，阳明降地，主窒地彤，胜而不入[1]，又或遇太阳未退位，即阳明未得降[2]；即火运之至[3]。火运承之不下，即天清而肃，赤气乃彰，暄热反作；民皆昏倦，夜卧不安，咽干引饮，懊热内烦；大清朝暮，暄还复作[4]。久而不降，伏之化郁，天清薄寒，远生白气；民病掉眩，手足直而不仁，两胁作痛，满目晾晾[5]。

　　〔1〕【张介宾】巳亥年，少阳当迁正在泉，而阳明燥金，以上年司天之右间，当降为今岁在泉之左间，故畏地彤，火气胜之也。

　　〔2〕【张介宾】如上年辰戌，岁气有余，司天太阳不退位，则右间阳明亦不能降下。

　　〔3〕【张介宾】癸巳癸亥年也。

　　〔4〕【张介宾】金欲降而火承之，故清肃行而热反作也。热伤肺气，故民为昏倦咽干等病。

　　〔5〕【张介宾】金气久郁于上，故清寒生而白气起。其于民病，则肝木受邪，故为掉眩胁目等证。

　　是故子午之年，太阳降地，主窒地阜胜之，降而不入[1]；又或遇土运太过，先天而至[2]。土运承之，降而不入，即天彰黑气，暝暗凄惨才施，黄埃而布湿，寒化令气，蒸湿复令[3]。久而不降，伏之化郁；民病大厥，四肢重急，阴痿少力；天布沉阴，蒸湿间作[4]。

　　〔1〕【张介宾】子午年，阳明当迁正在泉，而太阳寒水，以上年司天之右间，当降为今岁在泉之左间，故畏地阜，土胜也。

　　〔2〕【张介宾】甲子甲午，阳土有余之岁也。

　　〔3〕【张介宾】水为土胜，故黑气才施，黄埃即布，寒化欲行而蒸湿复令也。

　　〔4〕【张介宾】寒郁于上而湿制之，则脾肾受邪，故民为寒厥四肢重急阴痿等病，而沉阴蒸湿间作也。

428

帝曰：升降不前，晰知其宗，愿闻迁正，可得明乎[1]？岐伯曰：正司中位，是谓迁正位。司天不得其迁正者，即前司天以过交司之日[2]，即遇司天太过有余日也，即仍旧治天数，新司天未得迁正也[3]。

厥阴不迁正，即风暄不时，花卉萎瘁[4]；民病淋溲，目系转，转筋喜怒，小便赤[5]。风欲令而寒由不去，温暄不正，春正失时[6]。

少阴不迁正，即冷气不退，春冷后寒，暄暖不时[7]；民病寒热，四肢烦痛，腰脊强直[8]。木气虽有余，位不过于君火也[9]。

太阴不迁正，即云雨失令，万物枯焦，当生不发[10]；民病手足肢节肿满，大腹水肿，填臆不食，飧泄胁满，四肢不举[11]。雨化欲令，热犹治之，温煦于气，亢而不泽[12]。

〔1〕【张介宾】晰音昔，明也。

〔2〕【张介宾】新旧之交，大寒日也。

〔3〕【张介宾】新旧相遇，而旧者有余未退，仍治天数，则新者未得迁正。

〔4〕【张介宾】巳亥年，太阳未退位，则厥阴不迁正，风木失时，故有此变。卉音毁。

〔5〕【张介宾】木失其正，肝经病也。

〔6〕【张介宾】木王于春，其气不伸，故失时也。

〔7〕【张介宾】子午年，若厥阴不退位，则少阴不迁正，君火不正，故春多寒冷，暄暖不能及时。

〔8〕【张介宾】阳气不正，时多寒冷，故民为寒热烦痛等病。

〔9〕【张介宾】上年厥阴阴气，至本年初气之末，交于春分，则主客君火已皆得位，木虽有余，故不能过此。

〔10〕【张介宾】丑未年，若少阴不退位，则太阴不迁正，万物赖土以生，土气失正，故当生不发。

〔11〕【张介宾】土气失和，脾经为病也。

〔12〕【张介宾】君火有余，湿化不行也。

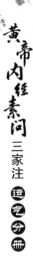

少阳不迁正，则炎灼弗令，苗莠不荣，酷暑于秋，肃杀晚至，霜露不时^[1]；民病痎疟骨热，心悸惊骇，甚时血溢^[2]。

阳明不迁正，则暑化于前，肃杀于后，草木反荣^[3]；民病寒热鼽嚏，皮毛折，爪甲枯焦，甚则喘嗽息高，悲伤不乐^[4]。热化乃布，燥化未令，即清劲未行，肺金复病^[5]。

太阳不迁正，则冬清反寒，易令于春，杀霜在前，寒冰于后，阳光复治，凛冽不作，氛云待时^[6]；民病温疠至，喉闭嗌干，烦躁而渴，喘息而有音也^[7]。寒化待燥，犹治天气，过失序，与民作灾^[8]。

〔1〕【张介宾】寅申年，若太阴不退位，则少阳不迁正，相火失正，故炎灼弗令，苗莠不荣，暑热肃杀，其至皆晚也。莠音有，似稷之草。

〔2〕【张介宾】皆相火郁热之病。

〔3〕【张介宾】卯酉年，若少阳不退位，则阳明不迁正，今为火制，故暑热在前，肃杀在后。金令衰迟，故草木反荣。

〔4〕【张介宾】相火灼金，肺经受病也。

〔5〕【张介宾】清劲未行，金之衰也。

〔6〕【张介宾】辰戌年，若阳明不退位，则太阳不迁正，水正衰迟，故冬清反寒，易令于春。阴气不布故阳光复治，凛冽不作。

〔7〕【张介宾】水亏金燥，故民为温疠烦躁、喘息有音之病。

〔8〕【张介宾】寒化须待燥去，犹得治天，但过期失序，则与民为灾也。他气皆然。

帝曰：迁正蚤晚，以命其旨，愿闻退位，可得明哉？岐伯曰：所谓不退者，即天数未终^[1]，即天数有余，名曰复布政，故名曰再治天也，即天令如故而不退位也^[2]。

厥阴不退位，即大风蚤举，时雨不降，湿令不化^[3]；民病温疫疵废风生，民病皆肢节痛，头目痛，伏热内烦，咽喉干引饮^[4]。

少阴不退位，即温生春冬，蛰虫蚤至，草木发生^[5]；民病膈热咽干，血溢惊骇，小便赤涩，丹瘤疹疮疡留毒^[6]。

430

太阴不退位而取，寒暑不时，埃昏布作，湿令不去[7]；民病四肢少力，食饮不下，泄注淋满，足胫寒，阴痿闭塞，失溺小便数[8]。

少阳不退位，即热生于春，暑乃后化，冬温不冻，流水不冰，蛰虫出见[9]；民病少气，寒热更作，便血上热，小腹坚满，小便赤沃，甚则血溢[10]。

阳明不退位，即春生清冷，草木晚荣，寒热间作[11]，民病呕吐暴注，食饮不下，大便干燥，四肢不举，目瞑掉眩[12]。

帝曰：天岁蚤晚，余以知之，愿闻其数，可得闻乎？岐伯曰：地下迁正升天及退位不前之法，即地土产化，万物失时之化也[13]。

〔1〕【张介宾】天数未终，余气仍在，虽遇交司，故犹不退位。

〔2〕【张介宾】天数有余，应退不退，故于新岁，犹行旧岁之令。

〔3〕【张介宾】木制土，风胜湿也。

〔4〕【张介宾】疵，黑斑也。废，肢体偏废也。风气有余，故为此温疫疼痛伏热诸病。疵音慈。

〔5〕【张介宾】君火再布温热盛行也。

〔6〕【张介宾】皆火盛之病。

〔7〕【张介宾】太阴土气，王在四维，再治不退，故或寒或暑，其至不时，而埃昏布作矣。

〔8〕【张介宾】土气不退，湿滞在脾，故为四肢少力，食饮不下等病。土邪伤肾，故为阴痿失溺等病。

〔9〕【张介宾】上年相火不退，故热生于春，后化迟留不去也。

〔10〕【张介宾】民病少气，热伤气也。赤沃，赤尿也。皆相火之为病。

〔11〕【张介宾】金气清肃，阳和不舒，故寒热间作。

〔12〕【张介宾】呕吐暴注，食饮不下，清寒犯胃也。大便干燥，金之气也。木受金邪，肝筋为病，故四肢不举，目瞑掉眩。此下独缺太阳不退位一条，古文之脱失也。

〔13〕【张介宾】天气三，地气亦三。地之三者，左间当迁正，右间当升天，在泉当退位也。若地数不前而失其正，即应于地土之产化，

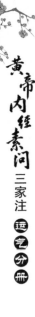

皆万物失时之化也。

帝曰：余闻天地二甲子，十干十二支，上下经纬天地，数有迭移，失守其位，可得昭乎[1]？岐伯曰：失之迭位者，谓虽得岁正，未得正位之司，即四时不节，即生大疫[2]。注《玄珠密语》云：阳年三十年，除六年天刑，计有太过二十四年[3]。除此六年，皆作太过之用，令不然之旨。今言迭支迭位，皆可作其不及也[4]。

〔1〕【张介宾】天地二甲子，言刚正于上，则柔合于下，柔正于上，则刚合于下，如上甲则下己，上己则下甲，故曰二甲子。凡十干十二支上下相合，经纬皆然。

〔2〕【张介宾】应司天而不司天，应在泉而不在泉，是未得正位之司也。四时失其节气，则大疫必至矣。

〔3〕【张介宾】庚子庚午，君火刑金运，庚寅庚申，相火刑金运，戊辰戊戌，寒水刑火运，此阳运之天刑，共计六年，本非有余。其外二十四年，则皆阳刚太过之运。

〔4〕【张介宾】三十年中，除此六年天刑之外，皆作太过，乃阳运自胜而无邪伤者也。若刚柔迭失其位，气有不正，虽属阳年亦为不及也。

假令甲子，阳年土运太窒[1]，如癸亥天数有余者，年虽交得甲子，厥阴犹尚治天[2]，地己迁正，阳明在泉，去岁少阳以作右间[3]，即厥阴之地阳明，故不相和奉者也[4]。癸己相会，土运太过，虚反受木胜，故非太过也，何以言土运太过[5]？况黄钟不应太窒，木既胜而金还复，金既复而少阴如至，即木胜如火而金复微[6]。如此则甲己失守，后三年化成土疫，晚至丁卯，早至丙寅，土疫至也[7]。大小善恶，推其天地，详乎太乙[8]。又只如甲子年，如甲至子而合，应交司而治天[9]，即下己卯未迁正，而戊寅少阳未退位者，亦甲己下有合也[10]，即土运非太过，而木乃乘虚而胜土也，金次又行复胜之，即反邪化也[11]。阴阳天地殊异尔，故其大小善恶，一如天地之法旨也[12]。

〔1〕【张介宾】窒，抑塞也。此下皆重明前章刚柔失守之义。窒音只。

〔2〕【张介宾】癸亥年厥阴司天不退位，则甲子年少阴司天不得迁正，是为窒也。

〔3〕【张介宾】甲子年在泉，阳明己卯也。甲未迁正于上，己巳得位于下，故上年在泉之少阳，退作地之右间矣。

〔4〕【张介宾】以癸亥年之司天，临甲子年之在泉，则上癸下己，不相和合者也。

〔5〕【张介宾】癸己相会，则甲失其位，虽曰阳土，其气已虚，土虚则受木胜，尚何太过之有？

〔6〕【张介宾】黄钟为太宫之律，阳土运窒则黄钟不叶，木乃胜之，木胜必金复，金既复而子年司天，少阴忽至，则木反助火克金，其复必微，而甲己之土皆失守矣。

〔7〕【张介宾】甲己化土，故发为土疫，即后世所谓湿温之类。自甲子至丙寅，三年首也；至丁卯，三年后也。

〔8〕【张介宾】推其天地，察司天在泉之盛衰也。

〔9〕【张介宾】甲与子合，则少阴君火，应交司治天也。

〔10〕【张介宾】甲子年在泉己卯阳明未迁正者，以癸亥年在泉戊寅少阳不退位也。故令甲与戊对，子与寅配，而甲己不能合，是己之阴土窒于下，柔失其守矣。

〔11〕【张介宾】己土不正于下，则亦为木胜而金复，三年之后，必化土疠，故云邪化也。

〔12〕【张介宾】在上则应天，在下则应地，明天地之法旨，则大小善恶之应可知矣。

假令丙寅，阳年太过，如乙丑天数有余者，虽交得丙寅，太阴尚治天也[1]，地已迁正，厥阴司地，去岁太阳以作右间[2]，即天太阴而地厥阴，故地不奉天化也[3]。乙辛相会，水运太虚，反受土胜，故非太过[4]。即太簇之管，太羽不应，土胜而雨化，木复即风[5]。此者丙辛失守，其会后三年，化成水疫，晚至己巳，蚤至戊

433

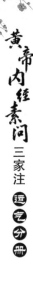

辰，甚即速，微即徐[6]，水疫至也。大小善恶，推其天地数，乃太乙游宫[7]。又只如丙寅年，丙至寅且合，应交司而治天[8]，即辛巳未得迁正，而庚辰太阳未退位者，亦丙辛不合德也[9]，即水运亦小虚而小胜，或有复，后三年化疠，名曰水疠，其状如水疫，治法如前[10]。

〔1〕【张介宾】乙丑司天太阴不退位，则本年少阳亦不得迁正。

〔2〕【张介宾】丙寅少阳虽未司天，辛巳厥阴已正在泉，故上年司地庚辰，当退位作右间也。

〔3〕【张介宾】上乙下辛非合，故地不奉天。

〔4〕【张介宾】丙辛未合，水运虚也，故土胜之。

〔5〕【张介宾】太簇之管，羽音阳律也，丙运失守，故太羽不应，而雨为之胜，风为之复也。

〔6〕【张介宾】速即戊辰，徐即己巳也。

〔7〕【张介宾】天地太乙义见前。

〔8〕【张介宾】丙与寅合，则少阳相火应交司而治天。

〔9〕【张介宾】辛巳乃本年在泉，庚辰乃上年在泉，庚辰不退位则辛巳不迁正，有丙无辛，孤立于上，不合其德，亦水运之失守也。

〔10〕【张介宾】凡失守者，即虽小虚，小有胜复，亦不免于为疠，则甚者可知。水疫水疠，即后世寒疫阴证之类。

假令庚辰，阳年太过，如己卯天数有余者，虽交得庚辰年也，阳明犹尚治天[1]，地已迁正，太阴司地，去岁少阴以作右间[2]，即天阳明而地太阴也，故地不奉天也[3]。乙己相会，金运太虚，反受火胜，故非太过也[4]。即姑洗之管，太商不应，火胜热化，水复寒刑[5]。此乙庚失守，其后三年化成金疫也，速至壬午，徐至癸未，金疫至也。大小善恶，推本年天数及太乙也[6]。又只如庚辰，如庚至辰，且应交司而治天[7]，即下乙未未得迁正者，即地甲午少阴未退位者，且乙庚不合德也[8]，即下乙未干失刚，亦金运小虚也，有小胜，或无复[9]，后三年化疠，名曰金疠，其状如金疫也，治法如前[10]。

434

〔1〕【张介宾】阳明乃己卯年司天，若不退位，则庚辰不能迁正。

〔2〕【张介宾】庚辰在泉，太阴也，既已迁正，则己卯之少阴在泉者，以退作地之右间也。

〔3〕【张介宾】天阳明，己卯也。地太阴，乙未也。己乙非合，故地不奉天。

〔4〕【张介宾】乙庚不合而乙己合，故金运虚而火胜之。

〔5〕【张介宾】庚金失守，则太商不应，姑洗之管，乃其律也。金虚则火胜，火胜则水复，故当先热而后寒。

〔6〕【张介宾】本年天数及太乙，言所至之年也。又遇其逆则灾大，若逢其顺则灾微。

〔7〕【张介宾】若庚辰既合，则太阳寒水，当于交司之日而治天矣。

〔8〕【张介宾】乙未太阴乃本年在泉，甲午少阴乃上年在泉，若甲午未退则乙未不正，庚虽正于上，乙失守于下，乙庚不合，亦金运之亏也。

〔9〕【张介宾】乙未干失刚，以柔不正而失其刚也。柔失其正，故金曰小虚。火有小胜及太阴气至，则水不得行，故或无复也。

〔10〕【张介宾】金疫亦名杀疫，金疠亦名杀疠。

假令壬午，阳年太过，如辛巳天数有余者，虽交后壬午年也，厥阴犹尚治天[1]，地已迁正，阳明在泉，去岁丙申少阳以作右间[2]，即天厥阴而地阳明，故地不奉天者也[3]。丁辛相合会，木运太虚，反受金胜，故非太过也[4]。即蕤宾之管，太角不应，金行燥胜，火化热复[5]。甚即速，微即徐，疫至大小善恶，推疫至之年天数及太乙[6]。又只如壬至午，且应交司而治之[7]，即下丁酉未得迁正者，即地下丙申少阳未得退位者，见丁壬不合德也[8]，即丁柔干失刚，亦木运小虚也，有小胜小复[9]，后三年化疠，名曰木疠，其状如风疫，治法如前[10]。

〔1〕【张介宾】辛巳之厥阴当退不退，则壬虽阳木，亦不能正

435

其运。

〔2〕【张介宾】壬午之丁酉阳明迁正在泉，辛巳之丙申少阳，当退作地之右间也。

〔3〕【张介宾】以辛巳之天，临壬午之地，故不相和奉也。

〔4〕【张介宾】辛不退，壬不正，丁不合壬而会辛，木运失守，金必胜之，亦犹不及也。

〔5〕【张介宾】蕤宾之管，太角之律也。阳木不正，故蕤宾失音，金所以胜，火所以复，而邪至矣。

〔6〕【张介宾】其速其徐，总不出三年之外，而大小善恶，又当推疫至之年神也。

〔7〕【张介宾】壬与午，合其交司之日，则少阴治天矣。

〔8〕【张介宾】丁酉阳明为本年在泉，丙申少阳乃上年在泉，丙申不退则丁酉不正，有壬无丁，木德不合也。

〔9〕【张介宾】柔不合刚，下不应上，亦为小虚，故有胜复。

〔10〕【张介宾】木疠风疫，即后世风温之类。

假令戊申，阳年太过，如丁未天数太过者，虽交得戊申年也，太阴犹尚治天[1]，地已迁正，厥阴在泉，去岁壬戌太阳已退位作右间，即天丁未，地癸亥，故地不奉天化也[2]。丁癸相会，火运太虚，反受水胜，故非太过也[3]。即夷则之管，上太徵不应[4]。此戊癸失守，其会后三年化疫也，速至庚戌。大小善恶，推疫至之年天数及太乙[5]。又只如戊申，如戊至申，且应交司而治天[6]，即下癸亥未得迁正者，即地下壬戌太阳未退位者，见戊癸未合德也[7]，即下癸柔干失刚，见火运小虚也，有小胜，或无复也[8]。后三年化疠，名曰火疠也，治法如前[9]。治之法可寒之泄之[10]。

〔1〕【张介宾】丁未之太阴不退位，戊申虽阳年太过，不能正其火运。

〔2〕【张介宾】戊申年天未正而地已正，则上年太阳在泉者，已退作地之右间矣。是天仍丁未，地则癸亥，癸不得戊，故地不奉天之火化。

436

〔3〕【张介宾】戊癸不合，火运必虚，故受水之胜。

〔4〕【张介宾】夷则之管，火之律也。上管属阳，太徵也。下管属阴，少徵也。戊不得正，故上之太徵不应。

〔5〕【张介宾】速在庚戌，远在辛亥，三年内外，火气为疫也。

〔6〕【张介宾】戊申既合交司之日，少阳当治天也。

〔7〕【张介宾】戊申年当厥阴癸亥在泉，若上年壬戌不退，则癸亥不正，戊癸火运不合其德也。

〔8〕【张介宾】火运不足，水必胜之，水胜则土复，当其复时而厥阴若正，则土或无复也。

〔9〕【张介宾】火疠，即后世所谓温疫热病之类。

〔10〕【张介宾】此言针治之外，又当药治者如此。火邪为疠，故宜寒之泄之。由此观之，则凡上文五刚化疫，五柔化疠，或针或药，皆宜因气施治，又在不言可知也。

黄帝曰：人气不足，天气如虚，人神失守，神光不聚，邪鬼干人，致有夭亡，可得闻乎[1]？岐伯曰：人之五脏，一脏不足，又会天虚，感邪之至也[2]。人忧愁思虑即伤心，又或遇少阴司天，天数不及，太阴作接间至，即谓天虚也，此即人气天气同虚也[3]。又遇惊而夺精，汗出于心[4]，因而三虚，神明失守[5]。心为君主之官，神明出焉，神失守位，即神游上丹田，在帝太乙帝君泥丸君下[6]。神既失守，神光不聚，却遇火不及之岁，有黑尸鬼见之，令人暴亡[7]。

〔1〕【张介宾】神光，神明也。人气与天气皆失守，则阳神不聚，阴鬼干人，致死之兆也。

〔2〕【张介宾】人有不足之脏，与天虚之气相会者，其邪至甚，如肝遇木虚，心遇火虚之类也。

〔3〕【张介宾】少阴司天之年，太阴尚在左间。若少阴不足，则太阴作接者，未当至而至矣。此以君火之虚，与人心气同虚也。

〔4〕【张介宾】夺精者，夺心之精也。五脏各有其精，如《本神篇》曰：五脏主藏精者也，不可伤，伤则失守而阴虚。即此之义。

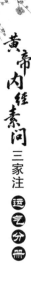

〔5〕【张介宾】先有忧愁之伤，又有少阴不及，再遇惊而夺精，三虚相会，神明失守矣。

〔6〕【张介宾】人之脑为髓海，是谓上丹田，太乙帝君所居，亦曰泥丸君，总众神者也。心之神明失守其位，则浮游于此。

〔7〕【张介宾】心属火，心神失守，神明衰也，又遇火运不及，故见水色之鬼。非但癸年，即戊年失守亦然，司天二火不及亦然。尸鬼者，魄之阴气。阳脱阴孤，其人必死，故尸鬼见也。

人饮食劳倦即伤脾，又或遇太阴司天，天数不及，即少阳作接间至，即谓之虚也，此即人气虚而天气虚也[1]。又遇饮食饱甚，汗出于胃，醉饱行房，汗出于脾[2]，因而三虚，脾神失守[3]。脾为谏议之官，智周出焉，神既失守，神光失位而不聚也[4]，却遇土不及之年，或己年或甲年失守，或太阴天虚，青尸鬼见之，令人卒亡[5]。

〔1〕【张介宾】太阴司天之年，少阳尚为天之左间。若太阴不足，则接者先至而少阳得政。脾气既伤，又遇太阴失守，是重虚也。

〔2〕【张介宾】卫气不固，则五脏汗泄于外，邪得乘而犯之，故致人神失守也。

〔3〕【张介宾】既伤于脾，次遇天虚，再加汗出，是三虚也。

〔4〕【张介宾】脾神失守，意智乱也。

〔5〕【张介宾】土运不及，不止己年，而甲亦有之，又或太阴司天，失守其位，故木邪鬼见，令人卒亡。

人久坐湿地，强力入水即伤肾，肾为作强之官，伎巧出焉，因而三虚，肾神失守。神志失位，神光不聚[1]，却遇水不及之年，或辛不会符，或丙年失守，或太阳司天虚，有黄尸鬼至，见之令人暴亡[2]。

人或恚怒，气逆上而不下，即伤肝也，又遇厥阴司天，天数不及，即少阴作接间至，是谓天虚也，此谓天虚人虚也[3]。又遇疾走恐惧，汗出于肝[4]。肝为将军之官，谋虑出焉，神位失守，神光不

438

聚^[5]，又遇木不及年，或丁年不符，或壬年失守，或厥阴司天虚也，有白尸鬼见之，令人暴亡也^[6]。

已上五失守者，天虚而人虚也，神游失守其位，即有五尸鬼干人，令人暴亡也，谓之曰尸厥^[7]。人犯五神易位，即神光不圆也，非但尸鬼，即一切邪犯者，皆是神失守位故也^[8]。此谓得守者生，失守者死^[9]。得神者昌，失神者亡^[10]。

〔1〕【张介宾】诸脏皆言作接间至及汗出之由，惟此不言，必脱失也。太阳寒水司天之年，厥阴尚为左间。若太阳不足，则厥阴作接间至，此天虚也。《经脉别论》云：持重远行，汗出于肾。兼之坐湿入水，肾气必伤，是为三虚。肾神不守，则精衰志失也。

〔2〕【张介宾】水不及者，土邪犯之，故黄尸鬼见，卒然伤人。

〔3〕【张介宾】厥阴司天之年，少阴当为左间。若厥阴不足，则少阴预至。肝气既伤，厥阴又虚，天人俱不足也。

〔4〕【张介宾】天虚人虚，又汗出于肝，是为三虚。

〔5〕【张介宾】肝藏魂，失守则魂神不聚也。

〔6〕【张介宾】白尸鬼见，金胜木也。

〔7〕【张介宾】尸鬼干人，则厥逆而死，故谓尸厥。神游者，神气虽游，未离于身，尚不即死。若脉绝身冷，口中涎塞，舌短卵缩，则无及矣，否则速救可苏也。以上五脏失守，独缺金虚伤肺，赤尸鬼一证，必脱简也。惟《邪气脏腑病形篇》所言五脏之伤俱全，但与此稍有不同。

〔8〕【张介宾】神光，即阳明之气。凡阳气不足，则阴邪犯之。《二十难》曰：脱阳者见鬼。即神失守位之义。愚按：此二篇所言五鬼干人，其义最详。盖天地间万物万殊，莫非五行之化，人之脏气，鬼之干人，亦惟此耳。故五鬼为邪，各因所胜，此相制之理，出乎当然者也。然以余所验，则有如心神失守、火自为邪者，多见赤鬼；肺金不足、气虚茫然者，多见白鬼；肾阴亏损、目光昏暗者，多见黑鬼；肝木亡阳者，多见青鬼；脾湿为祟者，多见黄鬼。是皆不待胜制，而本脏之邪自见也。至如山野之间，幽隐之处，鬼魅情形，诚有不测，若明本篇之义，则虽千态万状，只此五行包罗尽之，治之以胜，将安

本病论篇第七十三

439

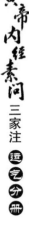

遁哉？然鬼本无形，乃能形见，既觉其无中之有，独不能觉其有中之无乎？反之之明，在正心以壮气，虚明以定神。神定，彼将自灭矣。天命所在，彼亦焉能以非祸加人哉？此全神却鬼之道也。古德云：山鬼之伎俩有限，老僧之不见不闻无穷，斯言至矣。

〔9〕【张介宾】得守则神全，失守则神散。神全则灵明圆聚，故生。神散则魂魄分离，故死。

〔10〕【张介宾】阳气为神，阳盛则神全。阴气为鬼，阳衰则鬼见。阴阳合气，命之曰人。其生在阳，其死在阴，故曰得神者昌，得其阳也。失神者亡，失其阳也。明阴阳聚散之道，则鬼神之妙固不难知，而得失之柄还由于我。古云人定胜天，本非虚语。观《孟子》曰：求则得之，舍则失之。不于斯言益信乎。

附二:《素问》篇目与《太素》《类经》对照表

黄帝内经素问	黄帝内经太素	类 经
卷第一 上古天真论篇第一	卷第二 寿限	卷一 上古之人,春秋百岁;今时之人,半百而衰 卷一 上古圣人之教下 卷三 有子无子,女尽七七,男尽八八 卷一 古有真人、至人、圣人、贤人
卷第一 四气调神大论篇第二	卷第二 顺养	卷一 四气调神 卷一 天气清静,藏德不止,圣人从之,故无奇病 卷一 四时阴阳,从之则生,逆之则死 卷一 不治已病治未病
卷第一 生气通天论篇第三	卷第三 调阴阳	卷十三 生气邪气皆本于阴阳
卷第一 金匮真言论篇第四	卷第三 阴阳杂说	卷十五 八风、五风、四时之病 卷二 阴阳之中复有阴阳 卷三 五脏之应各有收受
卷第二 阴阳应象大论篇第五	卷第三 阴阳大论 卷第三十 四时之变	卷二 阴阳应象 卷十二 治病必求于本 卷二 阴阳应象 卷二 四时阴阳外内之应 卷二 阴阳应象 卷三 四时阴阳外内之应 卷二 法阴阳 卷二 天不足西北,地不满东西 卷二 天精地形,气通于人 卷十二 邪风之至,治之宜早,诸变不同,治法亦异
卷第二 阴阳离合论篇第六	卷第五 阴阳合	卷九 阴阳离合

441

黄帝内经素问	黄帝内经太素	类 经
卷第二 阴阳别论篇第七	卷第三 阴阳杂说	卷六 脉有阴阳真脏 卷六 真脏脉死期 卷十三 阴阳发病 卷六 孕脉 卷六 阴阳虚搏病候死期 卷六 阴阳虚搏病候死期
卷第三 灵兰秘典论篇第八		卷三 十二官
卷第三 六节藏象论篇第九		卷二十三 六六九九以正天度而岁气立 卷二十三 气淫气迫，求其至也 卷十一 天食人以五气，地食人以五味 卷三 藏象 卷六 关格
卷第三 五脏生成篇第十	卷第十五 色脉诊 卷第十七 □□	卷三 五脏所合、所荣、所主、所宜、所伤之病 卷六 五脏五色死生 卷八 诸脉髓筋血气溪谷所属 卷十四 五决十经 卷六 能合色脉可以万全
卷第三 五脏别论篇第十一	卷第十四 人迎脉口诊	卷四 奇恒脏腑写不同 卷三 气口独为五脏主
卷第四 异法方宜论篇第十二	卷第十九 知方地	卷十二 五方病治不同
卷第四 移精变气论篇第十三	卷第十五 色脉诊 卷第十九 知祝由	卷十二 祝由 卷十二 治之要极，无失色脉，治之极于一
卷第四 汤液醪醴论篇第十四	卷第十九 知古今 卷第十九 知汤药	卷十二 汤液醪醴，病为本，工为标
卷第四 玉版论要篇第十五	卷第十五 色脉诊	卷十二 揆度奇恒，脉色主治
卷第四 诊要经终论篇第十六		卷二十 刺分四时，逆则为害 卷十八 十二经终

黄帝内经素问	黄帝内经太素	类经
卷第五 脉要精微论篇第 十七	卷第十四 四时诊脉 卷第十五 五脏脉诊 卷第二十六 痈疽 卷第十六 杂诊	卷五 诊法常以平旦 卷六 诸脉证诊法 卷六 精明五色 卷十八 失守失强者死 卷六 关格 卷五 脉合四时阴阳规矩 卷十八 梦寐 卷五 脉合四时阴阳规矩 卷六 搏坚软散为病不同 卷十七 病成而变 卷十八 风寒痈肿 卷六 新病久病毁伤脉色 卷五 部位 卷六 诸脉证诊法
卷第五 平人气象论篇第 十八	卷第十五 尺寸诊 卷第十五 五脏脉诊	卷五 呼吸至数 卷五 脉分四时，无胃曰死 卷五 逆从四时，无胃亦死 卷五 寸口尺脉诊诸病 卷六 真脏脉死期 卷十六 风水、黄疸之辨 卷五 孕脉 卷五 逆从四时，无胃亦死 卷五 三阳脉体 卷五 五脏平病死脉胃气为本
卷第六 玉机真脏论篇第 十九	卷第六 脏腑气液 卷第十四 四时脉形 卷第十四 真脏脉形 卷第十四 四时诊脉	卷五 四时脏脉，病有太过不及 卷四 逆顺相传，至困而死 卷十五 风传五脏 卷六 骨枯肉陷，真脏脉见者死 卷五 逆从四时，无胃亦死 卷十四 五虚五实死
卷第六 三部九候论篇第 二十	卷第十四 三部九候	卷五 三部九候 卷六 决死生 卷五 七诊 卷六 决死生
卷第七 经脉别论篇第二 十一	卷第十六 脉论	卷十六 动静勇怯喘汗出于五脏 卷三 食饮之气归输脏腑 卷五 六经独至病脉分治

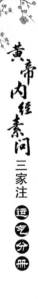

黄帝内经素问	黄帝内经太素	类经
卷第七 藏气法时论篇第二十二	卷第二 调食	卷十四 五脏病气法时 卷十四 五脏虚实病刺 卷十四 五脏病气法时
卷第七 宣明五气篇第二十三	卷第二 顺养 卷第二 调食 卷第六 脏腑气液 卷第十四 四时诊脉 卷第十五 五脏脉诊 卷第二十七 邪传	卷十五 宣明五气
卷第七 血气形志篇第二十四	卷第十一 气穴 卷第十九 知形志所宜	卷八 十二经血气表里 卷七 五脏背腧 卷十二 形志苦乐病治不同 卷八 十二经血气表里
卷第八 宝命全形论篇第二十五	卷第十九 知针石	卷十九 宝命全形，必先治神，五虚勿近，五实勿远 卷十九 用针虚实补写
卷第八 八正神明论篇第二十六	卷第二十四 天忌 卷第二十四 本神论	卷十九 八正神明，写方补圆
卷第八 离合真邪论篇第二十七	卷第二十四 真邪补写	卷十九 经脉应天地，呼吸分补写 卷十九 候气察三部九候
卷第八 通评虚实论篇第二十八	卷第十三 身度 卷第三十 经络虚实 卷第三十 顺时 卷第三十 刺腹满数 卷第三十 刺痈惊数 卷第三十 刺腋痈数 卷第三十 病解 卷第三十 久逆生病 卷第三十六 腑生病 卷第三十 肠胃生病 卷第三十 经输所疗 卷第十六 虚实脉诊	卷十四 邪盛则实，精夺则虚 卷十五 乳子病热死生 卷十七 肠澼 卷十七 癫疾 卷十六 消瘅热中 卷二十二 冬月少针，非痈疽之谓 卷二十二 刺胸背腹病 卷二十一 刺灸癫狂 卷十七 杂病所由
卷第八 太阴阳明论篇第二十九	卷第六 脏腑气液	卷十四 太阴阳明之异 卷三 脾不主时 卷十四 太阴阳明之异

444

黄帝内经素问	黄帝内经太素	类 经
卷第八 阳明脉解篇第三十	卷第八 阴阳脉解	卷十四 阳明病解
卷第九 热论篇第三十一	卷第二十五 热病决 卷第三十 湿暑病	卷十五 伤寒 卷十五 遗证 卷十五 两感 卷十五 温病，暑病
卷第九 刺热篇第三十二	卷第二十五 五脏热病	卷十五 五脏热病刺法
卷第九 评热病论篇第三十三	卷第二十五 热病说 卷第二十九 风水论	卷十五 阴阳交 卷十五 风厥、劳风 卷十五 肾风、风水
卷第九 逆调论篇第三十四	卷第二十八 痹论 卷第三十 热烦 卷第三十 身寒 卷第三十 肉烁 卷第三十 卧息喘逆	卷十五 寒热病 骨痹，肉苛 卷十八 不得卧
卷第十 疟论篇第三十五	卷第二十五 疟解 卷第二十五 三疟	卷十六 痎疟
卷第十 刺疟篇第三十六	卷第二十五 十二疟 卷第三十 刺疟节度	卷十六 诸经疟刺
卷第十 气厥论篇第三十七	卷第二十六 寒热相移	卷十五 移热移寒
卷第十 咳论篇第三十八	卷第二十九 咳论	卷十六 咳证
卷第十一 举痛论篇第三十九	卷第二 九气 卷第十 冲脉 卷第二十七 邪客	卷十七 诸卒痛 卷十五 情志九气
卷第十一 腹中论篇第四十	卷第二十六 痛疽 卷第二十九 胀论 卷第三十 伏梁病 卷第三十 热痛 卷第三十 血枯	卷十六 鼓胀 卷十七 血枯 卷十七 伏梁 卷十六 消瘅热中 卷十五 厥逆之治，须其气并 卷十七 胎孕 卷十五 寒热病骨痹，肉苛

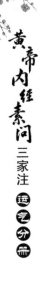

黄帝内经素问	黄帝内经太素	类 经
卷第十一 刺腰痛篇第四十一	卷第十 阴阳维脉 卷第三十 腰痛	卷二十二 刺腰痛
卷第十二 风论篇第四十二	卷第二十八 诸风数类 卷第二十八 诸风状论	卷十五 风证
卷第十二 痹论篇第四十三	卷第三 阴阳杂说 卷第二十八 痹论	卷十七 痹证
卷第十二 痿论篇第四十四	卷第十 带脉 卷第二十五 五脏痿	卷十七 痿证
卷第十二 厥论篇第四十五	卷第二十六 寒热厥 卷第二十六 经脉厥	卷十五 厥逆 卷十五 十二经之厥
卷第十三 病能论篇第四十六	卷第十四 人迎脉口诊 卷第十九 知针石 卷第三十 卧息喘逆 卷第三十 阳厥 卷第三十 酒风 卷第三十 经解	卷十八 胃脘痈颈痛 卷十八 不得卧 卷十五 厥腰痛 卷十八 胃脘痈颈痛 卷十七 阳厥怒狂 卷十五 酒风 卷三十一 奇恒
卷第十三 奇病论篇第四十七	卷第二十九 风水论 卷第三十 重身病 卷第三十 息积病 卷第三十 伏梁病 卷第三十 脾瘅消渴 卷第三十 胆瘅 卷第三十 头齿痛 卷第三十 疹筋 卷第三十 癫疾 卷第三十 厥死	卷十七 胎孕 卷十七 息积 卷十七 伏梁 卷十七 疹筋 卷十五 厥逆头痛 卷十六 脾瘅胆瘅 卷十五 厥逆头痛 卷十七 癫疾 卷十五 肾风风水
卷第十三 大奇论篇第四十八	卷第十五 五脏脉诊 卷第二十六 经脉厥 卷第二十六 寒热相移	卷六 诸经脉证死期
卷第十三 脉解篇第四十九	卷第八 经脉病解	卷十四 六经病解

446

黄帝内经素问	黄帝内经太素	类　经
卷第十四 刺要论篇第五十		卷二十二 刺禁
卷第十四 刺齐论篇第五十一		卷二十二 刺禁
卷第十四 刺禁论篇第五十二	卷第十九 知针石	卷二十二 刺害
卷第十四 刺志论篇第五十三		卷十四 虚实之反者病
卷第十四 针解篇第五十四	卷第十九 知针石	卷十九 用针虚实补写 卷十九 九针之义应天人
卷第十四 长刺节论篇第五 十五	卷二十一 刺头项七窍病 卷二十一 刺寒热 卷二十二 刺痈疽 卷二十二 刺胸背腹病 卷二十二 刺厥痹 卷二十一 刺灸癫狂 卷二十一 刺诸风	
卷第十五 皮部论篇第五十六	卷第九 经脉皮部	卷九 阴阳内外，病生有纪
卷第十五 经络论篇第五十七	卷第九 经脉皮部	卷六 经有常色，络无常变
卷第十五 气穴论篇第五十八	卷第十一 气穴	卷七 气穴三百六十五 卷二十二 刺胸背腹病 卷七 气穴三百六十五 卷七 孙络溪谷之应
卷第十五 气府论篇第五十九	卷第十一 气府	卷七 气府三百六十五

附二：《素问》篇目与《太素》《类经》对照表

447

黄帝内经素问	黄帝内经太素	类经
卷第十六 骨空论篇第六十	卷第十 督脉 卷第十一 骨空 卷第二十六 灸寒热法	卷二十一 刺诸风 卷二十一 刺头项七窍病 卷二十二 刺诸病诸痛 卷二十二 刺腰痛 卷二十二 刺痈疽 卷九 任冲督脉为病 卷二十一 刺头项七窍病 卷八 骨空 卷二十一 灸寒热
卷第十六 水热穴论篇第六十一	卷第十一 变输 卷第十一 气穴 卷第三十 温暑病	卷二十一 肾主水，水俞五十七穴 卷二十 四时之刺 卷二十一 热病五十九俞
卷第十七 调经论篇第六十二	卷第二十四 虚实补写 卷第二十四 虚实所生	卷十四 有余有五，不足有五 卷十四 气血以并，有者为实，无者为虚 卷十四 阴阳虚实寒热随而刺之
卷第十八 缪刺论篇第六十三	卷第十 阴阳跷脉 卷第二十四 量缪刺	卷二十 缪刺巨刺
卷第十八 四时刺逆从论篇第六十四		卷十七 六经痹疝 卷二十 刺分四时，逆则为害
卷第十八 标本病传论篇第六十五	卷十 病有标本，刺有逆从 卷十 标本逆从，治有先后 卷十八 病传死期	
卷第十九 天元纪大论篇第六十六	卷二十三 天元纪	
卷第十九 五运行大论篇第六十七	卷二十三 五运六气上下之应 卷二十三 南政北政，阴阳交，尺寸反 卷三 五气之合人，万物之生化	

448

黄帝内经素问	黄帝内经太素	类经
卷第十九 六微旨大论篇第六十八		卷二十三 天地六六之节，标本之应，亢则害，承乃制 卷二十四 天符岁会 卷二十四 六步四周三合会同，子甲相合，命日岁立 卷二十四 上下升降，气有初中，神机气立，生化为用
卷第二十 气交变大论篇第六十九	卷二十四 五运太过不及，下应民病，上应五星，德化政令，灾变异候 卷二十四 五星之应 卷二十四 德化政令不能相过	
卷第二十五常政大论篇第七十		卷二十五 五运三气之纪，物生之应 卷二十五 天不足西北，地不满东南，阴阳高下寿夭治法 卷二十五 天气地气，制有所从 卷二十五 岁有胎孕不育，根有神机气立 卷二十五 天气地气，刺有所从 卷十二 病之中外，治有先后 卷十二 有毒无毒，制方有约，必先岁气，无伐天和 卷十二 久病而瘠，必养必和
卷第二十一 六元正纪大论篇第七十一		卷二十六 六十年运气病治之纪 卷二十六 至有先后，行有位次 卷二十六 数有终始，气有同化 卷二十四 天符岁会 卷二十六 用寒远寒，用热远热 卷二十六 六十年运气病治之纪 卷二十六 五郁之发之治 卷二十六 至有先后，行有位次 卷二十六 六气正纪十二变 卷二十六 上下盈虚 卷二十六 用寒远寒，用热远热 卷十二 妇人重身，毒之何如 卷二十六 五郁之发之治

黄帝内经素问	黄帝内经太素	类 经
卷第二十一 刺法论篇第七十二 （亡）		
卷第二十一 本病论篇第七十三 （亡）		
卷第二十二 至真要大论篇第七十四		卷二十七 六气之化，分司天地，主纪岁，同气纪步，少阴不司气化 卷二十三 南政北政，阴阳交，尺寸反 卷二十七 天地淫胜病治 卷二十七 邪气反胜之治 卷二十七 六气相胜病治 卷二十七 六气之复病治 卷二十七 天枢上下胜复有常 卷二十七 客主胜而无复，病治各有正味 卷二十七 三阴三阳，幽明分至 卷十二 治有缓急，方有奇偶 卷十 病反其本，得标之病。治反其本，得标之方 卷二十七 六气之胜，五脏受邪脉应 卷十 六气标本所从不同 卷十 病有标本，取有逆顺 卷二十七 胜复早晏脉应 卷二十七 三阴三阳，幽明分至 卷二十七 六气补写，用有先后
		卷十三 病机 卷十二 气味方制，治法逆从 卷十二 病之中外，治有先后 卷十六 如疟证 卷十二 寒之而热取之阴，热之而寒取之阳 卷十二 方制君臣上下三品 卷十二 病之中外，治有先后
卷第二十三 著至教论篇第七十五	卷第十六 脉论	卷十三 三阳交至，其绝在肾

黄帝内经素问	黄帝内经太素	类 经
卷第二十三 示从容论篇第七十六	卷第十六 脉论	卷十三 三阴比类之病
卷第二十三 疏五过论篇第七十七		卷十二 五过四德
卷第二十三 征四失论篇第七十八		卷十二 四失
卷第二十四 阴阳类论篇第七十九	卷第十六 脉论	卷十三 阴阳贵贱合病 卷十八 时病死期
卷第二十四 方盛衰论篇第八十		卷十八 阴阳之逆,厥而为病 卷五 诊有十度,诊有阴阳 卷五 诊有大方
卷第二十四 解精微论篇第八十一	卷第二十九 水论	卷十八 涕泪
素问遗篇 刺法论篇第七十二		卷二十八 升降不前,须穷刺法 卷二十八 司天不迁正不退位之刺 卷二十八 刚柔失守三年化疫之刺·附:导引法 卷二十八 十二脏神失守位,邪鬼外干之制
素问遗篇 本病论篇第七十三		卷二十八 升降不前,气变民病之异 卷二十八 不迁正退位,气变民病之异 卷二十八 刚柔失守之义 卷二十八 神失守位,邪鬼外干之义

附二:《素问》篇目与《太素》《类经》对照表